医院信息
互联互通标准化成熟度测评技术指导

主　编　胡建平

编写组长　李岳峰　张晓祥　沈崇德　刘　云　王力华　刘敏超　曹　磊　董方杰

编委会成员（按姓氏笔划排序）

王　霞　王　巍　王力华　王安莉　王艳萍　计　虹　包国峰

师庆科　朱卫国　刘　云　刘敏超　李岳峰　李振叶　杨　洋

肖　辉　何　萍　沈丽宁　沈崇德　张　红　张　翔　张晓祥

张铁山　张黎黎　邵　尉　屈晓晖　胡建中　胡建平　郗　群

徐　浩　徐　新　曹　磊　曹晓均　廪兵兵　董方杰　谢沂伯

人民卫生出版社
·北　京·

图书在版编目（CIP）数据

医院信息互联互通标准化成熟度测评技术指导 / 胡建平主编. — 北京：人民卫生出版社，2022.10
ISBN 978-7-117-33148-7

Ⅰ. ①医…　Ⅱ. ①胡…　Ⅲ. ①医院 – 管理信息系统 – 研究　Ⅳ. ①R197.324

中国版本图书馆 CIP 数据核字（2022）第 090273 号

人卫智网　www.ipmph.com	医学教育、学术、考试、健康，购书智慧智能综合服务平台	
人卫官网　www.pmph.com	人卫官方资讯发布平台	

医院信息互联互通标准化成熟度测评技术指导
Yiyuan Xinxi Hulian Hutong Biaozhunhua Chengshudu
Ceping Jishu Zhidao

主　　编：胡建平
出版发行：人民卫生出版社（中继线 010-59780011）
地　　址：北京市朝阳区潘家园南里 19 号
邮　　编：100021
E - mail：pmph @ pmph.com
购书热线：010-59787592　010-59787584　010-65264830
印　　刷：北京汇林印务有限公司
经　　销：新华书店
开　　本：787 × 1092　1/16　　印张：30
字　　数：674 千字
版　　次：2022 年 10 月第 1 版
印　　次：2022 年 10 月第 1 次印刷
标准书号：ISBN 978-7-117-33148-7
定　　价：118.00 元

打击盗版举报电话：010-59787491　E-mail：WQ @ pmph.com
质量问题联系电话：010-59787234　E-mail：zhiliang @ pmph.com
数字融合服务电话：4001118166　　E-mail：zengzhi @ pmph.com

主编简介

　　胡建平，男，硕士，研究员，现任国家卫生健康委统计信息中心副主任。第八届国家卫生标准委员会卫生信息标准专业委员会副主任委员兼秘书长；国家关键信息基础设施安全保护专家组专家；全国区块链和分布式记账技术标准化技术委员会委员；中国卫生信息与健康医疗大数据学会副会长兼卫生信息标准专业委员会主任委员；《中国卫生信息管理杂志》编委会常务副主任委员；华中科技大学兼职教授。主持承担国家科技重大专项、"863"计划、国家重点研发计划等多项国家项目（课题）研究任务。提出国家卫生健康信息化顶层设计思路，组织制定健康档案、电子病历、区域（医院）卫生信息平台、居民健康卡等国家（行业、团体）卫生信息标准300余项，创建国家医疗健康信息互联互通标准化成熟度测评体系，牵头组织完成国家电子政务重点工程——全民健康保障信息化工程一期项目建设任务。先后发表学术论文百余篇，主编《新一代医院数据中心建设指导》《医院数据治理框架、技术与实现》《医院信息系统功能设计指导》《区域全民健康信息平台功能设计指导》《医疗健康人工智能应用案例集》《全民健康信息化调查报告——区域卫生信息化与医院信息化（2021）》《全民健康信息化调查报告——区域卫生信息化与医院信息化（2019）》等多部专著。研究成果获多项省、部级科技成果奖。

前言

近些年来，我国卫生健康信息化建设取得较大成效，但仍然存在信息烟囱、信息孤岛等问题。为规范推进卫生健康信息化建设，解决互联互通的信息标准缺乏、技术路径不清晰、评价技术与方法存在空白等难题，以测促用、以测促改、以测促建，引领各地区、各医疗机构信息互联互通水平的跨越式发展，促进信息资源的聚集整合和深度利用，国家卫生健康委统计信息中心组织开展了国家医疗健康信息互联互通标准化成熟度测评工作。

测评工作始终坚持树立服务意识，秉承公平、公正、公开原则，多措并举，扎实推进。国家卫生健康委统计信息中心自 2012 年开始以国家科技支撑计划"电子健康档案标准符合性测试规范与系统研究"课题成果为基础，转化、研究、推动测评工作的开展，至今已完成 8 个批次共计近 600 家单位的测评，在卫生健康行业受到普遍关注和广泛好评。总结来讲，推动测评主要做了四方面工作：一是强化标准化建设，制订发布多项卫生健康信息标准，先后印发两版测试方案，优化测评流程，完善测评指标，提升测评方案的科学性和指导性。二是强化管理体系建设，建立分级管理机构，明确管理职责。三是加强标准培训宣贯，每年举办各类卫生健康信息标准应用管理培训班，培训内容涵盖近百项标准，已培训业务技术骨干 5 000 人以上；组织开展 10 万人次参加的标准知识竞赛，社会反响良好。四是创新工作模式，采用定性与定量结合方式，组建定量测试和定性评价两支专家队伍，自主研发测试工具，推动新一代信息技术与医疗服务深度融合，不断做好测试评价工作迭代升级。

国家医疗健康信息互联互通标准化成熟度测评工作分为医院信息互联互通标准化成熟度测评和区域全民健康信息互联互通标准化成熟度测评两部分。本书是对《医院信息互联互通标准化成熟度测评方案（2020 年版）》相关要求的全面解读和技术指导。

本书共分为九个章节，第一章对医院测评的特点、主要内容和测评流程等进行了概述；第二章到第五章从数据资源标准化、互联互通标准化、基础设施建设、互联互通应用效果四个部分对测评指标原文、指标解读、实现方式、测评要求、查验方式等内容进行详细说明；第六章和第七章分别从医院评审准备和专家现场测评两个视角详述需要做的准备工作和查验的要点；第八章对定量测试中使用的标准符合性测试系统功能进行说明；第九章遴选了部分高等级通过测评的医院，分享其互联互通建设改造要点以及成效亮点。

在本书中，编者尽可能清晰地阐明医院测评的指标要求和每个指标的实现方式、评判口径，希望通过这种透明、明确的解读方式为医疗机构信息化建设提供技术指导。限于篇幅，有些技术实现细节没有完全展开，限于编者的水平书中也可能存在一些偏颇之处，恳请读者予以指正并提出宝贵意见，以激励我们不断完善测评方法、指标和本书的解读内容，从而更好地为医疗机构信息化建设服务。本书的撰写得到了医院测评相关专家的大力支持，在此表示感谢。

胡建平

2022 年 4 月 25 日

目录

第八章｜标准符合性测试系统介绍

第九章｜医院案例分享

附录

第一章

概　述

第一节　互联互通测评工作的背景与目的

一、我国卫生健康信息标准化建设工作历程

标准是通过标准化活动，按照规定的程序，经协商一致制定，为各种活动或其结果提供规则、指南或特性，供共同使用和重复使用的文件。卫生健康信息标准是指为卫生健康相关业务活动信息产生、信息处理及信息管理与研究等制定的各类规范和行为准则，包括整个业务处理过程中，在信息采集、传输、交换和处理等各环节所应遵循的统一规则、概念、名词、术语、代码及技术标准、管理标准等。信息社会的发展进步必须依赖信息化，信息能够得到交流、共享和再利用是信息技术应用的最终目的，信息标准化有利于实现不同领域、不同层次、不同部门间的信息系统兼容和信息共享。

我国卫生健康信息标准体系是服务公共卫生、医疗服务、医疗保障、人口统筹、药品供应保障和综合管理等业务领域，涵盖基础设施、数据、技术、安全隐私和管理等内容，由国家标准、行业标准、团体标准、企业标准组成的有机整体，是卫生健康行业科学发展的重要基础，对深化医药卫生体制改革、推动实施健康中国战略具有重要意义。近年来，卫生健康行业坚持开发和应用两手抓，不断加强卫生健康信息标准化建设工作。2020 年 9 月 27 日，国家卫生健康委办公厅和国家中医药管理局办公室联合下发《关于加强全民健康信息标准化体系建设的意见》，强调信息标准化体系建设的重要意义，明确指出下一步全民健康信息标准化体系建设的重点任务和保障要求。截至 2021 年 12 月，发布国家行业卫生健康信息标准 251 项，团体标准 56 项，基本建立了区域卫生信息化建设标准规范和医院信息化建设标准规范，初步形成卫生健康信息标准体系，大力推动全民健康信息标准应用，有力支撑了卫生健康事业发展。

我国卫生健康信息标准体系系统化建设工作经历了五个发展阶段。第一阶段（2001—2005 年），为探索研究阶段，主要学习了解国际国内先进经验和发展动态，开展课题研究，探索建立我国卫生信息标准化适宜技术和方法；第二阶段（2006—2010 年），为规范管理和重点突破阶段，初步建立国家层面卫生信息标准管理组织，在原卫生部卫生标准管理委员会下增设卫生信息标准专业委员会，确立了卫生信息标准工作的重点方向和体系框架，围绕改革需求制定了一批较高质量、较高科技水平的标准成果；第三阶段（2011—

2015 年），为快速研发提高供给阶段，进一步健全完善卫生信息标准分类框架体系和组织管理体系，加强科学研究，厘清卫生信息标准工作的目标和重点，推进建立具有中国特色、富有创新的卫生信息标准科学发展格局；第四阶段（2015—2020 年），为应用推进与创新发展阶段，此阶段的任务为做好互联网＋健康医疗、健康医疗大数据等新型技术领域标准的研究，建立更加合理的标准开发机制，加快推进区域和医院两个层面标准测评体系建设，促进标准的应用落地；第五阶段（2021 年至今），我国卫生健康信息标准进入新的发展阶段，国家提出实施标准化战略，以标准助力创新发展、协调发展、绿色发展、开放发展、共享发展。新兴信息技术与卫生健康事业的深度融合，为全民健康信息化建设提供了广阔空间，也对标准开发与应用管理工作提出新的要求。面对新形势和新任务，我国卫生健康信息标准工作将坚持统筹规划、急用先行、规范管理、强化协调、提升能力、完善支撑的基本原则，在标准研究制定、应用推广及实施评价与规范管理等诸多环节加强制度建设，推进标准化工作机制创新，建立健全政府引导、市场驱动、统一协调、运行高效的卫生健康信息标准化工作新格局，努力构建权威统一、全面协调、自主可控、管理规范的卫生健康信息标准体系，充分发挥信息标准在引领技术创新、驱动事业发展中的重要作用。

二、我国卫生健康信息标准管理体系

国家卫生健康委成立国家卫生健康标准委员会，负责卫生健康行业标准的管理工作。国家卫生健康标准委员会下设卫生健康信息标准专业委员会，负责统筹管理卫生健康信息领域相关标准的研制与应用，其秘书处挂靠在国家卫生健康委统计信息中心。另外，中国卫生信息与健康医疗大数据学会下设卫生信息标准专业委员会，负责卫生健康信息团体标准研制与应用管理工作，秘书处挂靠在国家卫生健康委统计信息中心信息标准处。如此，各司其职、互为补充、运转高效的卫生健康信息标准管理机制基本完善，具体见图 1-1。

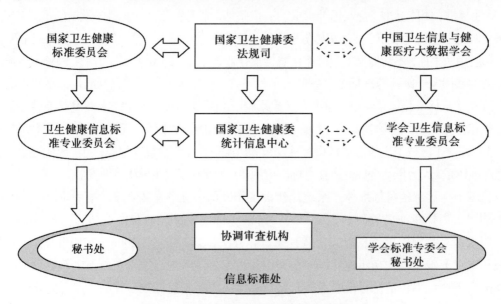

图 1-1　我国卫生健康信息标准组织管理体系

在卫生健康信息标准管理工作推进过程中，相关单位严格执行《国家卫生健康标准委员会章程》《卫生健康标准管理办法》和《卫生健康标准起草和审查管理规定》等标准管理制度与工作要求，同时把制度建设作为规范管理和提高效率的重要手段和有效措施。根据卫生健康信息标准化建设工作规划，围绕业务需求，采用多渠道公开征集项目建议，经国家卫生健康标准委员会下设的卫生健康信息标准专业委员会、协调审查机构、业务主管部门逐级审查，确定信息标准年度制修订任务。在卫生健康信息标准管理过程中，由立项、研制管理、预审、会审、协调性审查、发布、评估测评和宣贯培训 8 个业务流程组成全链管理流程，努力实现人才队伍参与、资源要素支撑和评价机制约束，并以卫生健康标准网和中国卫生信息标准网为在线管理载体与消息门户，推动卫生健康信息标准工作的开展。

三、我国卫生健康信息标准体系框架

不同的卫生健康信息标准体系体现不同应用目的，同时也体现了不同国家、不同行业在不同信息化建设环境下不断认识和发掘信息标准的过程，它是对标准内涵和本质的抽象归纳和描述，是对标准所涉及边界的界定，是指导标准开发的总体框架和顶层设计。我国卫生健康信息标准体系概念模型将卫生健康信息标准分为 5 大类，即基础类标准、数据类标准、技术类标准、安全与隐私类标准和管理类标准，其中基础类标准包括标准体系表、医学术语、标识、体系框架等内容，数据类标准包括数据元与元数据、代码与编码、数据集、共享文档等内容，技术类标准包括功能规范、技术规范、传输与交换等内容，安全与隐私类标准包括信息安全、隐私保护等内容，管理类标准包括建设指南、测试与评价、运维管理、监理与验收等内容（图 1-2）。

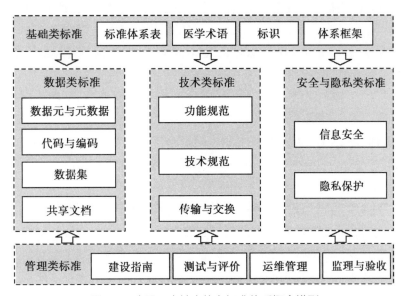

图 1-2 我国卫生健康信息标准体系概念模型

卫生健康信息标准体系概念模型虽然对信息标准进行了合理地类别划分，但由于模型的层次较高，与卫生健康系统业务无关，故在此基础上，结合主要应用系统建设需求，综合吸收国内外标准体系框架的积极成果，构建多维度、多视角的新型三维全民健康信息标准体系层次模型，具体见图 1-3。

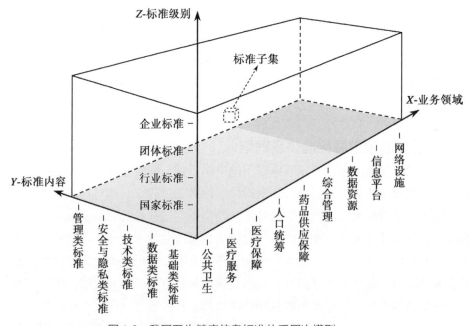

图 1-3 我国卫生健康信息标准体系层次模型

1. **业务领域（X 轴）** 从卫生健康信息化专业领域对标准进行分类，主要划分依据是"4631"工程，既能完整覆盖卫生健康工作，也能体现国家卫生健康工作的优先领域。具体包括公共卫生、医疗服务、医疗保障、人口统筹、药品供应保障、综合管理、数据资源、信息平台、网络设施 9 个分类。

2. **标准内容（Y 轴）** 从标准定义的内容进行分类，具体包括基础类标准、数据类标准、技术类标准、安全与隐私类标准、管理类标准 5 个分类。

3. **标准级别（Z 轴）** 从标准发布的不同类别进行分类，反映标准的适用范围及性质，具体包括国家标准、行业标准、团体标准、企业标准 4 个分类。

四、我国医疗健康信息互联互通标准化成熟度测评工作进展

标准化是以制定、修订和实施标准为主要内容的全部活动过程。标准化实现路径分为需求分析、标准开发、标准选择与融合、标准实施、标准测试与认证五个阶段。其中，需求分析和标准开发两个阶段属于标准研究制定，标准选择与融合、标准实施、标准测试与认证三个阶段属于标准应用实施。如果信息标准制定发布后不能得到广泛采用、无法落实到各级各类医疗卫生机构的具体信息化建设项目中，那么标准的规范统一作用就无法实

现，无法发挥标准对卫生信息化建设的支撑性作用，可见标准应用实施在标准化活动中的重要性。我国卫生健康信息标准应用管理包括互联互通标准化成熟度测评、标准实施评估、标准应用管理培训和宣贯等多种方式，其中，互联互通标准化成熟度测评是最直接最有效的方式。

在国家卫生健康委统计信息中心的具体组织下，围绕以电子病历为核心的医院信息化和以居民电子健康档案为核心的区域信息化两个重点，从电子病历和电子健康档案数据集、共享文档、平台技术规范和交互规范、应用系统数据集、功能规范和技术规范、标准符合性测试规范等标准研制入手，截至 2021 年 12 月，发布国家行业卫生健康信息标准251 项、团体标准 56 项，形成了较为完整的区域和医院信息化建设标准群。这些信息标准可在国家卫生标准网上检索、下载，满足区域（医院）信息化建设及综合管理信息共享和业务协同应用的基本要求，在指导各地规范推进以健康档案和电子病历为核心的卫生健康信息化建设工作中发挥了重要作用。

为加快卫生信息标准科学研究和实施应用工作，2010 年 12 月—2012 年 12 月，国家卫生健康委统计信息中心（原卫生部统计信息中心）牵头承担了国家科技支撑计划——"跨区域医疗健康协同服务关键技术研究及应用示范"项目"电子健康档案标准符合性测试规范与系统开发（2011BAH15B01）"课题研究工作。该课题依据统一制定的电子健康档案相关标准与规范，研究提出了电子健康档案标准符合性测试方法，制定了电子健康档案标准测试指标体系和标准符合性测试规范，编写了测试用例，并开发了电子健康档案标准符合性测试系统。

2013 年起，国家卫生健康委统计信息中心（原卫生部统计信息中心）以"电子健康档案标准符合性测试规范与系统研究"课题成果为基础，试点开展国家医疗健康信息互联互通标准化成熟度测评工作。2013 年制定了测评试点方案，2017 年、2020 年分别印发了《国家医疗健康信息互联互通标准化成熟度测评方案（2017 年版）》和《国家医疗健康信息互联互通标准化成熟度测评方案（2020 年版）》。2013—2020 年共开展 8 个批次测评工作，建立了我国医疗健康信息标准实施评价技术体系，对现有各项标准的内容及质量进行了实践校验和完善提升，共计完成 153 个市（县）区域和 503 家医院的测评任务，构建了国家-省两级测评分级管理体系，授权 25 个分级管理单位组织推进各自辖区内测评工作，创建了一批标准化应用示范单位。

测试工作始终坚持树立服务意识，秉承公平、公正、公开原则，多措并举，扎实推进。一是强化标准化建设，先后印发两版测试方案，优化测试流程，完善测试指标，提升测试方案的科学性和指导性；二是强化管理体系建设，建立分级管理机构，明确管理职责；三是加强标准培训宣贯，每年举办各类卫生健康信息标准应用管理培训班，培训内容涵盖近百项标准，培训业务技术骨干 5 000 人以上，组织开展 10 万人次参加的标准知识竞赛，社会反响良好；四是创新工作模式，采用定性与定量结合方式，组建定性和定量两支专家队伍，自主研发测试工具，推动新一代信息技术与医疗服务深度融合，不断做好测试工作迭代升级。

五、开展互联互通测评工作的重要意义和作用

医院信息互联互通标准化成熟度测评是一套具有我国自主知识产权的、科学系统的评价技术体系、方法和工具，对我国医院信息化建设提出了统一、细化、目标有导向、建设有依据、效果可测评的技术路线和要求，能有效促进医院信息化标准化建设和信息新技术与医疗业务深度融合，推动业务协同，为医院高质量发展提供技术支撑与保障。其重要作用主要体现在以下几个方面：

通过互联互通测评工作的开展，指导医院信息化顶层设计，不断提升医院 IT 治理能力和治理水平，诊断梳理医院信息化建设过程中存在的问题，有效整合多方力量，加强职能部门和临床科室的信息化参与度，全方位加强医院信息化建设水平，不断提高医院综合管理水平和服务能力。

通过互联互通测评工作的开展，不断促进医院数据治理能力的提升，有利于实现以电子病历为核心的医院数据中心建设，有利于实现以患者为中心的信息资源整合利用与医疗质量安全提升，有利于医院实现以人、财、物运营为主要内容的精细化管理与成本控制，有利于医院实现以信息交换与共享为支撑的区域医疗协同。

通过互联互通测评工作的开展，对电子病历数据集、电子病历共享文档、医院信息平台技术规范、交互规范等信息标准在医院信息化建设和信息互联互通过程中的应用情况进行符合性测试，指导和促进信息标准采纳、应用和实施的同时，还能不断对相关标准的内容及质量进行实践校验和完善提升。

通过互联互通测评工作的开展，在全国范围内营造"学习标准、掌握标准、使用标准"的良好环境氛围，使全国广大医疗信息化管理和技术人员更好地学习和掌握标准，同时也培养一批现场评审专家和定量测试专家，挖掘标准开发专家人才，为可持续发展储备专业人才队伍。

通过互联互通测评工作的开展，为各省推动辖区内医院信息化规范建设提供有效的工作抓手。测评工作采用分级管理方式，授权分级管理单位按照国家统一的测评方案、测试规范及测试工具，对本省医疗卫生机构开展互联互通测评。分级管理方式极大地提升了参加测评单位数量和信息互联互通应用效果。

通过互联互通测评工作的开展，规范卫生健康信息化领域各类业务信息系统的开发，促进业务信息系统之间的标准化信息交互，提升企业的标准化意识，促进信息产品的升级换代，进而重构卫生健康信息产业生态。

总之，通过互联互通测评工作的开展，充分认识卫生健康信息标准的重要性，一致认可"标准＋平台"的互联互通实现路径，在卫生健康信息化领域积极普及"标准筑基、数据领航、平台支撑"的医院信息化建设理念，切实提升医院跨机构、跨地域的互联互通和信息共享能力，为医院高质量发展打下坚实基础。

第二节　测评原则与特点

一、测评原则

1. **公开、公平、公正**　公开原则是指公开测评工作相关的标准、规范、测评方法、评级标准，以及测评的结果等信息，使测评工作具有较高的透明度。公平、公正原则是指所有参测参评者均遵守相同平等的申报、测评、管理等规则，并享有平等的权利和义务。

2. **多维度综合测评**　多维度综合测评原则是从数据资源标准化建设情况、互联互通标准化建设情况、基础设施建设情况、互联互通应用效果等多个维度的测评内容以及从定量测试到定性评价多个维度的测评方法对测评对象进行测试和评价，确保测评内容全面，测评结果客观、真实、可靠。

3. **可重复性和可再现性**　可重复性原则是指测评的方法和流程不同的管理机构和申请机构均可重复实施，确保测评方法、流程和测试用例的可重复性。可再现性原则是指使用相同方法多次测试相同内容，所得测试结果应该是相同的，确保测试结果的可再现性。

4. **定量与定性相结合**　定量和定性相结合原则是指对于不同测试内容，或采用测试工具自动测试，再根据测试结果进行定量评分，或由测评专家进行人工定性评价。定性与定量是统一的、相互补充的关系，二者相辅相成。

二、测评特点

1. **规范性**　互联互通测评一方面将国家卫生健康信息化建设政策要求融入测评要求，另一方面依据已发布的卫生健康信息化行业标准和团体标准设置定量、定性指标，开展定量、定性测试，体现了测评的规范性。

2. **科学性**　互联互通测评源于国家科技支撑计划"跨区域医疗健康协同服务关键技术研究及应用示范"项目"电子健康档案标准符合性测试规范与系统开发"课题科技成果转化，其技术体系获得多项国家发明专利（测试用例生成方法及系统、医疗数据字典自动标准化的方法与系统等），测试工具获得软件著作权，体现了测评的科学性。

3. **开放性**　互联互通测评方案和指标体系、测评流程设置及要求等内容全部公开发布、对公众公开，申请机构可自主对照指标寻找差距，有针对性地开展信息化建设改造提升；依托测评管理系统进行全流程在线管理，各环节测试与评估结果可通过系统查阅，体现了测评的开放性。

4. **公益性**　互联互通测评标准符合性测试和应用效果评价均依托遴选自各医疗卫生机构的专家，测评过程不收取任何测试费用，体现了测评的公益性。

第三节　测评对象与内容

医院信息互联互通标准化成熟度测评分标准符合性测试和应用效果评价两大部分，针对以电子病历和医院信息平台为核心的医疗机构信息化系统，分别进行信息标准的符合性测试和互联互通实际应用效果的评价。标准符合性测试是指在实际生产环境中，对各医疗机构组织建设的医疗机构信息化系统，分别从数据集、共享文档、交互服务等方面验证其与国家卫生健康行业标准的符合性；应用效果评价是指分别从技术架构、基础设施建设、互联互通应用效果等方面对医疗机构信息化系统进行评审，包括专家文审和现场查验两个阶段。医院信息互联互通标准化成熟度测评的申请机构为中华人民共和国境内、具有独立法人资格的医疗机构。

一、标准符合性测试

（一）测试对象

标准符合性测试对象是申请机构信息化建设项目中使用的基于电子病历的医院信息平台及应用系统，或医院信息系统。作为测试对象的医院信息平台（或系统）必须具备软件著作权证书，运行一年以上并通过初验，软件著作权证书、运行时长、初验情况及结论等均需准备相应证明材料。

（二）测试内容

标准符合性测试内容包括 3 部分：数据集标准符合性测试、共享文档标准符合性测试和交互服务标准符合性测试。数据集标准符合性测试依据包括《电子病历基本数据集》（WS 445—2014）、《疾病控制基本数据集　第 9 部分：死亡医学证明》（WS 375.9—2012）、《儿童保健基本数据集　第 1 部分：出生医学证明》（WS 376.1—2013）等标准，测试电子病历数据的数据类型、表示格式、数据元值及代码等数据元属性的标准化程度。共享文档标准符合性测试依据包括《卫生信息共享文档编制规范》（WS/T 482—2016）、《电子病历共享文档规范》（WS/T 500—2016）、《健康档案共享文档规范　第 2 部分：出生医学证明》（WS/T 483.2—2016）、《健康档案共享文档规范　第 10 部分：传染病报告》（WS/T 483.10—2016）、《健康档案共享文档规范　第 11 部分：死亡医学证明》（WS/T 483.11—2016）、《健康档案共享文档规范　第 16 部分：成人健康体检》（WS/T 483.16—2016）等标准，测试电子病历共享文档的文档结构和文档内容的标准符合性。交互服务标准符合性测试依据为《医院信息平台交互规范》等标准要求，测试对交互服务解析、处理和响应的标准符合性。

二、应用效果评价

（一）评价对象

应用效果评价的评价对象是各医疗机构组织建设的、以电子病历和医院信息平台为核心的医疗机构信息化系统和基础设施。

（二）评价内容

应用效果评价的评价内容包括但不限于以下方面：

技术架构情况，主要对评价对象的信息整合方式、信息整合技术、信息资源库建设、统一身份认证及门户服务等定性指标进行测评。

硬件基础设施情况，主要对评价对象的服务器设备、存储设备以及网络设备等的配置、实现技术等定性指标进行测评。

网络及网络安全情况，主要对评价对象的网络带宽情况、接入域建设、网络安全等定性指标进行测评。

信息安全情况，主要对评价对象的环境安全、应用安全、数据安全、隐私保护、管理安全等定性指标进行测评。

应用系统（生产系统）建设情况，主要对医院临床服务系统建设情况、医疗管理系统建设情况以及运营管理系统建设情况等定性指标进行测评。

基于平台的应用建设情况，主要对基于平台的公众服务应用系统、医疗服务应用系统和卫生管理应用系统的建设情况及利用情况等定性指标进行测评。

医院信息互联互通情况，主要对平台内互联互通业务、平台外互联互通业务等定性指标进行测评。

第四节　测评方法和定级

一、定量指标的黑盒测试和抽样测试

在医院信息互联互通标准化成熟度测评过程中，对电子病历数据集、电子病历共享文档、医院信息平台交互规范的标准符合性要求，体现为定量指标，采用黑盒测试方法，使用测试工具（互联互通标准符合性测试系统）进行自动化测试。电子病历数据集的标准符合性测试是通过测试工具，对电子病历共享文档中的数据元进行自动化提取、校验，判断电子病历数据集中每个数据元是否符合标准要求；电子病历共享文档的标准符合性测试是通过测试工具，对电子病历共享文档的结构进行验证，对其内容进行解析和提取校验，判断电子病历共享文档是否符合标准要求；医院信息平台交互规范的标准符合性测试是通过测试工具，向被测系统（一般为医院信息平台）发送服务请求，由被测系统处理服务请求并返回处理结果，测试工具对返回的结果进行自动分析校验，判断交互过程是否符合标准要求。

在电子病历数据集、电子病历共享文档、医院信息平台交互规范的标准符合性测试中，限于数据体量和测试时间，不可能对医院信息平台、相关应用系统的数据、文档、交互过程进行全量测试，而是采用抽样测试方法，从全量数据中抽取一定数量的数据作为测试样本，使用测试工具对样本进行自动化测试，得到测试结果。抽样测试的抽样方式为判断抽样，即根据测试目的和测试人员主观经验，选择最具代表性（覆盖重点科室、单个文档或交互涉及数据量较为丰富）的样本。

二、定性指标的文件审查和现场查验

在医院信息互联互通标准化成熟度测评过程中，对技术架构情况、硬件基础设施情况、网络及网络安全情况、信息安全情况、应用系统（生产系统）建设情况、基于平台的应用建设情况和医院信息互联互通情况等的要求，体现为定性指标，分文件审查和现场查验2个阶段，通过专家评审的方式进行评价。

文件审查阶段主要采用材料调研法，专家通过听取申请机构的报告、审阅申请机构提交的相关证明材料进行评价打分。现场查验阶段主要采用现场调研法，专家对申请机构进行实地考察，根据指标范围和要求，与系统建设和功能应用实际情况进行对照并进行评价打分。

三、测评结果的等级评定

医院信息互联互通标准化成熟度测评结果须综合定量测试和定性评价情况分等级评定，共分为五级七等，由低到高依次为一级、二级、三级、四级乙等、四级甲等、五级乙等、五级甲等，每个等级的要求由低到高逐级覆盖累加，较高等级的要求包含较低等级的全部要求。如达到四级甲等水平，不只需要满足四级甲等指标的全部要求，同时也要满足一级、二级、三级、四级乙等指标的全部要求。

四、测评内容与理论模型关联关系

基于ISO的架构设计，《基于电子病历的医院信息平台技术规范》（WS/T 447—2014）中将医院信息平台参考技术架构分为信息基础设施层、医院业务应用层、信息交换层、信息资源层、平台服务层、平台应用层和平台门户层7层。将测评内容包含的基础设施建设情况、数据资源标准化情况、互联互通标准化情况、互联互通应用效果4部分与7层模型进行关联，用模型中7个层面的具体要求指导测评指标设计，见图1-4。

五、通过医院信息平台实现互联互通

当前，信息系统支撑医院业务开展的各个方面，在医院各领域不断进行新技术的创新应用，我国医院信息化建设取得重大进展，但也面临多重挑战，主要体现在以下几点：①集成度低。医院信息系统繁多，一家医院信息系统模块或子系统可达数百个，各系统仅关注自身系统信息的采集，系统间集成度低，呈现"烟囱林立"的局面。②标准化程度低。国家制定了众多卫生健康信息标准和规范，但由于历史原因，很多医院信息化系统没有按照统一的标准规范进行建设，影响了信息共享和业务协同。③耦合度紧、接口繁多。医院系统间多采用紧耦合的方式，接口数量多、方式多、关系复杂且缺乏规范性，与合作厂商间的交易成本较高。④数据利用度低。数据分布在不同系统中，标准化程度低，无法实现有效组织和深度挖掘利用，且可能在系统升级过程中大量流失。通过基于电子病历的

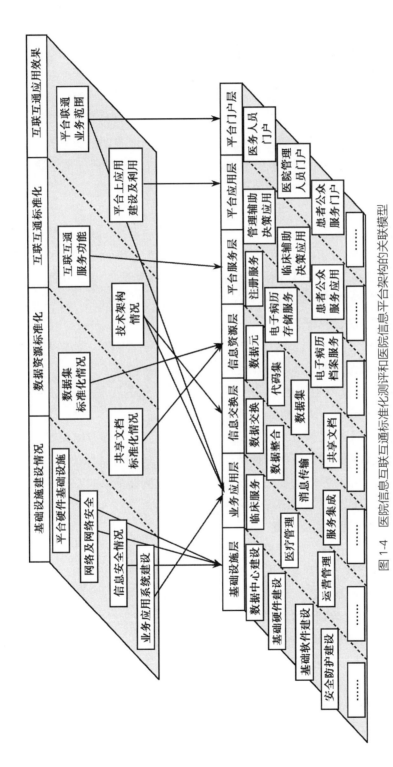

图 1-4 医院信息互联互通标准化测评和医院信息平台架构的关联模型

资料来源：胡建平，李岳峰，董方杰，等.医院信息互联互通标准化成熟度测评方法与应用 [J]. 中国卫生信息管理杂志，2017，14（06）：765-770.

医院信息平台开展信息标准化规范化建设，搭建医院内不同应用系统之间、医院与医院之间、医院与区域之间信息共享和业务协作的载体，逐步实现互联互通，是解决以上问题的有效途径。

第五节　测评管理与流程

经过几年的测评实践，医院信息互联互通标准化成熟度测评已经形成一套较为完整的管理机制和流程，明确的角色划分、职责要求和流程约定，有利于推动测评工作的规范化、一致性开展，确保测评的公平、公正、公开。

一、测评管理

医院信息互联互通标准化成熟度测评工作按国家 - 省（测评分级管理机构）两级管理机制运行，有测评基础的省份可按照测评分级管理机构及职责要求，独立开展测评工作，并对所授权评定测评等级负责。管理机构、测评申请机构、测评专家在测评过程中的职责如下：

（一）国家级管理机构及职责

国家级管理机构负责统一管理、监督实施互联互通测评工作。具体职责如下：

1. 负责互联互通测评的组织、协调、指导、培训和宣传等工作；

2. 负责制定与国家卫生健康信息化建设政策相一致的互联互通测评方案、测试规范，组织研发、认证测试工具和测试用例；

3. 负责组织医疗卫生机构五级乙等及以上等级互联互通测评及结果评定；

4. 负责对分级管理机构认定的测评结果进行抽查；

5. 负责测评管理信息系统的统一建设与维护，以及测评结果的发布；

6. 负责组建并管理互联互通测评专家库。

（二）测评分级管理机构及职责

测评分级管理机构由国家级管理机构授权，负责授权范围测评管理工作，具体职责如下：

1. 负责依据国家级管理机构制定的测评方案制定本地医疗健康信息互联互通标准化成熟度测评工作具体实施方案，并报国家级管理机构审核；

2. 负责依据国家级管理机构制定的测评方案、测试规范对授权范围内医疗卫生机构开展四级甲等及以下等级互联互通测评组织及结果评定；

3. 负责互联互通测评的相关方案、制度等在授权地区的宣传、建设指导及培训工作；

4. 负责遴选、推荐国家医疗信息互联互通标准化成熟度测评地方专家，并报送国家级管理机构审核、培训，纳入专家库。

（三）测评专家相关要求

根据全国范围互联互通测评工作的需要，国家级管理机构遴选适当数量的专家，经过培训且成绩合格后纳入互联互通测评专家库，分定量测试和定性评价 2 支专家队伍，参与测评工作。定量测试专家要求具有中级及以上专业技术职称，具有卫生健康信息化建设实践经验，熟悉有关信息标准，获得计算机软件或信息化相关专业学位。定性评价专家要求具有副高级及以上职称或副处级及以上行政职务，并熟悉卫生健康信息化建设相关工作与技术。

二、测评流程

医院信息互联互通标准化成熟度测评按每一年度为一个时间周期，具体流程包括申请、准备、实施、评级 4 个阶段（图 1-5）。

（一）申请阶段

1. 申请机构在测评管理系统（https://www.chiss.org.cn/cas/login）注册帐号。

2. 申请机构按照《医院信息互联互通标准化成熟度测评申请材料》（见附录 1）相关要求准备材料，并通过系统向管理机构提交医院信息互联互通测评的申请（在线下载模板，填写完整并盖章后扫描上传），通过四级测评后隔年方可申报五级乙等。

3. 管理机构审核申请信息。

（二）准备阶段

1. 申请机构根据医院测评要求，对测评对象进行必要的标准化及应用成熟度改造，以达到定量和定性指标要求。

2. 申请机构做好信息标准符合性测试、信息化建设成熟度专家评审两个环节的文档、接口、环境等准备，并通报管理机构。

（三）测评实施阶段

1. 标准符合性测试

（1）管理机构从定量测试专家库中选择专家组建测试专家工作组；

（2）测试专家工作组前往申请机构现场，在申请机构工作人员配合下进行测试数据抽取，填写数据抽取记录；

（3）测试专家利用统一测试工具，对抽取的数据进行标准符合性测试；

（4）测试专家归档数据，编制并提交测试报告。

2. 专家文件审查

（1）管理机构从定性评价专家库中选择专家，组建文件审查专家组；

（2）文件审查专家听取申请机构的报告、审阅申请机构提交的相关证明材料；

（3）文件审查专家完成在线打分，进行结果汇总；

（4）管理机构填写《文件审查结果汇总表》。

3. 现场查验

（1）通过标准符合性测试和专家文件审查，方可开展现场查验；

（2）管理机构从定性评价专家库中选择专家组建现场查验专家组；

（3）现场查验专家组到申请机构现场，对定性指标进行现场查验；

（4）现场查验专家完成在线打分，进行结果汇总；

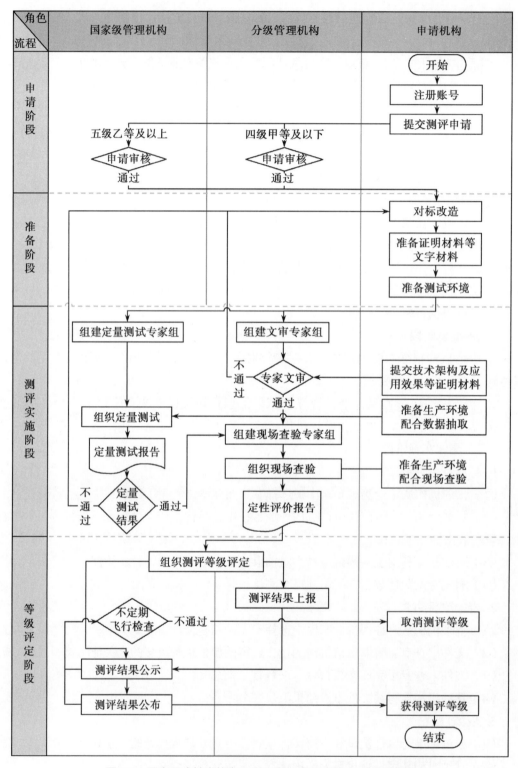

图 1-5 国家医疗健康信息互联互通标准化成熟度测评流程图

（5）管理机构填写《现场查验结果汇总表》。

（四）等级评定阶段

1. 管理机构根据信息标准符合性测试和信息化建设成熟度专家评审情况，组织相关人员进行测评结果的评定，评定申请机构标准化成熟度等级。

2. 分级管理机构向国家级管理机构上报评定结果。

3. 国家级管理机构组织飞行检查（抽查），从标准符合性和应用效果两个方面进行复核，不通过的申请机构取消评定资格。

4. 国家级管理机构对测评结果进行公示。

5. 国家级管理机构对测评结果进行公布。

第六节　国内外医院信息化有关测评

为了更好地评价医院信息化建设成效，指导医院科学开展信息化建设，构建全面、客观、量化的评价方法至关重要。任何评价方法和指标内容都是根据业务需求设立的，但因角度和覆盖业务内容不同，对医院信息化的评价发展出了许多专项内容。主要可以分为两类：

综合评价类，即全面评估医院整体信息化建设情况。该类评价通常比较宏观地对整个医院的信息化建设理念、人员与设备配备、信息系统功能覆盖范围、系统应用情况、信息化效益等内容进行全方位评估。

专项评价类，即针对信息化建设的某个方面、某类系统进行评估。专项评估往往能够进行深入与量化的考察，形成比较细致的评估结果。例如：电子病历系统应用水平评估、信息系统对医院运营管理支持能力评估、信息人员水平评估、系统连续性评价、信息安全评估等，医院信息互联互通标准化成熟度测评属于此类。专项评价因针对性强、评估指标明确、考察数据容易获得等特点，应用比较广泛。

常见的医院信息化建设评价方法包括专家共识指标、调查问卷、现场调研、功能点评分、数据分析等多种，其中通过专家共识确定指标、通过调查问卷和现场调研获得数据的方法，执行简单方便、评价成本较低，应用最广。但这类方法存在评价结果受专家与调查对象影响因素大、结果不够稳定、大范围获取数据难度大等缺点。功能点评分、数据分析等方法具有很好的客观性和结果稳定性，但由于指标设计困难、执行难度大，应用广度受到影响。近年来，随着互联网＋、云计算、大数据等新兴技术深度应用，医院信息化建设评价可能通过互联网与云端的大量基础数据获得新的方法。

一、国外关于医院信息化的有关测评

（一）HIMSS 电子病历分级评价

美国一家咨询组织 HIMSS Analytics 提出的 EMR Adoption Model（EMRAM）评价模

型，是目前在美国比较有影响的、针对电子病历系统应用水平的评价方法，每年在美国和加拿大使用这个模型对医院进行评价。在 EMRAM 模型中，电子病历的应用水平被分为 0～7 级共 8 个等级。通过回答调查问卷中的一系列问题，并将答案经过特定的模型归纳处理，可以将医疗机构电子病历的应用情况划分为相应等级，目的是提升临床记录的合法性、降低处方差错、与医疗指南紧密接轨、增强患者访问其医疗记录的可及性、确保临床医生和医院共享临床数据等。该模型采用定量评分、整体分级的方法进行评价，但未对应用范围给出评价。

（二）电子病历 Meaningful Use 分级评价

美国经济复苏及再投资法案（*American recovery and reinvestment act*，ARRA）提出以后，美国医疗保险与医疗救助中心（Centers for Medicare and Medicaid Services，CMS）向国会提交了一系列指标用于评价医疗卫生机构是否"有效使用（Meaningful Use）"了电子病历系统。CMS 提出 "Meaningful Use" 是为了鼓励 70 万临床医生和 5 000 家医院积极使用电子病历系统，提高医疗质量和效率。"Meaningful Use" 将医疗安全、效率、质量等要求归纳为 25 个应用考察项目，并确定其中必须应用的内容和可以由医疗机构选择应用的内容，通过考察这些内容的应用情况，确定医院或诊所是否实现了电子病历的有效应用。该评价方法为对医院和诊所使用的电子病历系统进行应用质量评价提供了可行方法，能够有效提升临床记录的合法性，降低处方差错，与医疗指南紧密接轨，增强患者访问其医疗记录的可及性，确保临床医生和医院共享临床数据。但此方法未对功能进行全面考察，也缺乏对应用层次、水平的分级。

（三）美国 ONCHIT 的 HIT 测评和认证

国家卫生信息技术协调办公室（Office of the National Coordinator for Health Information Technology，ONCHIT）是美国专门负责国家卫生信息技术的协调管理部门，依据相关规定，自 2012 年 10 月起，联合国家标准与技术研究院（National Institute for Standard and Technology，NIST），对卫生信息技术（HIT）产品进行信息技术测评与认证。在 HIT 测评和认证中，ONCHIT 负责颁布法律规章和认证标准，NIST 负责制定测试程序、测试数据和测试工具，测试和认证机构负责对照标准和规范评估某个完整的电子健康档案（electronic health record，EHR）产品或 EHR 模块的符合程度（conformance testing）和功能（functionality）。

（四）基于 HL7 的 IHE Connectathon 测试

医疗信息系统集成（integrating the healthcare enterprise，IHE）是 1997 年由美国医疗信息和管理系统学会（Cealthcare Information and Management Systems Society，HIMSS）及北美放射学会（Radiological Society of North America，RSNA），为了实现医疗信息系统间信息交互、集成与共享，共同发起成立的。IHE 以改善和提高医疗信息共享水平为目标，在现有《标准化卫生信息传输协议》（*Health Level Seven*，HL7）和《医学数字成像和通信》（*Digital imaging and communications in medicine*，DICOM）等互操作标准的基础上，建立了一套规范的工作流程和技术框架。基于 HL7 的 IHE Connectathon 测试包括医

疗企业模拟器和分析仪（medical enterprise simulators and analyzer，MESA）测试，即自测系统和Connectathon互测，通过模块化功能性测试方法，测试IHE部件的功能性、系统安全性和各厂商系统的互联互通。

（五）Gartner电子病历功能分级评价

美国Gartner公司对于电子病历的发展阶段提出5个等级的划分方法，并不断对这种方法的具体评价内容进行修正。Gartner电子病历功能分级评价从医生应用的角度出发，将电子病历的发展分为数据采集、文档管理、助手、工作伙伴和业务指导5个逐步提高的阶段。该模型主要针对系统功能进行评价。

（六）加拿大HIT测评与认证

由Health Infoway公司提供HIT方案认证服务，目的在于降低HIT投资和购买风险，促进可信的、互操作的HIT技术应用，确保全国范围内标准的一致性。Health Infoway公司制定认证评估准则，HIT开发者提出申请，Health Infoway公司实施评估和认证。认证过程遵循包括隐私、安全、互操作性、管理4个领域的一系列标准。

二、国内关于医院信息化的有关测评

国家医疗健康信息互联互通标准化成熟度测评由医院信息互联互通标准化成熟度测评和区域全民健康信息互联互通标准化成熟度测评两部分组成。其中，医院信息互联互通标准化成熟度测评是对各医疗机构组织建设的以电子病历和医院信息平台为核心的医院信息化系统进行标准符合性测试，以及对互联互通实际应用效果进行评价；区域全民健康信息互联互通标准化成熟度测评是对各级卫生健康委组织建设的以电子健康档案和区域全民健康信息平台为核心的区域全民健康信息化系统进行标准符合性测试，以及对互联互通实际应用效果进行评价。互联互通测评旨在促进卫生健康信息标准的采纳、实施和应用，为国家-省级-地市-区县四级平台之间、医疗卫生机构与区域平台之间、医疗卫生机构之间以及医疗卫生机构内部应用系统之间的标准化互联互通和信息共享提供技术保障。除互联互通测评外，国内还有一些其他医院信息化方面的应用测评。

（一）电子病历系统功能应用水平分级评价

该评价目的在于全面评估各医疗机构现阶段电子病历系统应用所达到的水平，建立适合我国国情的电子病历系统应用水平评估和持续改进体系；使医疗机构明确电子病历系统各发展阶段应实现的功能；为各医疗机构提供电子病历系统建设发展指南，引导医疗机构科学、合理地发展电子病历系统。评价对象为已实施以电子病历为核心医院信息化建设的各级各类医疗机构。

电子病历系统功能应用水平划分为0~8级共9个等级。电子病历分级评价每个等级的标准包括电子病历系统局部的要求和整体信息系统的要求。采用定量评分、整体分级的方法，综合评价医疗机构电子病历系统局部功能状态与整体应用水平。根据《电子病历系统功能规范（试行）》《电子病历应用管理规范（试行）》等规范性文件，确定了10种角色39个项目的评价内容。电子病历系统应用水平分级主要评价三个方面：电子病历系统功能状态、电子病历系统有效应用范围和电子病历系统应用的基础环境。

（二）医院智慧管理分级评估

该评估目的是明确医院智慧管理各级别实现的功能，为医院加强智慧管理相关工作提供参照；指导各地、各医院评估智慧管理建设发展现状，建立医院智慧管理持续改进体系；完善"三位一体"智慧医院建设的顶层设计，使之成为提升医院现代化管理水平的有效工具。评估对象为应用信息化、智能化手段开展管理的医院。该评估仅针对医院管理的核心内容，从智慧管理的功能和效果两方面进行评估，评估结果分为 0 ~ 5 级共 6 个等级。

（三）医院智慧服务分级评估

该评估目的是建立完善医院智慧服务现状评估和持续改进体系，评估医院开展的智慧服务水平；明确医院各级别智慧服务应实现的功能，为医院建设智慧服务信息系统提供指南，指导医院科学、合理、有序地开发、应用智慧服务信息系统；引导医院沿着功能实用、信息共享、服务智能的方向，建设完善智慧服务信息系统，使之成为改善患者就医体验、开展全生命周期健康管理的有效工具。评估对象为应用信息化、智能化手段开展管理的医院。该评估仅针对应用信息系统提供智慧服务的二级及以上医院，对医院应用信息化为患者提供智慧服务的功能和患者感受到的效果两方面进行评估，评估结果分为 0 ~ 5 级共 6 个等级。

第七节　主要名词和术语

医院信息互联互通标准化成熟度分级评价涉及一系列名词和术语，主要如下：

1. **基于电子病历的医院信息平台（简称医院信息平台）**　是以患者电子病历的信息采集、存储和集中管理为基础，连接临床信息系统和管理信息系统的医疗信息共享和业务协作平台，是医院不同应用系统之间实现统一集成、资源整合和高效运转的基础和载体。医院信息平台也是在区域范围支持实现以患者为中心的跨机构医疗信息共享和业务协同服务的重要环节。

2. **交互**　在《基于电子病历的医院信息平台技术规范》中是指医院信息平台与医院应用系统（临床服务系统、医疗管理系统、运营管理系统等）以及区域卫生信息平台之间的信息交换过程。一次特定的交互可能包含多个交易。

3. **ESB**　全称为 enterprise service bus，即企业服务总线，指传统中间件技术与 XML、Web 服务等技术结合的产物。构建基于面向服务体系结构（service-oriented architecture，SOA）解决方案时所使用基础架构的关键部分，是由中间件技术实现并支持 SOA 的一组基础架构功能。ESB 支持异构环境中的服务、消息，以及基于事件的交互，并且具有适当的服务级别和可管理性。简而言之，ESB 提供了连接企业内部及跨企业间新的和现有软件应用程序的功能，以一组丰富的功能启用管理和监控应用程序间的交互。在 SOA 分层模型中，ESB 用于组件层及服务层之间，能够通过多种通信协议连接并集成不同平台上的组件将其映射成服务层的服务。

4. SOA　即面向服务体系架构，是一种软件系统设计方法，通过已经发布的和可发现的接口为终端用户应用程序或其他服务提供服务，已经逐渐成为 IT 集成的主流技术。

5. **微服务架构**（microservice architecture）　是一种架构概念，旨在通过将功能分解到各个离散的服务中，实现对解决方案的解耦。把一个大型的单个应用程序和服务拆分为数个甚至数十个的支持微服务，其可扩展单个组件而不是整个的应用程序堆栈，从而满足服务等级协议。由于微服务具备独立的运行进程，所以每个微服务也可以独立部署，当某个微服务发生变更时无须编译、部署整个应用。由微服务组成的应用相当于具备一系列可并行的发布流程，使得发布更加高效，同时降低对生产环境所造成的风险，最终缩短应用交付周期。

6. **标准符合性测试**　是指依据标准，对测评对象进行的严格的、定量的测试，以确认测评对象是否符合该标准，或在多大程度上符合标准。

7. **实际生产环境**　项目建设完成后实际交付使用的、对外提供服务的整套环境包括计算机硬件、软件、网络设备等总称。

8. **业务模型**（business model）　是对事物的一种抽象，分别从业务过程、业务参与者的角度来描述系统的业务过程。使用业务模型可以从全局上把握应用系统，面向对象的分析与设计应该从业务建模开始。

9. **信息模型**（information model）　是一种用来定义信息常规表示方式的方法。通过使用信息模型，计算机系统可以对所管理的数据进行重用、变更和分享。使用信息模型的意义不仅在于对象的建模，也在于对对象间相关性的描述。多数情况下，信息模型以层次化的形式来表示。

10. **临床文档架构**（clinical document architecture，CDA）　是一项基于 XML 的标记标准，旨在规定用于交换的临床文档的编码、结构和语义。CDA 是第 3 版 HL7 标准的组成部分，与第 3 版 HL7 标准的其他组成部分类似，CDA 基于 HL7 参考信息模型（reference information model，RIM）以及第 3 版 HL7 数据类型（data types）。CDA 只规范文档内容表达，不涉及文档的交换机制。

11. **决策支持系统**（decision support system，DSS）　是通过数据、模型和知识，辅助决策者以人机交互方式进行决策的计算机应用系统。其是管理信息系统向更高一级发展而产生的先进信息管理系统，为决策者提供分析问题、建立模型、模拟决策过程和方案的环境，调用各种信息资源和分析工具，帮助决策者提高决策水平和质量。

12. **数据仓库与数据挖掘**　数据仓库（data warehouse，DW）是决策支持系统和联机分析应用数据源的结构化数据环境，研究和解决从数据库中获取信息的问题。数据仓库的特征为面向主题、集成性、稳定性和时变性。数据挖掘（data mining）是从存放在数据库、数据仓库或其他信息库中的大量数据中获取有效的、新颖的、潜在有用的、最终可理解的模式的非平凡过程。

13. **数据中心**（data center）　是数据的采集、存储与利用中心。数据中心一般包含服务器、存储设备、配套网络、冗余和备用电源、冗余数据通信连接、环境控制（例如空调、灭火器）和安全设备。

14. **商业智能**（business intelligence，BI） 是指用现代数据仓库技术、线上分析处理技术、数据挖掘和数据展现技术进行数据分析以实现商业价值。商业智能作为一个工具，可用来处理企业中现有数据，并将其转换成知识、分析和结论，辅助业务人员或决策者做出正确且明智的决定，是帮助企业更好地利用数据提高决策质量的技术，包含从数据仓库到分析型系统等。

15. **信息安全** 是指信息网络的硬件、软件及其系统中的数据受到保护，不受偶然的或恶意的原因而遭到破坏、更改、泄露，系统连续可靠正常地运行，信息服务不中断。网络环境下的信息安全体系是保证信息安全的关键，包括计算机安全操作系统、各种安全协议、安全机制（数字签名、信息认证、数据加密等），直至安全系统，其中任何一个安全漏洞均可威胁全局安全。信息安全服务至少应该包括支持信息网络安全服务的基本理论，以及基于新一代信息网络体系结构的网络安全服务体系结构。

第二章

数据资源标准化建设

医院数据资源标准化建设主要是以电子病历数据为核心的信息标准化建设。电子病历（electronic medical record，EHR）是指医务人员在医疗活动过程中，使用医疗机构信息系统生成的文字、符号、表格、图形、数据、影像等数字化信息，并能实现存储、管理、传输和重现的医疗记录，是病历的一种记录形式（《电子病历基本规范（2010 年版）》）。电子病历数据标准化是医院信息互联互通的基础，也是充分发挥电子病历"数据价值"的必要条件。

目前，我国已发布的电子病历数据标准包括《电子病历基本数据集》（WS 445—2014）1 ~ 17 部分和《电子病历共享文档规范》（WS/T 500—2016）1 ~ 53 部分。其中《电子病历基本数据集》（WS 445—2014）1 ~ 17 部分为强制性卫生行业标准，《电子病历共享文档规范》（WS/T 500—2016）1 ~ 53 部分为推荐性卫生行业标准。医院在信息化建设与信息系统升级改造中，应树立贯标、执标意识，加快数据资源标准化建设，推动医疗信息互联互通、互用共享。

第一节　电子病历基本数据集内容解读

一、电子病历基本数据集标准化建设要求

电子病历基本数据集标准化建设指依据《电子病历基本数据集》（WS 445—2014）1 ~ 17 部分的规定，对医院电子病历数据进行梳理对标，并依标进行电子病历数据资源标准化建设。

《电子病历基本数据集》（WS 445—2014）1 ~ 17 部分规定了我国医疗机构在医疗活动中，必须收集记录的患者个人基本信息和健康诊疗信息的数据元及其属性描述，用于指导医疗机构电子病历数据收集、存储、共享以及信息系统开发。该标准共分为 17 个部分58 个子集，累计 2 281 个数据元条目，详见表 2-1。

表 2-1　电子病历基本数据集子集及数据元分布情况

单位：个

序号	数据集	子集	数据元条目数
1	病历概要	患者基本信息	27
		基本健康信息	13
		卫生事件摘要	24
		医疗费用记录	7
2	门(急)诊病历	门(急)诊病历	43
		急诊留观病历	59
3	门(急)诊处方	西药处方	27
		中药处方	35
4	检查检验记录	检查记录	60
		检验记录	41
5	治疗处置——一般治疗处置记录	治疗记录	40
		一般手术记录	45
		麻醉术前访视记录	46
		麻醉记录	63
		麻醉术后访视记录	26
		输血记录	31
6	治疗处置——助产记录	待产记录	51
		阴道分娩记录	81
		剖宫产记录	73
7	护理——护理操作记录	一般护理记录	44
		病重(危)护理记录	29
		手术护理记录	45
		生命体征测量记录	27
		出入量记录	31
		高值耗材使用记录	21
8	护理——护理评估与计划	入院评估记录	65
		护理计划记录	24
		出院评估与指导记录	22

续表

序号	数据集	子集	数据元条目数
9	知情告知信息	手术同意书	31
		麻醉知情同意书	29
		输血治疗同意书	26
		特殊检查及特殊治疗同意书	21
		病危(重)通知书	20
		其他知情告知同意书	22
10	住院病案首页	住院病案首页	148
11	中医住院病案首页	中医住院病案首页	177
12	入院记录	入院记录	88
		24 小时内入出院记录	47
		24 小时内入院死亡记录	40
13	住院病程记录	首次病程记录	24
		日常病程记录	19
		上级医师查房记录	21
		疑难病例讨论记录	22
		交接班记录	28
		转科记录	35
		阶段小结	29
		抢救记录	30
		会诊记录	34
		术前小结	31
		术前讨论	32
		术后首次病程记录	22
		出院记录	32
		死亡记录	23
		死亡病例讨论记录	23
14	住院医嘱	住院医嘱	33
15	出院小结	出院小结	53
16	转诊(院)记录	转诊(院)记录	29
17	医疗机构信息	医疗机构信息	12
数据元条目合计			2 281

原则上，综合医院信息平台或医院信息管理系统所采集的数据应能够覆盖标准的17个部分，数据集所包含的数据元及其属性描述应与标准一致，包括内部标识符、数据元标识符（DE码）、数据元名称、定义、数据元的数据类型、表示格式及数据元允许值均应与标准对标统一。但并不意味着每个患者的个案数据必须包含数据集中的所有数据元，如非产科病历不包含"第6部分：助产记录"的内容。

二、电子病历基本数据集数据元属性与描述规则

（一）数据元属性设置

电子病历基本数据集的数据元属性参照《卫生信息数据元标准化规则》（WS/T 303—2009）的规定设置，并按通用性程度分为数据元公用属性和数据元专用属性。数据元公用属性是指特定数据集中，所有数据元取值相同的属性，如"电子病历基本数据集　第2部分：门（急）诊病历"中所有数据元的"注册状态"取值均为"标准状态"，该属性作为数据元公用属性，仅在公用属性部分描述一次。专用属性是指特定数据集中数据元的属性取值不同或不全相同，如"数据元名称""数据类型"等属性。电子病历数据的标准化主要指数据元专用属性标准化。

《电子病历基本数据集》（WS 445—2014）标准的数据元属性设置共13项，其中公用属性7项，专用属性6项（表2-2）。

表2-2　数据元属性

序号	属性种类	数据元属性名称	属性分类
1		数据元标识符	专用属性
2		数据元名称	专用属性
3	标识类	版本	公用属性
4		注册机构	公用属性
5		相关环境	公用属性
6	定义类	定义	专用属性
7	关系类	分类模式	公用属性
8		数据元值的数据类型	专用属性
9	表示类	表示格式	专用属性
10		数据元允许值	专用属性
11		主管机构	公用属性
12	管理类	注册状态	公用属性
13		提交机构	公用属性

（二）数据元专用属性描述规范

数据元专用属性包括内部标识符、数据元标识符（data element identifier，DE）、数据元名称、定义、数据元值的数据类型、表示格式、数据元允许值共 7 个属性。根据《卫生信息数据元标准化规则》（WS/T 303—2009）和《卫生信息基本数据集编制规范》（WS/T 370—2011）中规定的描述规则，对电子病历基本数据集中的数据元专有属性描述如下：

1. **内部标识符** 指数据元在某特定数据集中的唯一标识代码，采用长度为 13 位的字母数字混合码，格式为：当前数据集类目编码（DCC）+ "." + 所在数据集中的顺序号。例如，"门（急）诊病历数据集"中的"性别代码"的内部标识符为"HDSD00.03.039"，表示当前数据集类目编码为 HDSD00.03，"性别代码"在该数据集内部序号为 039。

2. **数据元标识符（DE）** 是对卫生信息域的数据元分配的唯一标识，采用字母数字混合码，包含数据标识符（DI）和版本标识符（VI）两级结构。示例：DI_VI。

（1）DI 按照分类法和流水号相结合的方式，采用字母数字混合码。按照数据元对应的主题分类代码、大类代码、小类代码、顺序码、附加码从左向右顺序排列。其中：

主题分类代码：用 2 位大写英文字母表示。卫生信息领域代码统一定为"DE"。

大类代码：用 2 位数字表示，数字大小无含义。

小类代码：用 2 位数字表示，数字大小无含义；无小类时则小类代码为 00。小类与大类代码之间加 "." 区分。

顺序码：用 3 位数字表示，代表某一小类下的数据元序号，数字大小无含义；从 001 开始顺序编码。顺序码与小类代码之间加 "." 区分。

附加码：用 2 位数字表示，代表一组数据元的连用关系编码；从 01 开始顺序编码。无连用关系的数据元其附加码为 "00"。附加码与顺序号之间加 "." 区分。

（2）VI 结构由 4 部分组成，为 "V" + "m" + "." + "n"，其中 "m" 和 "n" 为阿拉伯数字，在数学上应是具有意义的正整数。"m" 表示主版本号，"n" 表示次版本号。示例 "V1.2" 表示主版本为第一版，次版本为 "第二版"。

如果数据元更新前后可以进行有效的数据交换，则更新后主版本号不变，次版本号等于当前次版本号加 1；如果数据元更新前后无法进行有效的数据交换，则更新后主版本号等于当前主版本号加 1，次版本号归 0。

数据标识符（DI）结构见图 2-1。

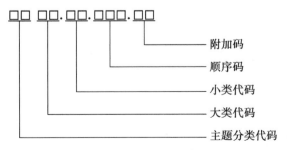

图 2-1　数据标识符（DI）结构

在实际应用中，数据元标识符（DE）采用数据标识符（DI）表示，版本号（VI）作为公用属性描述。如"性别代码"的数据元标识符为"DE02.01.040.00"，未包含版本号。

3. **数据元名称**　数据元名称应当是唯一的，并且以字母、汉字、数字式的字符串形式表示。数据元的命名应使用一定的逻辑结构和通用术语。完整的数据元名称＝对象类术语＋特性类术语＋表示类术语＋限定类术语（可选）。其中：

（1）一个数据元有且仅有一个对象类术语。在卫生信息数据元目录中若对象类术语为"本人"，则可酌情省略。

（2）一个数据元有且仅有一个特性类术语。特性类术语是任何一个数据元名称所必需的成分。在数据元概念可以完整、准确、无歧义表达的情况下，其他术语可以酌情简略。

（3）一个数据元有且仅有一个表示类术语。当表示类术语与特性类术语有重复或部分重复时，可从名称中将冗余词删除。通用表示类术语见表2-3。

（4）限定类术语由专业领域给定。限定类术语是可选的。

表2-3　通用表示类术语

表示词	含义
名称	表示一个对象称谓的一个词或短语
代码	替代某一特定信息的一个有内在规则的字符串(字母、数字、符号)
说明	表示描述对象信息的一段文字
金额	以货币为表示单位的数量,通常与货币类型有关
数量	非货币单位数量,通常与计量单位有关
日期	以公元纪年方式表达年、月、日的组合
时间	以24小时制计时方式表达一天中的小时、分、秒的组合
日期时间	完整时间表达格式,即 DT15,YYYYMMDDThhmmss 的格式
百分比	具有相同计量单位的两个值之间百分数形式的比率
比率	一个计量的量或金额与另一个计量的量或金额的比
标志	又称指示符,两个且只有两个表明条件的值,如:是/否、有/无等
时长	两个时点间的时间长度

4. **定义**　数据元定义以字母、汉字、数字式的字符串形式表示，用于清晰表述数据元的语义。

5. **数据元值的数据类型**　数据元值的数据类型描述规则见表2-4。字符型（S）分为三种形式，S1 表示不可枚举的，且以字符描述的形式；S2 表示枚举型，且列举值不超过3 个；S3 表示代码表的形式，列举值为 3 个及 3 个以上。

表2-4　数据元值的数据类型描述规则

数据类型	表示符	描述
字符型（string）	S1	通过字符形式表达的值的类型，可包含字母字符（a～z,A～Z）、数字字符等
二分类型（binary）	S2	数据元值是二分类数据，如"初诊标志代码"数据元值的数据类型为"S2"，其数据元允许值为"1 初诊，2 复诊"
代码表（code）	S3	数据元值是多分类数据，数据元允许值为代码表，如"性别代码"数据元值的数据类型为"S3"，其数据元允许值为代码表 GB/T 2261.1—2003
布尔型（boolean）	L	又称逻辑型，采用 0（False）或 1（True）形式表示逻辑值的类型
数值型（number）	N	通过 0～9 数字形式表示的值的类型
日期型（date）	D	采用 GB/T 7408—2005 中规定的 YYYYMMDD 格式表示的值的类型
日期时间型（datetime）	DT	采用 GB/T 7408—2005 中规定的 YYYYMMDDThhmmss 格式表示的值的类型（字符 T 作为时间的标志符，说明日的时间表示的开始）
时间型（time）	T	采用 GB/T 7408—2005 中规定的 hhmmss 格式表示的值的类型
二进制（binary）	BY	上述无法表示的其他数据类型，如图像、音频、视频等二进制流文件格式

6. 表示格式　表示格式见表 2-5 和表 2-6。

表2-5　数据元值的表示格式中字符含义描述规则

字符	含义
A	字母字符
N	数字字符
AN	字母和 / 或数字字符
D8	采用 YYYYMMDD 的格式表示，其中，"YYYY"表示年份，"MM"表示月份，"DD"表示日期
T6	采用 hhmmss 的格式表示，其中"hh"表示小时，"mm"表示分钟，"ss"表示秒
DT15	采用 YYYYMMDDThhmmss 的格式表示，字符 T 作为时间的标志符，说明日的时间表示的开始

表2-6　数据元值的表示格式中字符长度描述规则

类别	表示方法
固定长度	在数据类型表示符后直接给出字符长度的数目，如 N4
可变长度	1. 可变长度不超过定义的最大字符数 在数据类型表示符后给出数据元最大字符数目，如 AN..10 2. 可变长度在定义的最小和最大字符数之间 在数据类型表示符后给出最小字符长度数后加".."，再给出最大字符数，如 AN4..20

续表

类别	表示方法
有若干字符行表示的长度	按固定长度或可变长度规定给出每行的字符长度数后加"X",再给出最大行数,如AN..40X3
有小数位	按固定长度或可变长度规定给出字符长度数后,在","后给出小数位数,字符长度数包含整数位数、小数点位数和小数位数,如N6,2

应用示例:

AN10:固定为 10 个字符长度的字符。

AN..10:可变长度,最大为 10 个字符长度的字符。

AN4..10:可变长度,最小为 4 个、最大为 10 个字符长度的字符。

AN..20X3:可变长度,最多 3 行,每行最大长度为 20 个字符长度的字符。

N6,2:最大长度为 6 位的十进制小数格式(包括小数点),小数点后保留 2 位数字。

T8:采用 YYYYMMDD 格式(8 位定长)表示年月日。

T15:采用 YYYYMMDDThhmmss 格式(15 位定长)表示年月日时分秒。时分秒之前加大写字母 T,如 2010 年 1 月 5 日 8 时 10 分 9 秒写为 20100105T081009。

7. **数据元允许值**　即数据元值域,有两种类型。

(1)可枚举值域:由允许值列表规定的值域,每个允许值的值和值含义均应成对表示。其中,可选值较少的(2个),在"数据元允许值"属性中直接列举;可选值较多的(3个及以上),在"数据元允许值"属性中写出值域代码表的名称。如代码表属于引用标准的,则注明标准号。例如,数据元"初诊标志代码"的数据类型为 S2,表示其值域可枚举值为二分类:1 初诊,2 复诊;数据元"性别代码",其值域为多分类,对应数据类型为 S3,值域为引用国家标准,标准号为 GB/T 2261.1—2003。

(2)不可枚举值域:由描述规定的值域,在"数据元允许值"属性中需准确描述该值域的允许值。"-"表示无值校验,为普通字符串,对应数据类型为 S1 型、N 型、DT 型等类型,如数据元"患者姓名"数据类型为 S1,没有明确的约束要求。

第二节　电子病历基本数据集测评指标要求

医院电子病历数据是否符合 WS 445—2014 的要求,需要通过"医院信息标准标准化成熟度测评"来检验。测评依据 WS 445—2014 的 17 个部分 58 个子集的规定,通过特定的测试工具,验证申请机构电子病历数据与 WS 445—2014 标准的符合程度。在 58 个子集中,有 5 个子集为选测部分,分别是中药处方子集、待产记录子集、阴道分娩记录子集、剖宫产手术记录子集、中医住院病案首页数据集,其余为必测部分。

电子病历数据集标准化情况通过定量指标对每个子集的标准化情况进行测评。

必测子集评审结果分三种类型:①无此数据;②有且完全符合国家标准;③有,部分符合国家标准。当评审结果为②时，该子集得相应分值，其他情况均不得分。

选测子集评审结果分四种类型：①无此数据；②有且完全符合国家标准；③有，部分符合国家标准；④无此业务。当评审结果为②或④时，该子集得相应分值，其他情况均不得分。

在测评方案中，电子病历基本数据集部分满分为15分，各子集的分值分配参见测评方案。17个部分测评指标解读及测评要求分述如下。

一、指标原文与解读

（一）病历概要

1. 评审指标原文（表2-7）

表2-7 "电子病历基本数据集 第1部分：病历概要"指标原文

评审内容	编号	评审指标	分值	等级要求	评分说明
2.1.1 电子病历 基本数据集 第1部分： 病历概要	2.1.1.1	患者基本信息子集： □无此数据 □有且完全符合国家标准 □有,部分符合国家标准	0.19	一级	有且完全符合国家标准,得分;其他情况均不得分
	2.1.1.2	基本健康信息子集： □无此数据 □有且完全符合国家标准 □有,部分符合国家标准	0.19	一级	有且完全符合国家标准,得分;其他情况均不得分
	2.1.1.3	卫生事件摘要子集： □无此数据 □有且完全符合国家标准 □有,部分符合国家标准	0.19	一级	有且完全符合国家标准,得分;其他情况均不得分
	2.1.1.4	医疗费用记录子集： □无此数据 □有且完全符合国家标准 □有,部分符合国家标准	0.19	一级	有且完全符合国家标准,得分;其他情况均不得分

2. 评审指标解读

评审指标主要包括评价内容、评分标准及等级要求，评价内容以数据集的子集为评价单元。

（1）子集评价与评分标准：病历概要数据集包括4个子集，即患者基本信息子集、基本健康信息子集、卫生事件摘要子集、医疗费用记录子集。评审指标按照《电子病历基本数据集 第1部分：病历概要》（WS 445.1—2014）的规定进行设置，分别对该数据集包含的每个子集进行标准符合性评价。子集的评价标准及评分有3种情况：

1）无此数据：说明申请机构电子病历数据集中无此子集，此时不得分。

2）有且完全符合国家标准：说明申请机构电子病历数据集中有此子集，且该子集中包含的数据元条目与WS 445.1—2014中规定的数据元条目相同，每个数据元的专有属性描述符合 WS 445.1—2014 的要求。专有属性主要包括测试数据元名称、数据元标识符（DE）、数据元值的数据类型、表示格式、数据元允许值 5 个属性值。此时该子集得相应分值 0.19 分。

3）有，部分符合国家标准：说明申请机构电子病历数据集中有此子集，但该子集中包含的数据元条目或数据元的专有属性描述只部分符合 WS 445.1—2014 的要求。此时不得分。

（2）等级要求：依据测评方案，医院信息互联互通测评的应用效果评价分为 7 个等级，由低到高依次为一级、二级、三级、四级乙等、四级甲等、五级乙等、五级甲等，每个等级的要求由低到高逐级覆盖累加，即较高等级包含较低等级的全部要求。

当病历概要数据集的 4 个子集均符合 WS 445.1—2014 时，每个子集的得分均为 0.19 分，总分值为 0.76 分，评价结果为一级。

3. **测评要求** 病历概要数据集测评通过运用测试工具，对标 WS 445.1—2014，对被测病例概要数据集中的数据元进行自动化提取、校验，得到测试结果。

《电子病历基本数据集 第 1 部分：病历概要》（WS 445.1—2014）包含 4 个子集，71 个数据元条目。子集名称及其数据元条目分布见表 2-8。

表 2-8 病历概要基本数据集的子集及数据元条目分布

数据集名称	子集名称	数据元条目数 / 个
病历概要	患者基本信息	27
	基本健康信息	13
	卫生事件摘要	24
	医疗费用记录	7

病例概要数据集测评主要从两个方面进行评价：

（1）完整性评价：包括子集完整性和数据元条目完整性两方面。子集完整性指被测数据集应含有 WS 445.1—2014 中的所有子集，即患者基本信息、基本健康信息、卫生事件摘要、医疗费用记录；数据元条目完整性指各被测子集中包含的数据元条目应与 WS 445.1—2014 中规定的数据元条目相同。

（2）数据元属性描述的规范性评价：指数据集中每个数据元的专有属性描述符合 WS 445.1—2014 的规定，即数据集中每个数据元的内部标识符、数据元标识符（DE）、数据元名称、定义、数据类型、表示格式及数据元允许值均应符合 WS 445.1—2014 的规定，重点关注数据元标识符（DE）、数据元名称、数据类型、表示格式及数据元允许值的合规性。

4. **评分及等级确定** 根据每个子集的评价结果确定分值，病历概要数据集每个子集的分值均为 0.19 分，总分值为 0.76 分。所有子集均得分时，该数据集评价等级为一级。

特别需要说明的是，病历概要数据集不是由医院专有业务信息系统直接产生，而是对患者一次就诊（门急诊或住院）过程中医院不同应用系统产生的关键诊疗信息的集成。设置此业务域的主要目的是为"居民电子健康档案"提供所需的医疗摘要数据。

（二）门（急）诊病历

1. **评审指标原文（表2-9）**

表2-9　"电子病历基本数据集　第2部分：门（急）诊病历"指标原文

评审内容	编号	评审指标	分值	等级要求	评分说明
2.1.2 电子病历基本数据集 第2部分:门(急)诊病历	2.1.2.1	门(急)诊病历子集： □无此数据 □有且完全符合国家标准 □有,部分符合国家标准	1	二级	有且完全符合国家标准,得分;其他情况均不得分
	2.1.2.2	急诊留观病历子集： □无此数据 □有且完全符合国家标准 □有,部分符合国家标准	1	二级	有且完全符合国家标准,得分;其他情况均不得分

2. **评审指标解读**

（1）子集评价与评分标准：门（急）诊病历数据集包括2个子集，即门（急）诊病历子集和急诊留观病历子集。评审指标按照《电子病历基本数据集　第2部分：门（急）诊病历》（WS 445.2—2014）的规定进行设置，分别对该数据集包含的每个子集进行标准符合性评价。子集的评价标准及得分有3种情况：

1）无此数据：说明申请机构电子病历数据集中无此子集，此时不得分。

2）有且完全符合国家标准：说明申请机构电子病历数据集中有此子集，且该子集中包含的数据元条目数与WS 445.2—2014中规定的数据元条目相同，每个数据元的专有属性描述均符合WS 445.2—2014的要求，专有属性主要包括测试数据元名称、数据元标识符（DE）、数据元值的数据类型、表示格式及数据元允许值。此时该子集得相应分值1分。

3）有，部分符合国家标准：说明申请机构电子病历数据集中有此子集，但该子集中包含的数据元条目或数据元的专有属性描述只部分符合WS 445.2—2014的要求。此时不得分。

（2）等级要求：依据测评方案，医院信息互联互通测评的应用效果评价分为7个等级，由低到高依次为一级、二级、三级、四级乙等、四级甲等、五级乙等、五级甲等，每个等级的要求由低到高逐级覆盖累加，即较高等级包含较低等级的全部要求。

门（急）诊病历的2个子集均符合标准时，评价结果为二级。

3. **测评要求**　门（急）诊病历数据集测评通过运用测试工具，对标WS 445.2—2014，对被测门（急）诊病历数据集中的数据元进行自动化提取、校验，得到测试结果。

《电子病历基本数据集　第2部分：门（急）诊病历》（WS 445.1—2014）包含2个

子集，102 个数据元条目。子集名称及其数据元条目分布见表 2-10。

表 2-10 门（急）诊病历基本数据集的子集及数据元条目分布

数据集名称	子集名称	数据元条目数 / 个
门(急)诊病历	门(急)诊病历	43
	急诊留观病历	59

门（急）诊病历数据集测评主要从两个方面进行评价：

（1）完整性评价：包括子集完整性和数据元条目完整性两个方面。子集完整性指被测数据集应含有 WS 445.2—2014 中的所有子集，即门（急）诊病历、急诊留观病历；数据元条目完整性指各被测子集中包含的数据元条目应与 WS 445.2—2014 中规定的子集数据元条目相同。

（2）数据元属性描述的规范性评价：指被测数据集中每个数据元的专有属性描述符合 WS 445.2—2014 的规定，即数据集中每个数据元的内部标识符、数据元标识符（DE）、数据元名称、定义、数据类型、表示格式及数据元允许值均应符合 WS 445.2—2014 的规定，重点关注数据元标识符（DE）、数据元名称、数据类型、表示格式及数据元允许值的合规性。

4. **评分及等级确定** 根据门（急）诊病例数据集每个子集的评价结果确定分值，每个子集的分值均为 1 分，总分值为 2 分。所有子集均得分时，该数据集评价等级为二级。

（三）门（急）诊处方

1. **评审指标原文**（表 2-11）

表 2-11 "电子病历基本数据集 第 3 部分：门（急）诊处方"指标原文

评审内容	编号	评审指标	分值	等级要求	评分说明
2.1.3 电子病历基本数据集 第 3 部分：门(急)诊处方	2.1.3.1	西药处方子集： □无此数据 □有且完全符合国家标准 □有,部分符合国家标准	1	二级	有且完全符合国家标准,得分;其他情况均不得分
	2.1.3.2	中药处方子集(选测)： □无此数据 □有且完全符合国家标准 □有,部分符合国家标准 □无此业务	1	二级	有且完全符合国家标准,或无此业务,得分;其他情况均不得分

2. **评审指标解读**（1）**子集评价与评分标准**：门（急）诊处方数据集包括 2 个子集，即西药处方子集和中药处方子集（选测）。评审指标按照《电子病历基本数据集 第 3 部

分：门（急）诊处方》（WS 445.3—2014）的规定进行设置，分别对该数据集包含的每个子集进行标准符合性评价。西药处方子集为必测子集，按前3项标准评价；中药处方子集为选测子集，按4项标准评价：

1）无此数据：说明申请机构电子病历数据集中无此子集，此时不得分。

2）有且完全符合国家标准：说明申请机构电子病历数据集中有此子集，且该子集中包含的数据元条目数与 WS 445.3—2014 中规定的数据元条目相同，每个数据元的专有属性描述均符合 WS 445.3—2014 的要求，尤其是专有属性中的数据元名称、数据元标识符（DE）、数据元值的数据类型、表示格式、数据元允许值这5个属性值。此时该子集得相应分值1分。

3）有，部分符合国家标准：说明申请机构电子病历数据集中有此子集，但该子集中包含的数据元条目数或数据元的专有属性描述只部分符合 WS 445.3—2014 的要求。此时不得分。

4）无此业务：当数据集为选测子集时，有且完全符合国家标准或无此业务均得分；其他情况不得分。

（2）等级要求：依据测评方案，医院信息互联互通测评的应用效果评价分为7个等级，由低到高依次为一级、二级、三级、四级乙等、四级甲等、五级乙等、五级甲等，每个等级的要求由低到高逐级覆盖累加，即较高等级包含较低等级的全部要求。

门（急）诊处方的2个子集均符合 WS 445.3—2014 时，评价结果为二级。

3. **测评要求**　门（急）诊处方数据集测评通过运用测试工具，对标 WS 445.3—2014，对被测门（急）诊处方数据集中的数据元进行自动化提取、校验，得到测试结果。

《电子病历基本数据集　第3部分：门（急）诊处方》（WS 445.3—2014）包含2个子集，62个数据元条目。子集名称及其数据元条目分布见表2-12。

表2-12　门（急）诊处方基本数据集的子集及数据元条目分布

数据集名称	子集名称	数据元条目数／个
门(急)诊处方	西药处方	27
	中药处方	35

门（急）诊处方数据集测评主要从两个方面进行：

（1）完整性评价：包括子集完整性和数据元条目完整性两个方面。子集完整性指被测数据集应含有 WS 445.3—2014 中的所有子集，即西药处方、中药处方；数据元条目完整性指各被测子集中包含的数据元条目应与 WS 445.3—2014 中规定的子集数据元条目相同。

（2）数据元属性描述的规范性评价：指被测数据集中每个数据元的专有属性描述均符合 WS 445.3—2014 的规定，即数据集中每个数据元的内部标识符、数据元标识符（DE）、数据元名称、定义、数据类型、表示格式及数据元允许值均应符合 WS 445.3—2014 的规定。

4. **评分及等级确定** 根据每个子集的评价结果确定分值，每个子集的分值均为 1 分，总分值为 2 分。所有子集均得分时，该数据集评价等级为二级。

（四）检查检验记录

1. **评审指标原文**（表 2-13）

表 2-13 "电子病历基本数据集 第 4 部分：检查检验记录"指标原文

评审内容	编号	评审指标	分值	等级要求	评分说明
2.1.4 电子病历基本数据集 第 4 部分：检查检验记录	2.1.4.1	检查记录子集： □无此数据 □有且完全符合国家标准 □有，部分符合国家标准	0.19	一级	有且完全符合国家标准，得分；其他情况均不得分
	2.1.4.2	检验记录子集： □无此数据 □有且完全符合国家标准 □有，部分符合国家标准	0.19	一级	有且完全符合国家标准，得分；其他情况均不得分

2. **评审指标解读**

（1）子集评价与评分标准：检查检验记录数据集包括 2 个子集，即检查记录子集、检验记录子集。评审指标按照《电子病历基本数据集 第 4 部分：检查检验记录》（WS 445.4—2014）的规定进行设置，分别对该数据集包含的每个子集进行标准符合性评价。每个子集的评价标准及得分有 3 种情况：

1）无此数据：说明申请机构电子病历数据集中无此子集，此时不得分。

2）有且完全符合国家标准：说明申请机构电子病历数据集中有此子集，且该子集中包含的数据元条目数与 WS 445.4—2014 中规定的数据元条目相同，每个数据元的专有属性描述符合 WS 445.4—2014 的要求，尤其是专有属性中的数据元名称、数据元标识符（DE）、数据元值的数据类型、表示格式、数据元允许值 5 个属性值。此时该子集得相应分值 0.19 分。

3）有，部分符合国家标准：说明申请机构电子病历数据集中有此子集，但该子集中包含的数据元条目数或数据元的专有属性描述只部分符合 WS 445.4—2014 的要求。此时不得分。

（2）等级要求：依据测评方案，医院信息互联互通测评的应用效果评价分为 7 个等级，由低到高依次为一级、二级、三级、四级乙等、四级甲等、五级乙等、五级甲等，每个等级的要求由低到高逐级覆盖累加，即较高等级包含较低等级的全部要求。

当检查检验记录数据集的 2 个子集均符合 WS 445.4—2014 标准时，每个子集的得分均为 0.19 分，总分值为 0.38 分，评价结果为一级。

3. **测评要求** 检查检验记录数据集测评通过运用测试工具，对标 WS 445.4—2014，对被测检查检验记录数据集中的数据元进行自动化提取、校验，得到测试结果。

《电子病历基本数据集　第 4 部分：检查检验记录》（WS 445.42014）包含 2 个子集，101 个数据元条目。子集名称及其数据元条目分布见表 2-14。

表 2-14　检查检验记录基本数据集的子集及数据元条目分布

数据集名称	子集名称	数据元条目数 / 个
检查检验记录	检查记录	60
	检验记录	41

检查检验记录数据集测评主要从两个方面进行评价：

（1）完整性评价：包括子集完整性和数据元条目完整性两个方面。子集完整性指被测数据集应含有 WS 445.4—2014 中的所有子集，即检查记录、检验记录；数据元条目完整性指各被测子集中包含的数据元条目应与 WS 445.4—2014 中规定的子集数据元条目相同。

（2）数据元属性描述的规范性评价：指被测数据集中每个数据元的专有属性描述符合 WS 445.4—2014 的规定，即数据集中每个数据元的内部标识符、数据元标识符（DE）、数据元名称、定义、数据类型、表示格式及数据元允许值 7 个专有属性均应符合 WS 445.4—2014 的规定，重点关注数据元标识符（DE）、数据元名称、数据类型、表示格式及数据元允许值的合规性。

4. **评分及等级确定**　根据每个子集的评价结果确定分值，每个子集的分值均为 0.19 分，总分值为 0.38 分。所有子集均得分时，该数据集评价等级为一级。

（五）一般治疗处置记录

1. **评审指标原文**（表 2-15）

表 2-15　"电子病历基本数据集　第 5 部分：治疗处置——一般治疗处置记录"指标原文

评审内容	编号	评审指标	分值	等级要求	评分说明
2.1.5 电子病历基本数据集 第 5 部分：治疗处置——一般治疗处置记录	2.1.5.1	治疗记录子集： □无此数据 □有且完全符合国家标准 □有，部分符合国家标准	0.19	一级	有且完全符合国家标准,得分;其他情况均不得分
	2.1.5.2	一般手术记录子集： □无此数据 □有且完全符合国家标准 □有，部分符合国家标准	0.19	一级	有且完全符合国家标准,得分;其他情况均不得分
	2.1.5.3	麻醉术前访视记录子集： □无此数据 □有且完全符合国家标准 □有，部分符合国家标准	0.19	一级	有且完全符合国家标准,得分;其他情况均不得分

评审内容	编号	评审指标	分值	等级要求	评分说明
2.1.5 电子病历基本数据集 第5部分：治疗处置——一般治疗处置记录	2.1.5.4	麻醉记录子集： □无此数据 □有且完全符合国家标准 □有，部分符合国家标准	0.19	一级	有且完全符合国家标准，得分；其他情况均不得分
	2.1.5.5	麻醉术后访视记录子集： □无此数据 □有且完全符合国家标准 □有，部分符合国家标准	0.19	一级	有且完全符合国家标准，得分；其他情况均不得分
	2.1.5.6	输血记录子集： □无此数据 □有且完全符合国家标准 □有，部分符合国家标准	0.19	一级	有且完全符合国家标准，得分；其他情况均不得分

2. 评审指标解读

（1）子集评价与评分标准：治疗处置——一般治疗处置记录数据集包括6个子集，即治疗记录子集、一般手术记录子集、麻醉术前访视记录子集、麻醉记录子集、麻醉术后访视记录子集、输血记录子集。评审指标按照《电子病历基本数据集 第5部分：一般治疗处置记录》（WS 445.5—2014）的规定进行设置，分别对该数据集包含的每个子集进行标准符合性评价。子集的评价标准及得分有3种情况：

1）无此数据：说明申请机构电子病历数据集中无此子集，此时不得分。

2）有且完全符合国家标准：说明申请机构电子病历数据集中有此子集，且该子集中包含的数据元条目数与WS 445.5—2014中规定的数据元条目相同，每个数据元的专有属性描述符合WS 445.5—2014的要求。此时该子集得相应分值0.19分。

3）有，部分符合国家标准：说明申请机构电子病历数据集中有此子集，但该子集中包含的数据元条目数或数据元的专有属性描述只部分符合WS 445.5—2014的要求。此时不得分。

（2）等级要求：依据测评方案，医院信息互联互通测评的应用效果评价分为7个等级，由低到高依次为一级、二级、三级、四级乙等、四级甲等、五级乙等、五级甲等，每个等级的要求由低到高逐级覆盖累加，即较高等级包含较低等级的全部要求。

当一般治疗处置记录数据集的6个子集均符合WS 445.5—2014时，每个子集的得分均为0.19分，总分值为1.14分，评价结果为一级。

3. 测评要求 一般治疗处置记录数据集测评通过运用测试工具，对标WS 445.5—2014，对被测一般治疗处置记录数据集中的数据元进行自动化提取、校验，得到测试结果。

《电子病历基本数据集 第5部分：一般治疗处置记录》（WS 445.5—2014）包含6个子集，251个数据元条目。子集名称及其数据元条目分布见表2-16。

表 2-16　一般治疗处置记录基本数据集的子集及数据元条目分布

数据集名称	子集名称	数据元条目数／个
一般治疗处置记录	治疗记录	40
	一般手术记录	45
	麻醉术前访视记录	46
	麻醉记录	63
	麻醉术后访视记录	26
	输血记录	31

一般治疗处置记录数据集测评主要从两个方面进行评价：

（1）完整性评价：包括子集完整性和数据元条目完整性两个方面。子集完整性指被测数据集应含有 WS 445.5—2014 中的所有子集，即治疗记录、一般手术记录、麻醉术前访视记录、麻醉记录、麻醉术后访视记录、输血记录；数据元条目完整性指各被测子集中包含的数据元条目应与 WS 445.5—2014 中规定的子集数据元条目相同。

（2）数据元属性描述的规范性评价：指被测数据集中每个数据元的专有属性描述符合 WS 445.5—2014 的规定，即数据集中每个数据元的内部标识符、数据元标识符（DE）、数据元名称、定义、数据类型、表示格式及数据元允许值 7 个专有属性均应符合 WS 445.5—2014 的规定，重点关注数据元标识符（DE）、数据元名称、数据类型、表示格式及数据元允许值的合规性。

4. **评分及等级确定**　根据每个子集的评价结果确定分值，每个子集的分值均为 0.19 分，总分值为 1.14 分。所有子集均得分时，该数据集评价等级为一级。

（六）助产记录

1. **评审指标原文**（表 2-17）

表 2-17　"电子病历基本数据集　第 6 部分：治疗处置——助产记录"指标原文

评审内容	编号	评审指标	分值	等级要求	评分说明
2.1.6 电子病历基本数据集　第 6 部分：治疗处置-助产记录	2.1.6.1	待产记录子集（选测）： □无此数据 □有且完全符合国家标准 □有，部分符合国家标准 □无此业务	0.19	一级	有且完全符合国家标准或无此业务，得分；其他情况均不得分
	2.1.6.2	阴道分娩记录子集（选测）： □无此数据 □有且完全符合国家标准 □有，部分符合国家标准 □无此业务	0.19	一级	有且完全符合国家标准或无此业务，得分；其他情况均不得分

续表

评审内容	编号	评审指标	分值	等级要求	评分说明
2.1.6 电子病历基本数据集 第6部分:治疗处置-助产记录	2.1.6.3	剖宫产手术记录子集(选测): □无此数据 □有且完全符合国家标准 □有,部分符合国家标准 □无此业务	0.19	一级	有且完全符合国家标准,或无此业务,得分;其他情况均不得分

2. 评审指标解读

（1）子集评价与评分标准：治疗处置——助产记录数据集包括 3 个子集，即待产记录子集（选测）、阴道分娩记录子集（选测）、剖宫产手术记录子集（选测）。评审指标按照《电子病历基本数据集 第 6 部分：助产记录》（WS 445.6—2014）的规定进行设置，分别对该数据集包含的每个子集进行标准符合性评价。助产记录数据集的 3 个子集均为选测子集，每个子集的评价标准及得分有 4 种情况：

1）无此数据：说明申请机构电子病历数据集中无此子集，此时不得分。

2）有且完全符合国家标准：说明申请机构电子病历数据集中有此子集，且该子集中包含的数据元条目与 WS 445.6—2014 中规定的数据元条目相同，每个数据元的专有属性描述符合 WS 445.6—2014 的要求，尤其是专有属性中的数据元名称、数据元标识符（DE）、数据元值的数据类型、表示格式、数据元允许值 6 个属性值。此时该子集得相应分值 0.19 分。

3）有，部分符合国家标准：说明申请机构电子病历数据集中有此子集，但该子集中包含的数据元条目数或数据元的专有属性描述只部分符合 WS 445.6—2014 的要求。此时不得分。

4）无此业务：当数据集为选测子集时，有且完全符合国家标准或无此业务均得分；其他情况不得分。

（2）等级要求：依据测评方案，医院信息互联互通测评的应用效果评价分为 7 个等级，由低到高依次为一级、二级、三级、四级乙等、四级甲等、五级乙等、五级甲等，每个等级的要求由低到高逐级覆盖累加，即较高等级包含较低等级的全部要求。

当治疗处置——助产记录数据集的 3 个子集均符合 WS 445.6—2014 标准时，每个子集的得分均为 0.19 分，总分值为 0.57 分，评价结果为一级。

3. 测评要求

治疗处置——助产记录数据集测评通过运用测试工具，对标 WS 445.6—2014，对被测助产记录数据集中的数据元进行自动化提取、校验，得到测试结果。

《电子病历基本数据集 第 6 部分：助产记录》（WS 445.6—2014）包含 3 个子集，205 个数据元条目。子集名称及其数据元条目分布见表 2-18。

表 2-18　治疗处置——助产记录基本数据集的子集及数据元条目分布

数据集名称	子集名称	数据元条目数 / 个
治疗处置——助产记录	待产记录	51
	阴道分娩记录	81
	剖宫产记录	73

治疗处置——助产记录数据集测评主要从两个方面进行评价：

（1）完整性评价：包括子集完整性和数据元条目完整性两个方面。子集完整性指被测数据集应含有 WS 445.6—2014 中的所有子集，即待产记录、阴道分娩记录、剖宫产记录；数据元条目完整性指各被测子集中包含的数据元条目应与 WS 445.6—2014 中规定的子集数据元条目相同。

（2）数据元属性描述的规范性评价：指被测数据集中每个数据元的专有属性描述符合 WS 445.6—2014 的规定，即数据集中每个数据元的内部标识符、数据元标识符（DE）、数据元名称、定义、数据类型、表示格式及数据元允许值 7 个专有属性均应符合 WS 445.6—2014 的规定，重点关注数据元标识符（DE）、数据元名称、数据类型、表示格式及数据元允许值的合规性。

4. **评分及等级确定**　根据选测子集的评价标准及评分规则，确定每个子集是否符合标准。每个子集的分值均为 0.19 分，总分值为 0.57 分。所有子集均得分时，该数据集评价等级为一级。

（七）护理操作记录

1. **评审指标原文**（表 2-19）

表 2-19　"电子病历基本数据集　第 7 部分：护理——护理操作记录"指标原文

评审内容	编号	评审指标	分值	等级要求	评分说明
2.1.7 电子病历基本数据集 第 7 部分：护理——护理操作记录	2.1.7.1	一般护理记录子集： □无此数据 □有且完全符合国家标准 □有，部分符合国家标准	0.19	一级	有且完全符合国家标准,得分;其他情况均不得分
	2.1.7.2	病危(重)护理记录子集： □无此数据 □有且完全符合国家标准 □有，部分符合国家标准	0.19	一级	有且完全符合国家标准,得分;其他情况均不得分
	2.1.7.3	手术护理记录子集： □无此数据 □有且完全符合国家标准 □有，部分符合国家标准	0.19	一级	有且完全符合国家标准,得分;其他情况均不得分

续表

评审内容	编号	评审指标	分值	等级要求	评分说明
2.1.7 电子病历基本数据集 第7部分：护理——护理操作记录	2.1.7.4	生命体征测量记录子集： □无此数据 □有且完全符合国家标准 □有，部分符合国家标准	0.19	一级	有且完全符合国家标准，得分；其他情况均不得分
	2.1.7.5	出入量记录子集： □无此数据 □有且完全符合国家标准 □有，部分符合国家标准	0.19	一级	有且完全符合国家标准，得分；其他情况均不得分
	2.1.7.6	高值耗材使用记录子集： □无此数据 □有且完全符合国家标准 □有，部分符合国家标准	0.19	一级	有且完全符合国家标准，得分；其他情况均不得分

2. 评审指标解读

（1）子集评价与评分标准：护理——护理操作记录数据集包括6个子集，即一般护理记录子集、病危（重）护理记录子集、手术护理记录子集、生命体征测量记录子集、出入量记录子集、高值耗材使用记录子集。评审指标按照《电子病历基本数据集 第7部分：护理操作记录》（WS 445.7—2014）的规定进行设置，分别对该数据集包含的每个子集进行标准符合性评价。子集的评价标准及评分有3种情况：

1）无此数据：说明申请机构电子病历数据集中无此子集，此时不得分。

2）有且完全符合国家标准：说明申请机构电子病历数据集中有此子集，且该子集中包含的数据元条目数与WS 445.7—2014中规定的数据元条目相同，每个数据元的专有属性描述符合WS 445.7—2014的要求，尤其是数据元名称、数据元标识符（DE）、数据元值的数据类型、表示格式、数据元允许值5个属性值。此时该子集得相应分值0.19分。

3）有，部分符合国家标准：说明申请机构电子病历数据集中有此子集，但该子集中包含的数据元条目数或数据元的专有属性描述只部分符合WS 445.7—2014的要求。此时不得分。

（2）等级要求：依据测评方案，医院信息互联互通测评的应用效果评价分为7个等级，由低到高依次为一级、二级、三级、四级乙等、四级甲等、五级乙等、五级甲等，每个等级的要求由低到高逐级覆盖累加，即较高等级包含较低等级的全部要求。

当护理——护理操作记录数据集的6个子集均符合WS 445.7—2014标准时，每个子集的得分均为0.19分，总分值为1.14分，评价结果为一级。

3. 测评要求 护理——护理操作记录数据集测评通过运用测试工具，对标WS 445.7—2014，对被测护理操作记录数据集中的数据元进行自动化提取、校验，得到测试结果。

《电子病历基本数据集　第 7 部分：护理操作记录》（WS 445.7—2014）包含 6 个子集，197 个数据元条目。子集名称及其数据元条目分布见表 2-20。

表 2-20　护理——护理操作记录基本数据集的子集及数据元条目分布

数据集名称	子集名称	数据元条目数 / 个
护理——护理操作记录	一般护理记录	44
	病危(重)护理记录	29
	手术护理记录	45
	生命体征测量记录	27
	出入量记录	31
	高值耗材使用记录	21

护理——护理操作记录数据集测评主要从两个方面进行评价：

（1）完整性评价：包括子集完整性和数据元条目完整性两个方面。子集完整性指被测数据集应含有 WS 445.7—2014 中的所有子集，即一般护理记录、病危（重）护理记录、手术护理记录、生命体征测量记录、出入量记录、高值耗材使用记录；数据元条目完整性指各被测子集中包含的数据元条目应与 WS 445.7—2014 中规定的子集数据元条目相同。

（2）数据元属性描述的规范性评价：指被测数据集中每个数据元的专有属性描述符合 WS 445.7—2014 的规定，即数据集中每个数据元的内部标识符、数据元标识符（DE）、数据元名称、定义、数据类型、表示格式及数据元允许值 7 个专有属性均应符合 WS 445.7—2014 的规定，重点关注数据元标识符（DE）、数据元名称、数据类型、表示格式及数据元允许值的合规性。

4. **评分及等级确定**　根据护理——护理操作记录数据集每个子集的评价结果确定分值，每个子集的分值均为 0.19 分，总分值为 1.14 分。所有子集均得分时，该数据集评价等级为一级。

（八）护理评估与计划

1. **评审指标原文**（表 2-21）

表 2-21　"电子病历基本数据集　第 8 部分：护理——护理评估与计划"指标原文

评审内容	编号	评审指标	分值	等级要求	评分说明
2.1.8 电子病历基本数据集　第 8 部分:护理——护理评估与计划	2.1.8.1	入院评估记录子集: □无此数据 □有且完全符合国家标准 □有,部分符合国家标准	0.19	一级	有且完全符合国家标准,得分;其他情况均不得分

评审内容	编号	评审指标	分值	等级要求	评分说明
2.1.8 电子病历基本数据集 第8部分:护理——护理评估与计划	2.1.8.2	护理计划记录子集: □无此数据 □有且完全符合国家标准 □有,部分符合国家标准	0.19	一级	有且完全符合国家标准,得分;其他情况均不得分
	2.1.8.3	出院评估与指导记录子集: □无此数据 □有且完全符合国家标准 □有,部分符合国家标准	0.19	一级	有且完全符合国家标准,得分;其他情况均不得分

2. 评审指标解读

（1）子集评价与评分标准：护理——护理评估与计划数据集包括3个子集，即入院评估记录子集、护理计划记录子集和出院评估与指导记录子集。评审指标按照《电子病历基本数据集 第8部分：护理评估与计划》（WS 445.8—2014）的规定进行设置，分别对该数据集包含的每个子集进行标准符合性评价。每个子集的评价标准及评分有3种情况：

1）无此数据：说明申请机构电子病历数据集中无此子集，此时不得分。

2）有且完全符合国家标准：说明申请机构电子病历数据集中有此子集，且该子集中包含的数据元条目与 WS 445.8—2014 中规定的数据元条目相同，即专有属性数据元名称、数据元标识符（DE）、数据元值的数据类型、表示格式、数据元允许值必须符合 WS 445.8—2014 的要求。此时该子集得相应分值 0.19 分。

3）有，部分符合国家标准：说明申请机构电子病历数据集中有此子集，但该子集中包含的数据元条目数或数据元的专有属性描述只部分符合 WS 445.8—2014 的要求。此时不得分。

（2）等级要求：依据测评方案，医院信息互联互通测评的应用效果评价分为7个等级，由低到高依次为一级、二级、三级、四级乙等、四级甲等、五级乙等、五级甲等，每个等级的要求由低到高逐级覆盖累加，即较高等级包含较低等级的全部要求。

护理——护理评估与计划数据集的3个子集均符合 WS 445.8—2014 时，评价结果为一级。

3. 测评要求 护理——护理评估与计划数据集测评通过运用测试工具，对标 WS 445.8—2014，对被测护理评估与计划数据集中的数据元进行自动化提取、校验，得到测试结果。

《电子病历基本数据集 第8部分护理评估与计划》（WS 445.8—2014）包含3个子集，111个数据元条目。子集名称及其数据元条目分布见表2-22。

表 2-22　护理——护理评估与计划基本数据集的子集及数据元条目分布

数据集名称	子集名称	数据元条目数/个
护理——护理评估与计划	入院评估记录	65
	护理计划记录	24
	出院评估与指导记录	22

护理——护理评估与计划数据集测评主要从两个方面进行评价：

（1）完整性评价：包括子集完整性和数据元条目完整性两个方面。子集完整性指被测数据集应含有 WS 445.8—2014 中的所有子集，即入院评估记录、护理计划记录、出院评估与指导记录；数据元条目完整性指各被测子集中包含的数据元条目应与 WS 445.8—2014 中规定的子集数据元条目相同。

（2）数据元属性描述的规范性评价：指被测数据集中每个数据元的专有属性描述符合 WS 445.8—2014 的规定，即数据集中每个数据元的内部标识符、数据元标识符（DE）、数据元名称、定义、数据类型、表示格式及数据元允许值 7 个专有属性均应符合 WS 445.8—2014 的规定，重点关注数据元标识符（DE）、数据元名称、数据类型、表示格式及数据元允许值的合规性。

4. **评分及等级确定**　根据护理——护理评估与计划数据集每个子集的评价结果确定分值，每个子集的分值均为 0.19 分，总分值为 0.57 分。所有子集均得分时，该数据集评价等级为一级。

（九）知情告知信息

1. **评审指标原文**（表 2-23）

表 2-23　"电子病历基本数据集　第 9 部分：知情告知信息"指标原文

评审内容	编号	评审指标	分值	等级要求	评分说明
2.1.9 电子病历基本数据集　第 9 部分：知情告知信息	2.1.9.1	手术同意书子集： □无此数据 □有且完全符合国家标准 □有，部分符合国家标准	0.19	一级	有且完全符合国家标准，得分；其他情况均不得分
	2.1.9.2	麻醉知情同意书子集： □无此数据 □有且完全符合国家标准 □有，部分符合国家标准	0.19	一级	有且完全符合国家标准，得分；其他情况均不得分
	2.1.9.3	输血治疗同意书子集： □无此数据 □有且完全符合国家标准 □有，部分符合国家标准	0.19	一级	有且完全符合国家标准，得分；其他情况均不得分

评审内容	编号	评审指标	分值	等级要求	评分说明
2.1.9 电子病历基本数据集 第9部分:知情告知信息	2.1.9.4	特殊检查及特殊治疗同意书子集: □无此数据 □有且完全符合国家标准 □有,部分符合国家标准	0.19	一级	有且完全符合国家标准,得分;其他情况均不得分
	2.1.9.5	病危(重)通知书子集: □无此数据 □有且完全符合国家标准 □有,部分符合国家标准	0.19	一级	有且完全符合国家标准,得分;其他情况均不得分
	2.1.9.6	其他知情同意书子集: □无此数据 □有且完全符合国家标准 □有,部分符合国家标准	0.19	一级	有且完全符合国家标准,得分;其他情况均不得分

2. 评审指标解读

（1）子集评价与评分标准：知情告知信息数据集包括6个子集，即手术同意书子集、麻醉知情同意书子集、输血治疗同意书子集、特殊检查及特殊治疗同意书子集、病危（重）通知书子集和其他知情同意书子集。评审指标按照《电子病历基本数据集　第9部分：知情告知信息》（WS 445.9—2014）的规定进行设置，分别对该数据集包含的每个子集进行标准符合性评价。每个子集的评价标准及得分有3种情况：

1）无此数据：说明申请机构电子病历数据集中无此子集，此时不得分。

2）有且完全符合国家标准：说明申请机构电子病历数据集中有此子集，且该子集中包含的数据元条目与WS 445.9—2014中规定的数据元条目相同，每个数据元的专有属性描述符合WS 445.9—2014的要求，专有属性主要包括测试数据元名称、数据元标识符（DE）、数据元值的数据类型、表示格式及数据元允许值5个属性值。此时该子集得相应分值0.19分。

3）有，部分符合国家标准：说明申请机构电子病历数据集中有此子集，但该子集中包含的数据元条目数或数据元的专有属性描述只部分符合WS 445.9—2014的要求。此时不得分。

（2）等级要求：依据测评方案，医院信息互联互通测评的应用效果评价分为7个等级，由低到高依次为一级、二级、三级、四级乙等、四级甲等、五级乙等、五级甲等，每个等级的要求由低到高逐级覆盖累加，即较高等级包含较低等级的全部要求。

知情告知信息数据集的6个子集均符合WS 445.9—2014时，评价结果为一级。

3. 测评要求　知情告知信息数据集测评通过运用测试工具，对标WS 445.9—2014，对被测知情告知信息数据集中的数据元进行自动化提取、校验，得到测试结果。

《电子病历基本数据集　第9部分：知情告知信息》（WS 445.9—2014）包含6个子

集，149 个数据元条目。子集名称及其数据元条目分布见表 2-24。

表 2-24　知情告知信息基本数据集的子集及数据元条目分布

数据集名称	子集名称	数据元条目数／个
知情告知信息	手术同意书	31
	麻醉知情同意书	29
	输血治疗同意书	26
	特殊检查及特殊治疗同意书	21
	病危(重)通知书	20
	其他知情告知同意书	22

知情告知信息数据集测评主要从两个方面进行评价：

（1）完整性评价：包括子集完整性和数据元条目完整性两个方面。子集完整性指被测数据集应含有 WS 445.9—2014 中的所有子集，即手术同意书、麻醉知情同意书、输血治疗同意书、特殊检查及特殊治疗同意书、病危（重）通知书、其他知情告知同意书；数据元条目完整性指各被测子集中包含的数据元条目应与 WS 445.9—2014 中规定的子集数据元条目相同。

（2）数据元属性描述的规范性评价：指被测数据集中每个数据元的专有属性描述符合 WS 445.9—2014 的规定，即数据集中每个数据元的内部标识符、数据元标识符（DE）、数据元名称、定义、数据类型、表示格式及数据元允许值 7 个专有属性均应符合 WS 445.9—2014 的规定，重点关注数据元标识符（DE）、数据元名称、数据类型、表示格式及数据元允许值的合规性。

4. **评分及等级确定**　根据知情告知信息数据集每个子集的评价结果确定分值，每个子集的分值均为 0.19 分，总分值为 1.14 分。所有子集均得分时，该数据集评价等级为一级。

（十）住院病案首页

1. **评审指标原文**（表 2-25）

表 2-25　"电子病历基本数据集　第 10 部分：住院病案首页"指标原文

评审内容	编号	评审指标	分值	等级要求	评分说明
2.1.10 电子病历基本数据集第 10 部分：住院病案首页	2.1.10.1	住院病案首页子集： □无此数据 □有且完全符合国家标准 □有,部分符合国家标准	0.19	一级	有且完全符合国家标准,得分；其他情况均不得分

2. 评审指标解读

（1）子集评价与评分标准：住院病案首页数据集仅包括 1 个子集。评审指标按照《电子病历基本数据集　第 10 部分：住院病案首页》（WS 445.10—2014）的规定进行设置，对该数据集包含的 1 个子集进行标准符合性评价。评价标准及得分有 3 种情况：

1）无此数据：说明申请机构电子病历数据集中无此子集，此时不得分。

2）有且完全符合国家标准：说明申请机构电子病历数据集中有此子集，且该子集中包含的数据元条目与 WS 445.10—2014 中规定的数据元条目相同，每个数据元的专有属性描述符合 WS 445.10—2014 的要求。专有属性主要包括测试数据元名称、数据元标识符（DE）、数据元值的数据类型、表示格式及数据元允许值 5 个属性。此时该子集得相应分值 0.19 分。

3）有，部分符合国家标准：说明申请机构电子病历数据集中有此子集，但该子集中包含的数据元条目数或数据元的专有属性描述只部分符合 WS 445.10—2014 的要求。此时不得分。

（2）等级要求：依据测评方案，医院信息互联互通测评的应用效果评价分为 7 个等级，由低到高依次为一级、二级、三级、四级乙等、四级甲等、五级乙等、五级甲等，每个等级的要求由低到高逐级覆盖累加，即较高等级包含较低等级的全部要求。

住院病案首页数据集的 1 个子集符合 WS 445.10—2014 时，评价结果为一级。

3. 测评要求　住院病案首页数据集测评通过运用测试工具，对标 WS 445.10—2014，对被测住院病案首页数据集中的数据元进行自动化提取、校验，得到测试结果。

《电子病历基本数据集　第 10 部分：住院病案首页》（WS 445.10—2014）包含 1 个子集，148 个数据元条目。子集名称及其数据元条目分布见表 2-26。

表 2-26　住院病案首页基本数据集的子集及数据元条目分布

数据集名称	子集名称	数据元条目数／个
住院病案首页	住院病案首页	148

住院病案首页数据集测评主要从两个方面进行评价：

（1）完整性评价：包括子集完整性和数据元条目完整性两个方面。子集完整性指被测数据集应含有 WS 445.10—2014 中的所有子集，即住院病案首页；数据元条目完整性指被测子集中包含的数据元条目应与 WS 445.10—2014 中规定的子集数据元条目相同。

（2）数据元属性描述的规范性评价：指被测数据集中的每个数据元的专有属性描述符合 WS 445.10-2014 的规定，即数据集中每个数据元的内部标识符、数据元标识符（DE）、数据元名称、定义、数据类型、表示格式及数据元允许值 7 个专有属性均应符合 WS 445.10—2014 的规定，重点关注数据元标识符（DE）、数据元名称、数据类型、表示格式及数据元允许值的合规性。

4. 评分及等级确定　根据数据集的评价结果确定分值，符合标准时，该数据集的分值为 0.19 分，评价等级为一级。

（十一）中医住院病案首页

1. 评审指标原文（表 2-27）

表 2-27 "电子病历基本数据集 第 11 部分：中医住院病案首页"指标原文

评审内容	编号	评审指标	分值	等级要求	评分说明
2.1.11 电子病历基本数据集 第 11 部分：中医住院病案首页	2.1.11.1	中医住院病案首页子集（选测）： □无此数据 □有且完全符合国家标准 □有，部分符合国家标准 □无此业务	0.19	一级	有且完全符合国家标准或无此业务，得分；其他情况均不得分

2. 评审指标解读

（1）子集评价与评分标准：中医住院病案首页数据集仅包括 1 个子集。评审指标按照《电子病历基本数据集 第 11 部分：中医住院病案首页》（WS 445.11—2014）的规定进行设置，对该数据集包含的 1 个子集进行标准符合性评价。中医住院病案首页数据集为选测内容，数据集的评价标准及得分按以下标准评定：

1）无此数据：说明申请机构电子病历数据集中无此子集，此时不得分。

2）有且完全符合国家标准：说明申请机构电子病历数据集中有此子集，且该子集中包含的数据元条目与 WS 445.11—2014 中规定的数据元条目相同，每个数据元的专有属性描述符合 WS 445.11—2014 的要求。此时该子集得相应分值 0.19 分。

3）有，部分符合国家标准：说明申请机构电子病历数据集中有此子集，但该子集中包含的数据元条目数或数据元的专有属性描述只部分符合 WS 445.11—2014 的要求。此时不得分。

4）无此业务：当申请机构选择无此业务时，得相应分值 0.19 分。

（2）等级要求：依据测评方案，医院信息互联互通测评的应用效果评价分为 7 个等级，由低到高依次为一级、二级、三级、四级乙等、四级甲等、五级乙等、五级甲等，每个等级的要求由低到高逐级覆盖累加，即较高等级包含较低等级的全部要求。

中医住院病案首页数据集的子集符合 WS 445.11—2014 时，数据集获得相应得分，评价结果为一级。

3. 测评要求 中医住院病案首页数据集测评通过运用测试工具，对标 WS 445.11—2014，对被测中医住院病案首页数据集中的数据元进行自动化提取、校验，得到测试结果。

《电子病历基本数据集 第 11 部分：中医住院病案首页》（WS 445.11—2014）包含 1 个子集，177 个数据元条目。子集名称及数据元条目分布见表 2-28。

表 2-28　中医住院病案首页基本数据集的子集及数据元条目分布

数据集名称	子集名称	数据元条目数／个
中医住院病案首页	中医住院病案首页	177

中医住院病案首页数据集测评主要从两个方面进行评价：

（1）完整性评价：包括子集完整性和数据元条目完整性两个方面。子集完整性指被测数据集应含有 WS 445.11—2014 中的所有子集，即中医住院病案首页；数据元条目完整性指被测子集中包含的数据元条目应与 WS 445.11—2014 中规定的子集数据元条目相同。

（2）数据元属性描述的规范性评价：指被测数据集中每个数据元的专有属性描述符合 WS 445.11—2014 的规定，即数据集中每个数据元的内部标识符、数据元标识符（DE）、数据元名称、定义、数据类型、表示格式及数据元允许值 7 个专有属性均应符合 WS 445.11—2014 的规定，重点关注数据元标识符（DE）、数据元名称、数据类型、表示格式及数据元允许值的合规性。

4. **评分及等级确定**　根据电子病历基本数据集选测数据集的评价标准，中医住院病案首页基本数据集测试结果符合标准时，数据集的得分为 0.19 分，数据集评价等级为一级。

（十二）入院记录

1. **评审指标原文**（表 2-29）

表 2-29　"电子病历基本数据集　第 12 部分：入院记录"指标原文

评审内容	编号	评审指标	分值	等级要求	评分说明
2.1.12 电子病历基本数据集　第 12 部分：入院记录	2.1.12.1	入院记录子集： □无此数据 □有且完全符合国家标准 □有，部分符合国家标准	0.19	一级	有且完全符合国家标准，得分；其他情况均不得分
	2.1.12.2	24 小时内入出院记录子集： □无此数据 □有且完全符合国家标准 □有，部分符合国家标准	0.19	一级	有且完全符合国家标准，得分；其他情况均不得分
	2.1.12.3	24 小时内入院死亡记录子集： □无此数据 □有且完全符合国家标准 □有，部分符合国家标准	0.19	一级	有且完全符合国家标准，得分；其他情况均不得分

2. **评审指标解读**

（1）子集评价与评分标准：入院记录数据集包括 3 个子集，即入院记录子集、24 小时内入出院记录子集和 24 小时内入院死亡记录子集。评审指标按照《电子病历基本数据

集 第 12 部分：入院记录》（WS 445.12—2014）的规定进行设置，分别对该数据集包含的每个子集进行标准符合性评价。每个子集的评价标准及得分有 3 种情况：

1）无此数据：说明申请机构电子病历数据集中无此子集，此时不得分。

2）有且完全符合国家标准：说明申请机构电子病历数据集中有此子集，且该子集中包含的数据元条目与 WS 445.12—2014 中规定的数据元条目相同，每个数据元的专有属性描述符合 WS 445.12—2014 的要求。此时该子集得相应分值 0.19 分。

3）有，部分符合国家标准：说明申请机构电子病历数据集中有此子集，但该子集中包含的数据元条目数或数据元的专有属性描述只部分符合 WS 445.12—2014 的要求。此时不得分。

（2）等级要求：依据测评方案，医院信息互联互通测评的应用效果评价分为 7 个等级，由低到高依次为一级、二级、三级、四级乙等、四级甲等、五级乙等、五级甲等，每个等级的要求由低到高逐级覆盖累加，即较高等级包含较低等级的全部要求。

入院记录数据集的 3 个子集均符合 WS 445.12—2014 时，子集获得相应得分，评价结果为一级。

3. **测评要求** 入院记录数据集测评通过运用测试工具，对标 WS 445.12—2014，对被测入院记录数据集中的数据元进行自动化提取、校验，得到测试结果。

《电子病历基本数据集 第 12 部分：入院记录》（WS 445.12—2014）包含 3 个子集，175 个数据元条目。子集名称及其数据元条目分布见表 2-30。

表 2-30　入院记录基本数据集的子集及数据元条目分布

数据集名称	子集名称	数据元条目数 / 个
入院记录	入院记录	88
	24 小时内入出院记录	47
	24 小时内入院死亡记录	40

入院记录数据集测评主要从两个方面进行评价：

（1）完整性评价：包括子集完整性和数据元条目完整性两个方面。子集完整性指被测数据集应含有 WS 445.12—2014 中的所有子集，即入院记录、24 小时内入出院记录、24 小时内入院死亡记录；数据元条目完整性指各被测子集中包含的数据元条目应与 WS 445.12—2014 中规定的子集数据元条目相同。

（2）数据元属性描述的规范性评价：指被测数据集中每个数据元的专有属性描述符合 WS 445.12—2014 的规定，即数据集中每个数据元的内部标识符、数据元标识符（DE）、数据元名称、定义、数据类型、表示格式及数据元允许值 7 个专有属性均应符合 WS 445.12—2014 的规定，重点关注数据元标识符（DE）、数据元名称、数据类型、表示格式及数据元允许值的合规性。

4. 评分及等级确定　根据入院记录数据集每个子集的评价结果确定分值，每个子集的分值均为 0.19 分，总分值为 0.57 分。所有子集均得分时，该数据集评价等级为一级。

（十三）住院病程记录

1. 评审指标原文（表 2-31）

表 2-31　"电子病历基本数据集　第 13 部分：住院病程记录"指标原文

评审内容	编号	评审指标	分值	等级要求	评分说明
2.1.13 电子病历基本数据集　第 13 部分：住院病程记录	2.1.13.1	首次病程记录子集： □无此数据 □有且完全符合国家标准 □有，部分符合国家标准	0.19	一级	有且完全符合国家标准，得分；其他情况均不得分
	2.1.13.2	日常病程记录子集： □无此数据 □有且完全符合国家标准 □有，部分符合国家标准	0.19	一级	有且完全符合国家标准，得分；其他情况均不得分
	2.1.13.3	上级医师查房记录子集： □无此数据 □有且完全符合国家标准 □有，部分符合国家标准	0.19	一级	有且完全符合国家标准，得分；其他情况均不得分
	2.1.13.4	疑难病例讨论子集： □无此数据 □有且完全符合国家标准 □有，部分符合国家标准	0.19	一级	有且完全符合国家标准，得分；其他情况均不得分
	2.1.13.5	交接班记录子集： □无此数据 □有且完全符合国家标准 □有，部分符合国家标准	0.19	一级	有且完全符合国家标准，得分；其他情况均不得分
	2.1.13.6	转科记录子集： □无此数据 □有且完全符合国家标准 □有，部分符合国家标准	0.19	一级	有且完全符合国家标准，得分；其他情况均不得分
	2.1.13.7	阶段小结子集： □无此数据 □有且完全符合国家标准 □有，部分符合国家标准	0.19	一级	有且完全符合国家标准，得分；其他情况均不得分
	2.1.13.8	抢救记录子集： □无此数据 □有且完全符合国家标准 □有，部分符合国家标准	0.19	一级	有且完全符合国家标准，得分；其他情况均不得分

评审内容	编号	评审指标	分值	等级要求	评分说明
2.1.13 电子病历基本数据集 第13部分:住院病程记录	2.1.13.9	会诊记录子集: □无此数据 □有且完全符合国家标准 □有,部分符合国家标准	0.19	一级	有且完全符合国家标准,得分;其他情况均不得分
	2.1.13.10	术前小结子集: □无此数据 □有且完全符合国家标准 □有,部分符合国家标准	0.19	一级	有且完全符合国家标准,得分;其他情况均不得分
	2.1.13.11	术前讨论子集: □无此数据 □有且完全符合国家标准 □有,部分符合国家标准	0.19	一级	有且完全符合国家标准,得分;其他情况均不得分
	2.1.13.12	术后首次病程记录子集: □无此数据 □有且完全符合国家标准 □有,部分符合国家标准	0.19	一级	有且完全符合国家标准,得分;其他情况均不得分
	2.1.13.13	出院记录子集: □无此数据 □有且完全符合国家标准 □有,部分符合国家标准	0.19	一级	有且完全符合国家标准,得分;其他情况均不得分
	2.1.13.14	死亡记录子集: □无此数据 □有且完全符合国家标准 □有,部分符合国家标准	0.19	一级	有且完全符合国家标准,得分;其他情况均不得分
	2.1.13.15	死亡病例讨论记录子集: □无此数据 □有且完全符合国家标准 □有,部分符合国家标准	0.19	一级	有且完全符合国家标准,得分;其他情况均不得分

2. 评审指标解读

（1）子集评价与评分标准:住院病程记录数据集包括15个子集,即首次病程记录子集、日常病程记录子集、上级医师查房记录子集、疑难病例讨论子集、交接班记录子集、转科记录子集、阶段小结子集、抢救记录子集、会诊记录子集、术前小结子集、术前讨论子集、术后首次病程记录子集、出院记录子集、死亡记录子集和死亡病例讨论记录子集。评审指标按照《电子病历基本数据集 第15部分:住院病程记录》（WS 445.13—2014）的规定进行设置,分别对该数据集包含的每个子集进行标准符合性评价。每个子集的评价标准及得分有3种情况:

1）无此数据:说明申请机构电子病历数据集中无此子集,此时不得分。

2）有且完全符合国家标准：说明申请机构电子病历数据集中有此子集，且该子集中包含的数据元条目与 WS 445.13—2014 中规定的数据元条目相同，每个数据元的专有属性描述符合 WS 445.13—2014 的要求。此时该子集得相应分值 0.19 分。

3）有，部分符合国家标准：说明申请机构电子病历数据集中有此子集，但该子集中包含的数据元条目数或数据元的专有属性描述只部分符合 WS 445.13—2014 的要求。此时不得分。

（2）等级要求：依据测评方案，医院信息互联互通测评的应用效果评价分为 7 个等级，由低到高依次为一级、二级、三级、四级乙等、四级甲等、五级乙等、五级甲等，每个等级的要求由低到高逐级覆盖累加，即较高等级包含较低等级的全部要求。

住院病程记录数据集的 15 个子集均符合 WS 445.13—2014 标准时，评价结果为一级。

3. **测评要求**　住院病程记录数据集测评通过运用测试工具，对标 WS 445.13—2014，对被测住院病程记录数据集中的数据元进行自动化提取、校验，得到测试结果。

《电子病历基本数据集　第 13 部分：住院病程记录》（WS 445.13—2014）包含 15 个子集，406 个数据元条目。子集名称及其数据元条目分布见表 2-32。

表 2-32　住院病程记录基本数据集的子集及数据元条目分布

数据集名称	子集名称	数据元条目数 / 个
住院病程记录	首次病程记录	24
	日常病程记录	19
	上级医师查房记录	21
	疑难病例讨论记录	22
	交接班记录	28
	转科记录	35
	阶段小结	29
	抢救记录	30
	会诊记录	34
	术前小结	31
	术前讨论	32
	术后首次病程记录	22
	出院记录	32
	死亡记录	23
	死亡病例讨论记录	23

住院病程记录数据集测评主要从两个方面进行评价：

（1）完整性评价：包括子集完整性和数据元条目完整性两个方面。子集完整性指被测数据集应含有 WS 445.13—2014 中的所有子集，即首次病程记录、日常病程记录、上级医师查房记录、疑难病例讨论记录、交接班记录、转科记录、阶段小结、抢救记录、会诊记录、术前小结、术前讨论、术后首次病程记录、出院记录、死亡记录、死亡病例讨论记录；数据元条目完整性指各被测子集中包含的数据元条目应与 WS 445.13—2014 中规定的子集数据元条目相同。

（2）数据元属性描述的规范性评价：指被测数据集中每个数据元的专有属性描述符合 WS 445.13—2014 的规定，即数据集中每个数据元的内部标识符、数据元标识符（DE）、数据元名称、定义、数据类型、表示格式及数据元允许值 7 个专有属性均应符合 WS 445.13—2014 的规定，重点关注数据元标识符（DE）、数据元名称、数据类型、表示格式及数据元允许值的合规性。

4. 评分及等级确定　根据住院病程记录数据集每个子集的评价结果确定分值，每个子集的分值均为 0.19 分，总分值为 2.85 分。所有子集均得分时，该数据集评价等级为一级。

（十四）住院医嘱

1. 评审指标原文（表 2-33）

表 2-33　"电子病历基本数据集　第 14 部分：住院医嘱"指标原文

评审内容	编号	评审指标	分值	等级要求	评分说明
2.1.14 电子病历基本数据集　第 14 部分：住院医嘱	2.1.14.1	住院医嘱子集： □无此数据 □有且完全符合国家标准 □有，部分符合国家标准	0.19	一级	有且完全符合国家标准，得分；其他情况均不得分

2. 评审指标解读

（1）子集评价与评分标准：住院医嘱数据集包括 1 个子集。评审指标按照《电子病历基本数据集　第 14 部分：住院医嘱》（WS 445.14—2014）的规定进行设置，对该数据集包含的子集进行标准符合性评价。子集的评价标准及得分有三种情况：

1）无此数据：说明申请机构电子病历数据集中无此子集，此时不得分。

2）有且完全符合国家标准：说明申请机构电子病历数据集中有此子集，且该子集中包含的数据元条目与 WS 445.14—2014 中规定的数据元条目相同，每个数据元的专有属性描述符合 WS 445.14—2014 的要求。此时该子集得相应分值 0.19 分。

3）有，部分符合国家标准：说明申请机构电子病历数据集中有此子集，但该子集中包含的数据元条目数或数据元的专有属性描述只部分符合 WS 445.14—2014 的要求。此时不得分。

（2）等级要求：依据测评方案，医院信息互联互通测评的应用效果评价分为 7 个等级，由低到高依次为一级、二级、三级、四级乙等、四级甲等、五级乙等、五级甲等，每个等级的要求由低到高逐级覆盖累加，即较高等级包含较低等级的全部要求。

住院医嘱数据集符合 WS 445.14—2014 时，数据集获得相应得分，评价结果为一级。

3. **测评要求**　住院医嘱数据集测评通过运用测试工具，对标 WS 445.14—2014，对被测住院医嘱数据集中的数据元进行自动化提取、校验，得到测试结果。

《电子病历基本数据集　第 14 部分：住院医嘱》（WS 445.14—2014）包含 1 个子集，33 个数据元条目。子集名称及其数据元条目分布见表 2-34。

表 2-34　住院医嘱基本数据集的子集及数据元条目分布

数据集名称	子集名称	数据元条目数／个
住院医嘱	住院医嘱	33

住院医嘱数据集测评主要从两个方面进行评价：

（1）完整性评价：包括子集完整性和数据元条目完整性两个方面。子集完整性指被测数据集应含有 WS 445.14—2014 中的所有子集，即住院医嘱；数据元条目完整性指各被测子集中包含的数据元条目应与 WS 445.14—2014 中规定的子集数据元条目相同。

（2）数据元属性描述的规范性评价：数据元属性描述规范性指被测数据集中每个数据元的专有属性描述符合 WS 445.14—2014 的规定，即数据集中每个数据元的内部标识符、数据元标识符（DE）、数据元名称、定义、数据类型、表示格式及数据元允许值 7 个专有属性均应符合 WS 445.14—2014 的规定，重点关注数据元标识符（DE）、数据元名称、数据类型、表示格式及数据元允许值的合规性。

4. **评分及等级确定**　根据数据集的评价结果确定分值，符合标准时，该数据集的分值为 0.19 分，评价等级为一级。

（十五）出院小结

1. **评审指标原文**（表 2-35）

表 2-35　"电子病历基本数据集　第 15 部分：出院小结"指标原文

评审内容	编号	评审指标	分值	等级要求	评分说明
2.1.15 电子病历基本数据集　第 15 部分：出院小结	2.1.15.1	出院小结子集： □无此数据 □有且完全符合国家标准 □有,部分符合国家标准	0.19	一级	有且完全符合国家标准,得分;其他情况均不得分

2. 指标解读

（1）子集评价与评分标准：出院小结数据集包括 1 个子集。评审指标按照《电子病历基本数据集　第 15 部分：出院小结》（WS 445.15—2014）的规定进行设置，分别对该数据集包含的 1 个子集进行标准符合性评价。子集的评价标准及得分有 3 种情况：

1）无此数据：说明申请机构电子病历数据集中无此子集，此时不得分。

2）有且完全符合国家标准：说明申请机构电子病历数据集中有此子集，且该子集中包含的数据元条目数与 WS 445.15—2014 中规定的数据元条目相同，每个数据元的专有属性描述符合 WS 445.15—2014 的要求。此时该子集得相应分值 0.19 分。

3）有，部分符合国家标准：说明申请机构电子病历数据集中有此子集，但该子集中包含的数据元条目数或数据元的专有属性描述只部分符合 WS 445.15—2014 的要求。此时不得分。

（2）等级要求：依据测评方案，医院信息互联互通测评的应用效果评价分为 7 个等级，由低到高依次为一级、二级、三级、四级乙等、四级甲等、五级乙等、五级甲等，每个等级的要求由低到高逐级覆盖累加，即较高等级包含较低等级的全部要求。

出院小结数据集符合 WS 445.15—2014 时，评价结果为一级。

3. 测评要求　出院小结数据集测评通过运用测试工具，对标 WS 445.15—2014，对被测出院小结数据集中的数据元进行自动化提取、校验，得到测试结果。

《电子病历基本数据集　第 15 部分：出院小结》（WS 445.15—2014）包含 1 个子集，53 个数据元条目。子集名称及其数据元条目分布见表 2-36。

表 2-36　出院小结基本数据集的子集及数据元条目分布

数据集名称	子集名称	数据元条目数 / 个
出院小结	出院小结	53

出院小结数据集测评主要从两个方面进行评价：

（1）完整性评价：包括子集完整性和数据元条目完整性两个方面。子集完整性指被测数据集应含有 WS 445.15—2014 中的所有子集，即出院小结；数据元条目完整性指各被测子集中包含的数据元条目应与 WS 445.15—2014 中规定的子集数据元条目相同。

（2）数据元属性描述的规范性评价：指被测数据集中每个数据元的专有属性描述符合 WS 445.15—2014 的规定，即数据集中每个数据元的内部标识符、数据元标识符（DE）、数据元名称、定义、数据类型、表示格式及数据元允许值 7 个专有属性均应符合 WS 445.15—2014 的规定，重点关注数据元标识符（DE）、数据元名称、数据类型、表示格式及数据元允许值的合规性。

4. 评分及等级确定　根据出院小结数据集评价结果确定分值，符合标准时，该数据集的分值为 0.19 分，评价等级为一级。

（十六）转诊（院）记录

1. 评审指标原文（表 2-37）

表 2-37 "电子病历基本数据集 第 16 部分：转诊（院）记录"指标原文

评审内容	编号	评审指标	分值	等级要求	评分说明
2.1.16 电子病历基本数据集 第 16 部分：转诊(院)记录	2.1.16.1	转诊(院)记录子集： □无此数据 □有且完全符合国家标准 □有,部分符合国家标准	1	二级	有且完全符合国家标准,得分;其他情况均不得分

2. 指标解读

（1）子集评价与评分标准：转诊（院）记录数据集包括 1 个子集。评审指标按照《电子病历基本数据集 第 16 部分：转诊（院）记录》（WS 445.16—2014）的规定进行设置，对该数据集包含的 1 个子集进行标准符合性评价。子集的评价标准及得分有 3 种情况：

1）无此数据：说明申请机构电子病历数据集中无此子集，此时不得分。

2）有且完全符合国家标准：说明申请机构电子病历数据集中有此子集，且该子集中包含的数据元条目数与 WS 445.16—2014 中规定的数据元条目相同，每个数据元的专有属性描述符合 WS 445.16—2014 的要求。此时该子集得相应分值 0.19 分。

3）有，部分符合国家标准：说明申请机构电子病历数据集中有此子集，但该子集中包含的数据元条目数或数据元的专有属性描述只部分符合 WS 445.16—2014 的要求。此时不得分。

（2）等级要求：依据测评方案，医院信息互联互通测评的应用效果评价分为 7 个等级，由低到高依次为一级、二级、三级、四级乙等、四级甲等、五级乙等、五级甲等，每个等级的要求由低到高逐级覆盖累加，即较高等级包含较低等级的全部要求。

转诊（院）记录数据集符合 WS 445.16—2014 时，评价结果为二级。

3. 测评要求 转诊（院）记录数据集测评通过运用测试工具，对标 WS 445.16—2014，对被测转诊（院）记录数据集中的数据元进行自动化提取、校验，得到测试结果。

《电子病历基本数据集 第 16 部分：转诊（院）记录》（WS 445.16—2014）包含 1 个子集，29 个数据元条目。子集名称及其数据元条目分布见表 2-38。

表 2-38 转诊（院）记录基本数据集的子集及数据元条目分布

数据集名称	子集名称	数据元条目数 / 个
转诊(院)记录	转诊(院)记录	29

转诊（院）记录数据集测评主要从两个方面进行评价：

（1）完整性评价：包括子集完整性和数据元条目完整性两个方面。子集完整性指被测数据集应含有 WS 445.16—2014 中的所有子集，即转诊（院）记录；数据元条目完整性指各被测子集中包含的数据元条目应与 WS 445.16—2014 中规定的子集数据元条目相同。

（2）数据元属性描述的规范性评价：指被测数据集中每个数据元的专有属性描述符合 WS 445.16—2014 的规定，即数据集中每个数据元的内部标识符、数据元标识符（DE）、数据元名称、定义、数据类型、表示格式及数据元允许值 7 个专有属性均应符合 WS 445.16—2014 的规定，重点关注数据元标识符（DE）、数据元名称、数据类型、表示格式及数据元允许值的合规性。

4. **评分及等级确定**　根据转诊（院）记录数据集评价结果确定分值，符合标准时，该数据集的分值为 0.19 分，评价等级为二级。

（十七）医疗机构信息

1. **评审指标原文**（表 2-39）

表 2-39　"电子病历基本数据集　第 17 部分：医疗机构信息"指标原文

评审内容	编号	评审指标	分值	等级要求	评分说明
2.1.17 电子病历基本数据集　第 17 部分：医疗机构信息	2.1.17.1	医疗机构信息子集： □无此数据 □有且完全符合国家标准 □有，部分符合国家标准	0.12	一级	有且完全符合国家标准，得分；其他情况均不得分

2. **评审指标解读**

（1）子集评价与评分标准：医疗机构信息数据集包括 1 个子集。评审指标按照《电子病历基本数据集　第 17 部分：医疗机构信息》（WS 445.17—2014）的规定进行设置，对该数据集包含的 1 个子集进行标准符合性评价。子集的评价标准及得分有 3 种情况：

1）无此数据：说明申请机构电子病历数据集中无此子集，此时不得分。

2）有且完全符合国家标准：说明申请机构电子病历数据集中有此子集，且该子集中包含的数据元条目数与 WS 445.17—2014 中规定的数据元条目相同，每个数据元的专有属性描述符合 WS 445.17—2014 的要求。此时该子集得相应分值 0.12 分。

3）有，部分符合国家标准：说明申请机构电子病历数据集中有此子集，但该子集中包含的数据元条目或数据元的专有属性描述只部分符合 WS 445.17—2014 的要求。此时不得分。

（2）等级要求：依据测评方案，医院信息互联互通测评的应用效果评价分为 7 个等级，由低到高依次为一级、二级、三级、四级乙等、四级甲等、五级乙等、五级甲等，每个等级的要求由低到高逐级覆盖累加，即较高等级包含较低等级的全部要求。

医疗机构信息数据集符合 WS 445.17—2014 时，评价结果为一级。

3. **测评要求**　医疗机构信息数据集测评通过运用测试工具，对标 WS 445.17—2014，对被测医疗机构信息数据集中的数据元进行自动化提取、校验，得到测试结果。

《电子病历基本数据集　第17部分：医疗机构信息》（WS 445.17—2014）包含1个子集，12个数据元条目。子集名称及其数据元条目分布见表2-40。

表2-40　医疗机构信息基本数据集的子集及数据元条目分布

数据集名称	子集名称	数据元条目数/个
医疗机构信息	医疗机构信息	12

医疗机构信息数据集测评主要从两个方面进行评价：

（1）完整性评价：包括子集完整性和数据元条目完整性两个方面。子集完整性指被测数据集应含有WS 445.17—2014中的所有子集，即医疗机构信息；数据元条目完整性指各被测子集中包含的数据元条目应与WS 445.17—2014中规定的子集数据元条目相同。

（2）数据元属性描述的规范性评价：指被测数据集中每个数据元的专有属性描述符合WS 445.17—2014的规定，即数据集中每个数据元的内部标识符、数据元标识符（DE）、数据元名称、定义、数据类型、表示格式及数据元允许值7个专有属性均应符合WS 445.17—2014的规定，重点关注数据元标识符（DE）、数据元名称、数据类型、表示格式及数据元允许值的合规性。

4. 评分及等级确定　根据医疗机构信息数据集的评价结果确定分值，符合标准时，该数据集分值为0.19分，评价等级为一级。

二、实现与查验方式

（一）实现方式

申请机构应根据对标自查结果，针对不达标的内容进行分析，开展查漏补缺或数据字典对标映射。

1. 查漏补缺　参照《电子病历基本数据集》（WS 445—2014）标准，若有因应用系统缺失字段导致数据无法收集的情况，应完善应用系统，补充数据收集途径。

2. 数据字典对标　对标WS 445—2014各数据元的属性要求，自查院内数据字典，主要核对与数据元标识符（DE）、数据类型、表示格式、允许值等数据元属性的一致性，若存在不一致的情况，应修改数据字典或完成数据字典向标准内容的映射。

（二）查验方式

对数据集符合性的查验一般分为两个层面，第一层面核查数据集标准中每一个数据元，是否都能在相关应用系统中找到对应字段，并在应用系统中尽量有结构化、可视化的界面呈现；第二层面查核每个字段的约束要求或映射结果是否与相应数据元的属性定义相一致。

考虑到共享文档涉及的数据元能够覆盖数据集中的数据元，对数据集符合性的查验通过测试共享文档的标准化实现。具体方式见本章第四节相关内容。

第三节　共享文档内容解读

一、卫生信息共享文档

卫生信息共享文档（sharing document of health information）是以满足医疗卫生服务机构互联互通、信息共享为目的的科学、规范的卫生信息记录，其以结构化的方式表达卫生业务共享信息内容。卫生信息共享文档由文档头和文档体组成，其中文档体又由文档章节和文档条目组成（图2-2，图2-3）。

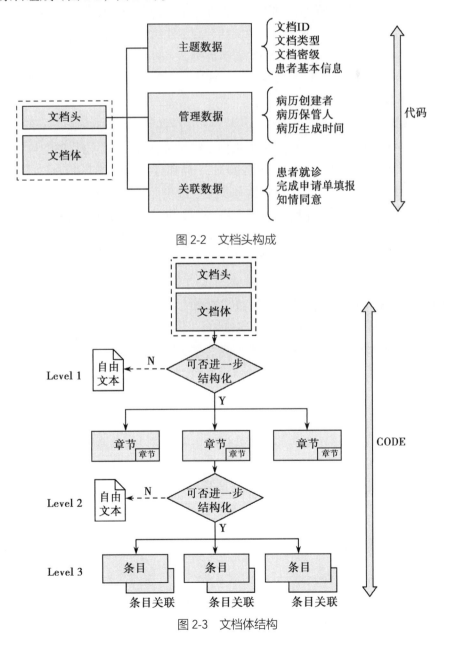

图 2-2　文档头构成

图 2-3　文档体结构

卫生信息共享文档具有以下特征：

持续性　一份卫生信息共享文档在预先定义的一段时间内保持不变。具体持续不变的周期由不同地方卫生管理部门制定和实施。

可管理性　一份卫生信息共享文档由一个受医疗卫生机构委托的人或组织维护。

可鉴定　一份卫生信息共享文档是一组有规范效应的卫生管理与服务业务信息的集合。

具有医疗卫生语言环境　一份卫生信息共享文档为其内容创建默认的卫生管理与服务语境。

完整性　合法的经过验证鉴定的卫生信息共享文档应该是一份具有完整上下文语义的临床手册，而一些没有完整上下文语义的文档片段不能构成卫生信息共享文档。

可读性　一份卫生信息共享文档经解析后可供人工自然阅读。

二、电子病历共享文档整体设计

（一）总体思路

卫生信息共享文档是以满足医疗卫生机构互联互通、信息共享为目的的科学、规范的卫生信息记录，其以结构化和 XML 编码的方式表达医疗卫生业务共享信息内容，独立于任何技术。使用者包括公共卫生、医疗服务及卫生行政管理等领域的机构以及保健服务对象或患者个人。编制的文档规范专注于业务内容，暂不涉及如何交换问题（即交换接口）。总体上，《卫生信息共享文档规范》系列标准旨在借鉴国内外成功经验，建立一套适合中国国情的、科学规范的共享文档规范，为卫生信息互联互通标准化提供数据标准支持，进一步提升医院信息平台的建设质量。

《卫生信息共享文档规范》系列标准规范遵循 HL7 RIM 模型，借鉴了国际上已有的成熟文档架构标准 ISO/HL7、CDA、R2 三层架构，同时结合我国医疗卫生业务需求，进行本土化约束和适当扩展，以适合我国卫生信息共享文档共享与交换。具体而言，以文档架构为依据规范性说明卫生信息共享文档的通用架构，通过模板库约束规范性描述卫生信息共享文档的具体业务内容，以健康档案基本数据集和电子病历基本数据集为基础规范性定义卫生信息共享文档所包含的数据元素，以值域代码为标准规范性记载卫生信息共享文档的编码型数据元素。清晰展示了具体应用文档的业务语境以及数据单元之间的关联关系，支持更高层次的语义互联互通。该研制思路集成于《卫生信息共享文档编制规范》这一总纲中，而《健康档案共享文档规范（1～20 部分）》和《电子病历共享文档规范（1～53 部分）》是在其指导下结合医疗卫生业务实际的细化和应用落地。

（二）实施路径

具体研制中，按照确定的总体技术路线和文档架构，分析梳理我国面向信息共享的医疗卫生业务的实际需求，对各业务表单的内容进行业务梳理与划分（见图 2-4），形成若干内容模块，进一步划分形成若干章节，构建可重用的章节模板和条目模板。在此基础上，以健康档案基本数据集和电子病历基本数据集等规范为基础，选择确定共享文档的章节、条目，同时将数据集的内容映射到共享文档的文档头、文档体中，进一步规范约束共享文档的数据元素，从而生成具体的健康档案共享文档和电子病历共享文档。

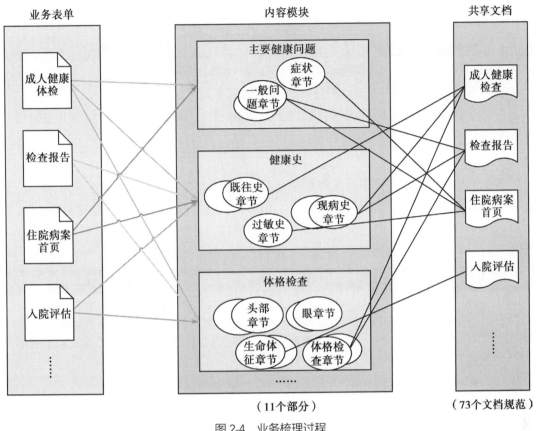

图 2-4　业务梳理过程

（三）模板生成与约束表

模板规范了对文档架构模型全部或部分的约束，包括结构性约束、数据类型约束和数据元值域约束。模板定义了约束后的卫生信息共享文档的内容表达模型。这些施加在文档架构上的模板库形成了不同层级类型的模板。根据卫生信息共享文档的结构，模板可分为不同的类型，包括文档模板、章节模板、条目模板等。

文档模板声明了一组施加于卫生信息共享文档的约束，把文档的句法和语义空间压缩到较小的范围并绑定相应的临床应用定义。文档模板规范约束了某类业务文档应该包含的章节和条目，而这些被包含的章节和条目的具体结构和语意则由相应级别的模板施加进一步的约束和规范。章节模板规定对卫生信息共享文档章节部分的约束，包括章节中引用的临床语句模型（条目模板）。如果一个章节不引用任何条目模板，则该章节不要求第三层次的文档内容。章节模板可嵌套定义，表示章节中的子章节。条目模板规定对临床语句模型的约束，用以表达专门定义的临床概念，例如临床问题、用药等。条目模板用于章节模板中，为章节中的文字叙述内容提供机器可处理的表达。条目模板可嵌套定义，用简单临床语句构成复合临床语句。

基于不同的模板规范，可实现不同的卫生信息共享文档的文档等级，如表2-41所示。

表2-41　卫生信息共享文档的文档等级

文档等级	说明
等级1	仅对文档头进行规范性约束，文档体采用非结构化表达的共享文档
等级2	文档体采用章节模板进行规范性约束和编码的共享文档
等级3	文档体不仅采用章节模板进行规范性约束和编码，而且对部分信息或全部信息采用条目进行结构化编码的共享文档

卫生信息共享文档支持不同文档等级的文档，具体业务文档等级根据业务内容确定，在各个具体的文档规范中说明。文档章节、条目和元素的"约束性"描述规定见表2-42。

表2-42　文档章节、条目和元素的约束性描述表

序号	代码	约束	定义
1	R	required section/entry/element	必选章节、条目或元素。对数据元素而言，必需的数据元素表明该数据元素应该总被提供，如果信息可以获得，则数据元素必须出现；如果信息不可获得或不被传送，则应采用HL7定义的空值含义指出没有数据的原因
2	R2	required if data present	条件必需：指如果数据存在则该元素是必需的
3	O	optional section/entry/element	可选：可选章节、条目或元素。一个可选元素是可以提供的，与信息是否可以获得无关
4	C	conditional section	必要性：条件必选，符合特定条件时必选的章节

目前，卫生信息共享文档已梳理出11大类章节：主要健康问题、健康史、健康危险因素、体格检查、实验室检查、临床辅助检查、诊断与评估、计划与干预、费用、转诊、其他；6大类条目：临床观察、物资管理、操作、就诊、活动组合、其他活动。

（四）卫生信息OID申请注册与分配管理

OID是对象标识符（object identifier）的英文缩写，起源于1985年，是由ITU、ISO/IEC国际标准权威机构共同提出的标识体系，作为信息处理系统及网络通信中对象识别的唯一标识符，是开放系统互连对象的身份证。OID的标识对象可以是通信和信息处理中的任何可标识、可注册的事物，如信息标准（数据元、分类代码、模板等）、组织机构（国家、团体、机构等）、密码算法、数字证书、文档格式等（图2-5）。某个对象的OID一旦注册，在世界范围内永久有效。2007年，经国际ISO/IEC、ITU标准组织以及国家工信部授权，我国成立国家OID注册中心，设立在工信部电子工业标准化研究院，负责对OID中国分支节点及其下属节点的注册、管理、维护和国际备案工作。

信息技术领域的标准化要求"必须在全球基础上定义无歧义、可标识的标准化信息对象"。当前，我国面向信息整合共享的卫生信息文档规范研制开发过程及实际应用过程中，涉及许多对象，诸如组织机构、人员、设备、文档模板、值域代码表、医学术语系统、患者标识、住院号、病理号、消息传递、医学数字影像等标识。需要对这些实体或非实体对象进行统一、规范标识，这是实现以信息共享、互联互通为目标的卫生健康信息化建设所面临的一个关键问题。实际上这也是卫生健康信息化工程中必须解决的一项重要基础工作，通过对涉及的对象进行全面梳理、统筹考虑，设计并分配标识符，也是对整个卫生健康信息化建设可持续发展的有力支持。

卫生领域的卫生信息 OID 注册与维护管理工作，已于 2012 年 9 月由国家卫生标准委员会信息标准专业委员会按照《信息技术　开放系统互连　OSI 注册机构操作规程　第 3 部分：ISO 和 ITU-T 联合管理的顶级弧下的客体标识符弧的登记》（GB/T 17969.3—2008）和《信息技术　开放系统互连　OID 的国家编号体系和注册规程》（GB/T 26231—2010）的要求，在国家 OID 注册中心注册了卫生信息根 OID 标识：1.2.156.10011 和 2.16.156.10011，并由其秘书处挂靠单位——国家卫生计生委统计信息中心负责具体管理工作。

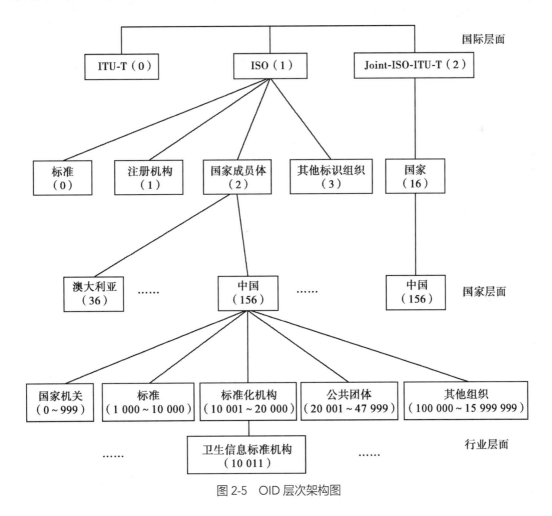

图 2-5　OID 层次架构图

良好的 OID 设计与分配有助于信息共享、减少可能的错误。国家 OID 标识为 2.16.156，由注册机构管理。卫生信息 OID 标识依据 GB/T 4657—2009 进行分配，为 2.16.156.10011。卫生信息 OID 标识由卫生信息 OID 注册中心统筹分配，重点解决在互联互通过程中各类信息对象的标准化标识问题。

本着"科学性、先进性、可扩充性、先进性"的原则，根 OID 的下一级或下下一级标识符需要根据业务需求，统筹考虑分配方案。通过对卫生信息标准与规范研制过程中涉及的对象、卫生信息业务内涵和业务边界进行梳理，我国卫生信息对象标识符分为两种类型：实体对象 OID 和虚拟对象 OID（图 2-6）。

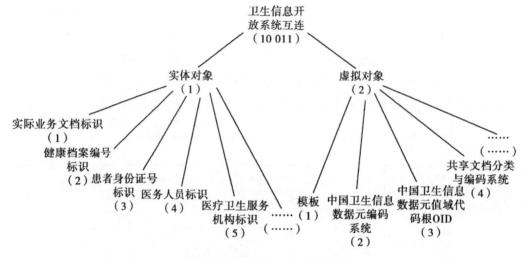

图 2-6　卫生信息 OID 分配框架

1. **实体对象** OID　实体对象标识符指通过它只能标识某一类对象，而对象的具体编码由实际业务部门或主管行政机构确定和规范。该类 OID 主要用在实际业务文档标识、患者身份标识、住院号标识、病理号标识、标本号标识等。

具体用法（以健康档案标识为例）：

在卫生信息共享文档中，健康档案标识表示为：

<id root="2.16.156.10011.1.2" extension="HR201102113366666"/>

其中，root 的 OID 值为：2.16.156.10011.1.2，指明健康档案标识，而具体的编号置于 id/@extension 中。

2. **虚拟对象** OID　在卫生信息共享文档规范中，虚拟对象 OID 指通过它可以直接定位到某一具体对象，主要用于标识文档模板、编码系统、值域代码表等。

具体用法（以城乡居民健康档案基本数据集为例）：

在共享文档症状代码条目中，症状代码表示为：

<code code="DE04.01.116.00" codeSystem="2.16.156.10011.2.2.2" codeSystemName=" 城乡居民健康档案基本数据集 " displayName=" 症状代码" />

其中，codeSystemName 的 OID 值为：2.16.156.10011.2.2.2，明确指明是城乡居民健康档案基本数据集。

（五）实施步骤及文档生成

一个具体共享文档的研制生成主要经过以下步骤：明确文档的具体内容要求，在此基础上选择确定共享文档的章节、条目构成，并将数据集中数据元素映射到共享文档的文档头、文档体中，同时结合数据集的内容进一步规范约束共享文档的数据元素，最终生成特定的卫生信息共享文档模板（图 2-7）。

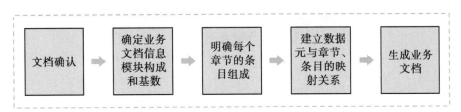

图 2-7　具体业务文档开发路径

另外，在模板设计中，章节的划分参照 IHE PCC 的做法，并注重与实际业务关联和梳理。章节编码使用 LOINC 代码，并进行说明和解释（表 2-43）。在具体文档研制过程中，重点关注文档的机读内容，因涉及具体展示，人读部分暂不作处理。同时，条目中嵌入的数据元优先使用中国卫生信息数据元目录确定的元素，数据元值域也优先使用中国卫生信息数据元值域代码表确定的内容。

表 2-43　电子病历共享文档编码系统

No.	文档名称		编码
1	电子病历共享文档规范	第 1 部分:病历概要	C0001
2	电子病历共享文档规范	第 2 部分:门（急）诊病历	C0002
3	电子病历共享文档规范	第 3 部分:急诊留观病历	C0003
4	电子病历共享文档规范	第 4 部分:西药处方	C0004
5	电子病历共享文档规范	第 5 部分:中药处方	C0005
6	电子病历共享文档规范	第 6 部分:检查报告	C0006
7	电子病历共享文档规范	第 7 部分:检验报告	C0007
8	电子病历共享文档规范	第 8 部分:治疗记录	C0008
9	电子病历共享文档规范	第 9 部分:一般手术记录	C0009
10	电子病历共享文档规范	第 10 部分:麻醉术前访视记录	C0010
11	电子病历共享文档规范	第 11 部分:麻醉记录	C0011
12	电子病历共享文档规范	第 12 部分:麻醉术后访视记录	C0012
13	电子病历共享文档规范	第 13 部分:输血记录	C0013

No.	文档名称	编码
14	电子病历共享文档规范　第14部分:待产记录	C0014
15	电子病历共享文档规范　第15部分:阴道分娩记录	C0015
16	电子病历共享文档规范　第16部分:剖宫产记录	C0016
17	电子病历共享文档规范　第17部分:一般护理记录	C0017
18	电子病历共享文档规范　第18部分:病重(危)护理记录	C0018
19	电子病历共享文档规范　第19部分:手术护理记录	C0019
20	电子病历共享文档规范　第20部分:生命体征测量记录	C0020
21	电子病历共享文档规范　第21部分:出入量记录	C0021
22	电子病历共享文档规范　第22部分:高值耗材使用记录	C0022
23	电子病历共享文档规范　第23部分:入院评估	C0023
24	电子病历共享文档规范　第23部分:护理计划	C0024
25	电子病历共享文档规范　第25部分:出院评估与指导	C0025
26	电子病历共享文档规范　第26部分:手术同意书	C0026
27	电子病历共享文档规范　第27部分:麻醉知情同意书	C0027
28	电子病历共享文档规范　第28部分:输血治疗同意书	C0028
29	电子病历共享文档规范　第29部分:特殊检查及特殊治疗同意书	C0029
30	电子病历共享文档规范　第30部分:病危(重)通知书	C0030
31	电子病历共享文档规范　第31部分:其他知情告知同意书	C0031
32	电子病历共享文档规范　第32部分:住院病案首页	C0032
33	电子病历共享文档规范　第33部分:中医住院病案首页	C0033
34	电子病历共享文档规范　第34部分:入院记录	C0034
35	电子病历共享文档规范　第35部分:24小时内入出院记录	C0035
36	电子病历共享文档规范　第36部分:24小时内入院死亡记录	C0036
37	电子病历共享文档规范　第37部分:住院病程记录　首次病程记录	C0037
38	电子病历共享文档规范　第38部分:住院病程记录　日常病程记录	C0038
39	电子病历共享文档规范　第39部分:住院病程记录　上级医师查房记录	C0039
40	电子病历共享文档规范　第40部分:住院病程记录　疑难病例讨论记录	C0040
41	电子病历共享文档规范　第41部分:住院病程记录　交接班记录	C0041
42	电子病历共享文档规范　第42部分:住院病程记录　转科记录	C0042
43	电子病历共享文档规范　第43部分:住院病程记录　阶段小结	C0043
44	电子病历共享文档规范　第44部分:住院病程记录　抢救记录	C0044
45	电子病历共享文档规范　第45部分:住院病程记录　会诊记录	C0045
46	电子病历共享文档规范　第46部分:住院病程记录　术前小结	C0046
47	电子病历共享文档规范　第47部分:住院病程记录　术前讨论	C0047

No.	文档名称		编码
48	电子病历共享文档规范 第 48 部分:住院病程记录	术后首次病程记录	C0048
49	电子病历共享文档规范 第 49 部分:住院病程记录	出院记录	C0049
50	电子病历共享文档规范 第 50 部分:住院病程记录	死亡记录	C0050
51	电子病历共享文档规范 第 51 部分:住院病程记录	死亡病例讨论记录	C0051
52	电子病历共享文档规范 第 52 部分:住院医嘱		C0052
53	电子病历共享文档规范 第 53 部分:出院小结		C0053

三、电子病历共享文档组成部分

电子病历共享文档是以满足医院内部不同信息系统以及医院外不同机构间的互联互通、信息共享为目的,科学、规范表述的医疗信息记录。其结构遵循《卫生信息共享文档编制规范》(WS/T 489—2016)。

(一)文档头

文档头记录医疗卫生业务文档标识信息、分类信息、服务接受者、服务提供者及关联活动信息的文档片段。具体包括文档内容的记录对象、参与机构、内容的作者和审核者等与文档记录内容相关的就医场景等信息。

(二)文档体

文档体是记录主要医疗卫生业务信息的内容格式标准。根据内容表达的结构化和编码化程度,文档体可分为三个层级。文档体由文档章节和文档条目组成。

(三)文档章节

文档章节为由 XML 编码的人可读的描述性表达(文字、表格等)。同时,章节之间既可以相互嵌套,也可以包含叙述性内容和文档条目。

(四)文档条目

文档条目作为计算机可识别的结构化标记文档被包含在章节中,每个章节可包含 0 到多个条目,每个条目可包含一个医疗卫生业务陈述,医疗卫生业务陈述由一组可选的医疗卫生活动记录组合构成。

(五)对象标识符

对象标识符是由国际标准化组织(ISO)和国际电信联盟(ITU)联合制定的标识规则,用于规定信息处理系统及网络通信中的数字对象唯一标识方法,其描述对象是具有名称标识的信息、定义或规范。对象应具备两个特征:①可标识化;②合法注册。其标识符命名规范应符合正则表达式:[0-2](\.(0|[1-9][0-9]*))*。OID 标识符为长度不超过 64 个字符的数字类型标识符。

(六)信息模块

信息模块是文档头或文档体的组成元素。

（七）元素

元素由开始标签、结束标签、属性及属性值、元素内容构成。元素名称即元素标签。根据 W3C XML 标准，元素中可以包含其他元素，有时也称原始元素的子元素。

（八）基数

基数定义了元素在指定位置上可以重复出现次数的最小值和最大值。例如，0..1 表示元素可不存在或最多重复 1 次；0.. * 表示元素重复次数不做限制；1..1 表示元素必须出现且只出现 1 次；1..* 表示元素最少重复 1 次，最多重复无限次。

（九）约束

约束规范了某类业务文档应该包含的章节和条目。其中，R 表示必选的章节、条目或元素。对数据元素而言，必需的数据元素表明该数据元素应该总被提供，如果信息可以获得，则数据元素必需出现，如果信息不可获得或不被传送，则应采用 HL7 定义的空值含义指出没有数据的原因。R2 表示条件必需，指如果数据存在则该元素是必需的。O 表示可选，可选章节、条目或元素。一个可选元素是可以提供的，与信息是否可以获得无关。C 表示条件必选，即符合特定条件时必选的章节。

（十）属性

属性用于提供关于元素的额外信息。

（十一）说明与描述

说明与描述指元素对应的数据元定义或相关属性说明。

（十二）对应的数据元标识符

对应的数据元标识符指卫生信息共享文档中元素对应的数据集中数据元标识符。

第四节　电子病历共享文档指标要求

一、指标原文与解读

（一）病历概要

1. **指标原文**　指标原文见表 2-44。

表 2-44　"电子病历共享文档规范　第 1 部分：病历概要"指标原文

评审内容	评审指标	分值	等级要求	评分说明
2.2.1 电子病历共享文档规范　第 1 部分：病历概要	病历概要： □无此文档 □有且完全符合国家标准 □有,部分符合国家标准	0.26	三级	有且完全符合国家标准,得分;其他情况不得分

2. **指标解读** 本标准规定了病历概要文档模板、文档架构的要求以及对文档头和文档体的一系列约束，适用于病历概要的规范采集、传输、存储、交换共享以及信息系统的开发应用。

若有此文档且完全符合国家标准，得 0.26 分，即达到三级要求；其他情况不得分。

3. **测评要求** 符合性测试依据 WS/T 500.1—2016 的要求，通过特定的测试工具验证电子病历共享文档的文档结构和文档内容的标准符合性。

（二）门（急）诊病历

1. **指标原文** 指标原文见表 2-45。

表 2-45 "电子病历共享文档规范 第 2 部分：门（急）诊病历"指标原文

评审内容	评审指标	分值	等级要求	评分说明
2.2.2 电子病历共享文档规范 第 2 部分：门（急）诊病历	门(急)诊病历： □无此文档 □有且完全符合国家标准 □有,部分符合国家标准	0.25	四级乙等	有且完全符合国家标准,得分;其他情况不得分

2. **指标解读** 本标准规定了门（急）诊病历文档模板、文档架构的要求以及对文档头和文档体的一系列约束，适用于门（急）诊病历的规范采集、传输、存储、交换共享以及信息系统的开发应用。

若有此文档且完全符合国家标准，得 0.25 分，即达到四级乙等要求；其他情况不得分。

3. **测评要求** 符合性测试依据 WS/T 500.2—2016 的要求，通过特定的测试工具验证电子病历共享文档的文档结构和文档内容的标准符合性。

（三）急诊留观病历

1. **指标原文** 指标原文见表 2-46。

表 2-46 "电子病历共享文档规范 第 3 部分：急诊留观病历"指标原文

评审内容	评审指标	分值	等级要求	评分说明
2.2.3 电子病历共享文档规范 第 3 部分：急诊留观病历	急诊留观病历： □无此文档 □有且完全符合国家标准 □有,部分符合国家标准	0.25	四级乙等	有且完全符合国家标准,得分;其他情况不得分

2. **指标解读** 本标准规定了急诊留观病历文档模板、文档架构的要求以及对文档头和文档体的一系列约束，适用于急诊留观病历的规范采集、传输、存储、交换共享以及信息系统的开发应用。

若有此文档且完全符合国家标准，得 0.25 分，即达到四级乙等要求；其他情况不得分。

3. 测评要求 符合性测试依据 WS/T 500.3—2016 的要求，通过特定的测试工具验证电子病历共享文档的文档结构和文档内容的标准符合性。

（四）西药处方

1. 指标原文 指标原文见表 2-47。

表 2-47 "电子病历共享文档规范 第 4 部分：西药处方"指标原文

评审内容	评审指标	分值	等级要求	评分说明
2.2.4 电子病历共享文档规范 第 4 部分：西药处方	西药处方： □无此文档 □有且完全符合国家标准 □有，部分符合国家标准	0.25	四级乙等	有且完全符合国家标准，得分；其他情况不得分

2. 指标解读 本标准规定了西药处方文档模板、文档架构的要求以及对文档头和文档体的一系列约束，适用于西药处方的规范采集、传输、存储、交换共享以及信息系统的开发应用。

若有此文档且完全符合国家标准，得 0.25 分，即达到四级乙等要求；其他情况不得分。

3. 测评要求 符合性测试依据 WS/T 500.4—2016 的要求，通过特定的测试工具验证电子病历共享文档的文档结构和文档内容的标准符合性。

（五）中药处方

1. 指标原文 指标原文见表 2-48。

表 2-48 "电子病历共享文档规范 第 5 部分：中药处方"指标原文

评审内容	评审指标	分值	等级要求	评分说明
2.2.5 电子病历共享文档规范 第 5 部分：中药处方	中药处方（选测）： □无此文档 □有且完全符合国家标准 □有，部分符合国家标准 □无此业务	0.25	四级乙等	有且完全符合国家标准，或无此业务，得分；其他情况均不得分

2. 指标解读 本标准规定了中药处方文档模板、文档架构的要求以及对文档头和文档体的一系列约束，适用于中药处方的规范采集、传输、存储、交换共享以及信息系统的开发应用。

若有此文档且完全符合国家标准，得 0.25 分，即达到四级乙等要求；确无此业务（可提供证明）也得分，其他情况均不得分。

3. **测评要求** 符合性测试依据 WS/T 500.5—2016 的要求，通过特定的测试工具验证电子病历共享文档的文档结构和文档内容的标准符合性。

（六）检查报告

1. **指标原文** 指标原文见表 2-49。

表 2-49 "电子病历共享文档规范 第 6 部分：检查报告"指标原文

评审内容	评审指标	分值	等级要求	评分说明
2.2.6 电子病历共享文档规范 第 6 部分：检查记录	检查记录： □无此文档 □有且完全符合国家标准 □有，部分符合国家标准	0.26	三级	有且完全符合国家标准，得分；其他情况不得分

2. **指标解读** 本标准规定了检查记录文档模板、文档架构的要求以及对文档头和文档体的一系列约束，适合用于检查记录的规范采集、传输、存储、交换共享以及信息系统的开发应用。

若有此文档且完全符合国家标准，得 0.26 分，即达到三级要求；其他情况不得分。

3. **测评要求** 符合性测试依据 WS/T 500.6—2016 的要求，通过特定的测试工具验证电子病历共享文档的文档结构和文档内容的标准符合性。

（七）检验报告

1. **指标原文** 指标原文见表 2-50。

表 2-50 "电子病历共享文档规范 第 7 部分：检验报告"指标原文

评审内容	评审指标	分值	等级要求	评分说明
2.2.7 电子病历共享文档规范 第 7 部分：检验记录	检验记录： □无此文档 □有且完全符合国家标准 □有，部分符合国家标准	0.26	三级	有且完全符合国家标准，得分；其他情况不得分

2. **指标解读** 本标准规定了检验记录文档模板、文档架构的要求以及对文档头和文档体的一系列约束，适用于检验记录的规范采集、传输、存储、交换共享以及信息系统的开发应用。

若有此文档且完全符合国家标准，得 0.26 分，即达到三级要求；其他情况不得分。

3. **测评要求** 符合性测试依据 WS/T 500.7—2016 的要求，通过特定的测试工具验证电子病历共享文档的文档结构和文档内容的标准符合性。

（八）治疗记录

1. **指标原文** 指标原文见表 2-51。

表 2-51 "电子病历共享文档规范 第 8 部分：治疗记录"指标原文

评审内容	评审指标	分值	等级要求	评分说明
2.2.8 电子病历共享文档规范 第 8 部分：治疗记录	治疗记录： □无此文档 □有且完全符合国家标准 □有,部分符合国家标准	0.26	三级	有且完全符合国家标准,得分;其他情况不得分

2. **指标解读** 本标准规定了治疗记录文档模板、文档架构的要求以及对文档头和文档体的一系列约束，适用于治疗记录的规范采集、传输、存储、交换共享以及信息系统的开发应用。

若有此文档且完全符合国家标准，得 0.26 分，即达到三级要求；其他情况不得分。

3. **测评要求** 符合性测试依据 WS/T 500.8—2016 的要求，通过特定的测试工具验证电子病历共享文档的文档结构和文档内容的标准符合性。

（九）一般手术记录

1. **指标原文** 指标原文见表 2-52。

表 2-52 "电子病历共享文档规范 第 9 部分：一般手术记录"指标原文

评审内容	评审指标	分值	等级要求	评分说明
2.2.9 电子病历共享文档规范 第 9 部分：一般手术记录	一般手术记录： □无此文档 □有且完全符合国家标准 □有,部分符合国家标准	0.26	三级	有且完全符合国家标准,得分;其他情况不得分

2. **指标解读** 本标准规定了一般手术记录文档模板、文档架构的要求以及对文档头和文档体的一系列约束，适用于一般手术记录的规范采集、传输、存储、交换共享以及信息系统的开发应用。

若有此文档且完全符合国家标准，得 0.26 分，即达到三级要求；其他情况不得分。

3. **测评要求** 符合性测试依据 WS/T 500.9—2016 的要求，通过特定的测试工具验证电子病历共享文档的文档结构和文档内容的标准符合性。

（十）麻醉术前访视记录

1. **指标原文** 指标原文见表 2-53。

表 2-53 "电子病历共享文档规范 第 10 部分：麻醉术前访视记录"指标原文

评审内容	评审指标	分值	等级要求	评分说明
2.2.10 电子病历共享文档规范 第 10 部分：麻醉术前访视记录	麻醉术前访视记录： □无此文档 □有且完全符合国家标准 □有,部分符合国家标准	0.26	三级	有且完全符合国家标准,得分;其他情况不得分

2. **指标解读** 本标准规定了麻醉术前访视记录文档模板、文档架构的要求以及对文档头和文档体的一系列约束，适用于麻醉术前访视记录的规范采集、传输、存储、交换共享以及信息系统的开发应用。

若有此文档且完全符合国家标准，得 0.26 分，即达到三级要求；其他情况不得分。

3. **测评要求** 符合性测试依据 WS/T 500.10—2016 的要求，通过特定的测试工具验证电子病历共享文档的文档结构和文档内容的标准符合性。

（十一）**麻醉记录**

1. **指标原文** 指标原文见表 2-54。

表 2-54 "电子病历共享文档规范 第 11 部分：麻醉记录"指标原文

评审内容	评审指标	分值	等级要求	评分说明
2.2.11 电子病历共享文档规范 第 11 部分:麻醉记录	麻醉记录： □无此文档 □有且完全符合国家标准 □有,部分符合国家标准	0.26	三级	有且完全符合国家标准,得分;其他情况不得分

2. **指标解读** 本标准规定了麻醉记录文档模板、文档架构的要求以及对文档头和文档体的一系列约束，适用于麻醉记录的规范采集、传输、存储、交换共享以及信息系统的开发应用。

若有此文档且完全符合国家标准，得 0.26 分，即达到三级要求；其他情况不得分。

3. **测评要求** 符合性测试依据 WS/T 500.11—2016 的要求，通过特定的测试工具验证电子病历共享文档的文档结构和文档内容的标准符合性。

（十二）**麻醉术后访视记录**

1. **指标原文** 指标原文见表 2-55。

表 2-55 "电子病历共享文档规范 第 12 部分：麻醉术后访视记录"指标原文

评审内容	评审指标	分值	等级要求	评分说明
2.2.12 电子病历共享文档规范 第 12 部分:麻醉术后访视记录	麻醉术后访视记录： □无此文档 □有且完全符合国家标准 □有,部分符合国家标准	0.26	三级	有且完全符合国家标准,得分;其他情况不得分

2. **指标解读** 本标准规定了麻醉术后访视记录文档模板、文档架构的要求以及对文档头和文档体的一系列约束，适用于麻醉术后访视记录的规范采集、传输、存储、交换共享以及信息系统的开发应用。

若有此文档且完全符合国家标准，得 0.26 分，即达到三级要求；其他情况不得分。

3. **测评要求** 符合性测试依据 WS/T 500.12—2016 的要求，通过特定的测试工具验证电子病历共享文档的文档结构和文档内容的标准符合性。

（十三）输血记录

1. **指标原文** 指标原文见表2-56。

表2-56 "电子病历共享文档规范 第13部分：输血记录"指标原文

评审内容	评审指标	分值	等级要求	评分说明
2.2.13 电子病历共享文档规范 第13部分:输血记录	输血记录: □无此文档 □有且完全符合国家标准 □有,部分符合国家标准	0.26	三级	有且完全符合国家标准,得分;其他情况不得分

2. **指标解读** 本标准规定了输血记录文档模板、文档架构的要求以及对文档头和文档体的一系列约束，适用于输血记录的规范采集、传输、存储、交换共享以及信息系统的开发应用。

若有此文档且完全符合国家标准，得0.26分，即达到三级要求；其他情况不得分。

3. **测评要求** 符合性测试依据WS/T 500.13—2016的要求，通过特定的测试工具验证电子病历共享文档的文档结构和文档内容的标准符合性。

（十四）待产记录

1. **指标原文** 指标原文见表2-57。

表2-57 "电子病历共享文档规范 第14部分：待产记录"指标原文

评审内容	评审指标	分值	等级要求	评分说明
2.2.14 电子病历共享文档规范 第14部分:待产记录	待产记录(选测): □无此文档 □有且完全符合国家标准 □有,部分符合国家标准 □无此业务	0.26	三级	有且完全符合国家标准,或无此业务,得分;其他情况均不得分

2. **指标解读** 本标准规定了待产记录文档模板、文档架构的要求以及对文档头和文档体的一系列约束，适用于待产记录的规范采集、传输、存储、交换共享以及信息系统的开发应用。

若有此文档且完全符合国家标准，得0.26分，即达到三级要求；确无此业务（可提供证明）也得分，其他情况均不得分。

3. **测评要求** 符合性测试依据WS/T 500.14—2016的要求，通过特定的测试工具验证电子病历共享文档的文档结构和文档内容的标准符合性。

（十五）阴道分娩记录

1. 指标原文 指标原文见表 2-58。

表 2-58 "电子病历共享文档规范 第 15 部分：阴道分娩记录"指标原文

评审内容	评审指标	分值	等级要求	评分说明
2.2.15 电子病历共享文档规范 第 15 部分：阴道分娩记录	阴道分娩记录（选测）： □无此文档 □有且完全符合国家标准 □有，部分符合国家标准 □无此业务	0.26	三级	有且完全符合国家标准，或无此业务，得分；其他情况均不得分

2. 指标解读 本标准规定了阴道分娩记录文档模板、文档架构的要求以及对文档头和文档体的一系列约束，适用于阴道分娩记录的规范采集、传输、存储、交换共享以及信息系统的开发应用。

若有此文档且完全符合国家标准，得 0.26 分，即达到三级要求；确无此业务（可提供证明）也得分，其他情况均不得分。

3. 测评要求 符合性测试依据 WS/T 500.15—2016 的要求，通过特定的测试工具验证电子病历共享文档的文档结构和文档内容的标准符合性。

（十六）剖宫产记录

1. 指标原文 指标原文见表 2-59。

表 2-59 "电子病历共享文档规范 第 16 部分：剖宫产记录"指标原文

评审内容	评审指标	分值	等级要求	评分说明
2.2.16 电子病历共享文档规范 第 16 部分：剖宫产记录	剖宫产记录（选测）： □无此文档 □有且完全符合国家标准 □有，部分符合国家标准 □无此业务	0.26	三级	有且完全符合国家标准，或无此业务，得分；其他情况均不得分

2. 指标解读 本标准规定了剖宫产记录文档模板、文档架构的要求以及对文档头和文档体的一系列约束，适用于剖宫产记录的规范采集、传输、存储、交换共享以及信息系统的开发应用。

若有此文档且完全符合国家标准，得 0.26 分，即达到三级要求；确无此业务（可提供证明）也得分，其他情况均不得分。

3. 测评要求 符合性测试依据 WS/T 500.16—2016 的要求，通过特定的测试工具验证电子病历共享文档的文档结构和文档内容的标准符合性。

（十七）一般护理记录

1. **指标原文** 指标原文见表 2-60。

表 2-60 "电子病历共享文档规范 第 17 部分：一般护理记录"指标原文

评审内容	评审指标	分值	等级要求	评分说明
2.2.17 电子病历共享文档规范 第 17 部分:一般护理记录	一般护理记录： □无此文档 □有且完全符合国家标准 □有,部分符合国家标准	0.26	三级	有且完全符合国家标准,得分;其他情况不得分

2. **指标解读** 本标准规定了一般护理记录文档模板、文档架构的要求以及对文档头和文档体的一系列约束，适用于一般护理记录的规范采集、传输、存储、交换共享以及信息系统的开发应用。

若有此文档且完全符合国家标准，得 0.26 分，即达到三级要求；其他情况不得分。

3. **测评要求** 符合性测试依据 WS/T 500.17—2016 的要求，通过特定的测试工具验证电子病历共享文档的文档结构和文档内容的标准符合性。

（十八）病重（危）护理记录

1. **指标原文** 指标原文见表 2-61。

表 2-61 "电子病历共享文档规范 第 18 部分：病重（危）护理记录"指标原文

评审内容	评审指标	分值	等级要求	评分说明
2.2.18 电子病历共享文档规范 第 18 部分:病重(危)护理记录	病重(危)护理记录： □无此文档 □有且完全符合国家标准 □有,部分符合国家标准	0.26	三级	有且完全符合国家标准,得分;其他情况不得分

2. **指标解读** 本标准规定了病重（危）护理记录文档模板、文档架构的要求以及对文档头和文档体的一系列约束，适用于病重（危）护理记录的规范采集、传输、存储、交换共享以及信息系统的开发应用。

若有此文档且完全符合国家标准，得 0.26 分，即达到三级要求；其他情况不得分。

3. **测评要求** 符合性测试依据 WS/T 500.18—2016 的要求，通过特定的测试工具验证电子病历共享文档的文档结构和文档内容的标准符合性。

（十九）手术护理记录

1. **指标原文** 指标原文见表 2-62。

表 2-62　"电子病历共享文档规范　第 19 部分：手术护理记录"指标原文

评审内容	评审指标	分值	等级要求	评分说明
2.2.19 电子病历共享文档规范　第 19 部分:手术护理记录	手术护理记录： □无此文档 □有且完全符合国家标准 □有,部分符合国家标准	0.26	三级	有且完全符合国家标准,得分;其他情况不得分

2. **指标解读**　本标准规定了手术护理记录文档模板、文档架构的要求以及对文档头和文档体的一系列约束，适用于手术护理记录的规范采集、传输、存储、交换共享以及信息系统的开发应用。

若有此文档且完全符合国家标准，得 0.26 分，即达到三级要求；其他情况不得分。

3. **测评要求**　符合性测试依据 WS/T 500.19—2016 的要求，通过特定的测试工具验证电子病历共享文档的文档结构和文档内容的标准符合性。

（二十）**生命体征测量记录**

1. **指标原文**　指标原文见表 2-63。

表 2-63　"电子病历共享文档规范　第 20 部分：生命体征测量记录"指标原文

评审内容	评审指标	分值	等级要求	评分说明
2.2.20 电子病历共享文档规范　第 20 部分:生命体征测量记录	生命体征测量记录： □无此文档 □有且完全符合国家标准 □有,部分符合国家标准	0.26	三级	有且完全符合国家标准,得分;其他情况不得分

2. **指标解读**　本标准规定了生命体征测量记录文档模板、文档架构的要求以及对文档头和文档体的一系列约束，适用于生命体征测量记录的规范采集、传输、存储、交换共享以及信息系统的开发应用。

若有此文档且完全符合国家标准，得 0.26 分，即达到三级要求；其他情况不得分。

3. **测评要求**　符合性测试依据 WS/T 500.20—2016 的要求，通过特定的测试工具验证电子病历共享文档的文档结构和文档内容的标准符合性。

（二十一）**出入量记录**

1. **指标原文**　指标原文见表 2-64。

表 2-64 "电子病历共享文档规范 第 21 部分：出入量记录"指标原文

评审内容	评审指标	分值	等级要求	评分说明
2.2.21 电子病历共享文档规范 第 21 部分:出入量记录	出入量记录： □无此文档 □有且完全符合国家标准 □有,部分符合国家标准	0.26	三级	有且完全符合国家标准,得分;其他情况不得分

2. **指标解读** 本标准规定了出入量记录文档模板、文档架构的要求以及对文档头和文档体的一系列约束，适用于出入量记录的规范采集、传输、存储、交换共享以及信息系统的开发应用。

若有此文档且完全符合国家标准，得 0.26 分，即达到三级要求；其他情况不得分。

3. **测评要求** 符合性测试依据 WS/T 500.21—2016 的要求，通过特定的测试工具验证电子病历共享文档的文档结构和文档内容的标准符合性。

（二十二）高值耗材使用记录

1. **指标原文** 指标原文见表 2-65。

表 2-65 "电子病历共享文档规范 第 22 部分：高值耗材使用记录"指标原文

评审内容	评审指标	分值	等级要求	评分说明
2.2.22 电子病历共享文档规范 第 22 部分:高值耗材使用记录	高值耗材使用记录： □无此文档 □有且完全符合国家标准 □有,部分符合国家标准	0.26	三级	有且完全符合国家标准,得分;其他情况不得分

2. **指标解读** 本标准规定了高值耗材使用记录文档模板、文档架构的要求以及对文档头和文档体的一系列约束，适用于高值耗材使用记录的规范采集、传输、存储、交换共享以及信息系统的开发应用。

若有此文档且完全符合国家标准，得 0.26 分，即达到三级要求；其他情况不得分。

3. **测评要求** 符合性测试依据 WS/T 500.22—2016 的要求，通过特定的测试工具验证电子病历共享文档的文档结构和文档内容的标准符合性。

（二十三）入院评估

1. **指标原文** 指标原文见表 2-66。

表 2-66　"电子病历共享文档规范　第 23 部分：入院评估"指标原文

评审内容	评审指标	分值	等级要求	评分说明
2.2.23 电子病历共享文档规范　第 23 部分：入院评估	入院评估： □无此文档 □有且完全符合国家标准 □有,部分符合国家标准	0.26	三级	有且完全符合国家标准,得分;其他情况不得分

2. **指标解读**　本标准规定了入院评估文档模板、文档架构的要求以及对文档头和文档体的一系列约束，适用于入院评估的规范采集、传输、存储、交换共享以及信息系统的开发应用。

若有此文档且完全符合国家标准，得 0.26 分，即达到三级要求；其他情况不得分。

3. **测评要求**　符合性测试依据 WS/T 500.23—2016 的要求，通过特定的测试工具验证电子病历共享文档的文档结构和文档内容的标准符合性。

（二十四）护理计划

1. **指标原文**　指标原文见表 2-67。

表 2-67　"电子病历共享文档规范　第 24 部分：护理计划"指标原文

评审内容	评审指标	分值	等级要求	评分说明
2.2.24 电子病历共享文档规范　第 24 部分：护理计划	护理计划： □无此文档 □有且完全符合国家标准 □有,部分符合国家标准	0.26	三级	有且完全符合国家标准,得分;其他情况不得分

2. **指标解读**　本标准规定了护理计划文档模板、文档架构的要求以及对文档头和文档体的一系列约束，适用于护理计划的规范采集、传输、存储、交换共享以及信息系统的开发应用。

若有此文档且完全符合国家标准，得 0.26 分，即达到三级要求；其他情况不得分。

3. **测评要求**　符合性测试依据 WS/T 500.24—2016 的要求，通过特定的测试工具验证电子病历共享文档的文档结构和文档内容的标准符合性。

（二十五）出院评估与指导

1. **指标原文**　指标原文见表 2-68。

表 2-68　"电子病历共享文档规范　第 25 部分：出院评估与指导"指标原文

评审内容	评审指标	分值	等级要求	评分说明
2.2.25 电子病历共享文档规范　第 25 部分:出院评估与指导	出院评估与指导： □无此文档 □有且完全符合国家标准 □有,部分符合国家标准	0.26	三级	有且完全符合国家标准,得分;其他情况不得分

2. **指标解读**　本标准规定了出院评估与指导文档模板、文档架构的要求以及对文档头和文档体的一系列约束，适用于出院评估与指导的规范采集、传输、存储、交换共享以及信息系统的开发应用。

若有此文档且完全符合国家标准，得 0.26 分，即达到三级要求；其他情况不得分。

3. **测评要求**　符合性测试依据 WS/T 500.27—2016 的要求，通过特定的测试工具验证电子病历共享文档的文档结构和文档内容的标准符合性。

（二十六）手术同意书

1. **指标原文**　指标原文见表 2-69。

表 2-69　"电子病历共享文档规范　第 26 部分：手术知情同意书"指标原文

评审内容	评审指标	分值	等级要求	评分说明
2.2.26 电子病历共享文档规范　第 26 部分:手术知情同意书	手术知情同意书： □无此文档 □有且完全符合国家标准 □有,部分符合国家标准	0.26	三级	有且完全符合国家标准,得分;其他情况不得分

2. **指标解读**　本标准规定了手术知情同意书文档模板、文档架构的要求以及对文档头和文档体的一系列约束，适用于手术知情同意书的规范采集、传输、存储、交换共享以及信息系统的开发应用。

若有此文档且完全符合国家标准，得 0.26 分，即达到三级要求；其他情况不得分。

3. **测评要求**　符合性测试依据 WS/T 500.26—2016 的要求，通过特定的测试工具验证电子病历共享文档的文档结构和文档内容的标准符合性。

（二十七）麻醉知情同意书

1. **指标原文**　指标原文见表 2-70。

表 2-70　"电子病历共享文档规范　第 27 部分：麻醉知情同意书"指标原文

评审内容	评审指标	分值	等级要求	评分说明
2.2.27 电子病历共享文档规范　第 27 部分：麻醉知情同意书	麻醉知情同意书： □无此文档 □有且完全符合国家标准 □有，部分符合国家标准	0.26	三级	有且完全符合国家标准，得分；其他情况不得分

2. **指标解读**　本标准规定了麻醉知情同意书文档模板、文档架构的要求以及对文档头和文档体的一系列约束，适用于麻醉知情同意书的规范采集、传输、存储、交换共享以及信息系统的开发应用。

若有此文档且完全符合国家标准，得 0.26 分，即达到三级要求；其他情况不得分。

3. **测评要求**　符合性测试依据 WS/T 500.27—2016 的要求，通过特定的测试工具验证电子病历共享文档的文档结构和文档内容的标准符合性。

（二十八）**输血治疗同意书**

1. **指标原文**　指标原文见表 2-71。

表 2-71　"电子病历共享文档规范　第 28 部分：输血治疗同意书"指标原文

评审内容	评审指标	分值	等级要求	评分说明
2.2.28 电子病历共享文档规范　第 28 部分：输血治疗同意书	输血治疗同意书： □无此文档 □有且完全符合国家标准 □有，部分符合国家标准	0.27	三级	有且完全符合国家标准，得分；其他情况不得分

2. **指标解读**　本标准规定了输血治疗同意书文档模板、文档架构的要求以及对文档头和文档体的一系列约束，适用于输血治疗同意书的规范采集、传输、存储、交换共享以及信息系统的开发应用。

若有此文档且完全符合国家标准，得 0.27 分，即达到三级要求；其他情况不得分。

3. **测评要求**　符合性测试依据 WS/T 500.28—2016 的要求，通过特定的测试工具验证电子病历共享文档的文档结构和文档内容的标准符合性。

（二十九）**特殊检查及特殊治疗同意书**

1. **指标原文**　指标原文见表 2-72。

表 2-72 "电子病历共享文档规范 第 29 部分：特殊检查及特殊治疗同意书"指标原文

评审内容	评审指标	分值	等级要求	评分说明
2.2.29 电子病历共享文档规范 第 29 部分：特殊检查及特殊治疗同意书	特殊检查及特殊治疗同意书： □无此文档 □有且完全符合国家标准 □有,部分符合国家标准	0.27	三级	有且完全符合国家标准,得分;其他情况不得分

2. **指标解读** 本标准规定了特殊检查及特殊治疗同意书文档模板、文档架构的要求以及对文档头和文档体的一系列约束，适用于特殊检查及特殊治疗同意书的规范采集、传输、存储、交换共享以及信息系统的开发应用。

若有此文档且完全符合国家标准，得 0.27 分，即达到三级要求；其他情况不得分。

3. **测评要求** 符合性测试依据 WS/T 500.29—2016 的要求，通过特定的测试工具验证电子病历共享文档的文档结构和文档内容的标准符合性。

（三十）病危（重）通知书

1. **指标原文** 指标原文见表 2-73。

表 2-73 "电子病历共享文档规范 第 30 部分：病危（重）通知书"指标原文

评审内容	评审指标	分值	等级要求	评分说明
2.2.30 电子病历共享文档规范 第 30 部分:病危(重)通知书	病危(重)通知书： □无此文档 □有且完全符合国家标准 □有,部分符合国家标准	0.27	三级	有且完全符合国家标准,得分;其他情况不得分

2. **指标解读** 本标准规定了病危（重）通知书文档模板、文档架构的要求以及对文档头和文档体的一系列约束，适用于病危（重）通知书的规范采集、传输、存储、交换共享以及信息系统的开发应用。

若有此文档且完全符合国家标准，得 0.27 分，即达到三级要求；其他情况不得分。

3. **测评要求** 符合性测试依据 WS/T 500.30—2016 的要求，通过特定的测试工具验证电子病历共享文档的文档结构和文档内容的标准符合性。

（三十一）其他知情告知同意书

1. **指标原文** 指标原文见表 2-74。

表 2-74　"电子病历共享文档规范　第 31 部分：其他知情告知同意书"指标原文

评审内容	评审指标	分值	等级要求	评分说明
2.2.31 电子病历共享文档规范　第 31 部分：其他知情告知同意书	其他知情告知同意书： □无此文档 □有且完全符合国家标准 □有,部分符合国家标准	0.27	三级	有且完全符合国家标准,得分;其他情况不得分

2. **指标解读**　本标准规定了其他知情告知同意书文档模板、文档架构的要求以及对文档头和文档体的一系列约束，适合于其他知情告知同意书的规范采集、传输、存储、交换共享以及信息系统的开发应用。

若有此文档且完全符合国家标准，得 0.27 分，即达到三级要求；其他情况不得分。

3. **测评要求**　符合性测试依据 WS/T 500.31—2016 的要求，通过特定的测试工具验证电子病历共享文档的文档结构和文档内容的标准符合性。

（三十二）住院病案首页

1. **指标原文**　指标原文见表 2-75。

表 2-75　"电子病历共享文档规范　第 32 部分：住院病案首页"指标原文

评审内容	评审指标	分值	等级要求	评分说明
2.2.32 电子病历共享文档规范　第 32 部分：住院病案首页	住院病案首页： □无此文档 □有且完全符合国家标准 □有,部分符合国家标准	0.27	三级	有且完全符合国家标准,得分;其他情况不得分

2. **指标解读**　本标准规定了住院病案首页文档模板、文档架构的要求以及对文档头和文档体的一系列约束，适用于住院病案首页的规范采集、传输、存储、交换共享以及信息系统的开发应用。

若有此文档且完全符合国家标准，得 0.27 分，即达到三级要求；其他情况不得分。

3. **测评要求**　符合性测试依据 WS/T 500.32—2016 的要求，通过特定的测试工具验证电子病历共享文档的文档结构和文档内容的标准符合性。

（三十三）中医住院病案首页

1. **指标原文**　指标原文见表 2-76。

表 2-76　"电子病历共享文档规范　第 33 部分：中医住院病案首页"指标原文

评审内容	评审指标	分值	等级要求	评分说明
2.2.33 电子病历共享文档规范　第 33 部分:中医住院病案首页	中医住院病案首页（选测）: □无此文档 □有且完全符合国家标准 □有,部分符合国家标准 □无此业务	0.27	三级	有且完全符合国家标准,或无此业务,得分;其他情况均不得分

2. **指标解读**　本标准规定了中医住院病案首页文档模板、文档架构的要求以及对文档头和文档体的一系列约束，适用于中医住院病案首页的规范采集、传输、存储、交换共享以及信息系统的开发应用。

若有此文档且完全符合国家标准，得 0.27 分，即达到三级要求；确无此业务（可提供证明）也得分，其他情况均不得分。

3. **测评要求**　符合性测试依据 WS/T 500.33—2016 的要求，通过特定的测试工具验证电子病历共享文档的文档结构和文档内容的标准符合性。

（三十四）入院记录

1. **指标原文**　指标原文见表 2-77。

表 2-77　"电子病历共享文档规范　第 34 部分：入院记录"指标原文

评审内容	评审指标	分值	等级要求	评分说明
2.2.34 电子病历共享文档规范　第 34 部分:入院记录	入院记录: □无此文档 □有且完全符合国家标准 □有,部分符合国家标准	0.27	三级	有且完全符合国家标准,得分;其他情况不得分

2. **指标解读**　本标准规定了入院记录文档模板、文档架构的要求以及对文档头和文档体的一系列约束，适用于入院记录的规范采集、传输、存储、交换共享以及信息系统的开发应用。

若有此文档且完全符合国家标准，得 0.27 分，即达到三级要求；其他情况不得分。

3. **测评要求**　符合性测试依据 WS/T 500.34—2016 的要求，通过特定的测试工具验证电子病历共享文档的文档结构和文档内容的标准符合性。

（三十五）24 小时内入出院记录

1. **指标原文**　指标原文见表 2-78。

表 2-78　"电子病历共享文档规范　第 35 部分：24 小时内入出院记录"指标原文

评审内容	评审指标	分值	等级要求	评分说明
2.2.35 电子病历共享文档规范　第 35 部分:24 小时内入出院记录	24 小时内入出院记录： □无此文档 □有且完全符合国家标准 □有,部分符合国家标准	0.27	三级	有且完全符合国家标准，得分；其他情况不得分

2. **指标解读**　本标准规定了 24 小时内入出院记录文档模板、文档架构的要求以及对文档头和文档体的一系列约束，适用于 24 小时内入出院记录的规范采集、传输、存储、交换共享以及信息系统的开发应用。

若有此文档且完全符合国家标准，得 0.27 分，即达到三级要求；其他情况不得分。

3. **测评要求**　符合性测试依据 WS/T 500.35—2016 的要求，通过特定的测试工具验证电子病历共享文档的文档结构和文档内容的标准符合性。

（三十六）24 小时内入院死亡记录

1. **指标原文**　指标原文见表 2-79。

表 2-79　"电子病历共享文档规范　第 36 部分：24 小时内入院死亡记录"指标原文

评审内容	评审指标	分值	等级要求	评分说明
2.2.36 电子病历共享文档规范　第 36 部分:24 小时内入院死亡记录	24 小时内入院死亡记录： □无此文档 □有且完全符合国家标准 □有,部分符合国家标准	0.27	三级	有且完全符合国家标准,得分；其他情况不得分

2. **指标解读**　本标准规定了 24 小时内入院死亡记录文档模板、文档架构的要求以及对文档头和文档体的一系列约束，适用于 24 小时内入院死亡记录的规范采集、传输、存储、交换共享以及信息系统的开发应用。

若有此文档且完全符合国家标准，得 0.27 分，即达到三级要求；其他情况不得分。

3. **测评要求**　符合性测试依据 WS/T 500.36—2016 的要求，通过特定的测试工具验证电子病历共享文档的文档结构和文档内容的标准符合性。

（三十七）住院病程记录　首次病程记录

1. **指标原文**　指标原文见表 2-80。

表 2-80　"电子病历共享文档规范　第 37 部分：住院病程记录　首次病程记录"指标原文

评审内容	评审指标	分值	等级要求	评分说明
2.2.37 电子病历共享文档规范　第 37 部分：住院病程记录　首次病程记录	住院病程记录　首次病程记录： □无此文档 □有且完全符合国家标准 □有,部分符合国家标准	0.27	三级	有且完全符合国家标准,得分；其他情况不得分

2. **指标解读**　本标准规定了住院病程记录 - 首次病程记录文档模板、文档架构的要求以及对文档头和文档体的一系列约束，适用于住院病程记录 - 首次病程记录的规范采集、传输、存储、交换共享以及信息系统的开发应用。

若有此文档且完全符合国家标准，得 0.27 分，即达到三级要求；其他情况不得分。

3. **测评要求**　符合性测试依据 WS/T 500.37—2016 的要求，通过特定的测试工具验证电子病历共享文档的文档结构和文档内容的标准符合性。

（三十八）住院病程记录　日常病程记录

1. **指标原文**　指标原文见表 2-81。

表 2-81　"电子病历共享文档规范　第 38 部分：住院病程记录　日常病程记录"指标原文

评审内容	评审指标	分值	等级要求	评分说明
2.2.38 电子病历共享文档规范　第 38 部分：住院病程记录　日常病程记录	住院病程记录　日常病程记录： □无此文档 □有且完全符合国家标准 □有,部分符合国家标准	0.27	三级	有且完全符合国家标准,得分；其他情况不得分

2. **指标解读**　本标准规定了住院病程记录 - 日常病程记录文档模板、文档架构的要求以及对文档头和文档体的一系列约束，适用于住院病程记录 - 日常病程记录的规范采集、传输、存储、交换共享以及信息系统的开发应用。

若有此文档且完全符合国家标准，得 0.27 分，即达到三级要求；其他情况不得分。

3. **测评要求**　符合性测试依据 WS/T 500.38—2016 的要求，通过特定的测试工具验证电子病历共享文档的文档结构和文档内容的标准符合性。

（三十九）住院病程记录　上级医师查房记录

1. **指标原文**　指标原文见表 2-82。

表 2-82 "电子病历共享文档规范 第 39 部分：住院病程记录 上级医师查房记录"指标原文

评审内容	评审指标	分值	等级要求	评分说明
2.2.39 电子病历共享文档规范 第 39 部分：住院病程记录 上级医师查房记录	住院病程记录 上级医师查房记录： □无此文档 □有且完全符合国家标准 □有,部分符合国家标准	0.27	三级	有且完全符合国家标准,得分;其他情况不得分

2. **指标解读** 本标准规定了住院病程记录 - 上级医师查房记文档模板、文档架构的要求以及对文档头和文档体的一系列约束，适用于住院病程记录 - 上级医师查房记的规范采集、传输、存储、交换共享以及信息系统的开发应用。

若有此文档且完全符合国家标准，得 0.27 分，即达到三级要求；其他情况不得分。

3. **测评要求** 符合性测试依据 WS/T 500.39—016 的要求，通过特定的测试工具验证电子病历共享文档的文档结构和文档内容的标准符合性。

（四十）住院病程记录 疑难病例讨论记录

1. **指标原文** 指标原文见表 2-83。

表 2-83 "电子病历共享文档规范 第 40 部分：住院病程记录 疑难病例讨论记录"指标原文

评审内容	评审指标	分值	等级要求	评分说明
2.2.40 电子病历共享文档规范 第 40 部分：住院病程记录 疑难病例讨论记录	住院病程记录 疑难病例讨论记录： □无此文档 □有且完全符合国家标准 □有,部分符合国家标准	0.27	三级	有且完全符合国家标准,得分;其他情况不得分

2. **指标解读** 本标准规定了住院病程记录 - 疑难病例讨论记录文档模板、文档架构的要求以及对文档头和文档体的一系列约束，适用于住院病程记录 - 疑难病例讨论记录的规范采集、传输、存储、交换共享以及信息系统的开发应用。

若有此文档且完全符合国家标准，得 0.27 分，即达到三级要求；其他情况不得分。

3. **测评要求** 符合性测试依据 WS/T 500.40—2016 的要求，通过特定的测试工具验证电子病历共享文档的文档结构和文档内容的标准符合性。

（四十一）住院病程记录 交接班记录

1. **指标原文** 指标原文见表 2-84。

表 2-84 "电子病历共享文档规范 第 41 部分：住院病程记录 交接班记录"指标原文

评审内容	评审指标	分值	等级要求	评分说明
2.2.41 电子病历共享文档规范 第 41 部分：住院病程记录 交接班记录	住院病程记录 交接班记录： □无此文档 □有且完全符合国家标准 □有,部分符合国家标准	0.27	三级	有且完全符合国家标准,得分;其他情况不得分

2. **指标解读** 本标准规定了住院病程记录 - 交接班记录文档模板、文档架构的要求以及对文档头和文档体的一系列约束，适用于住院病程记录 - 交接班记录的规范采集、传输、存储、交换共享以及信息系统的开发应用。

若有此文档且完全符合国家标准，得 0.27 分，即达到三级要求；其他情况不得分。

3. **测评要求** 符合性测试依据 WS/T 500.41—2016 的要求，通过特定的测试工具验证电子病历共享文档的文档结构和文档内容的标准符合性。

（四十二）住院病程记录 转科记录

1. **指标原文** 指标原文见表 2-85。

表 2-85 "电子病历共享文档规范 第 42 部分：住院病程记录 转科记录"指标原文

评审内容	评审指标	分值	等级要求	评分说明
2.2.42 电子病历共享文档规范 第 42 部分：住院病程记录 转科记录	住院病程记录 转科记录： □无此文档 □有且完全符合国家标准 □有,部分符合国家标准	0.27	三级	有且完全符合国家标准,得分;其他情况不得分

2. **指标解读** 本标准规定了住院病程记录 - 转科记录文档模板、文档架构的要求以及对文档头和文档体的一系列约束，适用于住院病程记录 - 转科记录的规范采集、传输、存储、交换共享以及信息系统的开发应用。

若有此文档且完全符合国家标准，得 0.27 分，即达到三级要求；其他情况不得分。

3. **测评要求** 符合性测试依据 WS/T 500.42—2016 的要求，通过特定的测试工具验证电子病历共享文档的文档结构和文档内容的标准符合性。

（四十三）住院病程记录 阶段小结

1. **指标原文** 指标原文见表 2-86。

表 2-86　"电子病历共享文档规范　第 43 部分：住院病程记录　阶段小结"指标原文

评审内容	评审指标	分值	等级要求	评分说明
2.2.43 电子病历共享文档规范　第 43 部分：住院病程记录　阶段小结	住院病程记录　阶段小结： □无此文档 □有且完全符合国家标准 □有,部分符合国家标准	0.27	三级	有且完全符合国家标准,得分；其他情况不得分

2. **指标解读**　本标准规定了住院病程记录 - 阶段小结文档模板、文档架构的要求以及对文档头和文档体的一系列约束，适用于住院病程记录 - 阶段小结的规范采集、传输、存储、交换共享以及信息系统的开发应用。

若有此文档且完全符合国家标准，得 0.27 分，即达到三级要求；其他情况不得分。

3. **测评要求**　符合性测试依据 WS/T 500.43—2016 的要求，通过特定的测试工具验证电子病历共享文档的文档结构和文档内容的标准符合性。

（四十四）住院病程记录　抢救记录

1. **指标原文**　指标原文见表 2-87。

表 2-87　"电子病历共享文档规范　第 44 部分：住院病程记录　抢救记录"指标原文

评审内容	评审指标	分值	等级要求	评分说明
2.2.44 电子病历共享文档规范　第 44 部分：住院病程记录　抢救记录	住院病程记录　抢救记录： □无此文档 □有且完全符合国家标准 □有,部分符合国家标准	0.27	三级	有且完全符合国家标准,得分；其他情况不得分

2. **指标解读**　本标准规定了住院病程记录 - 抢救记录文档模板、文档架构的要求以及对文档头和文档体的一系列约束，适用于住院病程记录 - 抢救记录的规范采集、传输、存储、交换共享以及信息系统的开发应用。

若有此文档且完全符合国家标准，得 0.27 分，即达到三级要求；其他情况不得分。

3. **测评要求**　符合性测试依据 WS/T 500.44—2016 的要求，通过特定的测试工具验证电子病历共享文档的文档结构和文档内容的标准符合性。

（四十五）住院病程记录　会诊记录

1. **指标原文**　指标原文见表 2-88。

表 2-88　"电子病历共享文档规范　第 45 部分：住院病程记录　会诊记录"指标原文

评审内容	评审指标	分值	等级要求	评分说明
2.2.45 电子病历共享文档规范　第 45 部分：住院病程记录　会诊记录	住院病程记录　会诊记录： □无此文档 □有且完全符合国家标准 □有,部分符合国家标准	0.27	三级	有且完全符合国家标准,得分;其他情况不得分

2. **指标解读**　本标准规定了住院病程记录 - 会诊记录文档模板、文档架构的要求以及对文档头和文档体的一系列约束，适用于住院病程记录 - 会诊记录的规范采集、传输、存储、交换共享以及信息系统的开发应用。

若有此文档且完全符合国家标准，得 0.27 分，即达到三级要求；其他情况不得分。

3. **测评要求**　符合性测试依据 WS/T 500.45—2016 的要求，通过特定的测试工具验证电子病历共享文档的文档结构和文档内容的标准符合性。

（四十六）住院病程记录　术前小结

1. **指标原文**　指标原文见表 2-89。

表 2-89　"电子病历共享文档规范　第 46 部分：住院病程记录　术前小结"指标原文

评审内容	评审指标	分值	等级要求	评分说明
2.2.46 电子病历共享文档规范　第 46 部分：住院病程记录　术前小结	住院病程记录　术前小结： □无此文档 □有且完全符合国家标准 □有,部分符合国家标准	0.27	三级	有且完全符合国家标准,得分;其他情况不得分

2. **指标解读**　本标准规定了住院病程记录 - 术前小结文档模板、文档架构的要求以及对文档头和文档体的一系列约束，适用于住院病程记录 - 术前小结的规范采集、传输、存储、交换共享以及信息系统的开发应用。

若有此文档且完全符合国家标准，得 0.27 分，即达到三级要求；其他情况不得分。

3. **测评要求**　符合性测试依据 WS/T 500.46—2016 的要求，通过特定的测试工具验证电子病历共享文档的文档结构和文档内容的标准符合性。

（四十七）住院病程记录　术前讨论

1. **指标原文**　指标原文见表 2-90。

表 2-90　"电子病历共享文档规范　第 47 部分：住院病程记录　术前讨论"指标原文

评审内容	评审指标	分值	等级要求	评分说明
2.2.47 电子病历共享文档规范　第 47 部分：住院病程记录　术前讨论	住院病程记录　术前讨论： □无此文档 □有且完全符合国家标准 □有,部分符合国家标准	0.27	三级	有且完全符合国家标准，得分；其他情况不得分

2. 指标解读　本标准规定了住院病程记录 - 术前讨论文档模板、文档架构的要求以及对文档头和文档体的一系列约束，适用于住院病程记录 - 术前讨论的规范采集、传输、存储、交换共享以及信息系统的开发应用。

若有此文档且完全符合国家标准，得 0.27 分，即达到三级要求；其他情况不得分。

3. 测评要求　符合性测试依据 WS/T 500.47—2016 的要求，通过特定的测试工具验证电子病历共享文档的文档结构和文档内容的标准符合性。

（四十八）住院病程记录　术后首次病程记录

1. 指标原文　指标原文见表 2-91。

表 2-91　"电子病历共享文档规范　第 48 部分：住院病程记录　术后首次病程记录"指标原文

评审内容	评审指标	分值	等级要求	评分说明
2. 2.48 电子病历共享文档规范　第 48 部分：住院病程记录　术后首次病程记录	住院病程记录　术后首次病程记录： □无此文档 □有且完全符合国家标准 □有,部分符合国家标准	0.27	三级	有且完全符合国家标准，得分；其他情况不得分

2. 指标解读　本标准规定了住院病程记录 - 术后首次病程记录文档模板、文档架构的要求以及对文档头和文档体的一系列约束，适用于住院病程记录 - 术后首次病程记录的规范采集、传输、存储、交换共享以及信息系统的开发应用。

若有此文档且完全符合国家标准，得 0.27 分，即达到三级要求；其他情况不得分。

3. 测评要求　符合性测试依据 WS/T 500.48—2016 的要求，通过特定的测试工具验证电子病历共享文档的文档结构和文档内容的标准符合性。

（四十九）住院病程记录　出院记录

1. 指标原文　指标原文见表 2-92。

表 2-92 "电子病历共享文档规范 第 49 部分：住院病程记录 出院记录"指标原文

评审内容	评审指标	分值	等级要求	评分说明
2.2.49 电子病历共享文档规范 第 49 部分：住院病程记录 出院记录	住院病程记录 出院记录： □无此文档 □有且完全符合国家标准 □有,部分符合国家标准	0.27	三级	有且完全符合国家标准,得分;其他情况不得分

2. **指标解读** 本标准规定了住院病程记录 - 出院记录文档模板、文档架构的要求以及对文档头和文档体的一系列约束，适用于住院病程记录 - 出院记录的规范采集、传输、存储、交换共享以及信息系统的开发应用。

若有此文档且完全符合国家标准，得 0.27 分，即达到三级要求；其他情况不得分。

3. **测评要求** 符合性测试依据 WS/T 500.49—2016 的要求，通过特定的测试工具验证电子病历共享文档的文档结构和文档内容的标准符合性。

（五十）**住院病程记录 死亡记录**

1. **指标原文** 指标原文见表 2-93。

表 2-93 "电子病历共享文档规范 第 50 部分：住院病程记录 死亡记录"指标原文

评审内容	评审指标	分值	等级要求	评分说明
2.2.50 电子病历共享文档规范 第 50 部分：住院病程记录 死亡记录	住院病程记录 死亡记录： □无此文档 □有且完全符合国家标准 □有,部分符合国家标准	0.27	三级	有且完全符合国家标准,得分;其他情况不得分

2. **指标解读** 本标准规定了住院病程记录 - 死亡记录文档模板、文档架构的要求以及对文档头和文档体的一系列约束，适用于住院病程记录 - 死亡记录的规范采集、传输、存储、交换共享以及信息系统的开发应用。

若有此文档且完全符合国家标准，得 0.27 分，即达到三级要求；其他情况不得分。

3. **测评要求** 符合性测试依据 WS/T 500.50—2016 的要求，通过特定的测试工具验证电子病历共享文档的文档结构和文档内容的标准符合性。

（五十一）**住院病程记录 死亡病例讨论记录**

1. **指标原文** 指标原文见表 2-94。

表 2-94 "电子病历共享文档规范 第 51 部分：住院病程记录 死亡病例讨论记录"指标原文

评审内容	评审指标	分值	等级要求	评分说明
2.2.51 电子病历共享文档规范 第 51 部分：住院病程记录 死亡病例讨论记录	住院病程记录 死亡病例讨论记录： □无此文档 □有且完全符合国家标准 □有,部分符合国家标准	0.27	三级	有且完全符合国家标准,得分;其他情况不得分

2. **指标解读** 本标准规定了住院病程记录 - 死亡病例讨论记录文档模板、文档架构的要求以及对文档头和文档体的一系列约束，适用于住院病程记录 - 死亡病例讨论记录的规范采集、传输、存储、交换共享以及信息系统的开发应用。

若有此文档且完全符合国家标准，得 0.27 分，即达到三级要求；其他情况不得分。

3. **测评要求** 符合性测试依据 WS/T 500.51—2016 的要求，通过特定的测试工具验证电子病历共享文档的文档结构和文档内容的标准符合性。

（五十二）住院医嘱

1. **指标原文** 指标原文见表 2-95。

表 2-95 "电子病历共享文档规范 第 52 部分：住院医嘱"指标原文

评审内容	评审指标	分值	等级要求	评分说明
2.2.52 电子病历共享文档规范 第 52 部分：住院医嘱	住院医嘱： □无此文档 □有且完全符合国家标准 □有,部分符合国家标准	0.27	三级	有且完全符合国家标准,得分;其他情况不得分

2. **指标解读** 本标准规定了住院医嘱文档模板、文档架构的要求以及对文档头和文档体的一系列约束，适用于住院医嘱的规范采集、传输、存储、交换共享以及信息系统的开发应用。

若有此文档且完全符合国家标准，得 0.27 分，即达到三级要求；其他情况不得分。

3. **测评要求** 符合性测试依据 WS/T 500.52—2016 的要求，通过特定的测试工具验证电子病历共享文档的文档结构和文档内容的标准符合性。

（五十三）出院小结

1. **指标原文** 指标原文见表 2-96。

表 2-96　"电子病历共享文档规范　第 53 部分：出院小结"指标原文

评审内容	评审指标	分值	等级要求	评分说明
2.2.53 电子病历共享文档规范　第 53 部分：出院小结	出院小结： □无此文档 □有且完全符合国家标准 □有，部分符合国家标准	0.27	三级	有且完全符合国家标准，得分；其他情况不得分

2. 指标解读　本标准规定了出院小结文档模板、文档架构的要求以及对文档头和文档体的一系列约束，适用于出院小结的规范采集、传输、存储、交换共享以及信息系统的开发应用。

若有此文档且完全符合国家标准，得 0.27 分，即达到三级要求；其他情况不得分。

3. 测评要求　符合性测试依据 WS/T 500.53—2016 的要求，通过特定的测试工具验证电子病历共享文档的文档结构和文档内容的标准符合性。

（五十四）法定医学报告

1. 指标原文　指标原文见表 2-97。

表 2-97　"法定医学报告"指标原文

评审内容	评审指标	分值	等级要求	评分说明
2.2.54 法定医学报告	是否具有 2009 年卫生部印发的《电子病历基本架构与数据标准》电子病历基本内容中的法定医学证明及报告： □有此文档 □无此文档	0.5	五级甲等	有此文档，得分；无此文档，不得分

2. 指标解读　若具有 2009 年卫生部印发的《电子病历基本架构与数据标准》电子病历基本内容中的法定医学证明及报告，得 0.5 分，即达到五级甲等要求；无此文档不得分。

3. 测评要求　此处法定医学证明及报告指出生医学证明、死亡医学证明、传染病证明和成人健康体检报告，符合性测试分别依据 WS/T 483.2—2016、WS/T 483.11—2016、WS/T 483.10—2016、WS/T 483.16—2016 的要求，通过特定的测试工具验证共享文档的文档结构和文档内容的标准符合性。

（五十五）健康体检报告

1. 指标原文　指标原文见表 2-98。

表 2-98　"健康体检报告"指标原文

评审内容	评审指标	分值	等级要求	评分说明
2.2.55 健康体检报告	是否具有 2009 年卫生部印发的《电子病历基本架构与数据标准》电子病历基本内容中的健康体检报告： □有此文档 □无此文档	0.5	五级甲等	有此文档,得分; 无此文档,不得分

2. **指标解读**　若具有 2009 年卫生部印发的《电子病历基本架构与数据标准》电子病历基本内容中的健康体检报告，得 0.5 分，即达到五级甲等要求；无此文档不得分。

3. **测评要求**　无。

二、实现方式与要求

（一）实现方式

所有临床活动产生的信息记录都可能作为电子病历共享文档的数据来源。电子病历共享文档有两种生成方式：一是应用系统生成共享文档，通过消息注册到医院信息平台，医院信息平台对共享文档进行归集并支持向其他应用系统分发或由其他应用系统按照权限进行调阅，实现信息共享（推荐）；二是平台利用 CDR 中的数据整合生成共享文档。两种方式都应支持通过电子病历浏览器进行调阅展示。

申请机构应根据《电子病历共享文档规范（1～53 部分）》（WS/T 500—2016）进行自查，针对不达标的内容进行整改：

（1）对标 WS/T 500—2016，若有文档缺失的情况，应补充缺失文档的生成过程。

（2）对标 WS/T 500—2016，若文档中有数据元缺失的情况，应检索数据元在应用系统中对应的字段，补充相应数据元；若文档格式不正确，应改造文档生成规则，完成标准的格式化改造。

（二）查验方式

查验过程中，要求在医院实际应用系统中从不同科室不同日期范围（近一年时间段内）抽取不少于 10 名患者，患者信息所能生成的共享文档应 100% 覆盖 17 个电子病历基本数据集内容、100% 覆盖申请机构应测共享文档种类，若不能达到要求，则需有针对性地抽取、补充。

为了确保共享文档标准符合性测试的真实性，要求申请机构在 2 小时内生成被抽取患者本次就诊的全部种类共享文档，并提供抽取时应用系统中的患者列表截图、患者 360 视图中的界面截图（建议为病历文书列表页）、患者病案首页截图和文档内容对应的应用系统截图。

　　共享文档的标准符合性测试，一方面采用"黑盒测试"方法，使用标准符合性测试系统，对共享文档的格式、数据元值的标准符合性进行自动化检测。另一方面人工对照应用系统截图，检测共享文档数据的真实性。具体要求见附录2《医院信息互联互通标准化成熟度测评定量测试记录表》。

第三章

互联互通标准化建设

互联互通标准化建设的测评内容分为技术架构建设情况、互联互通交互服务情况和平台运行性能情况三方面。其中，技术架构情况属于定性评价指标，互联互通交互服务情况和平台运行性能情况属于定量测试指标。本章内容为规划建设医院信息平台项目或进行医疗信息整合应用项目的医疗机构提供了理论依据和技术指导，可作为全国各级医院信息平台建设的系统规划、方案设计和实施应用的参考方案。

第一节　技术架构建设要求

医院信息化建设中，合理的技术架构既是应用系统平稳运行的技术支撑，也是未来信息化建设进一步扩展的重要基础。目前，医院信息系统实现互联互通、智慧应用的需求愈加凸显，医院信息平台在医院信息化体系中的核心地位和关键作用也展露无遗。医院信息平台建设应遵循《基于电子病历的医院信息平台技术规范》（WS/T 447—2014），成功的医院信息平台建设项目，应实现医院内部异构系统间便捷、松耦合的业务协同与信息交换，实现以患者为中心的信息资源整合和有效积累，实现以电子病历为核心的临床数据中心建设，实现以临床路径和知识库为内涵的临床决策支持，实现以医疗与人、财、物运营为主线的管理决策支持，实现以数据中心为基础的基于医院信息平台的创新服务，实现以信息交换与共享为支撑的区域医疗协同。因此，医院信息平台的建设不仅是实施一个信息化产品的过程，更是一个医院信息治理的综合过程。

规模较小的医院在信息系统一体化程度较高、实时性要求不高的场景和需求下，不建设基于企业服务总线的医院信息平台，而是通过规范的接口管理和技术把控，实现医院信息平台的主要应用，仍然可以实现信息互联互通，达到较好的应用效果。

一、信息整合方式

1. **指标原文**　指标原文见表 3-1。

表 3-1　信息整合方式指标原文

评审内容	编号	评审指标	分值	等级要求	评分说明
3.1.1 信息整合方式	3.1.1.1	☐数据层面整合：系统数据库之间的数据交换和共享，以及数据之间的映射转换 ☐应用层面整合：系统之间实时或异步信息共享与业务协同	2.5	仅满足第一项要求，为三级； 满足第二项要求，为四级乙等	三级得 2 分； 四级乙等得 2.5 分

2. 指标解读

（1）数据层面整合：数据层面整合是指应用系统与信息平台之间或应用系统之间通过 ETL 等第三方数据抽取工具或存储过程，实现信息的交互和整合。这种信息整合方式是应用系统数据库之间的数据交换和共享。

（2）应用层面整合：应用层面整合是指应用系统与信息平台之间或应用系统之间通过消息方式实现信息的交互和整合。这种信息整合方式采用消息路由分发机制，具有较强的实时性和高效性。可以遵循 SOAP、REST 等协议规范，采用消息中间件和企业服务总线等实现消息交换。在应用系统中通过页面链接的方式整合，不属于应用层面整合。

3. 实现方式　数据层面整合的实现方式有中间表、视图、存储过程、ETL 工具等。该整合方式具有一定的便捷性，但是随着交互系统、交互业务数量的增加，接口容易冗余、混乱，且不易统一管理和审计。近几年，数据库复制技术大量应用使得 ETL 工具的实时性提高，一方面可以单独使用连接交互双方数据库实现数据层面整合，另一方面也可以配合消息路由实现应用层面整合，且极大降低了为满足信息整合需求对应用系统进行改造的难度。

应用层面整合通过消息方式实现，主要有以下两种：

（1）同步方式使用 Webservice 接口实现：Webservice 接口多用于两个系统之间实时的请求调用和结果返回，适用于实时性要求高的业务场景，如各类申请单在执行时回写申请单执行状态等。

（2）异步方式使用消息队列实现：消息队列适用于复用性要求较高、不需要实时返回结果的业务场景，特别是一个发送方多个接收方的情况，如门诊药品处方消息分发给摆药机系统和输液系统。

4. 测评要求　申请机构在对标改造过程中，完成系统与平台、系统与系统之间信息交互和整合接口的全面梳理和分类管理，掌握存在多少接口、涉及多少系统、数据如何定义、流程如何触发、实现什么功能等信息。医院需要实现的信息交互和整合过程错综复杂，业务需求各有特点，数据层面和应用层面两种整合方式往往都会涉及，而不是全部过程都是数据层面整合或都是应用层面整合，但随着信息管理水平和集成能力的提升，应用层面整合的占比不断增加。同时，还应达到以下要求：

（1）数据层面整合：能够枚举在数据层面实现信息整合的主要业务场景、涉及的应用系统及具体实现方式；能够举证说明重要业务场景下数据层面信息整合过程数据的准确性、完整性，可以满足业务流程正常运转；如使用 ETL 工具进行数据抽取，需要举证说明抽取过程。

（2）应用层面整合：能够枚举在应用层面实现信息整合的主要业务场景、涉及的应用系统及具体实现方式；能够举证说明重要业务场景下应用层面信息整合过程数据的准确性、完整性和实时性，可以满足业务流程正常运转；建有医院信息平台的机构，能够举证说明平台具备的服务注册、服务发布、服务适配等功能在应用层面信息整合过程中的作用。

5. **查验方式**　该指标为定性指标，采用专家评价的方式进行查验。文件审查阶段，专家在证明材料中查阅信息整合方式、信息平台架构图文介绍，可询问具体实现方式、用到的工具和应用场景等，判断申请机构是否对整合过程进行了全面梳理和分类管理。现场查验阶段，专家可查阅医院信息平台的建设方案、技术实现方案等材料，在平台或系统生产环境下查看接口管理界面、追踪重点整合过程，判断指标达标情况。

二、信息整合技术

1. **指标原文**　指标原文见表 3-2。

表 3-2　信息整合技术指标原文

评审内容	编号	评审指标	分值	等级要求	评分说明
3.1.2 信息整合技术	3.1.2.1	□点对点连接 □混合技术：单体系统或以单体系统为主体的混合技术（非点对点） □总线技术：基于信息平台架构实现，通过企业服务总线（ESB）或消息中间件实现服务注册、服务发布和服务适配	2.5	满足第一项要求，为三级； 满足第二项要求，为四级乙等； 满足第三项要求，为四级甲等	三级得 2 分； 四级乙等得 2.3 分； 四级甲等得 2.5 分

2. **指标解读**

（1）点对点连接：点对点连接是指应用系统之间通过点对点集成而实现的直接对接，这种直接对接通常是按需逐步完成的，对接工作是重复、低效、无规则的，累积到一定程度后，会造成大量接口的无序管理，直接表现为系统互联互通中出现各种问题，如对应用系统的性能影响、数据丢失、数据不一致等。同时，点对点连接也影响系统对接的效率，占用较多的开发人员资源，导致系统实施过程中大部分工作都是在做接口。

（2）混合技术：以单体系统为主体的混合技术（非点对点）是指大部分应用系统构成单体系统，单体系统与其余少量异构应用系统之间采用非点对点的方式实现信息整合。单体系统是指整个应用系统体系有统一的整体设计、技术架构和数据库（或分布式数据库），从而避免各系统之间因数据传输而产生的接口问题。以单体系统为主体的信息整合是指大部分应用系统构成单体核心系统，单体系统与其余少量非核心异构应用系统之间以应用层面整合方式为主实现信息整合，非核心异构应用系统之间无须单独进行点对点连接。如 HIS、PACS、LIS 等临床信息系统由一家软件供应商提供，但 ERP 系统、OA 系统、门户网站等由不同厂商提供，可通过混合技术实现信息整合。

（3）总线技术：总线技术采用标准方式，提供消息传输机制，借助 Webservice 服务、消息队列等传输协议，建立服务的动态松耦合机制，实现各集成系统／应用之间的接口透明可管理。总线技术采用集中管理机制，有利于接口的规范化管理，但并非使用总线技术接口管理就一定规范化，仍然需要按照医院信息平台技术规范的要求，保证互交服务和共享文档的标准化，以实现接口的高度复用，这样才能体现出信息平台的最大价值。

基于开源组件或自研的企业服务总线的信息平台，应进行较全面的测试，保证功能的完整性和可靠性，系统性能的实时性和稳定性，并做好代码安全管理。

在总线技术基础上，可进一步探索基于微服务架构的环境搭建，实现服务注册、应用配置、服务监控、API 网关、服务安全、资源调度等方面的系统化管理，实现院内外部分业务的微服务化。

3. **实现方式** 本部分只介绍总线技术的实现方式。

通过基于 SOA 架构的企业服务总线进行系统集成、信息整合，可将传统的点对点集成转变为"服务提供系统 - 信息平台 - 服务消费系统"三点连接。总线技术的使用一方面极大降低了系统之间点对点、多对多连接的复杂度，另一方面所有服务的提供与消费都经过信息平台，便于统一注册、管理、监控和复用。

医院的企业服务总线应具备可插拔的服务协调、传输协议转换、消息转换和路由等能力。其主要功能特征如下：

（1）支持广泛开放标准：符合 Webservice、XSLT、XPATH、WS-Security、SSL、WPDL、BEPL4WS、HL7 等标准；

（2）可靠的服务事件传输：服务总线的可靠消息传输和异步通信特征通过基于消息的基础中间件实现，服务总线应支持 JMS 或 MSMQ 等接口的第三方消息中间件；

（3）支持可插拔服务组件：支持引擎扩展和传输绑定扩展；

（4）内置丰富引擎组件：实现组件包括 SOAP（HTTP）、JMS（MSMQ）、EMAIL、FTP、HL7 适配器等；

（5）支持集中管理和分布部署；

（6）支持同步和异步服务调用：同步调用采用 web 服务直接调用，采用消息队列传输支持异步服务调用。

4. **测评要求** 申请机构在对标改造过程中，根据自身业务需求选择适合的信息整合技术。二级或体量较小的医院，业务需求不复杂，通过混合技术进行信息整合能够降低信息化建设成本，是一个较好的选择。大型三级医院异构应用系统繁多，应建设医院信息平台，通过总线技术进行信息整合，以降低异构系统信息整合人、财、物投入，提高医院信息管控能力。此外，还应达到以下要求：

（1）点对点连接：能够举证说明医院信息整合技术架构、点对点连接的具体实现形式，应与系统集成、信息整合技术方案一致。

（2）混合技术：能够举证说明医院信息整合技术架构、单体核心系统的范围、单体系统与其他异构应用系统之间信息整合具体实现形式，应与系统集成、信息整合技术方案一致。

（3）总线技术：能够举证说明医院信息整合技术架构、系统之间的交互通过总线技术实现，并实现了统一注册、发布以及消息的实时查询，其中系统之间的交互应包括但不限于《医院信息平台交互规范》要求的标准化交互服务。

5. **查验方式**　该指标为定性指标，采用专家评价的方式进行查验。文件审查阶段，专家在证明材料中查阅信息整合技术、信息平台技术架构图文介绍，可询问信息整合技术的具体实现方式。若采用总线技术实现，专家可询问数据协同共享的方式、数据备份方式、访问控制、数据订阅分发机制等要点，判断申请机构信息整合是否合理。现场查验阶段，专家可查阅系统集成技术方案或医院信息平台的建设方案、技术实现方案等材料，在平台生产环境下查看服务数量统计、服务订阅情况、消息交互日志、消息流转过程、消息警告预警等内容，判断指标达标情况。

三、信息资源库建设

（一）具备独立的电子病历共享文档库

1. **指标原文**　指标原文见表3-3。

表3-3　信息资源库指标原文

评审内容	编号	评审指标	分值	等级要求	评分说明
3.1.3 信息资源库	3.1.3.1	□具备独立的电子病历共享文档库	2	三级	满足要求得分，否则不得分

2. **指标解读**　电子病历共享文档是整合临床信息后，按照《电子病历基本架构与数据标准》和《电子病历共享文档规范》规定生成的结构化、标准化的 XML 文档。所有临床业务活动所产生的、反映临床业务活动最终状态的信息记录均可作为电子病历共享文档的数据来源。

电子病历共享文档库是独立的、专门存储电子病历共享文档的数据库，应具有可视化管理与展示界面，实现便捷的查询检索、分类统计、匿名化配置、调阅权限管理、文档的统一与导出等功能，可以为院内信息共享和区域业务协同提供承载临床数据的标准化文档。

电子病历共享文档库对共享文档的存储，应以患者为中心，围绕患者参与的实际临床业务活动组织文档，分类标识并存储。应用系统可根据实际授权情况对某个患者电子病历共享文档的全部、部分、单个文档进行调阅与应用。

3. **实现方式** 申请机构若建有医院信息平台,电子病历共享文档库应作为平台的核心构件。医院信息平台将各个应用系统中产生的临床活动数据进行集成与共享,同时抓取相关数据,或对临床数据中心的数据进行二次整合,按照标准要求生成电子病历共享文档,并通过文档注册服务,集中归档、存储于独立的电子病历共享文档库中。电子病历共享文档库在患者主索引(EMPI)的指引下对注册的文档进行汇总归集,并支持文档检索和调阅。

申请机构若未建医院信息平台,则由应用系统按照标准要求生成电子病历共享文档,并通过独立的文档注册服务,集中归档、存储于独立的电子病历共享文档库中。

电子病历共享文档为半结构化的 XML 文档,可使用数据库、文件服务进行存储。

4. **测评要求** 申请机构在对标改造过程中,应提前建立独立的电子病历共享文档库,保证文档按标准格式存储,并完成应用系统数据的一致性核对,在此基础上经过一段时间的核对和抽查,保证电子病历文档库运行的稳定性,数据的完整性、准确性和一致性。另外,能够举证说明电子病历共享文档库的具体实现方式、所实现的功能及电子病历共享文档的应用场景。现场查验时至少保证库中存有一年以上的电子病历共享文档数据,且文档以患者为单位归集管理,内容完整、格式标准。

5. **查验方式** 该指标为定性指标,采用专家评价的方式进行查验。文件审查阶段,专家在证明材料中查阅电子病历共享文档库架构图、功能实现情况、数据存量等,可询问电子病历共享文档库的建成时间、文档的生成方式和集成方式、文档数据总量、日均增量、日均检索量、日均调阅量等内容,判断申请机构电子病历共享文档库是否独立、功能完备且数据存量达标。现场查验阶段,专家可在电子病历共享文档库生产环境下可视化查看电子病历共享文档库的建成时间、文档的生成方式和集成方式、文档数据总量、各类型文档的数据总量、日均增量、日均检索量、日均调阅量等统计信息;在医院信息平台生产环境下查看电子病历共享文档注册服务、检索服务、调阅服务的交互日志;查阅或询问电子病历共享文档的展示方式、生成方式、存储方式等。电子病历共享文档库中所存共享文档的标准符合性、文档注册/检索/调阅等交互服务的标准符合性可与相应定量测试内容相印证。

(二)**独立临床信息数据库数据时效性**

1. **指标原文** 指标原文见表 3-4。

表 3-4 信息资源库指标原文

评审内容	编号	评审指标	分值	等级要求	评分说明
3.1.3 信息资源库	3.1.3.2	独立临床信息数据库数据时效性: □数据传输时间≥ T+1 □数据传输时间< T+1 □无独立临床信息数据库	0.5	时效性满足第一项要求,为四级乙等;满足第二项要求,为四级甲等	四级乙等得 0.3 分;四级甲等得 0.5 分

2. **指标解读** 临床信息数据库，即临床数据中心（clinical data repository，CDR）。CDR 以患者为主线，将患者在医院中的历次门急诊就诊、体检、住院等医疗服务活动以及所产生的相关信息有机关联起来，并对所记录的海量信息进行科学分类和抽象描述，使之系统化、条理化和结构化。

CDR 建设过程中，通过统一的数据中心模型设计和技术实现，将不同信息系统、组织机构间信息资源整合，实现业务数据集中存储，确保信息同步，同时提供院内外的数据共享及利用，如患者 360° 视图展示、临床决策支持、运营管理决策支持、科研分析等。

作为信息资源整合和数据存储中心，CDR 数据是否具有实时性对其后期利用价值产生重要影响，也是其不同技术架构和实现难易程度的考评要点，因此，对应用系统产生的临床数据传输到 CDR 的时效性提出要求。

数据传输时间≥ T+1，指应用系统产生临床数据的时间与该数据传输到 CDR 的时间差值超过 1 天（或几天），传统的 ETL 工具和数据库作业的方式均可实现，技术性要求较低。按严谨的要求，CDR 应该是实时的，至少是准实时的，此种方式中，CDR 中的数据比应用系统的数据少一天（或几天），适用于运营管理决策支持和科研分析，为四级乙等要求。

数据传输时间< T+1，指应用系统产生临床数据的时间与该数据传输到 CDR 的时间差值小于 1 天，需要使用实时 ETL 工具和通过信息平台应用整合的方式实现，技术性要求较高。通常传输时间越短，技术要求越高，二者成反比。对传输时间的要求，通常 1 小时之内完成比较合理。此种方式适用于各种基于 CDR 的数据应用。

无独立临床信息数据库，指没有建立单独的 CDR，而是依赖于现有核心信息系统，如 HIS、电子病历等，将其他临床信息系统的数据传入核心信息系统，使之成为数据中心。此种方式，在规模较小或信息系统一体化程度较高的医院中，也是一种实现方式，技术要求相对简单，但由此可能带来的问题是核心系统数据库快速增长及越来越多的数据应用，导致核心信息系统性能下降，从而影响业务使用，因此需要提前做好评估。

3. **实现方式** 申请机构创建 CDR 时，需要从数据构成、CDR 集成、数据存储 3 方面进行规划。

（1）数据构成：数据是 CDR 的核心资产。从临床数据类型来看，包括数字、文字、图片、影像、视频、PDF 等；从临床数据业务来看，可分为患者基本信息、就诊基本信息、检查基本信息、检验基本信息、输血基本信息、手术基本信息、护理基本信息、药品基本信息、医嘱基本信息、病历文书基本信息、基础字典及临床术语基本信息等。

（2）CDR 集成：CDR 数据集成方式有两种，是应用集成和数据集成，分别对应"3.1.1 信息整合方式"指标中提到的应用层面整合和数据层面整合。

应用集成方式，基于集成交换标准统一规划，通过总线技术完成 CDR 的数据集成工作，即由应用系统按照集成标准完成数据的组装并发送到平台，由平台路由到数据中心进行存储。该集成方式具有实时性好、可复用性强等优势，且应用系统封装自己产生的数据保证了数据的准确性，但是需要应用系统承建商的高度参与。

数据集成方式，基于 ETL 方式的数据采集，由集成厂商通过对业务模型的分析，利用 ETL 工具完成数据的采集、清洗、转换及 CDR 库的写入。该集成方式基于数据库的处理，降低了应用系统承建商的改造成本和技术难度，但要求集成厂商对应用系统模型有充分了解，并及时捕获业务数据库的数据变化。

（3）数据存储：CDR 的存储规划是构建 CDR 的关键步骤，临床数据中心的数据有来自 HIS、LIS 等应用系统的结构化数据，来自 PACS、EMR、RIS 等应用系统的病历文档、图片的半结构化数据和非结构化数据，在构建 CDR 的存储规划时须考虑三种不同模式的数据存储。

结构化数据，指可以使用关系型数据库表示和存储，表现为二维形式的数据。如患者基本信息子集、就诊信息子集等。结构化数据的存储和排列很有规律，这类临床数据通常采用 Oracle 数据库、MySQL、DB2、SQL Server 等进行关系型数据的存储，也可以采用分布式关系数据库或 NoSQL 数据库进行存储。

半结构化数据是结构化数据的一种形式，其不符合关系型数据库或其他数据表形式关联起来的数据模型结构，但包含相关标记，用来分隔语义以及对记录和字段进行分层，因此被称为自描述的结构。常见的半结构化数据有 XML 和 JSON。

非结构化数据，指没有固定结构的数据，各种文档、图片、视频／音频等都属于非结构化数据。临床中最常见的非结构化数据有影像文档、心电图等。

半结构化和非结构化的数据形态，传统的关系型数据库无法满足存储的要求，通常采用 NoSQL 数据库存储，例如 HBase、MongoDB、Redis 等。

4. **测评要求** 申请机构在对标改造过程中，应提前建立临床数据中心（CDR），并保证每个来源业务数据的可靠性，长期监测数据的准确性和一致性。同时，能够举证说明临床信息数据库的数据来源、数据集成方式及不同集成场景中临床信息数据库传输时间。现场查验时至少保证库中存有一年以上的临床信息数据，且数据以患者为单位归集管理，内容准确完整、展示维度清晰。

5. **查验方式** 该指标为定性指标，采用专家评价的方式进行查验。文件审查阶段，专家查阅 CDR 架构图、功能实现情况、数据存量等，可询问建成时间、数据来源和数据集成方式、累计数据量、日均增量、存储方式及历史数据迁移、展示等内容，判断申请机构临床信息数据库是否独立、功能完备且数据存量达标。现场查验阶段，专家可在 CDR 生产环境下可视化查看 CDR 的数据总量、日均增量、检查信息、检验信息、就诊信息、文档信息等各类统计信息；在医院信息平台生产环境下查看电子病历共享文档注册服务、检索服务、调阅服务的交互日志；查阅或询问 CDR 消费平台上的服务交互日志、订阅关系等，查阅数据集成的时效性。

四、统一身份认证与门户服务

（一）开放软件标准协议

1. **指标原文** 指标原文见表 3-5。

表 3-5　开放软件标准协议指标原文

评审内容	编号	评审指标	分值	等级要求	评分说明
3.1.4 统一身份认证及门户服务	3.1.4.1	□采用开放的软件标准协议	0.5	五级乙等	满足要求得分,否则不得分

2. **指标解读**　医院信息平台集成过程中采用 Webservice、HTTP REST、OAuth、XML、JSON 等标准协议。在院内信息化环境中,SSO 单点登录和应用系统、门户等应用的集成通常采用基于 SOAP 协议的 Webservice 接口或基于 HTTP 协议的 REST 接口。通过规范标准的接口定义,可以实现与其他主流门户和流程系统的集成。数据传输通常采用 XML、JSON 等格式标准,在集成数据安全上也是关注的重点,基于 HTTP 协议的 REST 接口多采用 OAuth 2.0 的授权方式,平台内部还须具备标准接入、授权协议、有效期管理等内部管理行为。

3. **实现方式**　开放的软件标准协议实现方式如下:

(1)目前基于 HTTP 协议的 REST 接口多采用 OAuth 2.0 的授权方式;

(2)其他的开放软件协议如 OpenID 同样可以;

(3)若使用主流实现方式之外的协议,须提供其开放性证明,以证明该协议的开放性、安全性。

4. **测评要求**　申请机构在医院信息化项目实施过程中,关注对软件标准协议的把控,使用主流的、共通的技术,而不是厂商会什么就用什么。现场测评时,申请机构相关人员提供平台接口说明文档,包含平台提供给对接信息系统接入方式的说明、系统之间调用的时序图、接口调用输入、输出参数示例等内容,申请机构相关人员能够使用工具对照文档接口输入参数进行测试调用,展示返回文档中约定的输出参数内容。

5. **查验方式**　该指标为定性指标,采用专家评价的方式进行查验。

(1)文件审查阶段审查点:①对该开放的标准协议应用理解是否符合指标解读范围内;②该协议是否标准、是否是主流的开放协议;③标准协议的应用范围,在院内的使用情况覆盖范围是否足够大。

(2)现场阶段审查点:①对标的介绍与讲解是否符合指标范围内;②标准应用情况,如通过单点登录系统等的连接情况;③在平台后台查看验证配置情况是否是通过配置来进行校验与验证。

（二）代理认证方式

1. **指标原文**　指标原文见表 3-6。

表 3-6　代理认证方式指标原文

评审内容	编号	评审指标	分值	等级要求	评分说明
3.1.4 统一身份认证及门户服务	3.1.4.2	□支持代理认证方式	0.5	五级乙等	满足要求得分,否则不得分

2. **指标解读** 建设全院统一的认证平台，实现安全性高的应用保护，统一认证平台可实现：统一用户账号有效性管理、统一的认证入口及单点登录，即院内系统一次登录认证即可按照该登录用户的权限访问相关系统；统一的权限分配，实现资源、角色、权限的统一分配；统一的资源管理，统一认证平台使系统管理人员更清晰的分析并管理资源的分配情况，完成安全策略的配置和部署。

通过统一认证平台代理医院各应用系统的访问地址，并为访问请求发放身份标识令牌以证明是否进行过 SSO 单点登录校验。被访问的应用系统拦截未登录的请求，对已登录的请求放行，并能够通过用户标志判断用户身份。

3. **实现方式** 代理认证的实现方式是基于统一认证平台提供代理认证服务，通过该认证服务，异构的应用程序可实现认证功能与用户身份信息的共享。一般实现步骤如下：

（1）用户成功登录到某代理认证的服务页面（一般以下文的单点登录为主）。

（2）用户请求访问某个 CS 或 BS 应用程序，同时发出从代理认证服务获取的经过加密的身份标识令牌。

（3）CS 或 BS 应用程序通过代理认证服务校验身份标识令牌的有效。

4. **测评要求** 申请机构在对标改造过程中，提供代理软件或代理服务器，各个应用系统登录或访问权限通过代理配置到统一的认证平台实现统一认证。用户访问经过代理后的应用系统时，代理能够拦截未登录／未通过统一认证的请求。已登录且通过统一认证的请求到达应用系统时，应用系统能够判断代理认证的用户身份并允许访问。

5. **查验方式** 该指标为定性指标，采用专家评价的方式进行查验。

（1）文件审查阶段查验点：①通过统一的登录程序提供代理认证入口，一般是单点登录类型的程序；②提供认证流程实现的证明；③提供认证服务清单证明功能有效性；④提供接入的系统清单。

（2）现场阶段查验点：①对照文件审查系统清单随机挑选系统，查验系统是否可通过代理认证服务完成登录；②查看该系统登录过程的服务运行情况，验证认证流程的真实性。

（三）SSO 单点登录

1. **指标原文** 指标原文见表 3-7。

表 3-7　SSO 单点登录指标原文

评审内容	编号	评审指标	分值	等级要求	评分说明
3.1.4 统一身份认证及门户服务	3.1.4.3	□支持 SSO 单点登录	0.5	五级乙等	满足要求得分,否则不得分

2. **指标解读** 支持 SSO 单点登录是指用户只须一次登录（通过输入用户名密码、CA 认证或域认证等方式），登录后生成唯一的认证令牌，可以依靠认证令牌在不同系统之间切换，无须再次提供登录信息进行登录认证。

3. **实现方式**　通过统一身份认证平台实现对医院应用系统登录信息的统一注册和认证服务，同时实现不同用户的权限配置和全部接入应用系统的可视化管理。

4. **测评要求**　申请机构在对标改造过程中，应实现支持 SSO 的单点登录。

（1）院内账户信息通过统一身份认证平台实现账号生命周期的统一管理，账号统一。

（2）全院具备统一的登录门户，采用统一的登录入口。

（3）院内主要应用系统通过统一门户实现登录，实现用户一次登录可查看相应权限的系统。

（4）用户登录后进入统一的门户，根据用户当前的角色权限显示可访问操作的应用系统。

（5）以上功能在医院日常使用。

5. **查验方式**　该指标为定性指标，采用专家评价的方式进行查验。

文审查验过程主要查看是否具备单点登录页面，是否整合了必要的院内应用系统，并具备有效性的校验过程证明，判断单点登录功能是否合理、完备，是否覆盖主要应用系统（可参考指标 5.2.1.1、5.2.1.2、5.2.1.3 中各测评等级要求接入医院信息平台的应用系统数量）。现场查验过程专家可跟踪不同权限用户的单点登录过程，并调阅登录过程服务运行情况，验证功能实现的真实性；查看接入单点登录的应用系统管理界面，查看单点登录的登录、调阅日志，以证明具体使用情况。

五、平台的可视化功能

1. **指标原文**　指标原文见表 3-8。

表 3-8　平台的可视化功能指标原文

评审内容	编号	评审指标	分值	等级要求	评分说明
3.1.5 平台功能	3.1.5.1	平台具有的可视化功能,包括： □共享文档配置与管理（四级乙等必选） □ CDR 展现与管理（四级甲等必选） □数据脱敏配置管理（四级甲等必选） □患者主索引管理 □ CPOE 展现 □交互服务配置管理 □交互服务订阅管理 □服务运行状况监控管理 □统一通讯配置 □基础字典管理 □医学术语字典配置管理 □其他	1	四级乙等应满足第一项且 ≥ 3 项（等效对应）； 四级甲等应满足第 2、3 项且 ≥ 6 项； 五级乙等 ≥ 8 项； 五级甲等 ≥ 10 项	选择 1 项得 0.1 分,最高得 1 分； 其他可填写多个,只算 1 项分值

2. **指标解读**　平台可视化功能是基于医院信息平台实现的一组具有信息互联互通统

筹管理属性的功能，该组功能应具备直观、可视化、操作便捷等特点，同时应支持动态配置管理、监控管理、基础数据配置管理。

（1）共享文档配置与管理：共享文档配置与管理是指通过配置的方式生成、解析并浏览共享文档。即通过可视化、可定制的共享文档生成器对共享文档模板及数据来源库进行配置；根据患者 ID、文档名称等方式将电子病历（EMR）或临床数据转换为符合《电子病历基本架构与数据标准》和《电子病历共享文档规范》的共享文档。该功能具体的呈现形式需要以人工管理的页面方式进行呈现，通过配置的方式，对共享文档的节点、模板及生成共享文档的种类进行配置与管理，并能够解析、浏览共享文档。

（2）CDR 展现与管理：CDR 是临床数据中心的简称，将医院内围绕临床以患者为基础的数据汇总。展现与管理是对临床数据进行汇总，提供对数据的展现与管理功能，实现 CDR 的可视化如患者人口学信息、就诊信息、检查信息、检验信息、临床文档等临床诊疗活动中产生的信息数据管理及展示；提供围绕 CDR 本身的展现与管理，如临床数据的增量、CDR 运行状态与数据总量等管理功能。

（3）数据脱敏配置管理：数据脱敏配置管理是指临床数据用于第三方使用或其他需要脱敏或匿名化使用时，能够实现可视化脱敏配置。该功能指基于数据中心，对外提供数据共享、利用、浏览业务时，可通过后端的配置，基于一定的规则对部分敏感业务数据如姓名、性别、身份证号、医保卡号、电话等数据项信息实现基于配置的脱敏，该配置脱敏的过程须全程基于可视化的页面完成。

（4）患者主索引管理：患者主索引服务是指为保持在多域或跨域中用以标识患者实例所涉及的所有域中患者实例的唯一性，所提供的一种跨域的系统服务。其管理是指系统须具备以下可视化功能：展示患者的全部索引信息、浏览索引详细信息，具有可配置的患者匹配条件、能够按照设定的条件对患者索引进行自动合并或人工合并及拆分。

（5）CPOE 展现：CPOE 展现是指对医嘱生命周期内各个执行环节的监控与信息反馈的展现，通过对医嘱从开立到执行的整体过程数据的跟踪，可以及时得到医嘱执行过程中的相关信息，起到业务流程监控和信息分析作用。

（6）交互服务配置管理：交互服务配置管理是指具有配置界面对交互服务内容进行配置和维护。平台提供的"交互服务"须具备配置管理功能。交互服务是系统与系统之间可实现互联互通的基本能力。

（7）交互服务订阅管理：交互服务是平台提供的基础功能，订阅管理指通过配置管理接入平台的系统、模块，须提供基于服务为单元的订阅管理功能，使每个服务都明确哪些系统及程序可实现接入。另须提供订阅管理功能，订阅管理包括订阅者（系统与模块）的管理、服务与订阅者关系的建立、服务或订阅者的启用状态管理等功能。

（8）服务运行状况监控管理：服务运行状况监控管理是指能对平台各服务交互量、消息总数、耗时、出错消息统计、基于平台的接口服务的运行日志等进行直观地统计、检索、展示。通过监控系统对消息的流转情况进行实时监控，查看消息节点流转、消息内容、消息状态等。

（9）统一通讯配置：统一通讯配置是指将计算机网络和传统通信网络融合在一个平台，实现电话、数据传输、音视频会议、呼叫中心、邮件、短信、微信、即时通信等服务。即在同一界面中通过配置，针对不同业务场景，设置不同的通讯模板完成上述一种或多种通信服务，实现各场景下定制化的通信内容，保证信息内容的时效性、准确性、完整性。

（10）基础字典管理：针对医院内各系统公用的基础字典（如人员、科室、诊疗项目等）进行数据统一管理及字典映射配置管理，保障院内基础字典的版本统一，供平台订阅的各系统共同使用。

（11）医学术语字典配置管理：医院信息平台具备医学术语统一配置管理功能，医学术语应包含临床医学术语、ICD 库、药学术语、辅助检查术语等，平台可针对医学术语进行版本控制、信息发布共享等服务，核心是须提供主要临床医学术语库。

（12）其他：可提供其他基于信息平台的可视化展示功能。

3. **实现方式**

（1）共享文档配置与管理：共享文档配置与管理的实现方式一般为：①能够对共享文档的模板进行导入、配置与管理等；②共享文档中的元素节点作为独立配置单元，每个元素节点的属性均可配置，如节点路径、数据类型、可循环、是否必填等；③元素拼装出一个共享文档，共享文档作为主记录来管理完整的共享文档配置。

（2）CDR 展现与管理：CDR 展现与管理的实现方式一般为：① CDR 的展现是面向临床应用的，须提供一个基于信息平台开发的独立系统，一般称之为 360 视图或患者全息视图，在该系统中可集中展示患者人口学信息、就诊信息、检查信息、检验信息、临床文档等临床诊疗活动中产生的信息数据管理及展示；② CDR 的管理则是提供另一个基于 CDR 的后台管理系统，对 CDR 的基础信息进行展示，如临床数据的增量、CDR 运行状态与数据总量等管理功能。

（3）数据脱敏配置管理：数据脱敏配置的实现方式一般为：通过提供一个独立页面，对医院内患者的敏感信息进行配置脱敏，基于一定的规则对部分敏感业务数据如姓名、性别、身份证号、医保卡号、电话号码等数据项信息实现基于配置的脱敏，该配置脱敏的过程须全程基于可视化的页面完成。

（4）患者主索引管理：患者主索引管理的实现方式一般为：①可配置的合并规则，支持自动合并和人工合并；②对于需要拆分或合并错的患者，支持拆分功能；③模糊的匹配规则，即通过一些浮动的匹配规则，对不同患者编码之间进行计算匹配，得出的结果证明有一定的相似度。

（5）CPOE 展现：CPOE 展现的实现方式一般为：以医嘱类别作为分类方式，如药品医嘱、检查医嘱等，提供以患者为中心的独立展示页面，将医嘱下达和执行的各流程节点信息进行完整展示。

（6）交互服务配置管理：交互服务配置管理的实现方式主要为：提供一个独立页面，对交互服务提供启动、关闭，对内部信息进行部分配置的管理功能。交互服务内部通过判断交互服务的现行状态来判断可用性。

（7）交互服务订阅管理：交互服务订阅管理的实现方式主要为：提供一个独立页面，对交互服务的订阅者提供管理功能，包括新增订阅者、订阅服务、取消订阅等功能。交互服务被触发时，在后台查询订阅者，并将服务自动调用的方式调用订阅者清单中的订阅者。

（8）服务运行状况监控管理：服务运行状况监控管理的实现方式主要为：提供一个独立页面，对平台各服务交互量、消息总数、耗时、出错消息统计、基于平台的接口服务运行日志等进行直观统计、检索、展示。通过监控系统对消息的流转情况进行实时监控，查看消息节点流转、消息内容、消息状态。

（9）统一通讯配置：统一通讯配置的实现方式主要为：提供一个独立页面，针对不同场景，设置不同的通讯模板进行通讯，实现电话、数据传输、音视频会议、呼叫中心、邮件、短信、微信、即时通信等一种或多种服务。

（10）基础字典管理：基础字典管理的实现方式主要为：基于基础字典管理系统，对公用的基础字典（如人员、科室、诊疗项目等）进行数据统一管理及字典映射配置管理，保障院内基础字典的版本统一，以供平台接入各系统共同使用。

（11）医学术语字典配置管理：医学术语字典配置管理的实现方式主要为：基于医学术语字典配置管理系统，对临床医学术语、ICD 库、药学术语、辅助检查术语等术语进行展示，平台可针对医学术语进行版本控制、信息发布共享等服务。

4. **测评要求**　本节指标包含了信息平台的主要功能，是信息平台应用的重要体现。申请机构在对标改造过程中，可参考以下功能完成系统建设，并在日常应用、运维中体现出较好的使用效果。

（1）共享文档配置与管理：①具有可视化的共享文档配置界面、管理界面；②在共享文档配置与管理界面可以管理章节、条目、元素等文档组成部分，并配置其基数和约束关系；③至少包括定量测试使用的所有共享文档，能够统计已生成的各类共享文档数量及总量；④能以业务视图的方式及共享文档源文件的方式浏览所有类型的共享文档。

（2）CDR 展现与管理：①能够实时展示和查询患者重要的临床业务数据，如就诊记录、门诊处方、住院医嘱、电子病历、检查检验报告等。②院内重点业务能够在 CDR 实现闭环展示（五级乙等及以上要求）。③具备权限控制，可根据实际授权情况，在使用患者某一或某些临床活动数据或 EMR 文档时进行调阅查看。④从消息服务、患者、临床文档等多个角度统计 CDR 数据接入情况，具有可视化管理。

（3）数据脱敏配置管理：①具有脱敏规则管理界面；②具有脱敏配置、管理的界面；③能够展示脱敏后的数据表现形式。

（4）患者主索引管理：①患者主索引统一展示和查询；②具备患者主索引查重、合并、拆分等功能；③能够配置合并规则。

（5）CPOE 展现：①辅助检查类医嘱（检查检验等）开立 - 执行 - 结果状态信息查询展示；②医疗保障类医嘱（药品、输血等）开立 - 执行 - 结果状态信息查询展示；③手术治疗类医嘱（手术护理治疗）开立 - 执行 - 结果状态信息查询展示；④医嘱闭环应体现从医嘱录入、核对、执行到医嘱停止全过程内的关键执行环节的监控与信息反馈，医嘱执行状态应具有及时性。

（6）交互服务配置管理：①提供可视化交互服务模板配置管理界面；②在交互服务管理界面可以查看系统配置的所有交互服务，至少包括定量测试使用的所有交互服务。

（7）交互服务订阅管理：①能够展示交互服务订阅界面；②能够以系统应用为维度展示提供/消费的交互服务。

（8）服务运行状况监控管理：①平台服务器硬件运行状态监控；②平台消息错误日志报错、提醒功能。

（9）统一通讯配置：①能够实现电话、数据传输、音视频会议、呼叫中心、邮件、短信、微信、即时通信等服务；②能够针对不同场景，设置不同的通讯模板进行通讯，实现各场景下定制化的通信内容；③能够查看到消息发送日志；④能够对通讯消息模板进行管理，如关闭、开启服务。

（10）基础字典管理：①平台通过可视化功能或服务对院内字典进行新增（注册）、修改、查询调阅操作；②平台可管理基础字典的配置信息，如来源、分类（国家标准字典GB、卫生行业标准字典WS、地方标准字典DB、机构自定义字典）等；③通过基础字典管理界面可以查询、配置基础字典各个数据项；④抽查1~2个卫生行业标准字典是否定义合理、清晰、完整。

（11）医学术语字典配置管理：①供医学术语录入、查询、修改功能界面；②通过医学术语字典界面可以查询、配置医学术语字典各个数据项；③针对医学术语具备版本管理功能；④四级至少可视化管理《疾病分类域代码》（GB/T 14396—2016）、《手术、操作分类与代码》（T/CHIA001—2017），五级还应可视化管理其他医学术语字典（此处要区分基础数据字典）。

5. **查验方式**　本节指标为定性指标，采用专家评价的方式进行查验。

（1）共享文档配置与管理：①文审查验主要查看该可视化页面是否具备共享文档配置界面、管理界面截图及文字描述。②现场查验主要查看共享文档的真实性，是否为应用系统中真实生成，并查看文审材料中提供的功能截图在实际环境中的真实性，其管理功能的有效性等。

（2）CDR展现与管理：①文审查验主要查看是否提供可视化页面截图展示针对CDR的信息监控功能，如查看临床数据增量、总量；查看CDR服务器或存储的实时健康状况等。查看针对CDR中存储内容的功能展示，如提供信息集成视图展示数据中心患者的就诊、医嘱、检查、检验、病历等信息。②现场查验主要在文审内容的基础上查看CDR实时监控内容的真实性；随机抽查某一患者的集成视图信息展示情况，判断其接入的信息是否真实有效并覆盖应包含的数据范围。通过查看CDR调阅日志证实实际使用情况。

（3）数据脱敏配置管理：①文审查验主要查看脱敏配置功能的可视化配置界面；查看配置功能是否包含自定义配置项，如姓名、性别、身份证号、地址等，并查看通过配置后的患者在信息展示界面是否有效脱敏。②现场查验可随机选取某一患者，通过配置功能进行脱敏配置后，在患者CDR信息展示界面和平台临床数据应用中查看是否有效脱敏。

（4）患者主索引管理：①文审查验主要查看界面中是否包含多种患者匹配规则如精确匹配、模糊匹配等；是否可自由配置模糊匹配权重；是否具备患者合并、拆分功能。②现场查验通过演示文审中包含的内容，并进行患者的实时合并、拆分操作验证真实性；查验患者主索引功能在医院实际业务流程中的应用场景，如自助机或窗口引用主索引数据、运营决策中利用主索引数据进行分析。

医院实际应用中，患者信息合并、拆分需要人工处理的流程，及相关日志的记录。

（5）CPOE展现：①文审查验主要查看CDR信息展示界面中是否包含电子医嘱信息内容，并针对医嘱内容进行有效分类，如药品、检查、检验、治疗等。针对医嘱内容须包含开立信息和执行信息。五级查验时须包含基于医嘱的闭环展示界面，丰富的医嘱执行信息闭环节点，并且闭环信息展示有效符合业务逻辑。②现场查验选取某一有效患者，查看CDR中电子医嘱展示界面，查看文审要求的显示内容。五级查验时，需要通过选取的患者具备的医疗业务分析医院提供的闭环展示内容是否真实符合闭环要求。

（6）交互服务配置管理：①文审查验主要查看提供界面截图中是否包含对服务的配置管理。②现场查验需要在演示时模拟对某个服务的内容、状态进行管理设置，并查看针对该服务的内容是否具备配置管理功能。随机选择1~2个交互服务，查看交互服务内容。

（7）交互服务订阅管理：①文审查验主要查看截图界面中针对交互服务的订阅功能展示，是否有针对服务或订阅系统的配置功能。②现场查验需要在演示时展示如何针对交互服务进行订阅管理，并且查看当前医院信息平台是否已经具备已被订阅的服务。

查验交互服务订阅管理中交互服务的数量，是否满足交互服务标准的要求，交互服务标准之外的服务，是否规范合理，是否具有较好的复用性。

（8）服务运行状况监控管理：①文审查验主要查看截图界面中针对交互服务和平台本身的监控内容；针对平台整体的交互服务数量、交互消息吞吐量等；针对服务本身的错误消息日志（要求具有明确的消息报错后的处理机制）、服务交互耗时等。②现场查验需要查看当前平台真实运行状况，尤其针对需要查看消息吞吐量、服务总量等信息判断平台交互是否真实，并查看平台历史监控内容是否包含异常日志内容，查看历史消息数量或趋势是否真实。

日常运维中，应根据服务运行状况监控快速发现并处理异常问题。平台消息流量实时监控，随机选择1~2个消息服务，查看消息在平台的流转日志及消息内容。查看平台消息，接入到平台的服务数量应与日均交互消息数量匹配。

（9）统一通讯配置：①文审查验主要查看截图界面中是否具备针对电话、数据传输、音视频会议、呼叫中心、邮件、短信、微信、即时通信等服务具有配置管理功能。②现场查验时查看通讯消息日志，要求配置并实际使用不少于3种通讯形式，查验统一通信服务是否正常使用。

（10）基础字典管理：①文审查验主要查看截图界面中是否有针对基础字典的配置功能。查看平台中的字典是否包含院内的基本字典。查看字典是否具备映射等功能可被其他系统利用。②现场查验时查看平台中管理的字典类型和应用范围。查看应用系统如何利用平台中的字典进行交互，查看字典服务的订阅关系，并抽查第三方接收字典的应用情况。

（11）医学术语字典配置管理：①文审查验主要查看界面中展示的医学术语类型；查看医学术语配置功能；查看是否具备医学术语的版本控制等扩展功能。②现场查验需要验证平台中的医学术语内容是否与应用系统中的医学术语匹配，并且验证医学术语如何通过平台进行配置并供应用系统使用。

第二节　互联互通服务功能标准化建设要求

为实现院内、院外应用系统临床信息、医疗服务信息和医院管理信息的交互共享，各医疗机构建立了基于电子病历的医院信息平台，通过采集、整合相关业务数据，实现对医院信息资源的二次利用，并对外部系统提供数据交互服务，包括与院外机构及区域平台的数据共享与协同。

基于上述院内、院外信息互联互通和数据共享需求，国家卫生健康委统计信息中心制定并颁布了《医院信息平台交互规范》，详细定义了文档注册、查询服务、个人信息注册、查询服务等10类69个互联互通交互服务。10个类别分别为：文档注册、查询服务；个人信息注册、查询服务；医疗卫生机构注册、查询服务；医疗卫生人员注册、查询服务；就诊信息交互服务；医嘱信息交互服务；申请单信息交互服务；状态信息交互服务；术语注册、查询服务；预约信息交互服务。

一、文档注册、查询服务

1. **指标原文**　指标原文见表3-9。

表3-9　文档注册、查询服务指标原文

评审内容	编号	评审指标	分值	等级要求	评分说明
3.2.1 文档注册、查询服务	3.2.1.1	电子病历文档注册服务： □无此服务 □有且完全符合国家标准 □有,部分符合国家标准	3.5	三级	有且完全符合国家标准,得分;其他情况均不得分
	3.2.1.2	电子病历文档检索服务： □无此服务 □有且完全符合国家标准 □有,部分符合国家标准	3.5	三级	有且完全符合国家标准,得分;其他情况均不得分
	3.2.1.3	电子病历文档调阅服务： □无此服务 □有且完全符合国家标准 □有,部分符合国家标准	3.5	三级	有且完全符合国家标准,得分;其他情况均不得分

2. **指标解读**　电子病历文档是居民个人在医疗机构历次就诊过程中产生和被记录的完整、详细的临床信息资源。每一类在临床文档库中进行存储的电子病历文档都需要在CDR中进行注册。文档注册、查询服务属于《医院信息平台交互规范第6部分：文档注册、查询服务》内容，共包含3个服务，分别为电子病历文档注册服务、电子病历文档检索服务和电子病历调阅服务。具体明细如下。

（1）电子病历文档注册服务

电子病历信息源向电子病历文档注册服务提交请求消息；

电子病历文档注册服务校验数据并进行存储，注册成功时返回请求消息ID；

电子病历文档注册服务注册失败时返回异常响应消息。

电子化病历书写与管理、检验、超声、手术麻醉管理等各临床系统，或临床数据中心系统，均可作为电子病历文档的数据源，遵循《电子病历共享文档规范》（WS/T 500—2016）产生电子病历文档，并遵循《基于电子病历的医院信息平台技术规范》（WS/T 447—2014）调用电子病历文档注册服务请求接口注册到平台。

（2）电子病历文档检索服务

电子病历文档使用者向电子病历文档检索服务提交请求消息；

电子病历文档检索服务将查询结果返回至电子病历文档使用者。

电子病历文档库能够根据电子病历文档使用者的检索请求，提供查看患者的住院号标识、门诊号标识、就诊日期、就诊科室等诊疗事件信息，以及事件信息所涉及的文档作者、文档标题、保管机构等文档摘要信息。

（3）电子病历文档调阅服务

电子病历文档使用者向电子病历文档调阅服务提交请求消息；

电子病历文档调阅服务将查询结果返回至电子病历文档使用者。

电子病历文档库能够根据电子病历文档使用者的调阅请求，对文档调阅的请求作出响应，返回患者姓名、住院号标识、门诊号标识、就诊科室、就诊日期等摘要信息及经base64码编译的电子病历文档原始内容的详细信息。

3. **实现方式**　整个实际医疗业务场景中，当医护人员在电子病历、护理、手麻、重症等系统完成病历文书书写、保存后，相关应用系统调用医院信息平台提供电子病历文档注册服务，将病历文书实时推送至平台，并存入电子病历共享文档库，每份文档与对应患者的某次就诊关联，可通过患者全息视图进行统一展示浏览。同时，平台提供电子病历文档检索、调阅的交互服务，供其他有需要的厂商使用。

4. **测评要求**　申请机构在对标改造过程中，通过平台发布提供文档注册、查询相关服务，同时相关服务满足以下要求：

（1）电子病历文档注册的"文档流水号"全局唯一；

（2）保证患者历次就诊电子病历文档数据的完整性、准确性；

（3）电子病历文档注册、检索、调阅服务响应时间要求均在1s之内。

5. **查验方式**　文件审查材料中须提供文档注册、查询交互服务标准消息结构维护界面的截图和说明，以及消息调用日志的截图。

现场查验阶段，查验人员从 HIS 患者列表中随机抽取一名或多名患者，通过患者就诊号、相关文档号在平台查看对应的文档注册消息。查看患者在临床数据中心（CDR）、患者全息视图中的文档信息，同时与电子病历、护理、手麻、重症等相关应用系统内的文档数据进行对照，查验文档数量及文档具体 xml 节点内容是否一致。

二、个人信息注册、查询服务

1. **指标原文** 指标原文见表 3-10。

表 3-10 个人信息注册、查询服务指标原文

评审内容	编号	评审指标	分值	等级要求	评分说明
3.2.2 个人信息注册、查询服务	3.2.2.1	个人信息注册服务： □无此服务 □有且完全符合国家标准 □有,部分符合国家标准	0.2	四级乙等	有且完全符合国家标准,得分;其他情况均不得分
	3.2.2.2	个人信息更新服务： □无此服务 □有且完全符合国家标准 □有,部分符合国家标准	0.2	四级乙等	有且完全符合国家标准,得分;其他情况均不得分
	3.2.2.3	个人信息合并服务： □无此服务 □有且完全符合国家标准 □有,部分符合国家标准	0.2	四级乙等	有且完全符合国家标准,得分;其他情况均不得分
	3.2.2.4	个人信息查询服务： □无此服务 □有且完全符合国家标准 □有,部分符合国家标准	0.2	四级乙等	有且完全符合国家标准,得分;其他情况均不得分

2. **指标解读** 个人信息是居民个人在医疗机构就诊过程中产生和被记录的完整、详细的个人基本信息。院内相关应用系统完成信息登记后要将居民个人信息注册到医院信息平台，同时平台对外提供个人信息的查询服务。

平台共包含 4 个服务，分别是个人信息注册服务、个人信息更新服务、个人信息合并服务、个人信息查询服务。具体明细如下：

（1）个人信息注册服务

个人信息源（一般为 HIS）向个人信息注册服务提交请求消息；

个人信息注册服务校验数据并进行存储，注册成功时返回请求消息 ID；

个人信息注册服务注册失败时返回异常响应消息。

个人信息源系统调用个人信息注册服务请求接口将个人信息注册到平台。平台通过个

人信息注册将多个医疗信息系统中的患者信息有效地关联在一起，实现各系统之间的互联互通。

（2）个人信息更新服务

个人信息源（一般为 HIS）向个人信息更新服务提交请求消息；

个人信息更新服务校验数据并进行存储，注册成功时返回请求消息 ID；

个人信息更新服务注册失败时返回异常响应消息。

个人信息源在确定信息发生变化时，如补全信息或更改不准确的信息，调用个人信息更新服务请求接口将最新的信息更新到平台，从而保证患者信息在平台的完整性和准确性。

（3）个人信息合并服务

个人信息源向个人信息合并服务提交请求消息；

个人信息合并服务成功时返回响应消息；

个人信息合并服务失败时返回异常响应消息。

平台提供个人信息合并服务，个人信息源系统调用此服务将要合并的患者姓名、患者标识（有主次之分）和合并操作者发送到平台，以保证患者个人信息的完整性和准确性。

（4）个人信息查询服务

使用者向个人信息查询服务提交请求消息；

个人信息查询服务将查询结果返回至使用者。

平台向个人信息使用者提供个人信息的查询服务，查询条件可以是患者标识，如证件号、就诊卡、医保卡或登记号，也可以是个人姓名、性别、出生日期、联系电话等信息。在查询中也可以提供匹配程度的阈值，只有查询结果高于该阈值才返回，各信息匹配的权重须在平台进行配置。

3. **实现方式**　当 HIS 完成患者信息新增、修改后，实时调用平台提供的个人信息注册、更新服务，将个人基本信息主动推送至平台，平台的主数据管理系统接收相关信息后，建立、更新相关个人主索引信息。主数据系统提供相似患者查询、合并等功能，且提供实时日志查询和记录留痕，保证患者主索引在全院系统的唯一性，相似患者指标权重包括身份证号、姓名、性别、家庭住址、联系方式等。同时，主数据系统通过平台向各第三方系统提供患者个人信息订阅、分发的交互服务，保证患者个人主索引信息在全院各应用系统中的实时性、一致性。

4. **测评要求**　申请机构在对标改造过程中，通过平台发布提供个人信息注册、查询相关服务，同时相关服务满足以下要求：

（1）形成院内患者唯一主索引，保证个人信息的全局唯一性；

（2）保证患者个人信息数据的完整性、准确性、及时性；

（3）个人信息注册、更新、合并、查询服务响应时间要求均在 1s 之内。

5. **查验方式**　文件审查材料中须提供个人信息注册、查询交互服务标准消息结构维护界面的截图和说明，以及消息调用日志的截图。

现场查验阶段，查验人员通过门诊挂号窗口、自助机、微信/支付宝等完成个人信息注册、建卡业务，通过主索引号、就诊号、卡号等信息到平台查阅相关消息日志，查看消息内容及消息走向。查验平台主数据管理系统和其他相关订阅系统，患者主索引信息是否与 HIS 保持一致，同时查看相似患者查询、合并等功能。查验主数据管理系统个人信息订阅、分发等功能。

三、医疗卫生机构注册、查询服务

1. 指标原文 指标原文见表 3-11。

表 3-11 医疗卫生机构注册、查询服务指标原文

评审内容	编号	评审指标	分值	等级要求	评分说明
3.2.3 医疗卫生机构注册、查询服务	3.2.3.1	医疗卫生机构(科室)信息注册服务： □无此服务 □有且完全符合国家标准 □有,部分符合国家标准	0.2	四级乙等	有且完全符合国家标准,得分;其他情况均不得分
	3.2.3.2	医疗卫生机构(科室)信息更新服务： □无此服务 □有且完全符合国家标准 □有,部分符合国家标准	0.2	四级乙等	有且完全符合国家标准,得分;其他情况均不得分
	3.2.3.3	医疗卫生机构(科室)信息查询服务： □无此服务 □有且完全符合国家标准 □有,部分符合国家标准	0.2	四级乙等	有且完全符合国家标准,得分;其他情况均不得分

2. 指标解读 医疗卫生机构（科室）信息注册、更新后需要将相关推送至医院信息平台，平台将信息分发至主数据管理系统、临床数据中心以及第三方应用系统。平台共包含 3 个服务，分别是医疗卫生机构（科室）信息注册服务、医疗卫生机构（科室）信息更新服务、医疗卫生机构（科室）信息查询服务。具体明细如下：

（1）医疗卫生机构（科室）信息注册服务

医疗卫生机构（科室）信息源向医疗卫生机构（科室）信息注册服务提交请求消息；

医疗卫生机构（科室）信息注册服务校验数据并进行存储，注册成功时返回请求消息 ID；

医疗卫生机构（科室）信息注册服务失败时返回异常响应消息。

新增机构（科室）信息实时通过平台将数据同步至主数据管理系统，主数据管理系统将信息实时同步至各第三方应用系统，保证院内各应用系统医疗卫生机构（科室）信息的准确性和一致性。

（2）医疗卫生机构（科室）信息更新服务

医疗卫生机构（科室）信息源向医疗卫生机构（科室）信息更新服务提交请求消息；

医疗卫生机构（科室）信息更新服务校验数据并进行存储，注册成功时返回请求消息ID；

医疗卫生机构（科室）信息更新服务注册失败时返回异常响应消息。

医疗卫生机构（科室）信息更新后应及时将更新数据推送至平台，平台主数据管理系统及时完成医疗卫生机构（科室）信息的更新，同时将更新、修改后的数据推送至各第三方应用系统。

（3）医疗卫生机构（科室）信息查询服务

使用者向医疗卫生机构（科室）信息查询服务提交请求消息；

医疗卫生机构（科室）信息查询服务将查询结果返回至使用者。

平台提供医疗卫生机构（科室）的查询服务，应用系统可根据机构标识或机构名称进行查询以获取机构的完整信息，包括地址、联系电话、联系人等。

3. **实现方式** 当医疗卫生机构（科室）信息完成新增、修改后，相关应用系统实时调用平台提供的医疗卫生机构（科室）信息注册、更新服务，平台的主数据管理系统接收相关信息后建立、更新相关索引信息，保证机构（科室）信息在全院的唯一性。主数据系统通过平台向各第三系统提供医疗卫生机构（科室）信息订阅、分发功能，新增、更新完成后实时将新增、变更后的数据主动推送至第三方应用系统，保证医疗卫生机构（科室）信息在全院各应用系统中的一致性。

4. **测评要求**

申请机构在对标改造过程中，通过平台发布提供医疗卫生机构注册、查询相关服务，同时相关服务满足以下要求：

（1）形成院内机构（科室）唯一主索引，保证机构（科室）信息的全局唯一性；

（2）保证院内机构（科室）信息数据的完整性、准确性、及时性；

（3）院内机构（科室）信息注册、更新、查询服务响应时间要求均在 1s 之内。

5. **查验方式** 文件审查材料中须提供医疗卫生机构注册、查询交互服务标准消息结构维护界面的截图和说明，以及消息调用日志的截图。

现场查验阶段，通过平台主数据管理系统查看院内机构（科室）信息是否与相关应用系统保持一致，查验主数据是否有实时更新院内机构（科室）信息的消息日志，查验主数据管理系统院内机构（科室）信息订阅、分发等功能。

四、医疗卫生人员注册、更新、查询服务

1. **指标原文** 指标原文见表 3-12。

表 3-12　医疗卫生人员注册、查询服务指标原文

评审内容	编号	评审指标	分值	等级要求	评分说明
3.2.4 医疗卫生人员注册、更新、查询服务	3.2.4.1	医疗卫生人员信息注册服务: □无此服务 □有且完全符合国家标准 □有,部分符合国家标准	0.2	四级乙等	有且完全符合国家标准,得分;其他情况均不得分
	3.2.4.2	医疗卫生人员信息更新服务: □无此服务 □有且完全符合国家标准 □有,部分符合国家标准	0.2	四级乙等	有且完全符合国家标准,得分;其他情况均不得分
	3.2.4.3	医疗卫生人员信息查询服务: □无此服务 □有且完全符合国家标准 □有,部分符合国家标准	0.2	四级乙等	有且完全符合国家标准,得分;其他情况均不得分

2. **指标解读**　医疗卫生人员在相关系统登记、注册完成后需要将相关信息推送至医院信息平台,平台将信息分发至主数据管理系统、临床数据中心以及各第三方应用系统。平台共包含 3 个服务,分别是医疗卫生人员信息注册服务、医疗卫生人员信息更新服务、医疗卫生人员信息查询服务。具体明细如下:

(1)医疗卫生人员信息注册服务

医疗卫生人员信息源向医疗卫生人员信息注册服务提交请求消息;

医疗卫生人员信息注册服务校验数据并进行存储,注册成功时返回请求消息 ID;

医疗卫生人员信息注册服务失败时返回异常响应消息。

新增医疗卫生人员的信息实时通过平台将数据同步至主数据管理系统,主数据管理系统将信息实时同步至各第三方应用系统,保证院内各应用系统医疗卫生人员信息的准确性和一致性。

(2)医疗卫生人员信息更新服务

医疗卫生人员信息源向医疗卫生人员信息更新服务提交请求消息;

医疗卫生人员信息更新服务校验数据并进行存储,注册成功时返回请求消息 ID;

医疗卫生人员信息更新服务注册失败时返回异常响应消息。

医疗卫生人员信息更新后应及时将更新数据推送至平台,平台主数据管理系统及时完成医疗卫生人员信息的更新,同时将更新、修改后的数据推送至各第三方应用系统。

(3)医疗卫生人员信息查询服务

使用者向医疗卫生人员信息查询服务提交请求消息;

医疗卫生人员信息查询服务将查询结果返回至使用者。

平台提供医疗卫生人员的查询服务,应用系统可根据人员标识(工号或证件号)、姓名、性别、出生日期等信息查询获取人员完整信息。

3. **实现方式** 医疗卫生人员信息完成新增、修改后，相关应用系统实时调用平台提供的医疗卫生人员信息注册、更新服务，平台主数据管理系统接收相关信息后建立、更新相关医护人员索引信息，保证医疗卫生人员信息在全院的唯一性。主数据系统通过平台向各第三方系统提供医疗卫生人员信息订阅、分发功能，新增、更新完成后实时将新增、变更后的数据主动推送至第三方应用系统，保证医疗卫生人员信息在全院各应用系统中的一致性。

4. **测评要求** 申请机构在对标改造过程中，通过平台发布提供医疗卫生人员注册、更新、查询相关服务，同时相关服务满足以下要求：

（1）形成院内医疗卫生人员唯一主索引，保证医疗卫生人员信息的全局唯一性。

（2）保证院内医疗卫生人员信息数据的完整性、准确性、及时性。

（3）医疗卫生人员信息注册、更新、查询服务响应时间要求均在 1 秒之内。

5. **查验方式** 文件审查材料中须提供医疗卫生人员注册、更新、查询交互服务标准消息结构维护界面的截图和说明，以及消息调用日志的截图。

现场查验阶段，通过平台主数据管理系统查看医疗卫生人员信息是否与相关应用系统保持一致，查验主数据是否有实时更新医疗卫生人员信息的消息日志，查验主数据管理系统医疗卫生人员信息订阅、分发等功能。

五、就诊信息交互服务

1. **指标原文** 指标原文见表 3-13。

表 3-13 就诊信息交互服务指标原文

评审内容	编号	评审指标	分值	等级要求	评分说明
3.2.5 就诊信息交互服务	3.2.5.1	就诊卡信息新增服务： □无此服务 □有且完全符合国家标准 □有,部分符合国家标准	0.2	四级甲等	有且完全符合国家标准,得分;其他情况均不得分
	3.2.5.2	就诊卡信息更新服务： □无此服务 □有且完全符合国家标准 □有,部分符合国家标准	0.2	四级甲等	有且完全符合国家标准,得分;其他情况均不得分
	3.2.5.3	就诊卡信息查询服务： □无此服务 □有且完全符合国家标准 □有,部分符合国家标准	0.2	四级甲等	有且完全符合国家标准,得分;其他情况均不得分
	3.2.5.4	门诊挂号信息新增服务： □无此服务 □有且完全符合国家标准 □有,部分符合国家标准	0.2	四级甲等	有且完全符合国家标准,得分;其他情况均不得分

评审内容	编号	评审指标	分值	等级要求	评分说明
3.2.5 就诊信息交互服务	3.2.5.5	门诊挂号信息更新服务: □无此服务 □有且完全符合国家标准 □有,部分符合国家标准	0.2	四级甲等	有且完全符合国家标准,得分;其他情况均不得分
	3.2.5.6	门诊挂号信息查询服务: □无此服务 □有且完全符合国家标准 □有,部分符合国家标准	0.2	四级甲等	有且完全符合国家标准,得分;其他情况均不得分
	3.2.5.7	住院就诊信息新增服务: □无此服务 □有且完全符合国家标准 □有,部分符合国家标准	0.2	四级甲等	有且完全符合国家标准,得分;其他情况均不得分
	3.2.5.8	住院就诊信息更新服务: □无此服务 □有且完全符合国家标准 □有,部分符合国家标准	0.2	四级甲等	有且完全符合国家标准,得分;其他情况均不得分
	3.2.5.9	住院就诊信息查询服务: □无此服务 □有且完全符合国家标准 □有,部分符合国家标准	0.2	四级甲等	有且完全符合国家标准,得分;其他情况均不得分
	3.2.5.10	住院转科信息新增服务: □无此服务 □有且完全符合国家标准 □有,部分符合国家标准	0.2	四级甲等	有且完全符合国家标准,得分;其他情况均不得分
	3.2.5.11	住院转科信息更新服务: □无此服务 □有且完全符合国家标准 □有,部分符合国家标准	0.2	四级甲等	有且完全符合国家标准,得分;其他情况均不得分
	3.2.5.12	住院转科信息查询服务: □无此服务 □有且完全符合国家标准 □有,部分符合国家标准	0.2	四级甲等	有且完全符合国家标准,得分;其他情况均不得分
	3.2.5.13	出院登记信息新增服务: □无此服务 □有且完全符合国家标准 □有,部分符合国家标准	0.2	四级甲等	有且完全符合国家标准,得分;其他情况均不得分
	3.2.5.14	出院登记信息更新服务: □无此服务 □有且完全符合国家标准 □有,部分符合国家标准	0.2	四级甲等	有且完全符合国家标准,得分;其他情况均不得分

评审内容	编号	评审指标	分值	等级要求	评分说明
3.2.5 就诊信息交互服务	3.2.5.15	出院登记信息查询服务： □无此服务 □有且完全符合国家标准 □有，部分符合国家标准	0.2	四级甲等	有且完全符合国家标准，得分；其他情况均不得分

2. **指标解读** 就诊信息是居民个人在医疗机构就诊过程中产生和被记录的完整、详细的就诊流转过程信息。患者在医疗机构办理 / 更新就诊卡、新增 / 更新门诊挂号、新增 / 更新住院就诊信息、新增 / 更新转科信息、新增 / 更新出院登记信息后需要将相关数据内容推送至医院信息平台，平台将信息分发至临床数据中心以及各第三方应用系统。平台共包含 15 个服务，分别事就诊卡信息新增服务、就诊卡信息更新服务、就诊卡信息查询服务、门诊挂号信息新增服务、门诊挂号信息更新服务、门诊挂号信息查询服务、住院就诊信息新增服务、住院就诊信息更新服务、住院就诊信息查询服务、住院转科信息新增服务、住院转科信息更新服务、住院转科信息查询服务、出院登记信息新增服务、出院登记信息更新服务、出院登记信息查询服务。具体明细如下：

（1）就诊卡信息新增服务：患者在自助机或者缴费窗口新建就诊卡完成后，实时将就诊卡信息上传至平台。

（2）就诊卡信息更新服务：患者在自助机或者缴费窗口更新就诊卡信息完成后，实时将就诊卡信息上传至平台。

（3）就诊卡信息查询服务：平台提供患者就诊卡信息查询服务，供微信 / 支付宝 / 自助机或其他有需要的厂商使用。

（4）门诊挂号信息新增服务：门诊就诊信息源（一般为 HIS）向门诊挂号信息新增服务提交新增门诊挂号请求消息，患者门诊挂号完成后，实时将门诊挂号信息发送至平台；门诊挂号信息新增服务返回响应消息。

（5）门诊挂号信息更新服务：门诊就诊信息源（一般为 HIS）向门诊挂号信息更新服务提交更新门诊挂号请求消息，患者门诊挂号信息更新完成后，实时将门诊挂号信息发送至平台；门诊挂号信息更新服务返回响应消息。

（6）门诊挂号信息查询服务：门诊挂号信息使用者向门诊挂号信息查询服务提交门诊挂号信息查询请求消息；门诊挂号信息查询服务将查询结果返回给门诊就诊信息使用者。

（7）住院就诊信息新增服务：住院就诊信息源（一般为 HIS）向住院就诊信息新增服务提交住院就诊请求消息，患者办理住院完成后，实时将住院就诊信息发送至平台。住院就诊信息新增服务返回响应消息。

（8）住院就诊信息更新服务：住院就诊信息源（一般为 HIS）向住院就诊信息更新服务提交住院就诊更新请求消息，患者住院信息更新完成后，实时将住院就诊信息发送至平台；住院就诊信息更新服务返回响应消息。

（9）住院就诊信息查询服务：住院就诊信息使用者向住院就诊信息查询服务提交

住院就诊信息查询请求消息；住院就诊信息查询服务将查询结果返回至住院就诊信息使用者。

（10）住院转科信息新增服务：住院转科信息源（一般为 HIS）向住院转科信息新增服务提交住院转科请求消息，患者办理住院转科成功后，实时将住院转科信息发送至平台；住院转科信息新增服务返回响应消息。

（11）住院转科信息更新服务：住院转科信息源（一般为 HIS）向住院转科信息更新服务提交住院转科更新请求消息，患者转科信息更新完成后，实时将住院转科信息发送至平台；住院转科信息更新服务返回响应消息。

（12）住院转科信息查询服务：住院转科信息使用者向住院转科信息查询服务提交住院转科信息查询请求消息；住院转科信息查询服务将查询结果返回至住院转科信息使用者。

（13）出院登记信息新增服务：出院登记信息源（一般为 HIS）向出院登记信息新增服务提交出院登记请求消息，患者办理出院登记完成后，实时将出院登记信息发送至平台；出院登记信息新增服务返回响应消息。

（14）出院登记信息更新服务：出院登记信息源（一般为 HIS）向出院登记信息更新服务提交出院登记更新请求消息，患者出院登记信息更新完成后，实时将出院登记信息发送至平台；出院登记信息更新服务返回响应消息。

（15）出院登记信息查询服务：出院登记信息使用者向出院登记信息查询服务提交出院登记信息查询请求消息；出院登记信息查询服务将查询结果返回至出院登记信息使用者。

3. **实现方式**　当 HIS 完成个人建卡、门诊挂号、住院入出转等操作后，实时调用平台提供的就诊信息注册、更新服务，平台将相关就诊信息推送至临床数据中心（CDR）及其他订阅系统。临床数据中心将就诊信息与之前建立的患者主索引信息绑定，在患者全息视图实时展示患者当前就诊情况以及历次就诊信息和其他诊疗信息。同时，平台发布患者就诊信息、其他诊疗信息查询的相关服务，以供各第三方应用系统调用。

4. **测评要求**　申请机构在对标改造过程中，通过平台发布提供就诊信息交互服务，同时相关服务满足以下要求：

（1）形成院内患者全流程就诊信息追溯，保证患者个人就诊信息数据的完整性、准确性、及时性。

（2）就诊信息注册、更新、查询服务响应时间要求均在 1s 之内。

5. **查验方式**　文件审查材料中须提供就诊信息交互服务标准消息结构维护界面的截图和说明，以及消息调用日志的截图。

现场查验阶段，查验人员通过门诊挂号窗口或自助机完成个人信息注册、建卡业务后，可继续在门诊完成挂号、开立医嘱等相关操作，通过患者主索引号、就诊号、卡号、医嘱号等信息到平台查阅相关消息，查看消息内容、消息走向以及消息的实时性。同时通过查看患者全息视图，查看视图内的各类信息是否与数据来源系统保持一致，数据是否具有实时性。

　　住院就诊的相关信息,查验人员可通过 HIS 患者列表随机抽取一至多名患者,根据其主索引号、就诊号等信息到平台查阅相关消息,查看消息内容、消息走向以及消息的实时性。同时查看患者全息视图,查看视图内的各类信息是否与 HIS 保持一致。

六、医嘱信息交互服务

　　1. **指标原文**　指标原文见表 3-14。

表 3-14　医嘱信息交互服务指标原文

评审内容	编号	评审指标	分值	等级要求	评分说明
3.2.6 医嘱信息交互服务	3.2.6.1	医嘱信息新增服务: □无此服务 □有且完全符合国家标准 □有,部分符合国家标准	0.2	四级甲等	有且完全符合国家标准,得分;其他情况均不得分
	3.2.6.2	医嘱信息更新服务: □无此服务 □有且完全符合国家标准 □有,部分符合国家标准	0.2	四级甲等	有且完全符合国家标准,得分;其他情况均不得分
	3.2.6.3	医嘱信息查询服务: □无此服务 □有且完全符合国家标准 □有,部分符合国家标准	0.2	四级甲等	有且完全符合国家标准,得分;其他情况均不得分

　　2. **指标解读**　医嘱信息是在医疗机构就诊过程中由接诊医生或主管医生为患者开立的完整、详细的诊疗信息。医生在相关信息系统(主要为 HIS)中为就诊患者进行医嘱开立、医嘱执行、医嘱停止、医嘱取消操作后需要将相关数据内容推送至医院信息平台,平台将信息分发至临床数据中心以及各第三方应用系统。平台共包含 3 个服务,分别为医嘱信息新增服务、医嘱信息更新服务、医嘱信息查询服务。具体解读如下:

　　(1)医嘱信息新增服务:医嘱信息源(一般为 HIS)向医嘱信息新增服务提交新增医嘱请求消息,医嘱信息新增后,实时将医嘱信息发送至平台;医嘱信息新增服务返回响应消息。

　　(2)医嘱信息更新服务:医嘱信息源(一般为 HIS)向医嘱信息更新服务提交更新医嘱请求消息,医嘱信息更新后,实时将医嘱信息发送至平台;医嘱信息更新服务返回响应消息。

　　(3)医嘱信息查询服务:平台提供医嘱信息查询服务,应用系统可根据医嘱 ID、医嘱开立者 ID、患者 ID 等参数进行查询以获取医嘱的完整信息。

3. **实现方式** 当 HIS 完成医嘱新增、更新操作后，实时调用平台提供的医嘱新增、更新服务，平台将相关医嘱信息推送至临床数据中心（CDR）及其他订阅系统。临床数据中心将医嘱信息与患者主索引信息绑定，在患者全息视图实时展示患者当前的医嘱信息数据。同时，平台发布患者医嘱查询的相关服务，以供各第三方应用系统调用。

4. **测评要求** 申请机构在对标改造过程中，通过平台提供患者"医嘱信息交互"相关的服务，同时相关服务满足以下要求：

（1）实时性：新增或更新医嘱相关信息后，须实时调用此服务。

（2）准确性：查看日志消息中信息与实际生产业务的数据一致性，确保数据准确无误。

（3）医嘱信息新增、更新、查询服务响应时间要求均在 1s 之内。

5. **查验方式** 文件审查材料须提供医嘱新增、变更、查询交互服务标准消息结构维护界面的截图和说明，以及消息调用日志的截图。

现场查验阶段，查验人员通过随机选择一名门诊患者，完成开立医嘱、变更医嘱等相关操作，然后通过患者主索引号、住院号、医嘱 ID 等信息到平台查阅相关消息，查看消息内容、消息走向以及消息的实时性。同时通过查看患者全息视图，查看视图内的各类医嘱信息是否与数据来源系统保持一致，数据是否具有实时性。

七、申请单信息交互服务

1. **指标原文** 指标原文见表 3-15。

表 3-15 申请单信息交互服务指标原文

评审内容	编号	评审指标	分值	等级要求	评分说明
3.2.7 申请单信息交互服务	3.2.7.1	检验申请信息新增服务： □无此服务 □有且完全符合国家标准 □有，部分符合国家标准	0.2	四级甲等	有且完全符合国家标准，得分；其他情况均不得分
	3.2.7.2	检验申请信息更新服务： □无此服务 □有且完全符合国家标准 □有，部分符合国家标准	0.2	四级甲等	有且完全符合国家标准，得分；其他情况均不得分
	3.2.7.3	检验申请信息查询服务： □无此服务 □有且完全符合国家标准 □有，部分符合国家标准	0.2	四级甲等	有且完全符合国家标准，得分；其他情况均不得分
	3.2.7.4	检查申请信息新增服务： □无此服务 □有且完全符合国家标准 □有，部分符合国家标准	0.2	四级甲等	有且完全符合国家标准，得分；其他情况均不得分

评审内容	编号	评审指标	分值	等级要求	评分说明
3.2.7 申请单信息交互服务	3.2.7.5	检查申请信息更新服务： □无此服务 □有且完全符合国家标准 □有,部分符合国家标准	0.2	四级甲等	有且完全符合国家标准,得分;其他情况均不得分
	3.2.7.6	检查申请信息查询服务： □无此服务 □有且完全符合国家标准 □有,部分符合国家标准	0.2	四级甲等	有且完全符合国家标准,得分;其他情况均不得分
	3.2.7.7	病理申请信息新增服务： □无此服务 □有且完全符合国家标准 □有,部分符合国家标准	0.2	四级甲等	有且完全符合国家标准,得分;其他情况均不得分
	3.2.7.8	病理申请信息更新服务： □无此服务 □有且完全符合国家标准 □有,部分符合国家标准	0.2	四级甲等	有且完全符合国家标准,得分;其他情况均不得分
	3.2.7.9	病理申请信息查询服务： □无此服务 □有且完全符合国家标准 □有,部分符合国家标准	0.2	四级甲等	有且完全符合国家标准,得分;其他情况均不得分
	3.2.7.10	输血申请信息新增服务： □无此服务 □有且完全符合国家标准 □有,部分符合国家标准	0.2	四级甲等	有且完全符合国家标准,得分;其他情况均不得分
	3.2.7.11	输血申请信息更新服务： □无此服务 □有且完全符合国家标准 □有,部分符合国家标准	0.2	四级甲等	有且完全符合国家标准,得分;其他情况均不得分
	3.2.7.12	输血申请信息查询服务： □无此服务 □有且完全符合国家标准 □有,部分符合国家标准	0.2	四级甲等	有且完全符合国家标准,得分;其他情况均不得分
	3.2.7.13	手术申请信息新增服务： □无此服务 □有且完全符合国家标准 □有,部分符合国家标准	0.2	四级甲等	有且完全符合国家标准,得分;其他情况均不得分
	3.2.7.14	手术申请信息更新服务： □无此服务 □有且完全符合国家标准 □有,部分符合国家标准	0.2	四级甲等	有且完全符合国家标准,得分;其他情况均不得分

评审内容	编号	评审指标	分值	等级要求	评分说明
3.2.7 申请单信息交互服务	3.2.7.15	手术申请信息查询服务： □无此服务 □有且完全符合国家标准 □有,部分符合国家标准	0.2	四级甲等	有且完全符合国家标准,得分;其他情况均不得分

2. 指标解读　申请单服务是医院信息平台为接入平台的各系统提供申请单（检验申请单、检查申请单、病理申请单、输血申请单、手术申请单等）信息共享、管理和跟踪执行全流程服务，共包含 15 个服务，分别为检验申请信息新增服务、检验申请信息更新服务、检验申请信息查询服务、检查申请信息新增服务、检查申请信息更新服务、检查申请信息查询服务、病理申请信息新增服务、病理申请信息更新服务、病理申请信息查询服务、输血申请信息新增服务、输血申请信息更新服务、输血申请信息查询服务、手术申请信息新增服务、手术申请信息更新服务、手术申请信息查询服务。具体解读如下：

（1）检验申请信息新增服务：检验申请信息源（一般为 HIS）向检验信息新增服务提交检验申请信息新增请求消息，检验申请信息新增后，实时将检验申请信息发送至平台；检验申请信息新增服务返回响应消息。

（2）检验申请信息更新服务：检验申请信息源（一般为 HIS）向检验信息更新服务提交检验申请信息更新请求消息，检验申请信息更新后，实时将检验申请信息发送至平台；检验申请信息更新服务返回响应消息。

（3）检验申请信息查询服务：平台提供检验申请信息查询服务，应用系统可以根据检验申请单 ID、检验申请单开立者、检验申请单有效期间、患者 ID、检验申请单状态等参数进行查询以获取检验申请的完整信息。

（4）检查申请信息新增服务：检查申请信息源（一般为 HIS）向检查信息新增服务提交检查申请信息新增请求消息，检查申请信息新增后，实时将检查申请信息发送至平台；检查申请信息新增服务返回响应消息。

（5）检查申请信息更新服务：检查申请信息源（一般为 HIS）向检查信息更新服务提交检查申请信息更新请求消息，检查申请信息更新后，实时将检查申请信息发送至平台；检查申请信息更新服务返回响应消息。

（6）检查申请信息查询服务：平台提供检查申请信息查询服务，应用系统可以根据检查申请单 ID、检查申请单开立者、检查申请单有效期间、患者 ID、检查申请单状态等参数进行查询以获取检查申请的完整信息。

（7）病理申请信息新增服务：病理申请信息源（一般为 HIS）向病理信息新增服务提交病理申请信息新增请求消息，病理申请信息新增后，实时将病理申请信息发送至平台；病理申请信息新增服务返回响应消息。

（8）病理申请信息更新服务：病理申请信息源（一般为 HIS）向病理信息更新服务提交病理申请信息更新请求消息，病理申请信息更新后，实时将病理申请信息发送至平台；

病理申请信息更新服务返回响应消息。

（9）病理申请信息查询服务：平台提供病理申请信息查询服务，应用系统可以根据病理申请单 ID、病理申请单开立者、病理申请单有效期间、患者 ID、病理申请单状态等参数进行查询以获取病理申请的完整信息。

（10）输血申请信息新增服务：输血申请信息源（一般为 HIS）向输血信息新增服务提交输血申请信息新增请求消息，输血申请信息新增后，实时将输血申请信息发送至平台；输血申请信息新增服务返回响应消息。

（11）输血申请信息更新服务：输血申请信息源（一般为 HIS）向输血信息更新服务提交输血申请信息更新请求消息，输血申请信息更新后，实时将输血申请信息发送至平台；输血申请信息更新服务返回响应消息。

（12）输血申请信息查询服务：平台提供输血申请信息查询服务，应用系统可以根据输血申请单 ID、输血申请单开立者、输血申请单有效期间、患者 ID、输血申请单状态等参数进行查询以获取输血申请的完整信息。

（13）手术申请信息新增服务：手术申请信息源（一般为 HIS）向手术信息新增服务提交手术申请信息新增请求消息，手术申请信息新增后，实时将手术申请信息发送至平台；手术申请信息新增服务返回响应消息。

（14）手术申请信息更新服务：手术申请信息源（一般为 HIS）向手术信息更新服务提交手术申请信息更新请求消息，手术申请信息更新后，实时将手术申请信息发送至平台；手术申请信息更新服务返回响应消息。

（15）手术申请信息查询服务：平台提供手术申请信息查询服务，应用系统可以根据手术申请单 ID、手术申请单开立者、手术申请单有效期间、患者 ID、手术申请单状态等参数进行查询以获取手术申请的完整信息。

3. **实现方式**　HIS 在指定业务流程过程中完成检验、检查、病理、输血、手术等申请单开立、更新等操作后，实时调用平台提供的申请单新增、更新服务，平台将相关申请单信息推送至临床数据中心（CDR），临床数据中心将申请单信息与患者主索引信息绑定，在患者全息视图实时展示患者当前的申请单信息数据。同时，平台发布患者申请单查询的相关服务，以供各第三方应用系统调用。

4. **测评要求**　申请机构在对标改造过程中，通过平台提供患者"申请单信息交互"相关的服务，同时相关服务满足以下要求：

（1）实时性：新增或更新检验、检查、病理、输血、手术申请相关信息后，须实时调用此服务。

（2）准确性：查看日志消息中信息与实际生产业务的数据一致性，确保数据准确无误。

（3）检验、检查、病理、输血、手术申请相关信息新增、更新、查询服务响应时间要求均在 1s 之内。

5. **查验方式**　文件审查材料中须提供相关申请单新增、变更、查询交互服务标准消息结构维护界面的截图和说明，以及消息调用日志的截图。

现场查验阶段，查验人员通过随机选择一名或多名门诊和住院患者，完成申请单开立、变更等相关操作，然后通过患者主索引号、住院号、申请单 ID 等信息到平台查阅相关消息，查看消息内容、消息走向以及消息的实时性。同时通过查看患者全息视图，查看视图内的各类申请单信息是否与数据来源系统保持一致，数据是否具有实时性。

八、状态信息交互服务

1. **指标原文** 指标原文见表 3-16。

表 3-16 状态信息交互服务指标原文

评审内容	编号	评审指标	分值	等级要求	评分说明
3.2.8 状态信息交互服务	3.2.8.1	医嘱执行状态信息更新服务： □无此服务 □有且完全符合国家标准 □有,部分符合国家标准	0.2	五级乙等	有且完全符合国家标准,得分;其他情况均不得分
	3.2.8.2	医嘱执行状态信息查询服务： □无此服务 □有且完全符合国家标准 □有,部分符合国家标准	0.2	五级乙等	有且完全符合国家标准,得分;其他情况均不得分
	3.2.8.3	检查状态信息更新服务： □无此服务 □有且完全符合国家标准 □有,部分符合国家标准	0.2	五级乙等	有且完全符合国家标准,得分;其他情况均不得分
	3.2.8.4	检查状态信息查询服务： □无此服务 □有且完全符合国家标准 □有,部分符合国家标准	0.2	五级乙等	有且完全符合国家标准,得分;其他情况均不得分
	3.2.8.5	检验状态信息更新服务： □无此服务 □有且完全符合国家标准 □有,部分符合国家标准	0.2	五级乙等	有且完全符合国家标准,得分;其他情况均不得分
	3.2.8.6	检验状态信息查询服务： □无此服务 □有且完全符合国家标准 □有,部分符合国家标准	0.2	五级乙等	有且完全符合国家标准,得分;其他情况均不得分

评审内容	编号	评审指标	分值	等级要求	评分说明
3.2.8 状态信息交互服务	3.2.8.7	手术排班信息新增服务： □无此服务 □有且完全符合国家标准 □有,部分符合国家标准	0.2	五级乙等	有且完全符合国家标准,得分;其他情况均不得分
	3.2.8.8	手术排班信息更新服务： □无此服务 □有且完全符合国家标准 □有,部分符合国家标准	0.2	五级乙等	有且完全符合国家标准,得分;其他情况均不得分
	3.2.8.9	手术排班信息查询服务： □无此服务 □有且完全符合国家标准 □有,部分符合国家标准	0.2	五级乙等	有且完全符合国家标准,得分;其他情况均不得分
	3.2.8.10	手术状态信息更新服务： □无此服务 □有且完全符合国家标准 □有,部分符合国家标准	0.2	五级乙等	有且完全符合国家标准,得分;其他情况均不得分
	3.2.8.11	手术状态信息查询服务： □无此服务 □有且完全符合国家标准 □有,部分符合国家标准	0.3	五级乙等	有且完全符合国家标准,得分;其他情况均不得分

2. **指标解读**　状态信息交互服务用于对患者整个临床诊疗过程中的医嘱（包括检查、检验、手术排班、手术）执行状态信息的管理。医院信息平台在各类医嘱状态信息执行处理过程中（如检查、检验、手术排班、手术开立、执行、停止、取消）为平台上的各应用系统提供执行信息共享服务，共包含 11 个服务，分别为医嘱执行状态信息更新服务、医嘱执行状态信息查询服务、检查状态信息更新服务、检查状态信息查询服务、检验状态信息更新服务、检验状态信息查询服务、手术排班信息新增服务、手术排班信息更新服务、手术排班信息查询服务、手术状态信息更新服务、手术状态信息查询服务。具体解读如下：

（1）医嘱执行状态信息更新服务：医嘱执行状态信息源（一般为 HIS）向医嘱执行状态信息更新服务提交医嘱执行状态信息更新请求消息，医嘱执行状态信息更新后，实时将医嘱执行状态信息发送至平台；医嘱执行状态信息更新服务返回响应消息。

（2）医嘱执行状态信息查询服务：平台提供医嘱执行状态信息查询服务，应用系统可根据医嘱 ID、医嘱开立者、医嘱有效期间、患者 ID、医嘱状态等参数进行查询以获取医嘱执行状态的完整信息。

（3）检查状态信息更新服务：检查状态信息源（一般为 PACS）向检查执行状态信息

更新服务提交检查状态信息更新请求消息，检查状态信息更新后，实时将检查状态信息发送至平台；检查执行状态信息更新服务返回响应消息。

（4）检查状态信息查询服务：平台提供检查状态信息查询服务，应用系统可根据检查ID、检查开立者、检查有效期间、患者ID、检查报告等参数进行查询以获取检查状态的完整信息。

（5）检验状态信息更新服务：检验状态信息源（一般为LIS）向检验状态信息更新服务提交检验状态信息更新请求消息，检验状态信息更新后，实时将检验状态信息发送至平台；检验状态信息更新服务返回响应消息。

（6）检验状态信息查询服务：平台提供检验状态信息查询服务，应用系统可以根据检验ID、检验开立者、检验有效期间、患者ID、检验报告等参数进行查询以获取检验状态的完整信息。

（7）手术排班信息新增服务：手术排班信息源（一般为手术麻醉系统）向手术排班信息新增服务提交手术排班信息新增请求消息，手术排班信息新增后，实时将手术排班信息发送至平台；手术排班信息新增服务返回响应消息。

（8）手术排班信息更新服务：手术排班信息源（一般为手术麻醉系统）向手术排班信息更新服务提交手术排班信息更新请求消息，手术排班信息更新后，实时将手术排班信息发送至平台；手术排班信息更新服务返回响应消息。

（9）手术排班信息查询服务：平台提供手术排班信息查询服务，应用系统可以根据手术申请单开立者、手术申请单有效期间、患者ID、手术室安排状态等参数进行查询以获取手术排班的完整信息。

（10）手术状态信息更新服务：手术状态信息源（一般为手术麻醉系统）向手术状态信息更新服务提交手术状态信息更新请求消息，手术状态信息更新后，实时将手术状态信息发送至平台；手术状态信息更新服务返回响应消息。

（11）手术状态信息查询服务：平台提供手术状态信息查询服务，应用系统可以根据手术申请单开立者、手术申请单有效期间、患者ID、术者、麻醉师、开台时间和结束时间等参数进行查询以获取手术状态的完整信息。

3. **实现方式** HIS、PACS、LIS或手术麻醉系统在指定业务流程过程中完成医嘱执行状态、检验状态、检查状态、手术状态等更新操作后，实时调用平台提供的状态更新服务，平台将相关状态信息主动推送至临床数据中心（CDR），临床数据中心将状态信息与患者主索引信息绑定，在患者全息视图实时展示患者当前的状态信息数据。同时，平台发布患者医嘱执行状态、检验状态、检查状态、手术状态查询的相关服务，以供各第三方应用系统调用。

4. **测评要求** 申请机构在对标改造过程中，通过平台提供患者"状态信息交互"相关服务，同时相关服务满足以下要求：

（1）实时性：更新医嘱执行状态、检查状态、检验状态、手术排班、手术状态相关信息后，须实时调用此服务。

（2）准确性：查看日志消息中信息与实际生产业务的数据一致性，确保数据准确无误。

（3）医嘱执行状态、检查状态、检验状态、手术排班、手术状态相关信息新增、更新、查询服务响应时间要求均在 1s 之内。

5. 查验方式　文件审查材料中须提供指标要求的相关状态信息变更、查询交互服务标准消息结构维护界面的截图和说明，以及消息调用日志的截图。

现场查验阶段，查验人员可通过 HIS 患者列表随机抽取一名或多名门诊和住院患者，完成医嘱执行、检验、检查和手术状态的变更等相关操作，然后根据患者主索引号、住院号、医嘱 ID 等信息到平台查阅相关消息，查看消息内容、消息走向以及消息的实时性。同时通过查看患者全息视图，查看视图内的各类状态信息是否与数据来源系统保持一致，数据是否具有实时性。

九、术语注册、查询服务

1. 指标原文　指标原文见表 3-17。

表 3-17　术语注册、查询服务指标原文

评审内容	编号	评审指标	分值	等级要求	评分说明
3.2.9 术语注册、查询服务	3.2.9.1	术语注册服务： □无此服务 □有且完全符合国家标准 □有，部分符合国家标准	0.3	五级乙等	有且完全符合国家标准,得分;其他情况均不得分
	3.2.9.2	术语更新服务： □无此服务 □有且完全符合国家标准 □有，部分符合国家标准	0.3	五级乙等	有且完全符合国家标准,得分;其他情况均不得分
	3.2.9.3	术语查询服务： □无此服务 □有且完全符合国家标准 □有，部分符合国家标准	0.3	五级乙等	有且完全符合国家标准,得分;其他情况均不得分

2. 指标解读　术语注册、查询交互服务用于医疗信息建立标准、准确与一致的术语管理，确保各应用系统术语的统一，消除医疗信息在不同场合的差异。医院信息平台在术语管理过程中（如术语注册、术语更新、术语查询）为平台上的各应用系统提供术语信息共享服务，共包含三个服务，分别为术语注册服务、术语更新服务、术语查询服务。具体解读如下：

（1）术语注册服务：术语信息源向术语注册服务提交术语注册请求消息，术语注册

后，实时将术语注册信息发送至平台；术语注册服务返回响应消息。

（2）术语更新服务：术语信息源向术语更新服务提交术语更新请求消息，术语更新后，实时将术语更新信息发送至平台；术语更新服务返回响应消息。

（3）术语查询服务：平台提供术语查询服务，应用系统可根据术语的标识（如 ICD 编码等）、诊断名称、科室名称等信息查询获取术语的完整信息。

3. **实现方式**　当术语信息完成新增、修改后，相关应用系统实时调用平台提供的术语注册、更新服务，平台将相关术语信息推送至临床数据中心（CDR）及其他订阅系统。平台主数据管理系统接收相关信息后建立、更新相关术语索引信息，保证术语信息在全院的唯一性。同时，平台发布术语查询服务，以供第三方应用系统调用。

4. **测评要求**　申请机构在对标改造过程中，通过平台提供患者"术语注册、查询"相关服务，同时相关服务满足以下要求：

（1）实时性：术语注册、更新服务必须通过集成平台的数据交换服务及消息服务进行处理，且须实时调用此服务。

（2）准确性：查看日志消息中信息与实际生产业务的数据一致性，确保数据准确无误。

（3）术语注册、更新、查询服务响应时间要求均在 1s 之内。

5. **查验方式**　文件审查材料中须提供术语相关信息注册、更新、查询交互服务标准消息结构维护界面的截图和说明，以及消息调用日志的截图。

现场查验阶段，查验人员通过查看集成平台是否有术语管理的功能，是否能实现对数据进行标准化定义，集成平台在发布服务的过程中是否可以实现对数据提供方按照原有数据格式、类型等进行转换、映射等功能。现场可以让申请机构演示术语注册、更新和查询的功能。查看各应用系统使用术语和字典库时，根据术语和字典库的更新频率及其数据量级，是否可以通过在线、离线两种方式来获取服务。如果选择离线方式，查看是否考虑到更新频率和更新策略的问题。对于更新频率较多且数据量较大的术语和字典，是否采用订阅发布机制来完成。

十、预约信息交互服务

1. **指标原文**　指标原文见表 3-18。

表 3-18　预约信息交互服务指标原文

评审内容	编号	评审指标	分值	等级要求	评分说明
3.2.10 预约信息交互服务	3.2.10.1	号源排班信息新增服务： □无此服务 □有且完全符合国家标准 □有，部分符合国家标准	0.3	五级乙等	有且完全符合国家标准，得分；其他情况均不得分

续表

评审内容	编号	评审指标	分值	等级要求	评分说明
	3.2.10.2	号源排班信息更新服务： □无此服务 □有且完全符合国家标准 □有,部分符合国家标准	0.3	五级乙等	有且完全符合国家标准,得分;其他情况均不得分
	3.2.10.3	号源排班信息查询服务： □无此服务 □有且完全符合国家标准 □有,部分符合国家标准	0.3	五级乙等	有且完全符合国家标准,得分;其他情况均不得分
	3.2.10.4	门诊预约状态信息新增服务： □无此服务 □有且完全符合国家标准 □有,部分符合国家标准	0.3	五级乙等	有且完全符合国家标准,得分;其他情况均不得分
	3.2.10.5	门诊预约状态信息更新服务： □无此服务 □有且完全符合国家标准 □有,部分符合国家标准	0.3	五级乙等	有且完全符合国家标准,得分;其他情况均不得分
3.2.10 预约信息交互服务	3.2.10.6	门诊预约状态信息查询服务： □无此服务 □有且完全符合国家标准 □有,部分符合国家标准	0.3	五级乙等	有且完全符合国家标准,得分;其他情况均不得分
	3.2.10.7	检查预约状态信息新增服务： □无此服务 □有且完全符合国家标准 □有,部分符合国家标准	0.3	五级乙等	有且完全符合国家标准,得分;其他情况均不得分
	3.2.10.8	检查预约状态信息更新服务： □无此服务 □有且完全符合国家标准 □有,部分符合国家标准	0.3	五级乙等	有且完全符合国家标准,得分;其他情况均不得分
	3.2.10.9	检查预约状态信息查询服务： □无此服务 □有且完全符合国家标准 □有,部分符合国家标准	0.3	五级乙等	有且完全符合国家标准,得分;其他情况均不得分

2. **指标解读** 预约信息交互服务用于对患者的整个临床诊疗过程中的预约（包括号源排班、门诊挂号、检查）预约状态信息的管理。医院信息平台在各类预约状态信息处理过程中（如新增、更新、查询）为平台上的各应用系统提供信息共享、管理和跟踪全流程服务。共包含 9 个服务，分别为号源排班信息新增服务、号源排班信息更新服务、号源排班信息查询服务、门诊预约状态信息新增服务、门诊预约状态信息更新服务、门诊预约状态信息查询服务、检查预约状态信息新增服务、检查预约状态信息更新服务、检查预约状

态信息查询服务。具体解读如下：

（1）号源排班信息新增服务：号源排班信息源（一般为 HIS）向号源排班信息新增服务提交号源排班信息新增请求消息，号源排班信息新增后，实时将号源排班信息发送至平台；号源排班信息新增服务返回响应消息。

（2）号源排班信息更新服务：号源排班信息源（一般为 HIS）向号源排班信息更新服务提交号源排班信息更新请求消息，号源排班信息更新后，实时将号源排班信息发送至平台；号源排班信息更新服务返回响应消息。

（3）号源排班信息查询服务：平台提供号源排班信息查询服务，应用系统可以根据医生 ID、科室 ID、排班有效时间等参数进行查询以获取号源排班的完整信息。

（4）门诊预约状态信息新增服务：门诊预约状态信息源（一般为 HIS）向门诊预约状态信息新增服务提交门诊预约状态信息新增请求消息，门诊预约状态信息新增后，实时将门诊预约状态信息发送至平台；门诊预约状态信息新增服务返回响应消息。

（5）门诊预约状态信息更新服务：门诊预约状态信息源（一般为 HIS）向门诊预约状态信息更新服务提交门诊预约状态信息更新请求消息，门诊预约状态信息更新后，实时将门诊预约状态信息发送至平台；门诊预约状态信息更新服务返回响应消息。

（6）门诊预约状态信息查询服务：平台提供门诊预约状态信息查询服务，应用系统可以根据医生 ID、科室 ID、门诊预约有效时间、患者 ID 等参数进行查询以获取门诊预约状态的完整信息。

（7）检查预约状态信息新增服务：检查预约状态信息源（一般为 PACS）向检查预约状态信息新增服务提交检查预约状态信息新增请求消息，检查预约状态信息新增后，实时将检查预约状态信息发送至平台；检查预约状态信息新增服务返回响应消息。

（8）检查预约状态信息更新服务：检查预约状态信息源（一般为 PACS）向检查预约状态信息更新服务提交检查预约状态信息更新请求消息，检查预约状态信息更新后，实时将检查预约状态信息发送至平台；检查预约状态信息更新服务返回响应消息。

（9）检查预约状态信息查询服务：平台提供检查预约状态信息查询服务，应用系统可以根据开单医生、科室 ID、检查预约有效时间、患者 ID、检查 ID 等参数进行查询以获取检查预约状态的完整信息。

3. **实现方式**　HIS、PACS 等系统在指定业务流程过程中完成预约状态新增、修改等操作后，实时调用平台提供的预约状态更新服务，平台将相关预约状态信息主动推送至临床数据中心（CDR），临床数据中心将预约状态信息与患者主索引信息绑定，在患者全息视图实时展示患者当前的预约状态信息数据。同时，平台发布患者预约状态查询的相关服务，以供各第三方应用系统调用。

4. **测评要求**　申请机构在对标改造过程中，通过平台提供患者"预约信息交互"相关的服务，同时相关服务满足以下要求：

（1）实时性：新增和更新号源排班、门诊预约状态、检查预约状态相关信息后，须实时调用此服务。

（2）准确性：查看日志消息中信息与实际生产业务的数据一致性，确保数据准确无误。

（3）号源排班、门诊预约状态、检查预约状态相关信息新增、更新、查询服务响应时间要求均在 1s 之内。

5. **查验方式** 文件审查材料中须提供号源排班、门诊预约状态、检查预约状态相关信息新增、变更、查询交互服务标准消息结构维护界面的截图和说明，以及消息调用日志的截图。

现场查验阶段，查验人员通过随机选择一名门诊患者，完成预约挂号、检查预约新增、变更等相关操作，然后通过患者主索引号、住院号、医嘱 ID、检查 ID 等信息到平台查阅相关消息，查看消息内容、消息走向以及消息的实时性。同时通过查看患者全息视图，查看视图内的各类预约状态信息是否与数据来源系统保持一致，数据是否具有实时性。

第三节　平台运行性能要求

本部分旨在查验医院信息平台的性能、并发处理能力，反映平台性能能否为临床、医技等一线用户在实际使用的业务场景中提供较好的体验和展示效果。平台运行性能得分为可选分，根据测评评分机制，本部分得分多少不直接影响等级评定，但能够反映系统架构、硬件设施等情况，也能影响专家对其他相关指标的判断。提升平台运行性能是难度高、复杂度高的工作，可从如下几个方面考虑：

注重平台的架构设计与功能的优化　医院信息平台作为各应用系统数据交互、信息共享的纽带，在整个业务环节中起着至关重要的作用，提升平台的性能，确保平台的稳定性，增加平台的可维护性，需要各单位重点关注。

注重数据库的调优　数据库的运行性能直接影响服务响应时间，可从表结构设计、表索引构建及语句写法等方面进行优化，确保增、删、改、查的操作时间能够快速完成，这是提升性能运行指标的关键性因素。

注重业务流程的优化　在满足本单位业务需求的情况下，梳理业务流程，尽可能减少不必要的环节，优化规则判断，在一定程度上可缩短单个业务流程的响应时间。

注重硬件及网络环境的优化　服务器、存储、交换机等硬件设备的性能及医院整个网络拓扑的设计部署，都对应用系统的运行性能起着重要影响，也可从此部分进行一定程度的调优。

平台可视化日志查询　平台日志的可视化不仅能给医院工作人员日常运维提供方便，也能更直观地给测评人员进行查验。测评人员可通过选取日志查看服务的起止时间进行测试记录，同时可查看某个服务一段时间内的历史性能展示。

一、基础服务平均响应时间

（一）个人注册服务

1. **指标原文**　指标原文见表3-19。

表3-19　基础服务平均响应时间-个人注册服务指标原文

评审内容	编号	评审指标	分值	等级要求	评分说明
3.3.1 基础服务平均响应时间	3.3.1.1	个人注册：从应用系统录入个人注册信息，在医院信息平台注册成功后返回给应用系统注册成功信息。查看从提交个人注册信息到返回注册成功信息的时间 □ 1s 以内　□ 1～3s　□ 3～5s □ 5～10s　□ 10s 以上	—	无	—

2. **指标解读**

（1）个人注册服务：个人信息源（一般为 HIS）向个人信息注册服务提交请求消息；个人信息注册服务校验数据并进行存储，注册成功时返回请求消息 ID；个人信息源系统调用个人信息注册服务请求接口将个人信息注册到平台。平台通过个人信息注册将患者姓名、身份证号、性别、电话等患者信息有效关联在一起，实现各个异构系统之间的互联互通。

（2）基础服务平均响应时间：个人注册基础服务平均响应时间指平台提供的个人注册服务的响应时间平均值，即一段时间内平台内该服务请求的总耗时/请求总数量，该值用来考察医院信息平台的基础服务性能。

基础服务平均响应时间段分为 1s 以内、1～3s、3～5s、5～10s、10s 以上，平均响应时间越短，则该服务的运行性能越好。个人注册服务的平均响应时间原则上应保证在 1s 以内，无法达到要求的指标应从前文提到的平台架构设计与功能、数据库、业务流程、硬件及网络环境等方面进行调优。通过服务的快速响应来满足用户个人信息注册需求的各类业务场景，提高院内各系统间的互操作性。

3. **实现方法**　平台提供患者"个人注册"相关服务，当患者在 HIS 中完成个人信息注册、更新后调用此服务，将患者姓名、身份证号、性别、电话等基本信息同步推送至主数据管理平台建立患者主索引。该项指标对新增个人注册服务从应用系统向平台发起服务到平台返回成功的响应时间进行查验，要求尽可能响应短，在 1s 以内完成。平台提供的可视化界面中应提供各项服务的性能分析，如可查询某段时间内"新增个人注册服务"的平均响应时间，并提供界面化的展示。

4. **测评要求**　申请机构在对标改造过程中，通过平台提供患者"个人注册"相关服务，同时相关服务满足以下要求：

（1）实时性：新增或更新患者相关信息后，须实时调用此服务。

（2）准确性：查看日志消息中信息与实际生产业务的数据一致性，确保数据准确无误。

（3）并发性：查看平台铺底数据量，从历史日志的高峰处理时段服务日志中取其峰值。

5. 查验方式　文审查验主要查看材料中提供的平台截图中是否提供个人注册服务，同时查看个人注册服务的调用响应时间是否符合测评要求。

现场测评时，要求申请机构相关人员操作相关业务或从业务高峰期随机找一条消息，测试员记录测试对象内的"铺底数据量"（个人信息注册消息总条数），并将日志消息中的信息与实际生产业务数据进行真实性验证，通过平台接收到注册消息的时间、平台返回注册成功的时间来计算响应时间。若平台已具备可视化的服务性能分析界面，测试员也可通过该界面查询高峰期内的平均响应时间作为该项指标的结果。

（二）个人信息查询

1. 指标原文　指标原文见表3-20。

表3-20　基础服务平均响应时间-个人信息查询指标原文

评审内容	编号	评审指标	分值	等级要求	评分说明
3.3.1 基础服务平均响应时间	3.3.1.2	个人信息查询:(总记录50万条以上) 在应用系统输入查询条件,查看从提交查询信息到返回查询结果的时间 □ 1s 以内　□ 1~3s　□ 3~5s □ 5~10s　□ 10s 以上	—	无	—

2. 指标解读

（1）个人信息查询服务：第三方系统向平台个人信息查询服务提交请求消息；个人信息查询服务将查询结果返回给第三方系统。

平台给第三方系统提供个人信息的查询服务，查询条件可以是患者标识，如证件号、就诊卡、医保卡或登记号，也可以是个人姓名、性别、出生日期、联系电话等信息。在查询中也可以提供匹配程度的阈值，只有查询到的结果高于该阈值才返回，各个信息匹配的权重需要在平台进行配置。

（2）基础服务平均响应时间：个人信息查询服务平均响应时间指平台提供的个人信息查询服务的响应时间平均值，即一段时间内平台内该服务请求的总耗时/请求总数量，该值用来考察医院信息平台的基础服务性能。

基础服务平均响应时间段分为1s以内、1~3s、3~5s、5~10s、10s以上，该指标要求个人基础信息总记录应在50万条以上，在满足铺底数量的前提下，平均响应时间越短，则该服务的运行性能越好。个人信息查询服务的平均响应时间原则上应保证在1s以内，无法达到要求的指标应从前文提到的平台架构设计与功能、数据库、业务流程、硬件及网络环境等方面进行调优。通过服务的快速响应来满足用户个人信息查询需求的各类业务场景，提高院内各系统间的互操作性。

3. **实现方式** 平台提供实时的"个人基本信息查询"服务，此服务作为院内统一个人信息查询入口，其他需要使用的院内外系统可通过患者 ID、身份证号等关键信息作为入参来调用该服务，平台返回患者基本信息的查询结果。该项指标的平均响应时间指从应用系统向平台发起信息查询消息到平台返回查询成功结果的响应时间，要求患者主索引数据总记录数必须在 50 万条以上，且整个服务响应时间要求尽可能短，在 1s 以内完成。平台提供的可视化界面中应提供各项服务的性能分析，如可查询某时间段内"个人基本信息查询服务"的平均响应时间，并提供界面化的展示。

4. **测评要求** 申请机构在对标改造过程中，通过平台提供"个人信息查询"相关服务，同时相关服务满足以下要求：

（1）及时性：能够及时返回查询信息至患者。

（2）准确性：确保患者信息新增、更新后数据的准确性。

（3）并发性：查看平台铺底数据量，从历史日志的高峰处理时段服务日志中取其峰值。

5. **查验方式** 文审查验主要查看材料中提供的平台截图中是否提供个人基本信息查询服务，同时查看个人信息的总数据量是否满足 50 万条以上，个人信息查询服务的调用响应时间是否符合测评要求。

现场测评时，要求申请机构相关人员操作相关业务或从业务高峰期随机查找一条查询患者个人基本信息的消息，测试员记录测试对象内的"铺底数据量"（患者主索引总数量），并将平台返回的查询结果信息与实际生产业务数据进行真实性验证，通过平台接收到个人基本信息查询请求的时间、平台返回查询结果的时间来计算响应时间。若平台已具备可视化的服务性能分析界面，测试员也可通过该界面查询高峰期内的平均响应时间作为该项指标的结果。

二、门诊就诊结算时间

1. **指标原文** 指标原文见表 3-21。

表 3-21　电子病历整合服务平均响应时间指标原文

评审内容	编号	评审指标	分值	等级要求	评分说明
3.3.2 电子病历整合服务平均响应时间	3.3.2.1	患者完成门诊就诊后交费,查看从提交就诊信息到门诊结算完成的时间 □ 1s 以内　□ 1～3s　□ 3～5s □ 5～10s　□ 10s 以上	—	无	—

2. **指标解读**

（1）门诊就诊结算服务：门诊收费系统、自助收费系统或线上收费系统将患者结算信息向平台门诊结算服务提交请求消息；门诊结算服务将结果返回至门诊收费系统。

平台给收费接口提供门诊结算服务，将患者的药品、治疗、检查等医嘱信息实时发给平台，平台返回结算完成结果给收费接口。

（2）电子病历整合服务平均响应时间：门诊就诊结算服务平均响应时间指平台提供的门诊就诊结算服务的响应时间平均值，即一段时间内平台内该服务请求的总耗时/请求总数量，该值用来考察医院信息平台的电子病历整合服务性能。

电子病历整合服务平均响应时间段分为 1s 以内、1~3s、3~5s、5~10s、10s 以上，平均响应时间越短，则该服务的运行性能越好。门诊就诊结算服务的平均响应时间原则上应该尽量保证在 1s 以内，无法达到要求的指标应从前文提到的平台架构设计与功能、数据库、业务流程、硬件及网络环境等方面进行调优。通过服务的快速响应来满足用户结算需求的各类业务场景，提高院内各系统间的互操作性。

3. **实现方法**　平台提供实时的"门诊结算"服务，医生开具药品、治疗、检查、检验等医嘱，患者完成就诊并提交交费消息后应用系统将相关费用信息及时、准确地推送至平台，平台返回结算完成的消息。该项指标的平均响应时间指从应用系统向平台发起交费申请消息到平台返回结算完成的响应时间，由于存在调用医保、银联等外部机构的情况，大多数响应时间在 1~3s。平台提供的可视化界面中应提供各项服务的性能分析，如可查询某时间段内"门诊结算"的平均响应时间，并提供界面化的展示。

4. **测评要求**　申请机构在对标改造过程中，通过平台提供"门诊结算"相关的服务，同时相关服务满足以下要求：

（1）及时性：患者提交交费后能在有效时间内完成结算。

（2）准确性：确保患者费用信息数据的准确性。

（3）并发性：查看平台铺底数据量，从历史日志的高峰处理时段服务日志中取其峰值。

5. **查验要求**　文审查验主要查看材料中提供的平台截图中是否提供门诊结算服务，同时查看门诊结算服务的调用响应时间是否符合测评要求。

现场测评时，要求申请机构相关人员操作相关业务或从业务高峰期随机查找一条查询门诊结算的消息，测试员记录测试对象内的"铺底数据量"（门诊结算服务的消息总条数），通过平台接收到结算请求的时间、平台返回结算成功的时间来计算响应时间。若平台已具备可视化的服务性能分析界面，测试员也可通过该界面查询高峰期内的平均响应时间作为该项指标的结果。

三、电子病历档案服务平均响应时间

（一）电子病历文档注册服务

1. **指标原文**　指标原文见表 3-22。

表 3-22　电子病历档案服务平均响应时间 - 电子病历文档注册服务指标原文

评审内容	编号	评审指标	分值	等级要求	评分说明
3.3.3 电子病历档案服务平均响应时间	3.3.3.1	电子病历文档注册服务：从应用系统提交电子病历信息，在医院信息平台生成共享文档，并进行注册，完成注册后将注册成功信息返回至应用系统。查看从生成单份共享文档到返回注册成功信息的时间 □ 1s 以内　□ 1～3s　□ 3～5s □ 5～10s　□ 10s 以上	—	无	—

2. 指标解读

（1）电子病历文档注册服务：电子病历信息源向电子病历文档注册服务提交请求消息；电子病历文档注册服务校验数据并进行存储，注册成功时返回请求消息 ID；电子病历文档注册服务注册失败时返回异常响应消息。

电子化病历书写与管理系统、检验系统、超声系统、手术麻醉管理等各临床系统，或临床数据中心系统，均可作为电子病历文档的数据源，遵循《电子病历共享文档规范》（WS/T 500—2016）产生电子病历文档，并遵循《基于电子病历的医院信息平台技术规范》（WS/T 447—2014）调用电子病历文档注册服务请求接口注册到平台。

（2）电子病历档案服务平均响应时间：电子病历文档注册服务平均响应时间指平台提供的电子病历文档注册服务的响应时间平均值，即一段时间内平台内该服务请求的总耗时/请求总数量，该值用来考察医院信息平台的电子病历档案服务性能。

电子病历档案服务平均响应时间段分为 1s 以内、1～3s、3～5s、5～10s、10s 以上，电子病历文档数据应根据医院的业务量计算，需要有至少半年的文档数，在满足铺底数量的前提下，平均响应时间越短，则该服务的运行性能越好。电子病历文档注册服务的平均响应时间原则上应该保证在 1s 以内，无法达到要求的指标应从前文提到的平台架构设计与功能、数据库、业务流程、硬件及网络环境等方面进行调优。通过服务的快速响应来满足用户电子病历文档注册需求的各类业务场景，提高院内各系统间的互操作性。

3. 实现方式　平台提供"电子病历文档注册服务"，应用系统产生病历文档数据后，向平台发起请求，将电子病历的各项数据消息集推送到平台，平台通过电子病历共享文档的结构转换模块生成共享文档，再将共享文档注册到文档库中。该项指标的平均响应时间指从应用系统向平台发起电子病历文档注册请求到平台返回文档注册成功给应用系统的响应时间。整个服务响应时间要求尽可能短，在 1s 以内完成。平台提供的可视化界面中应提供各项服务的性能分析，如可查询某时间段内"电子病历文档注册服务"的平均响应时间，并提供界面化的展示。

4. 测评要求　申请机构在对标改造过程中，通过平台提供"电子病历文档注册服务"相关服务，同时相关服务满足以下要求：

（1）准确性：确保各系统数据信息与应用系统的一致性、准确性。

（2）完整性：通过患者主索引、就诊等信息，将患者诊疗过程中产生的临床数据完整汇集至平台。

（3）及时性：查看平台铺底数据量（一般要求半年以上的文档数量），从历史日志中选取某一条记录进行查验。

5. **查验方式**　文审查验主要查看材料中提供的平台截图中是否提供电子病历文档注册服务，同时查看电子病历文档注册服务的调用响应时间是否符合测评要求。

现场测评时，要求申请机构相关人员操作相关业务或从业务高峰期随机查找一条电子病历文档注册的消息，测试员记录测试对象内的"铺底数据量"（电子病历文档注册的消息总条数），要求电子病历文档必须有半年以上的数据，通过平台接收到电子病历文档注册请求的时间、平台返回注册成功的时间来计算响应时间。若平台已具备可视化的服务性能分析界面，测试员也可通过该界面查询高峰期内的平均响应时间作为该项指标的结果。

（二）电子病历文档调阅服务

1. **指标原文**　指标原文见表 3-23。

表 3-23　电子病历档案服务平均响应时间 - 电子病历文档调阅服务指标原文

评审内容	编号	评审指标	分值	等级要求	评分说明
3.3.3 电子病历档案服务平均响应时间	3.3.3.2	电子病历文档调阅服务：打开一个已注册的电子病历文档的时间 □ 1s 以内　□ 1～3s　□ 3～5s □ 5～10s　□ 10s 以上	—	无	—

2. **指标解读**

（1）电子病历文档调阅服务：第三方应用系统向电子病历文档调阅服务提交请求消息；电子病历文档调阅服务将查询结果返回至第三方应用系统。

电子病历文档库能够根据第三方应用系统的调阅请求，对文档调阅的请求作出响应，返回患者姓名、住院号标识、门诊号标识、就诊科室、就诊日期等摘要信息及经 base64 码编译的电子病历文档原始内容的详细信息。

（2）电子病历档案服务平均响应时间：电子病历文档调阅服务平均响应时间指平台提供的电子病历文档调阅服务的响应时间平均值，即一段时间内平台内该服务请求的总耗时 / 请求总数量，该值用来考察医院信息平台的电子病历档案服务性能。

电子病历档案服务平均响应时间段分为 1s 以内、1～3s、3～5s、5～10s、10s 以上，电子病历文档数据应根据医院的业务量计算，需要至少半年的文档数，在满足铺底数量的前提下，平均响应时间越短，则该服务的运行性能越好。电子病历文档调阅服务的平均响应时间原则上应保证在 1s 以内，无法达到要求的指标应从前文提到的平台架构设计与功能、数据库、业务流程、硬件及网络环境等方面进行调优。通过服务的快速响应来满足用户电子病历文档调阅需求的各类业务场景，提高院内各系统间的互操作性。

3. **实现方式** 平台提供实时"电子病历文档调阅"服务，若第三方应用系统需要某份电子病历文档，须提供患者基本信息、文档类型等信息作为入参向平台发起请求，平台向电子病历文档库发起查询请求，并将文档信息返回至平台，平台返回给第三方应用系统。该项指标的平均响应时间指从第三方系统向平台发起电子病历文档查询请求到平台返回文档信息至第三方系统的响应时间。整个服务响应时间要求尽可能短，在1s以内完成。平台提供的可视化界面中应提供各项服务的性能分析，如可查询某时间段内"电子病历文档调阅"的平均响应时间，并提供界面化的展示。

4. **测评要求** 申请机构在对标改造过程中，通过平台提供"电子病历文档调阅"相关的服务，同时相关服务满足以下要求：

（1）准确性：确保文档数据与应用系统数据的一致性、准确性。

（2）及时性：查看平台铺底数据量（一般要求半年以上的文档数量），从已注册的文档中随机打开一份文档进行查验。

5. **查验方式** 文审查验主要查看材料中提供的平台截图中是否提供电子病历文档调阅服务，同时查看电子病历文档调阅服务的调用响应时间是否符合测评要求。

现场测评时，要求申请机构相关人员操作相关业务或从业务高峰期随机查找一条电子病历文档调阅的消息，测试员记录测试对象内的"铺底数据量"（电子病历文档库总数量），要求电子病历文档必须有至少半年的数据，通过平台接收到电子病历文档调阅请求的时间、平台返回文档消息的时间来计算响应时间。若平台已具备可视化的服务性能分析界面，测试员也可通过该界面查询高峰期内的平均响应时间作为该项指标的结果。

第四章

基础设施建设要求

基础设施建设的测评要求分为硬件基础设施情况、网络及网络安全情况、信息安全情况和应用系统（生产系统）建设情况四方面，均属于定性评价指标。本章内容为规划建设医院信息平台项目的医疗机构提供了理论依据和技术指导，可作为全国各级医院硬件设施、网络与信息安全和应用系统（生产系统）规划、建设和应用的参考方案。

第一节　硬件基础设施情况

医院信息化建设中，硬件基础设施是支持系统运行和业务运转的基石。硬件基础设施建设应该遵循《基于电子病历的医院信息平台技术规范》（WS/T 447-2014）、《全国医院信息化建设标准与规范（试行）》等标准规范，对服务器设备、存储设备以及网络设备的配置、实现技术进行合理设计、统筹建设。的根据《国家医疗健康信息医院信息互联互通标准化成熟度测评方案（2020年版）》，硬件基础设施评审主要采用专家评审的方式进行评价，通过审核相关技术文档、现场讲解答疑等形式对测评指标进行评分。文审专家组根据医院提供的汇报及技术证明材料进行评审，对证明材料所能支撑的测评指标进行评分，同时梳理证明材料不足以支撑的测评指标或专家质疑的测评指标，以便申请机构进一步补充完善证明材料，为现场查验工作进行准备。因此，对于申请机构而言，测评通过的重要环节在于按照互联互通标准化成熟度测评格式要求正确准备证明材料，准确描述基础设施建设情况。

一、服务器设备

根据《基于电子病历的医院信息平台技术规范》（WS/T 447-2014），医院信息平台硬件服务器主要包括 Web 服务器、应用服务器、数据库服务器等支撑医院信息平台和各应用系统运行所需的服务器，服务器支撑架构的技术要求主要包括：①配置合理：服务器的资源配置（CPU、内存、硬盘、I/O 等）应该尽量与业务需求相匹配，实现资源的均衡使用；②可扩展性：服务器应具有横向和纵向可扩展性，满足应用系统的处理能力需求；③高可靠性：服务器各部件在提供足够性能的前提下，应具有良好的散热设计，良好的环境适应能力，并提供多种保护机制和冗余设计；④管理自动化：服务器需要提供标准化的接口以支持监控和管理功能，包括对状态、故障、能耗、温度的监控，远程启动、访问和维护等。

（一）平台具备专用的集成服务器

1. **指标原文**　指标原文见表4-1。

表4-1　平台具备专用的集成服务器指标原文

评审内容	编号	评审指标	分值	等级要求	评分说明
4.1.1 服务器设备	4.1.1.1	□平台具备专用的集成服务器 数量_____，最低配置情况： 品牌型号：_____ CPU：_____（注明型号和颗数） 内存：_____（GB） 硬盘：_____（TB） 冗余电源：_____（个） 网卡数量：_____（个） 带宽：_____（Bit/s）	1	三级	具备专用集成服务器,得分;不具备则不得分

2. **指标解读**　该指标用于考察医院信息平台是否具备专用的服务器。需要注意的是，专用的集成服务器是指医院信息系统中有专门用于部署互联互通平台的服务器，而不是将平台服务器和其他应用系统的服务器混合在一起。平台具备专用的服务器即可得分。

3. **实现方式**　服务器从应用方面可分为Web服务器、应用服务器、文件服务器、缓存服务器及数据库服务器等。服务器资源应配置合理，CPU、硬盘、内存及I/O等与相应的业务配套使用。服务器按操作系统分Windows操作系统、Linux操作系统、Unix操作系统、Mac操作系统及其他操作系统。

4. **测评要求**　该指标是三级指标，若申请机构评审等级为三级及以上，则必须满足该指标要求。医院须在证明材料中按照实际情况，详细填写本院平台集成服务器的数量及配置信息（CPU参数、内存参数、硬盘参数、电源数量等），同时附上物理服务器的实物照片、服务器配置信息查询截图及情况说明。注意服务器配置信息查询截图与指标中填写的信息一致，必要时将截图中重要的内容标记出来。

5. **查验方式**　该指标主要采用专家评审（文件审查与现场查验）的方式进行评价。文件审查阶段，专家审阅相关证明材料的对标情况。现场查验阶段，专家可实地查看服务器实物及服务器配置，判断建设情况的真实性。

（二）集成服务器采用的高可用技术

1. **指标原文**　指标原文见表4-2。

表 4-2　集成服务器采用的高可用技术指标原文

评审内容	编号	评审指标	分值	等级要求	评分说明
4.1.1 服务器设备	4.1.1.2	集成服务器采用了哪些高可用技术： □双机热备模式 □负载均衡模式 □分布式集群模式 □云端备份模式 □无	1	三级	选择"无"，不得分；四种模式中任选一项，得分

2. **指标解读**　该指标用于定性确定信息平台的集成服务器采用何种高可用技术来使集成服务器具有高可用性，即提高集成服务器的容灾能力。四种模式任选一项即得分，单机系统不得分。与 2017 年版指标体系相比，2020 年版指标体系对常见的高可用技术重新进行了确定。

3. **实现方式**

（1）双机热备模式：即目前通常所说的 active/standby 方式，active 服务器处于工作状态；standby 服务器处于监控准备状态，服务器数据包括数据库数据同时往两台或多台服务器写入（通常各服务器采用 RAID 磁盘阵列卡），保证数据的即时同步。当 active 服务器出现故障时，通过软件诊测或手工方式将 standby 服务器激活，保证应用在短时间内完全恢复正常使用。

（2）负载均衡模式：指将负载（工作任务）进行平衡，将访问流量根据转发策略分摊到多个操作单元上进行运行，从而协同完成工作任务。负载均衡扩展了应用的服务能力，增强了应用的可用性。

（3）分布式集群模式：为双机热备在技术上的提升，多台服务器集成在一起实现同一个业务称为"集群"。分布式集群模式主要是分担服务器的压力，并起到容灾作用。

（4）云端备份模式：是云端技术的一种具体应用。云端备份技术能够为医院提供资料保护（DP）、容灾（DR）及业务持续性服务，医院只需根据空间用量付费，不需要亲自设置硬件装置，节省人事成本和主机费用，大大降低容灾成本，同时能够在任何地方存取云端资料。

4. **测评要求**　此指标是三级指标，若申请机构评审等级为三级及以上，则要求申请机构在对标改造过程中必须满足该指标要求。医院须提供相应的材料证明及情况说明，证明材料采用功能配置截图或授权许可截图。选择何种模式，则截图优选该模式的配置信息。

5. **查验方式**　该指标主要采用专家评审（文件审查与现场查验）的方式进行评价。文件审查阶段，专家审阅相关证明材料的对标情况。现场查验阶段，专家可实地查看集成服务器功能配置或授权许可，判断建设情况的真实性。

（三）医院信息平台具备独立的数据库服务器

1. **指标原文**　指标原文见表 4-3。

表4-3　医院信息平台具备独立的数据库服务器指标原文

评审内容	编号	评审指标	分值	等级要求	评分说明
4.1.1 服务器设备	4.1.1.3	□医院信息平台具备独立的数据库服务器(物理机或虚拟形式) 数量_____,最低配置情况: 品牌型号:_____ CPU:_____(注明型号和颗数) 内存:_____(GB) 硬盘:_____(TB) 冗余电源:_____(个) 网卡数量:_____(个) 带宽:_____(Bit/s) 采用云端部署模式的,资源配置情况:_____	0.1	四级甲等	具备数据库服务器,得分;不具备则不得分

2. **指标解读**　该指标用于考察医院信息平台是否具有独立的数据库服务器,这里的"独立"体现在数据库和应用系统分离,数据库服务器可以是物理机也可以是虚拟机。医院信息平台具有独立的数据库服务器可得分。与2017年版指标体系相比,新版指标体系增加了对云端部署模式的考虑。医院信息平台数据库服务器采用云端部署模式的须提供相应资源配置情况。

3. **实现方式**　由运行在局域网中的一台/多台计算机和数据库管理系统软件共同构成,为数据库系统的高性能运行提供硬件支持和保障。

4. **测评要求**　此指标是四级甲等指标,若申请机构评审等级为四级甲等及以上,则要求申请机构在对标改造过程中必须满足该指标要求。医院须在相关证明材料中按照实际情况,详细填写本院平台数据库服务器的数量及配置信息(CPU参数、内存参数、硬盘参数、电源数量等),同时附上服务器配置信息查询截图及情况说明。注意服务器配置信息查询截图与指标中填写的信息一致,必要时将截图中的重要内容标记出来。若为物理机,还需要附上物理机的实物照片。

5. **查验方式**　该指标主要采用专家评审(文件审查与现场查验)的方式进行评价。文件审查阶段,专家审阅相关证明材料的对标情况。现场查验阶段,专家可实地查看服务器实物及服务器配置,判断建设情况的真实性。

(四)数据库服务器(独立或非独立)采用的高可用技术

1. **指标原文**　指标原文见表4-4。

表 4-4　数据库服务器（独立或非独立）采用的高可用技术指标原文

评审内容	编号	评审指标	分值	等级要求	评分说明
4.1.1 服务器设备	4.1.1.4	数据库服务器(独立或非独立)采用了哪些高可用技术： □双机热备模式 □负载均衡模式 □分布式集群模式 □云端备份模式 □无	0.2	四级乙等	选择"无",不得分；四种模式中任选一项,得分

2. **指标解读**　该指标用于定性确定信息平台的数据库服务器采用了何种高可用技术使数据库服务器具有高可用性，即提高数据库服务器的容灾能力。四种模式任选一项即得分。与2017年版指标体系相比，2020年版指标体系对常见的高可用技术重新进行了确定。

3. **实现方式**　数据库服务的高可用技术与集成服务器高可用技术相同，共有四种模式：①双机热备模式；②负载均衡模式；③分布式集群模式；④云端备份模式。具体含义参考"集成服务器采用的高可用技术"部分相关内容。

4. **测评要求**　此指标是四级乙等指标，若申请机构评审等级为四级乙等及以上，则要求申请机构在对标改造过程中必须满足该指标要求。医院须提供相应的材料证明及情况说明，证明材料采用功能配置截图或授权许可截图。选择何种模式，则截图优选该模式的配置信息。

5. **查验方式**　该指标为定性指标，采用专家评审的方式进行查验。文件审查阶段，专家在证明材料中查阅图文介绍，判断申请机构对标情况。文件审查通过后，现场查验专家组到医院现场对该指标进行现场查验，推荐采用现场查看数据库服务器功能配置或授权许可配合现场讲解答疑的形式进行。

（五）虚拟化、云计算技术

1. **指标原文**　指标原文见表 4-5。

表 4-5　虚拟化、云计算技术指标原文

评审内容	编号	评审指标	分值	等级要求	评分说明
4.1.1 服务器设备	4.1.1.5	集成服务器、应用服务器、数据库服务器是否采用了虚拟化、云计算技术： □是　□否	0.1	四级甲等	选择"是",得分；选择"否",不得分

2. **指标解读**　该指标用于考察信息平台的集成服务器、应用服务器及数据库服务器是否采用了虚拟化及云计算技术。虚拟机和云计算技术是当前比较热门的技术，紧跟时代潮流是信息化发展的趋势。云计算与虚拟化不能割裂查验，云计算的核心技术是虚拟化，

148

私有云构建即虚拟化技术不同方式和程度的应用。采用了虚拟化和云计算技术即得分。

3. **实现方式**

（1）虚拟化技术：虚拟化技术是指通过特定的软件将服务器物理资源抽象成逻辑资源，使一台服务器变成几台甚至上百台相互隔离的虚拟服务器，不再受限于物理上的界限，而是让CPU、内存、磁盘、I/O等硬件变成可以动态管理的"资源池"，从而提高资源的利用率，简化系统管理，实现服务器整合，提高硬件对业务变化的适应力。

（2）云计算技术：目前认可度较高的是美国国家标准与技术研究院（NIST）的定义：云计算是一种按使用量付费的模式，该模式提供可用的、便捷的、按需的网络访问，进入可配置的计算资源共享池（资源包括网络、服务器、存储、应用软件、服务），这些资源能被快速提供，只需投入很少的管理工作，或与服务供应商进行很少的交互。目前云计算在医院的应用主要包括服务器、存储系统、交换设备、安全平台等内容云计算数据中心建设和云桌面系统部署。

4. **测评要求**　此指标是四级甲等指标，若申请机构评审等级为四级甲等及以上，则要求申请机构在对标改造过程中必须满足该指标要求。医院应提供相应证明材料，证明材料采用功能配置截图或授权许可截图。虚拟化或云计算技术截图优选虚拟化或云资源管理平台，体现使用的虚拟化技术类型，截图使用全屏截图体现真实系统（注意电脑桌面任务栏整洁性）。

5. **查验方式**　该指标主要采用专家评审（文件审查与现场查验）的方式进行评价。文件审查阶段，专家审阅相关证明材料的对标情况。现场查验阶段，专家可实地查看虚拟化、云计算技术功能配置或授权许可，判断建设情况的真实性。

（六）提供标准化的接口以支持监控和管理功能

1. **指标原文**　指标原文见表4-6。

表4-6　提供标准化的接口以支持监控和管理功能指标原文

评审内容	编号	评审指标	分值	等级要求	评分说明
4.1.1 服务器设备	4.1.1.6	集成服务器、应用服务器、数据库服务器等系统是否提供标准化的接口以支持监控和管理功能： □是　□否	0.1	五级乙等	选择"是"，得分；选择"否"，不得分

2. **指标解读**　该指标考察的重点是集成服务器、应用服务器及数据库服务器是否提供了标准化的接口以支持监控和管理功能，具有相应接口即得分。《基于电子病历的医院信息平台技术规范》（WS/T 447—2014）第8章规定，IT基础设施规范要求支撑平台运行的服务器应满足管理自动化的要求，需支持标准的接口，统一进行监控和管理。

3. **实现方式**　目前主流的服务器管理接口均支持SNMP（simple network management protocol）协议。SNMP中文含义为"简单网络管理协议"，是专门设计用于在IP网络管理网络节点（服务器、工作站、路由器、交换机及 HUB 等）的一种标准协议，是一种应用层协议。SNMP 使网络管理员能够管理网络效能，发现并解决网络问题以及规划网络增长。网络管理系统通过 SNMP 接收随机消息（及事件报告），从而获知网络出现的问题。

4. **测评要求**　此指标是五级乙等指标，若申请机构评审等级为五级乙等及以上，则要求申请机构在对标改造过程中必须满足该指标要求。医院应提供相应证明材料，如功能配置截图，包括 SNMP 协议版本及配置等信息。

5. **查验方式**　该指标主要采用专家评审（文件审查与现场查验）的方式进行评价。文件审查阶段，专家审阅相关证明材料的对标情况。现场查验阶段，专家可实地查看设备监控和管理系统，判断建设情况的真实性。

（七）统一的服务器管理软件或平台

1. **指标原文**　指标原文见表 4-7。

表 4-7　统一的服务器管理软件或平台指标原文

评审内容	编号	评审指标	分值	等级要求	评分说明
4.1.1 服务器设备	4.1.1.7	是否使用了统一的服务器管理软件或平台： □是 □否	0.5	五级甲等	选择"是"，得分；选择"否"，不得分

2. **指标解读**　该指标考察的重点是平台是否使用了统一的服务器管理软件，可以是虚拟化服务器管理平台，但要求管理医院信息平台所有的服务器，选择"是"即得分。由于医院系统众多，支撑系统运行的服务器设施也随之增多，统一的服务器管理软件或平台为医院运维人员统一管理服务器提供了极大的便利，也提高了运维人员的运维效率。

3. **实现方式**　医院可通过某种特定软件或平台监控服务器工作运行，对硬件、操作系统及应用软件等进行资源管理、性能维护和监控。

4. **测评要求**　此指标是五级甲等指标，若申请机构评审等级为五级甲等，则要求申请机构在对标改造过程中必须满足该指标要求。医院应提供相应证明材料及情况说明，如管理软件或平台登录界面、管理软件或平台中服务器管理功能界面截图。服务器管理功能界面截图应重点体现平台服务器而不是其他应用系统服务器。

5. **查验方式**　该指标主要采用专家评审（文件审查与现场查验）的方式进行评价。文件审查阶段，专家审阅相关证明材料的对标情况。现场查验阶段，专家可实地查看管理软件或平台及其管理功能，判断建设情况的真实性。

二、存储设备

根据《基于电子病历的医院信息平台技术规范》（WS/T 447—2014），医院信息平台存储系统的基本技术要求包括：①高可靠性：应选用高可靠性存储产品，设备充分考虑冗余、容错能力和备份。②可扩展性：根据医院未来业务的增长和变化，存储网络应可平滑扩充和升级，避免系统扩展时对存储网络架构的大幅度调整。③灵活性和系统管理的简单性：支持集中监控、分权管理，以便统一分配网络存储资源；支持故障自动报警。④高性能：应保障网络存储设备的高吞吐能力，保证数据的高质量传输，保证在可预见的将来满足性能要求，避免网络瓶颈影响整体的系统应用。⑤先进性和成熟性：存储设备采用先进的技术和制造工艺，在容量扩展支持、数据空间分配、高性能方面保持技术领先，网络结构和协议采用成熟的、普遍应用的并被证明可靠的结构模型和技术。⑥标准开放性：支持国际上通用标准的网络存储协议、国际标准应用的开放协议，保证与其他主流服务器之间的平滑连接互通和兼容性，以及将来网络的扩展性。⑦环保节能：应满足环保与节能的要求，噪声低、耗电低、无污染。

（一）存储配置

1. **指标原文**　指标原文见表 4-8。

表 4-8　存储配置指标原文

评审内容	编号	评审指标	分值	等级要求	评分说明
4.1.2 存储设备	4.1.2.1	存储设备最低配置： 数量：＿＿＿（个） 品牌型号：＿＿＿ 实配容量：＿＿＿（GB） 最大容量：＿＿＿（GB） RAID 级别：＿＿＿ 高速缓存：＿＿＿（GB） 其他形式：＿＿＿ 采用云端存储的，配置情况：	0.3	三级	具有 RAID 级别且有冗余机制，得分；无冗余，不得分；云端存储应对冗余机制进行说明

2. **指标解读**　该指标考察的重点是平台中的存储设备是否具有 RAID（redundant array of independent disk，独立冗余磁盘阵列）级别且有冗余机制，两项均满足要求才能得分。与 2017 年版指标体系相比，2020 年版指标体系允许存储设备采用云端存储，但要求采用云端存储的医院对其冗余机制进行说明。

3. **实现方式**　RAID 是一种由多块廉价磁盘构成的冗余阵列，在操作系统下作为一个独立的大型存储设备出现。RAID 可以充分发挥多块硬盘的优势，提升硬盘速度，增大容量，提供容错功能确保数据安全性，具有易于管理的优点，在任何一块硬盘出现问题的情况下都可以继续工作，不会受到损坏硬盘的影响。冗余机制是提高网络存储系统可靠性的关键技术，可以基于磁盘级或存储级实现。

4. **测评要求**　此指标是三级指标，若申请机构评审等级为三级及以上，则要求申请机构在对标改造过程中必须满足该指标要求。医院需在相关证明材料中详细填写存储设备的数量及基本信息，同时附上存储资源、RAID 等内容的管理系统配置截图及具体实现情况说明。

5. **查验方式** 该指标主要采用专家评审（文件审查与现场查验）的方式进行评价。文件审查阶段，专家审阅相关证明材料的对标情况。现场查验阶段，专家可实地查看机房相关设备，判断建设情况的真实性。

（二）存储模式

1. **指标原文** 指标原文见表4-9。

表 4-9 存储模式指标原文

评审内容	编号	评审指标	分值	等级要求	评分说明
4.1.2 存储设备	4.1.2.2	□平台使用专业存储设备，且存储控制器数量≥2 □平台采用分布式存储或多台存储同步写入架构 □云端存储网络架构	0.2	仅满足第一项要求，为三级；满足第二项或第三项要求，为四级乙等	三级得0.1分；四级乙等得0.2分

2. **指标解读** 该指标考察的重点是平台的存储网络架构。若仅使用专业存储设备，且存储控制器数量≥2，符合三级要求，得0.1分。若平台采用分布式存储或多台存储同步写入架构，或云端存储网络架构，则满足四级乙等要求，得0.2分。

3. **实现方式** 分布式存储架构由三部分组成：客户端、元数据服务器和数据服务器。客户端负责发送读写请求，缓存文件元数据和文件数据。元数据服务器负责管理元数据和处理客户端的请求，是整个系统的核心组件。数据服务器负责存放文件数据，保证数据的可用性和完整性。该架构的好处是性能和容量能够同时拓展，系统规模具有很强的伸缩性。

云端存储网络架构可以自主决定虚拟服务器的类型和配置，然后通过网络连接到云服务提供商，从而获得虚拟服务器的访问权限。

4. **测评要求** 申请机构在对标改造过程中，根据自身业务需求选择适合的实现方案。医院须在相关证明材料中对平台的存储网络架构进行说明，证明材料采用设备管理系统截图或设备采购合同截图，优先选择实际设备管理系统截图。

5. **查验方式** 该指标主要采用专家评审（文件审查与现场查验）的方式进行评价。文件审查阶段，专家审阅相关证明材料的对标情况。现场查验阶段，专家可实地查看机房相关设备及管理系统，查阅设备采购合同，判断建设情况的真实性。

（三）存储灾备能力

1. **指标原文** 指标原文见表4-10。

表 4-10　存储灾备能力指标原文

评审内容	编号	评审指标	分值	等级要求	评分说明
4.1.2 存储设备	4.1.2.3	医院信息平台具有哪些存储灾备能力： □本地数据备份/恢复 □异地数据备份/恢复 □数据快照 □云端备份 □其他_____ 数据灾备恢复： □RTO（恢复时间目标）_____（h） □RPO（恢复点目标）_____（h）	0.4	RTO ≤ 24h，RPO ≤ 24h，为四级乙等； RTO ≤ 4h，RPO ≤ 6h，为四级甲等； RTO ≤ 0.25h，RPO ≤ 0.25h，为五级乙等	具有灾备能力且满足等级要求，得分； 四级乙等得 0.2 分； 四级甲等得 0.3 分； 五级乙等得 0.4 分

2. **指标解读**　该指标考察的重点是医院信息平台的存储灾备能力，具备灾备能力同时要满足一定等级要求才能得分。按照 RTO 与 RPO 的不同划分为不同等级。RTO ≤ 24h，RPO ≤ 24h，满足四级乙等要求，得 0.2 分；RTO ≤ 4h，RPO ≤ 6h，满足四级甲等要求，得 0.3 分；RTO ≤ 0.25h，RPO ≤ 0.25h，满足五级乙等要求，得 0.4 分。需要注意的是，若 RTO 与 RPO 不满足等级要求，即 RTO ≥ 24h 或 RPO ≥ 24h，即使具备灾备能力也不得分。

3. **实现方式**　常见的存储灾备方式有以下四种：

（1）本地数据备份/恢复：在本地进行数据备份，且备份的数据只在本地保存。

（2）异地数据备份/恢复：在异地建立一个热备份点，通过网络进行数据备份。也就是通过网络以同步或异步方式，把主站点的数据备份到备份站点，备份站点一般只备份数据，不承担业务。当出现灾难时，备份站点接替主站点的业务，从而维护业务运行的连续性。

（3）数据快照：数据存储的某一时刻的状态记录。创建快照后，系统会对原数据库的所有数据页进行标识，如果数据页在创建快照后被修改，会复制一个数据页出来，没有修改的数据页则不会有快照。

（4）云端备份：将医院数据通过云存储的方式备份在公有云或私有云。

4. **测评要求**　申请机构在对标改造过程中，根据自身业务需求选择适合的实现方案。医院须提供相应材料及情况说明，证明材料应详细说明信息平台具有的存储灾备能力。如选择备份/恢复或云端备份，首先要总体文字说明备份实现方式，采用何种技术和设备，备份和恢复计划如何设定，并截图对说明文字进行佐证。异地备份/恢复须对异地进行情况说明，优先选择截图体现异地备份/恢复。如选择数据快照方式，则须提供存储设备上数据快照功能或许可的截图，并提供近期快照数据文件截图。

5. **查验方式**　该指标主要采用专家评审（文件审查与现场查验）的方式进行评价。文件审查阶段，专家审阅相关证明材料的对标情况。现场查验阶段，专家可实地查看和询问备份实现技术，判断建设情况的真实性。

（四）离线存储能力

1. **指标原文**　指标原文见表 4-11。

表 4-11　离线存储能力指标原文

评审内容	编号	评审指标	分值	等级要求	评分说明
4.1.2 存储设备	4.1.2.4	医院信息平台是否具有离线存储能力： □是　□否	0.2	四级乙等	选择"是"，得分；选择"否"，不得分

2. **指标解读**　该指标考察的重点是医院信息平台是否具备离线存储能力，例如磁带库归档就是一种很好的离线存储能力，满足这个功能即可得分。

3. **实现方式**　医院信息系统数据的存储采用三种方式（在线、近线和离线存储），将医疗信息以数据的形式存放于存储设备中。离线存储用于对在线存储的数据进行归档备份，以防范可能发生的数据灾难，因此又称备份级的存储，而且主要使用光盘或磁带存储。离线海量存储的典型产品是磁带、光盘（DVD/BD）或磁带库，价格相对低廉。离线存储介质上的数据在读写时是顺序进行的。当需要读取数据时，需要把带子卷到头，再进行定位。如是光盘介质可以直接调用，但当需要对已写入的数据进行修改时，很多情况下数据都需要全部进行改写。因此，离线存储主要用于数据的备份和恢复。在大多数情况下，光盘、磁带上的数据应尽量少地进行访问操作。光盘存储价格相对最低，但容量价格比最好。按照国家卫健委对医疗数据最少保存 30 年的规定，从性能上比较，磁带库是医院进行医疗数据归档的最好方式。

4. **测评要求**　此指标是四级乙等指标，若申请机构评审等级为四级乙等及以上，则要求申请机构在对标改造过程中必须满足该指标要求。医院须在相关证明材料中对平台的离线存储能力进行说明。证明材料以物理实物照片或存储配置截图为主，辅以文字说明。

5. **查验方式**　该指标主要采用专家评审（文件审查与现场查验）的方式进行评价。文件审查阶段，专家审阅相关证明材料的对标情况。现场查验阶段，专家可实地查看机房相关设备及存储配置，判断建设情况的真实性。

（五）虚拟化能力

1. **指标原文**　指标原文见表 4-12。

表 4-12　虚拟化能力指标原文

评审内容	编号	评审指标	分值	等级要求	评分说明
4.1.2 存储设备	4.1.2.5	医院信息平台存储是否具有虚拟化能力： □是　□否	0.05	五级乙等	选择"是"，得分；选择"否"，不得分

2. **指标解读** 该指标考察的重点是医院信息平台存储是否具有虚拟化能力,满足这个功能即可得分。

3. **实现方式** 信息平台存储的虚拟化能力指平台使用了存储虚拟化、云存储等技术。存储虚拟化(storage virtualization)最通俗的理解就是对存储硬件资源进行抽象化表现,通过将一个(或多个)目标(target)服务或功能与其他附加的功能集成,统一提供有用的全面功能服务。

4. **测评要求** 此指标是五级乙等指标,若申请机构评审等级为五级乙等及以上,则要求申请机构在对标改造过程中必须满足该指标要求。医院须在相关证明材料中对平台的虚拟化能力和实现技术方式进行说明,证明材料采用功能配置截图或授权许可截图,辅以文字说明。

5. **查验方式** 该指标主要采用专家评审(文件审查与现场查验)的方式进行评价。文件审查阶段,专家审阅相关证明材料的对标情况。现场查验阶段,专家可实地查看虚拟化配置,判断建设情况的真实性。

(六)连续数据保护(CDP)能力

1. **指标原文** 指标原文见表 4-13。

表 4-13 连续数据保护(CDP)能力指标原文

评审内容	编号	评审指标	分值	等级要求	评分说明
4.1.2 存储设备	4.1.2.6	医院信息平台存储是否具有连续数据保护(CDP)能力: □是,采用的技术:_____ □否	0.5	五级甲等	选择"是",得分;选择"否",不得分

2. **指标解读** 该指标考察的重点是医院信息平台是否具有连续数据保护能力,具备该能力即可得分。

3. **实现方式** 持续数据保护(CDP)通过在操作系统核心层中植入文件过滤驱动程序,实时捕获所有文件访问操作。从理论上讲,任何一次的文件数据变化都会被自动记录,因而称为持续数据保护。CDP 又分为真 CDP(true CDP)和准 CDP(near CDP)。

4. **测评要求** 此指标是五级甲等指标,若申请机构评审等级为五级甲等,则要求申请机构在对标改造过程中必须满足该指标要求。医院须在相关证明材料中对平台存储连续数据保护(CDP)能力进行说明,证明材料采用功能配置截图(内容包括文件数据变化记录)或授权许可截图,辅以文字说明。

5. **查验方式** 该指标主要采用专家评审(文件审查与现场查验)的方式进行评价。文件审查阶段,专家审阅相关证明材料的对标情况。现场查验阶段,专家可实地查看相应功能配置或授权许可,判断建设情况的真实性。

三、网络设备

根据《基于电子病历的医院信息平台技术规范》（WS/T 447—2014），医院信息网络设计需满足可靠性要求、安全性要求、灾备要求、模块化设计要求。其中，可靠性要求包括：网络系统应支持 7×24h 不间断运行；支持设备级的冗余备份；支持链路级的冗余备份。安全性要求包括：医院信息网络系统至少从逻辑上划为内部网络和外部网络，内部网络和外部网络逻辑上应进行隔离；内部网络主要承载医疗核心业务；外部网络主要提供行政办公服务、对外信息发布、医学资料查询服务。灾备要求包括：医院信息网络系统应提供独立的灾备中心区；灾备中心区与数据中心区不能在同一物理位置。模块化设计要求：医院信息平台网络建设时应采用模块化、分区化、分层次设计。

（一）网络设备种类

1. 指标原文　指标原文见表 4-14。

表 4-14　网络设备种类指标原文

评审内容	编号	评审指标	分值	等级要求	评分说明
4.1.3 网络设备	4.1.3.1	医院数据中心的网络设备包括： □三层交换机 □二层交换机 □ VPN 网关 □路由器 □防火墙 □ IDS/IPS □其他_____	0.3	三级	至少选择 5 项,得分;选择少于 5 项,不得分;其他可填写多个,只算 1 项分值

2. 指标解读　该指标考察的是平台网络设备种类，至少包括 5 项设备才得分。需要注意的是其他可填写多个，只算一项。

3. 实现方式

（1）三层交换机：三层交换机是具有部分路由器功能的交换机，工作在 OSI 网络标准模型的第三层——网络层。三层交换机最重要的目的是加快大型局域网内部的数据交换，所具有的路由功能也是为该目的服务的，能够做到一次路由，多次转发。对数据包转发等规律性的过程由硬件高速实现，而路由信息更新、路由表维护、路由计算、路由确定等功能由软件实现。

（2）二层交换机：二层交换机工作于 OSI 模型的第二层——数据链路层，故称为二层交换机。二层交换技术的发展已经比较成熟，二层交换机属于数据链路层设备，可以识别数据帧中的 MAC 地址信息，根据 MAC 地址进行转发，并将这些 MAC 地址与对应的端口记录在内部的一个地址表中。

（3）VPN 网关：VPN 网关是通过 VPN 技术可以实现不同的网络互联，是总部与分支机构网络互通的最好形式。

（4）路由器：路由器是连接两个或多个网络的硬件设备，在网络间起网关的作用，是读取每一个数据包中的地址然后决定如何传送的专用智能性的网络设备。其能够理解不同的协议，例如某个局域网使用的以太网协议，因特网使用的 TCP/IP 协议。这样，路由器可以分析不同类型网络传来的数据包的目的地址，把非 TCP/IP 网络的地址转换成 TCP/IP 地址，或者反之；再根据选定的路由算法把各数据包按最佳路线传送到指定位置。所以路由器可以把非 TCP/IP 网络连接到因特网上。

（5）防火墙：防火墙指一个由软件和硬件设备组合而成、在内部网和外部网之间、专用网与公共网之间的界面上构造的保护屏障，是一种获取安全性方法的形象说法，其是一种计算机硬件和软件的结合，使安全域与安全域之间建立起一个安全网关。

（6）IDS/IPS：IDS 是英文"intrusion detection system"的缩写，即"入侵检测系统"。专业上讲就是依照一定的安全策略，对网络、系统的运行状况进行监视，尽可能发现各种攻击企图、攻击行为或攻击结果，以保证网络系统资源的机密性、完整性和可用性。IPS 是英文"intrusion prevention system"的缩写，即"入侵防御系统"，是计算机网络安全设施，是对防病毒软件（antivirus programs）和防火墙的补充。IPS 是一部能够监视网络或网络设备的网络资料传输行为的计算机网络安全设备，能够即时中断、调整或隔离不正常或具有伤害性的网络资料传输行为。

4. **测评要求**　此指标是三级指标，若申请机构评审等级为三级及以上，则要求申请机构在对标改造过程中必须满足该指标要求。医院须在相关证明材料中提供中心的网络设备情况，同时附上网络设备的实物照片。

5. **查验方式**　该指标主要采用专家评审（文件审查与现场查验）的方式进行评价。文件审查阶段，专家审阅相关证明材料的对标情况。现场查验阶段，专家可实地查看网络设备实物，判断建设情况的真实性。

（二）稳定性要求

1. **指标原文**　指标原文见表 4-15。

表 4-15　稳定性要求指标原文

评审内容	编号	评审指标	分值	等级要求	评分说明
4.1.3 网络设备	4.1.3.2	网络设备是否满足稳定性要求，不因单设备或链路问题导致服务中断： □支持设备级的冗余备份 □支持链路级的冗余备份	0.3	三级	全部选择得分，否则不得分

2. **指标解读**　该指标考察平台网络是否满足稳定性要求，网络设备既支持设备级的冗余备份，也支持链路级冗余备份才得分。

3. **实现方式**

（1）设备级冗余备份：设备级的冗余备份要求网络设备至少 2 台以上。

（2）链路级冗余备份：在大型医院网络中往往存在多条二层和三层链路，使用链路级冗余技术可实现多条链路之间的备份，流量分担和环路避免。链路级冗余备份要求网络设备至少双链路上行接入。

4. **测评要求**　此指标是三级指标，若申请机构评审等级为三级及以上，则必须满足该指标要求，即同时支持设备级的冗余备份和链路级的冗余备份。医院须根据实际网络设备部署情况提供相关材料，证明网络设备满足稳定性要求。采用实物截图、网络架构图及网络设备功能配置截图方式证明存在多台网络设备或多条上行链路。必要时将截图中重要的内容标记出来并予以说明。

5. **查验方式**　该指标主要采用专家评审（文件审查与现场查验）的方式进行评价。文件审查阶段，专家审阅相关证明材料的对标情况。现场查验阶段，专家可实地查看设备实物、网络架构及网络设备功能配置，判断建设情况的真实性。

（三）支持标准的 SNMP 协议

1. **指标原文**　指标原文见表4-16。

表 4-16　支持标准的 SNMP 协议指标原文

评审内容	编号	评审指标	分值	等级要求	评分说明
4.1.3 网络设备	4.1.3.3	□网络设备支持标准的 SNMP 协议并具有可管理性	0.2	四级乙等	满足要求得分，否则不得分

2. **指标解读**　该指标考察网络设备是否支持标准的 SNMP 协议，保证网络设备都可以被监控和管理。医院满足要求即可得分。

3. **实现方式**　网络设备支持简单网络管理协议（SNMP）。SNMP 协议是专门设计用于在 IP 网络管理网络节点（服务器、工作站、路由器、交换机及 HUBS 等）的一种标准协议，是一种应用层协议。目前，SNMP 有 3 种：SNMPV1、SNMPV2、SNMPV3。第 1 版和第 2 版没有太大差距，但 SNMPV2 是增强版本，包含其他协议操作。与前两种相比，SNMPV3 则包含更多安全和远程配置。

4. **测评要求**　此指标是四级乙等指标，若申请机构评审等级为四级乙等，则必须满足该指标要求。医院应提供相应证明材料及情况说明，证明材料采用网络设备 SNMP 功能配置及界面化管理截图方式，必要时将截图中重要的内容进行标记。

5. **查验方式**　该指标主要采用专家评审（文件审查与现场查验）的方式进行评价。文件审查阶段，专家审阅相关证明材料的对标情况。现场查验阶段，专家可实地查看网络设备 SNMP 功能配置及管理界面，判断建设情况的真实性。

（四）网络设备监控与预警

1. **指标原文**　指标原文见表4-17。

表 4-17　网络设备监控与预警指标原文

评审内容	编号	评审指标	分值	等级要求	评分说明
4.1.3 网络设备	4.1.3.4	□在安全性方面、数据流量方面、性能方面均具有监控、告警和控制手段,可以进行远程管理和故障诊断	0.05	五级乙等	满足要求得分,否则不得分

2. **指标解读**　该指标考察网络设备的监控与预警,即在安全性方面、数据流量方面、性能方面,医院信息平台均具有监控、告警和控制手段,可以进行远程管理和故障诊断。满足要求即得分。

3. **实现方式**　为了保证网络的安全性,可以对传输的数据进行加密。目前比较流行的密钥加密算法主要有 DES、RSA 等,根据实际情况,可以选用网络中的一对路由器作为 Peers,对其中通过的某些数据进行加密 / 解密。为了保护局域网的数据不被攻击,可采用 VLAN 技术对局域网进行规划,根据不同部门设立不同层次安全级别的 VLAN（虚拟网）。在医院网络安全性能得到保障之后,医院网络设备须支持远程管理和故障诊断功能,通过置换法、网络测试仪、网络管理和监控软件等快速发现网络故障,找到网络瓶颈,提升网络性能,提高工作效率等。

4. **测评要求**　此指标是五级乙等指标,若申请机构评审等级为五级乙等及以上,则必须满足该指标要求。医院需提供相关材料证明在安全性、数据流量、性能方面具有监控和告警控制手段。证明材料采用功能截图为主、文字说明为辅的方式,必要时将截图中重要的内容进行标记。

5. **查验方式**　该指标主要采用专家评审（文件审查与现场查验）的方式进行评价。文件审查阶段,专家审阅相关证明材料的对标情况。现场查验阶段,专家可实地查看针对安全、数据流量、性能等方面的监控界面和告警控制配置,判断建设情况的真实性。

（五）无线网络设备种类

1. **指标原文**　指标原文见表 4-18。

表 4-18　无线网络设备种类指标原文

评审内容	编号	评审指标	分值	等级要求	评分说明
4.1.3 网络设备	4.1.3.5	医院数据中心的无线网络设备包括: □无线网络控制器 □无线终端设备 □无线认证和安全保障机制 □其他_____	0.05	四级甲等	至少选择 2 项,得分;选择少于 2 项,不得分;其他可填写多个,只算 1 项分值

2. **指标解读**　医院无线业务网络应是承载医院内网业务的网络,如果只是方便患者访问互联网的无线网络,则不能得分。与 2017 年版指标体系相比,2020 年版指标体系对

无线网络设备的类型重新进行了确定。

3. **实现方式**

（1）无线网络控制器：无线网络控制器是一种网络设备，用来集中化控制无线 AP，是无线网络的核心，负责管理无线网络中的所有无线 AP，包括下发配置、修改相关配置参数、射频智能管理、接入安全控制等。

（2）无线终端设备：无线终端设备即能发射 WIFI 信号的设备。

（3）无线认证和安全保障机制：无线认证指用户必须获得进网许可证后方能接入医院网络使用；安全保障机制指利用加密技术对信息进行保护，主要有信息加密技术和身份认证技术两种。

4. **测评要求**　此指标是四级甲等指标，若申请机构评审等级为四级甲等及以上，则必须满足该指标要求，即至少有两种设备。医院须提供相关材料证明数据中心的无线网络设备种类，提供无线网络设备的实物照片。若还选择了无线认证和安全保障机制或其他，则须提供认证或安全保障平台登录界面和功能配置截图。

5. **查验方式**　该指标主要采用专家评审（文件审查与现场查验）的方式进行评价。文件审查阶段，专家审阅相关证明材料的对标情况。现场查验阶段，专家可实地查看无线网络设备实物、认证或安全保障平台和功能配置，判断建设情况的真实性。

（六）物联网与 5G 部署接入能力

1. **指标原文**　指标原文见表 4-19。

表 4-19　物联网与 5G 部署接入能力指标原文

评审内容	编号	评审指标	分值	等级要求	评分说明
4.1.3 网络设备	4.1.3.6	无线网络是否具有物联网与 5G 部署接入能力 □是　□否	0.4	五级甲等	选择"是"，得分；选择"否"，不得分

2. **指标解读**　该指标考察医院的无线网络是否具有物联网与 5G 部署接入能力。物联网是继计算机、互联网与移动通信网之后的世界信息产业第四次技术革命，指将各种信息传感设备，如射频识别 RFID 装置、红外感应器、全球定位系统、激光扫描器等与互联网结合起来而形成的一个巨大网络，目的是让所有物品都与网络连接在一起，以便系统可以自动实时地对物体进行识别、定位、追踪、监控并触发相应事件，在医疗领域具有良好的应用前景。5G 技术可在 28GHz 超高频段以超过 1Gbps/s 的速度输送数据，使网络时延、能源消耗、网络容量问题等得到极大改善，在智慧医院建设、远程医疗等方面应用前景广阔，可以大大促进医学的进步和发展。此指标为新增指标，2017 年版测评体系中无该指标，体现出近年来信息化的快速发展。

3. **实现方式**　物联网应用系统将根据需要选择无线传感器网络或 RFID 应用系统接入互联网。5G 网络的部署主要需要无线接入网（radio access network，RAN）和核心网（core

network）两个部分。无线接入网主要由基站组成，为用户提供无线接入功能。核心网则主要为用户提供互联网接入服务和相应的管理功能等。

4. 测评要求 此指标是五级甲等指标，若申请机构评审等级为五级甲等，则必须满足该指标要求。医院须在相关证明材料中对其进行详细说明。证明材料须提供物联网和5G网络设备实物照片，物联网终端和5G终端设备连接网络的实景照片，同时提供物联网系统功能配置截图。

5. 查验方式 该指标主要采用专家评审（文件审查与现场查验）的方式进行评价。文件审查阶段，专家审阅相关证明材料的对标情况。现场查验阶段，专家可实地查看物联网和5G网络设备实物及物联网系统功能配置，判断建设情况的真实性。

第二节　网络及网络安全情况

一、网络带宽情况

（一）平台服务器接入带宽

1. 指标原文 指标原文见表4-20。

表4-20　平台服务器接入带宽指标原文

评审内容	编号	评审指标			分值	等级要求	评分说明
4.2.1 网络带宽情况	4.2.1.1	平台服务器接入带宽为：□万兆及以上	□千兆	□百兆	1.5	三级	千兆及以上得分；否则不得分

2. 指标解读 医院医疗集成平台专用服务器配置网卡类型（万兆及以上、千兆、百兆，光口、电口），并且与连接交换机端口支持万兆、千兆、百兆，联通光纤或网线为七类网线、超六类网线等（图4-1、图4-2、图4-3）。

3. 实现方式 服务器接入交换机与服务器之间链路到达或超过千兆，服务器接入交换机至核心网络设备使用链路带宽不低于服务器链路带宽，提供链路接口信息截图并标注上联接口和服务器接入接口。

4. 测评要求 此指标是三级指标，若申请机构评审等级为三级及以上，则必须满足该指标要求。医院须提供相关材料证明平台服务器接入带宽达到或超过千兆。该指标要求平台专用服务器接入的交换机实际使用了千兆及以上端口连接网络，平台服务器使用千兆及以上网卡（光口或电口），且光纤或网线分别支持千兆及以上传输，并提供交换机端口速率截图，满足千兆以上要求的得1.5分；平台专用服务器接入的交换机使用百兆端口联通传输信息的不得分。

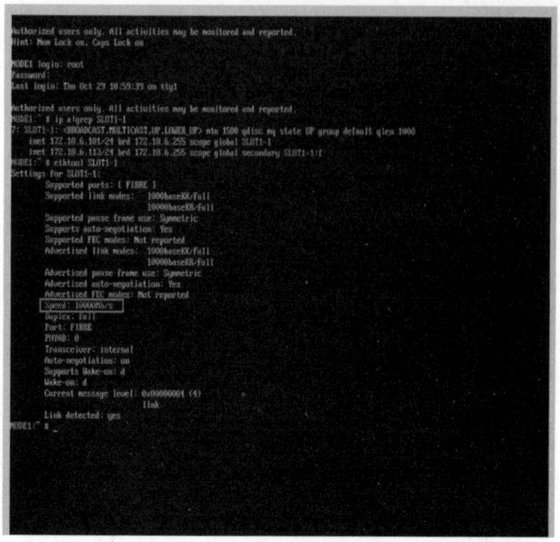

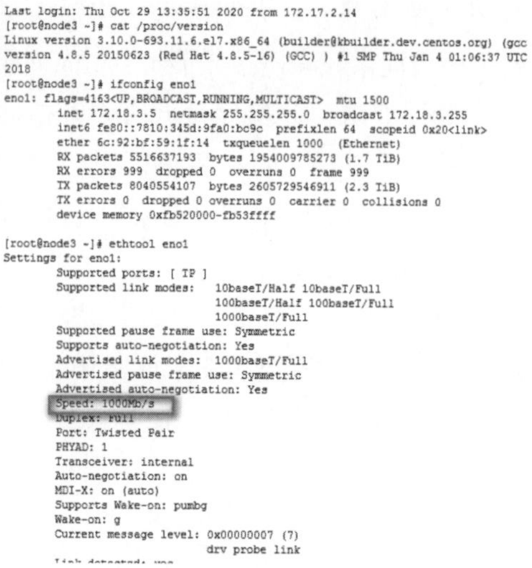

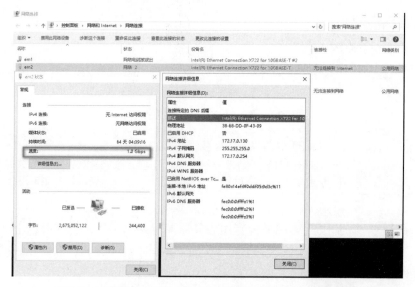

图 4-1　万兆带宽 LINUX 服务器终端网卡实时速率显示　图 4-2　千兆带宽 LINUX 服务器终端网卡实时速率显示

图 4-3　千兆带宽 WINDOWS 服务器终端网卡实时速率显示

5. 查验方式　该指标主要采用专家评审（文件审查与现场查验）的方式进行评价。文件审查阶段，专家审阅相关证明材料的对标情况。现场查验阶段，专家可现场要求申请机构提供服务器连接至核心网络拓扑图、服务器接入交换机接口信息和服务器接口信息、交换机上联至核心全链路接口信息，判断建设情况的真实性。

（二）医院临床应用系统网络带宽

1. 指标原文　指标原文见表 4-21。

表 4-21　医院临床应用系统网络带宽指标原文

评审内容	编号	评审指标	分值	等级要求	评分说明
4.2.1 网络带宽情况	4.2.1.2	医院临床应用系统网络带宽应满足大容量医学影像数据的传输,带宽 □万兆及以上　□千兆　□百兆	0.2	四级乙等	千兆及以上得分; 否则不得分

2. 指标解读　医院临床应用系统网络(医院内部医疗局域网)带宽在业务高峰期使用时应满足大容量医学影像数据传输,系统连接的接入、汇聚和核心交换网络的各部分带宽分别能够满足万兆及以上、千兆或百兆网络带宽。

3. 实现方式　临床业务网络从服务器接入交换机、汇聚交换机、核心交换机连接链路带宽达到或超过千兆(图 4-4)。

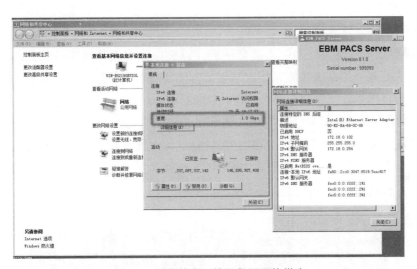

图 4-4　影像信息系统服务器网络带宽

4. 测评要求　此指标是四级乙等指标,若申请机构评审等级为四级乙等及以上,则必须满足该指标要求。医院须提供相关材料证明医院临床应用系统网络满足大容量医学影像数据传输,接入带宽达到或超过千兆。该指标要求所有连接临床应用系统的接入、汇聚和核心网络带宽,能够满足千兆及以上带宽,并提供交换机端口速率截图,满足千兆以上要求的得 0.2 分;低于千兆网络带宽的不得分。

5. 查验方式　该指标主要采用专家评审(文件审查与现场查验)的方式进行评价。文件审查阶段,专家审阅相关证明材料的对标情况。现场查验阶段,专家可现场要求申请机构提供服务器从接入交换机至核心网络设备工作日一天的互联接口流量信息,判断建设情况的真实性。

二、接入域建设

（一）有线接入域

1. **指标原文**　指标原文见表 4-22。

表 4-22　有线接入域指标原文

评审内容	编号	评审指标	分值	等级要求	评分说明
4.2.2 接入域建设	4.2.2.1	□医院网络在物理上采用有线接入域	1.5	三级	满足要求得分，否则不得分

2. **指标解读**　医院内部医疗局域网络支撑各应用系统运行，在医院物理环境中，实际采用有线接入网络的方式，实现了各应用系统的联通。

3. **实现方式**　院区医疗网业务网使用有线方式互联，网络互联拓扑结构清晰，逻辑上分成核心、汇聚、接入三层。

4. **测评要求**　从任意一台接入业务网的计算机作为起点开始连接服务器，全程链路均为有线接入。各应用系统实际采用有线接入网络实现医疗信息的互联互通，提供网络拓扑图、网络设备图等证明材料，得 1.5 分；否则不得分。

5. **查验方式**　该指标主要采用专家评审（文件审查与现场查验）的方式进行评价。文件审查阶段，专家审阅相关证明材料的对标情况。现场查验阶段，专家可现场要求申请机构从终端计算机开始路由追踪至核心服务器，确认是互联结构，并提供数据流量通过交换机接口信息标出有线接入信息，见图 4-5、图 4-6、图 4-7。

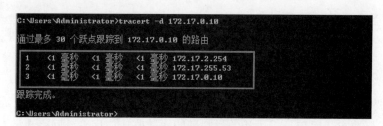

图 4-5　标准三层结构

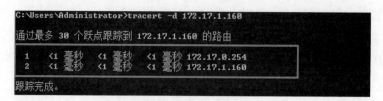

图 4-6　逻辑三层结构

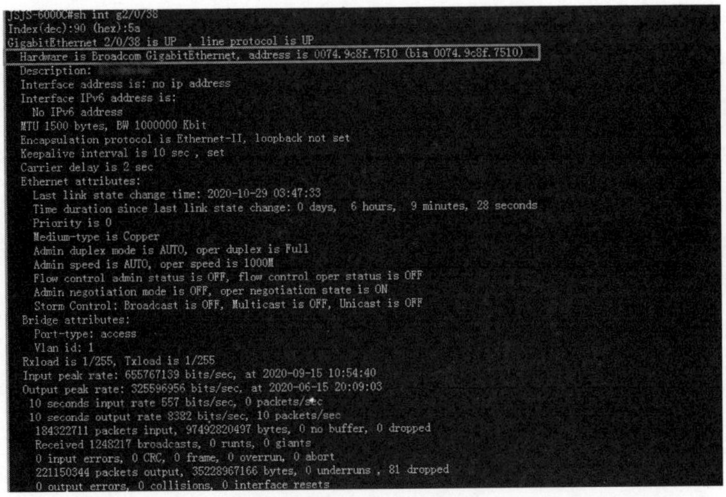

图 4-7 交换机设备与终端连接接口信息

（二）无线接入域

1. **指标原文** 指标原文见表 4-23。

表 4-23 无线接入域指标原文

评审内容	编号	评审指标	分值	等级要求	评分说明
4.2.2 接入域建设	4.2.2.2	医院网络在物理上采用无线接入域，能够保证随时随地的无线业务终端的接入，接入覆盖达到以下水平： □核心临床医疗业务环境的全覆盖 □医疗业务和管理业务环境的全覆盖 □多种类型的无线接入院区全覆盖	0.05	满足第一项要求，为四级甲等；满足第二项要求，为五级乙等；满足第三项要求，为五级甲等	四级甲等得0.03分；五级乙等得0.04分；五级甲等得0.05分

2. **指标解读** 医院内部医疗局域网络在医疗区域物理环境中采用无线网络接入方式。

（1）核心临床医疗业务环境的全覆盖：指住院、急诊和门诊各医疗业务环境的无线应用覆盖。

（2）医疗业务和管理业务环境的全覆盖：指医疗业务所有空间环境和医院管理环境的全覆盖，包括住院、急诊、门诊、医技和行政管理区域。

（3）多种类型的无线接入院区全覆盖：指包括临床业务、运营管理、后勤保障、教学科研等在内的 WIFI 全院环境覆盖，并在院区内针对不同用途实现多种不同类型的无线应用，包含 RFID、蓝牙、ZIGBEE、LORA 等 2 种及以上即可。

3. **实现方式** 院区医疗网业务网使用有线方式互联，网络互联拓扑结构清晰，具备无线网络管理系统工具。

4. **测评要求** 此指标是四级甲等指标，若申请机构评审等级为四级甲等及以上，则必须满足该指标要求。该指标主要采用专家评审的方式进行评价，医院须提供相关材料证明医院内部医疗局域网络在医疗区域物理环境中采用无线网络。接入覆盖度满足不同类型的业务要求。该指标要求如下：

满足第一项要求，核心临床业务环境的无线网络全覆盖，提供无线网络拓扑图、网络设备图、无线网络管理软件截图等，得 0.03 分；

满足第二项要求，医疗业务和管理业务环境的全覆盖，提供无线网络拓扑图、网络设备图、无线网络管理软件截图等，得 0.04 分；

满足第三项要求，多种类型的无线接入院区全覆盖，提供无线网络拓扑图、网络设备图、无线网络管理软件截图等，得 0.05 分。

5. **查验方式**　根据提供证明材料，选择现场查验或根据材料查验。

三、网络安全

（一）内外网隔离方式

1. **指标原文**　指标原文见表 4-24。

表 4-24　内外网隔离方式指标原文

评审内容	编号	评审指标	分值	等级要求	评分说明
4.2.3 网络安全	4.2.3.1	内、外网之间采用的隔离方式： □防火墙 □下一代防火墙（NGFW） □网闸 □其他_____	0.3	三级	任选其中一项得分，否则不得分

2. **指标解读**　在支撑医疗业务的院内医疗网络与其他外部网络之间采用的隔离方式主要有以下几种：

（1）防火墙：主要部署在内外网边界，实施访问控制策略，采用白名单方法，根据实际需要，开放相应的地址和端口等应用规则，严格控制非法用户对重要信息的访问。

（2）下一代防火墙（NGFW）：在防火墙传输层防御功能的基础上，解决应用层协议识别、防护控制的不足，实现 WAF、防病毒网关等功能，防止外部病毒侵入和非法攻击。

（3）网闸：安全隔离网闸使内、外网之间不存在通信的物理连接、逻辑连接及信息传输协议，只能以数据文件的形式进行摆渡。

（4）其他：可与前三项任意一项配套使用，如设置 DMZ 区、使用代理服务器等隔离方式。

3. **实现方式**　院内网络内、外网采用防火墙、网闸等隔离措施，或具备其他内、外网隔离方式，有效保障网络信息安全（图 4-8）。

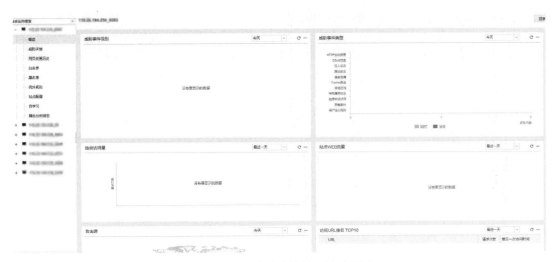

图 4-8　下一代防火墙管理软件截图

4. 测评要求　此指标是三级指标，若申请机构评审等级为三级及以上，则必须满足该指标要求。该指标主要采用专家评审的方式进行评价，医院须提供相关材料证明医院内外网直接使用了隔离方式，支撑医业业务的院内医疗网络与其他外部网络之间的隔离，该指标要求医院采用隔离方式的任意一项或多项，并提供在用设备图、策略部署截图等证明材料，得 0.3 分，否则不得分。

5. 查验方式　根据提供证明材料，选择现场查验或根据材料查验。

（二）业务处理能力具备冗余空间

1. 指标原文　指标原文见表 4-25。

表 4-25　业务处理能力具备冗余空间指标原文

评审内容	编号	评审指标	分值	等级要求	评分说明
4.2.3 网络安全	4.2.3.2	□业务处理能力具备冗余空间 具体措施：_____	0.3	三级	满足要求得分，否则不得分

2. 指标解读　网络设备的业务处理能力具备冗余空间，如网络拓扑结构和通信链路冗余、硬件设备和配件冗余等，其他设备具备双机热备、负载均衡等冗余配置，能够满足业务高峰期的需要，提高系统可用性。

3. 实现方式　接入交换机双线上联汇聚设备，汇聚、核心设备双线、双机热备，汇聚、核心交换机配置同时为双机热备。如图 4-9 所示。

```
ZLDL-3-6220#show switch virtual
Switch_id    Domain_id    Priority    Position    Status    Role       Description
1(1)         1(1)         200(200)    LOCAL       OK        ACTIVE     sw1
2(2)         1(1)         100(100)    REMOTE      OK        STANDBY    sw2
```

图 4-9　交换机双机虚拟化

4. 测评要求　此指标是三级指标，若申请机构评审等级为三级及以上，则必须满足该指标要求。该指标主要采用专家评审的方式进行评价，医院须提供相关材料证明医院网络设备的业务处理能力具备冗余空间，该指标要求医院采用任一项冗余方式，能够满足要求，并能提供冗余证明材料图片、负载均衡策略配置截图等，得 0.3 分，否则不得分。

5. 查验方式　根据提供证明材料查验。

（三）终端与服务器不处于相同的广播域

1. 指标原文　指标原文见表 4-26。

表 4-26　终端与服务器不处于相同的广播域指标原文

评审内容	编号	评审指标	分值	等级要求	评分说明
4.2.3 网络安全	4.2.3.3	□终端与服务器不处于相同的广播域 具体措施：_____	0.3	三级	满足要求得分，否则不得分

2. 指标解读　计算机终端区域与服务器区域之间通过划分不同的 VLAN，实现广播域的隔离，但可通过三层交换机或路由器进行通信；也可在医疗业务网内划分成不同的子网，每个子网是一个广播域，不同的子网之间通过三层交换机或路由器查找路由表实现通信。

3. 实现方式　从终端计算机开始路由追踪（tracert）至服务器（图 4-10、图 4-11、图 4-12、图 4-13、图 4-14、图 4-15）。

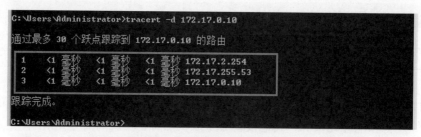

图 4-10　跨路由的三层结构终端与服务器网关处于不同的设备不同的广播域

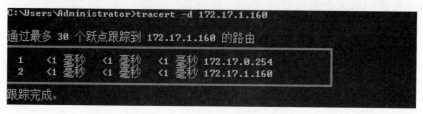

图 4-11　逻辑三层结构终端与服务器网关相同的设备不同的广播域

```
C:\Users\Administrator>tracert -d 172.17.2.57

通过最多 30 个跃点跟踪到 172.17.2.57 的路由

  1     1 ms    <1 毫秒   <1 毫秒 172.17.2.57

跟踪完成。

C:\Users\Administrator>
```

图 4-12　一跳直达终端与服务器网关处于相同的设备项目广播域

```
<XMZL-1-5830-24>dis ip int b
*down: administratively down
(s): spoofing
Interface                         Physical Protocol IP Address      Description
M-GE0/0/0                         down     down     192.168.0.1     M-Gigabit...
Vlan41                            up       up       172.18.41.254   Vlan-inte...
Vlan42                            up       up       172.18.42.254   Vlan-inte...
Vlan43                            up       up       172.18.43.254   Vlan-inte...
Vlan44                            up       up       172.18.44.254   Vlan-inte...
Vlan45                            down     down     172.18.45.254   Vlan-inte...
Vlan46                            up       up       172.18.46.254   Vlan-inte...
Vlan53                            up       up       172.18.53.254   Vlan-inte...
Vlan54                            up       up       172.18.54.254   Vlan-inte...
Vlan200                           up       up       unassigned      Vlan-inte...
Vlan504                           up       up       172.18.255.26   Vlan-inte...
<XMZL-1-5830-24>
```

图 4-13　终端 VLAN

```
<XMZL-4JF-1-5830-24>dis ip int b
*down: administratively down
(s): spoofing
Interface                         Physical Protocol IP Address      Description
M-GE0/0/0                         down     down     192.168.0.1     M-Gigabit...
Vlan508                           up       up       172.18.255.6    Vlan-inte...
Vlan600                           up       up       172.18.0.254    Vlan-inte...
Vlan601                           up       up       172.18.1.254    Vlan-inte...
Vlan602                           up       up       172.18.2.254    Vlan-inte...
Vlan603                           up       up       172.18.3.254    Vlan-inte...
Vlan604                           up       up       172.18.4.254    Vlan-inte...
Vlan605                           up       up       172.18.5.254    Vlan-inte...
Vlan606                           down     down     172.18.6.254    Vlan-inte...
Vlan607                           down     down     172.18.7.254    Vlan-inte...
Vlan608                           down     down     172.18.8.254    Vlan-inte...
Vlan609                           down     down     172.18.9.254    Vlan-inte...
```

图 4-14　服务器 VLAN

```
<YLW-12518-CORE>dis ip int b
*down: administratively down
(s): spoofing
Interface                         Physical Protocol IP Address      Description
M-E1/0/0/0                        down     down     unassigned      M-Etherne...
M-E1/0/0/1                        down     down     unassigned      M-Etherne...
M-E1/0/0/2                        down     down     unassigned      M-Etherne...
Vlan1                             up       up       unassigned      Vlan-inte...
Vlan499                           up       up       172.18.255.97   B3F-B6F
Vlan500                           down     down     172.18.255.2    H3C-cisco
Vlan501                           up       up       172.18.255.9    B3JF
Vlan502                           up       up       172.18.255.17   B2F
Vlan503                           up       up       172.18.255.21   B1F
Vlan504                           up       up       172.18.255.25   1F
Vlan505                           up       up       172.18.255.29   1.5F
Vlan506                           up       up       172.18.255.33   2F
Vlan507                           up       up       172.18.255.37   3F
Vlan508                           up       up       172.18.255.5    4JF
Vlan509                           up       up       172.18.255.41   4F
Vlan510                           up       up       172.18.255.45   5F
Vlan511                           up       up       172.18.255.49   6F
Vlan512                           up       up       172.18.255.53   7F
Vlan513                           up       up       172.18.255.57   8F
Vlan514                           up       up       172.18.255.61   9F
Vlan515                           up       up       172.18.255.65   10F
Vlan516                           up       up       172.18.255.69   11F
Vlan517                           up       up       172.18.255.73   12F
Vlan518                           up       up       172.18.255.77   13F
Vlan519                           up       up       172.18.255.81   14F
Vlan520                           up       up       172.18.255.85   15F
Vlan521                           up       up       172.18.255.89   WLC
Vlan522                           up       up       172.18.255.93   WLAN_ACK
Vlan523                           up       up       172.18.255.101  4JF
Vlan789                           up       up       172.17.255.78   Vlan-inte...
Vlan4094                          up       up       1.1.1.1         IRF-BFD
```

图 4-15　核心路由 VLAN

4. **测评要求** 此指标是三级指标，若申请机构评审等级为三级及以上，则必须满足该指标要求。该指标主要采用专家评审的方式进行评价，医院须提供相关材料证明医院业务网络能够实现终端与服务器不处于相同的广播域，并提供网络设备配置截图等证明材料，即可得 0.3 分，否则不得分。

5. **查验方式** 根据提供证明材料查验，材料包含实物照片和管理系统截图。

（四）网络隔离措施

1. **指标原文** 指标原文见表 4-27。

表 4-27　网络隔离措施指标原文

评审内容	编号	评审指标	分值	等级要求	评分说明
4.2.3 网络安全	4.2.3.4	□重要网段和其他网段之间有隔离措施 具体措施：_____ □采用云部署的，在云计算平台虚拟化网络边界部署访问控制机制，设置访问控制规则，并实现不同云服务客户虚拟网络隔离 具体措施：_____	0.3	三级	任选其中一项得分，否则不得分

2. **指标解读**

（1）重要网段和其他网段之间有隔离措施：根据医院内各部门的工作职能、重要性和所涉及信息的重要程度等因素，划分不同的网段或 VLAN，如单独划分 HIS、电子病历等重要医疗业务服务器网段或 VLAN 等，并按照方便管理和控制的原则，为各子网、网段分配地址段。

（2）不同云服务客户虚拟网络隔离：云计算平台为云服务方提供的云计算基础设施及服务软件的集合，采用云部署方式的应满足云部署安全要求，提供通信传输、边界防护、入侵防范等安全机制的能力；在不同虚拟机之间设置访问控制策略；保证当虚拟机迁移时，访问控制策略随其迁移；禁止云服务客户虚拟机访问宿主机；在虚拟化网络边界部署访问控制机制，并设置访问控制规则；在不同等级的网络区域边界部署访问控制机制，设置访问控制规则。

3. **实现方式** 实现方式见图 4-16 和图 4-17。

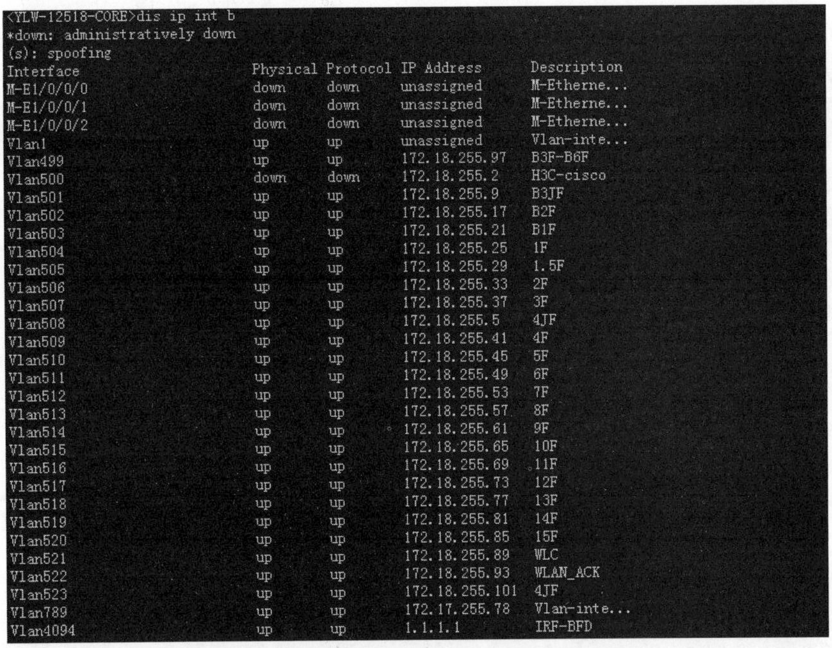

```
<YLW-12518-CORE>dis ip int b
*down: administratively down
(s): spoofing
Interface                    Physical Protocol IP Address      Description
M-E1/0/0/0                   down     down     unassigned      M-Etherne...
M-E1/0/0/1                   down     down     unassigned      M-Etherne...
M-E1/0/0/2                   down     down     unassigned      M-Etherne...
Vlan1                        up       up       unassigned      Vlan-inte...
Vlan499                      up       up       172.18.255.97   B3F-B6F
Vlan500                      down     down     172.18.255.2    H3C-cisco
Vlan501                      up       up       172.18.255.9    B3JF
Vlan502                      up       up       172.18.255.17   B2F
Vlan503                      up       up       172.18.255.21   B1F
Vlan504                      up       up       172.18.255.25   1F
Vlan505                      up       up       172.18.255.29   1.5F
Vlan506                      up       up       172.18.255.33   2F
Vlan507                      up       up       172.18.255.37   3F
Vlan508                      up       up       172.18.255.5    4JF
Vlan509                      up       up       172.18.255.41   4F
Vlan510                      up       up       172.18.255.45   5F
Vlan511                      up       up       172.18.255.49   6F
Vlan512                      up       up       172.18.255.53   7F
Vlan513                      up       up       172.18.255.57   8F
Vlan514                      up       up       172.18.255.61   9F
Vlan515                      up       up       172.18.255.65   10F
Vlan516                      up       up       172.18.255.69   11F
Vlan517                      up       up       172.18.255.73   12F
Vlan518                      up       up       172.18.255.77   13F
Vlan519                      up       up       172.18.255.81   14F
Vlan520                      up       up       172.18.255.85   15F
Vlan521                      up       up       172.18.255.89   WLC
Vlan522                      up       up       172.18.255.93   WLAN_ACK
Vlan523                      up       up       172.18.255.101  4JF
Vlan789                      up       up       172.17.255.78   Vlan-inte...
Vlan4094                     up       up       1.1.1.1         IRF-BFD
```

图 4-16　核心网络设备路由 VLAN 划分

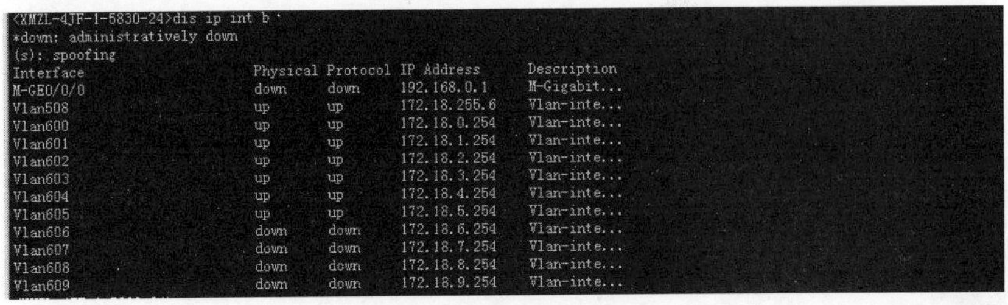

```
<XMZL-4JF-1-5830-24>dis ip int b
*down: administratively down
(s): spoofing
Interface                    Physical Protocol IP Address      Description
M-GE0/0/0                    down     down     192.168.0.1     M-Gigabit...
Vlan508                      up       up       172.18.255.6    Vlan-inte...
Vlan600                      up       up       172.18.0.254    Vlan-inte...
Vlan601                      up       up       172.18.1.254    Vlan-inte...
Vlan602                      up       up       172.18.2.254    Vlan-inte...
Vlan603                      up       up       172.18.3.254    Vlan-inte...
Vlan604                      up       up       172.18.4.254    Vlan-inte...
Vlan605                      up       up       172.18.5.254    Vlan-inte...
Vlan606                      down     down     172.18.6.254    Vlan-inte...
Vlan607                      down     down     172.18.7.254    Vlan-inte...
Vlan608                      down     down     172.18.8.254    Vlan-inte...
Vlan609                      down     down     172.18.9.254    Vlan-inte...
```

图 4-17　重要业务服务器 VLAN 划分

4. **测评要求**　此指标是三级指标，若申请机构评审等级为三级及以上，则必须满足该指标要求。该指标主要采用专家评审的方式进行评价，医院须提供相关材料证明医院使用了两种网络隔离措施中的任意一项，并能够提供网络设备 VLAN 划分配置截图或云服务虚拟网络管理策略配置截图等证明材料，得 0.3 分，两者都不选不得分。

5. **查验方式**　根据提供证明材料查验。

（五）安全审计系统

1. **指标原文**　指标原文见表 4-28。

表 4-28　安全审计系统指标原文

评审内容	编号	评审指标	分值	等级要求	评分说明
4.2.3 网络安全	4.2.3.5	□具有集中安全审计系统，用于监视并记录网络中的各类操作，分析网络中发生的安全事件	0.05	四级甲等	满足要求得分，否则不得分

2. **指标解读**　安全审计系统能够对网络系统中的网络设备运行状况、网络流量、用户行为等进行日志记录，对审计数据进行收集汇总和集中分析，生成审计报表，并对安全策略制定、恶意代码防护、补丁升级等事项进行集中管理，对网络中发生的各类安全事件进行识别、报警和分析。

3. **实现方式**　实现方式见图4-18、图4-19、图4-20、图4-21。

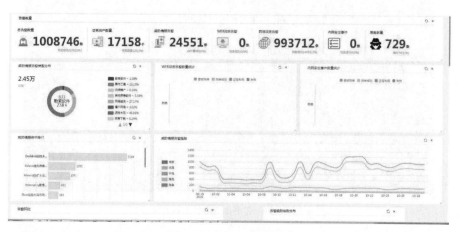

图 4-18　恶意流量监控

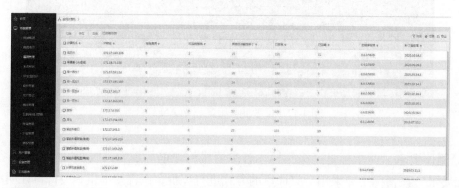

图 4-19　系统补丁升级

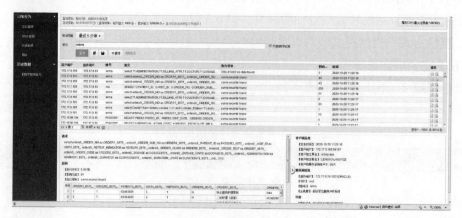

图 4-20　数据库审计

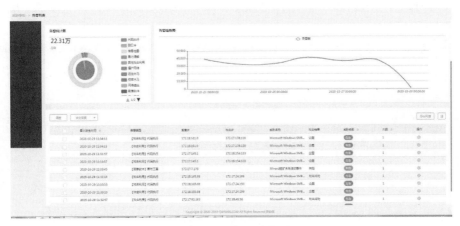

图 4-21　恶意行为记录

4. **测评要求**　此指标是四级甲等指标，若申请机构评审等级为四级甲等及以上，则必须满足该指标要求。该指标主要采用专家评审的方式进行评价，医院须提供相关材料证明医院使用了集中安全审计系统，并能够提供安全审计系统在用图片、安全审计相关日志、网络行为审计日志、网络流量管理、数据库审计日志等配置使用截图等证明材料，得0.05 分，否则不得分。

5. **查验方式**　根据提供证明材料查验。

（六）网络设备防护措施

1. **指标原文**　指标原文见表 4-29。

表 4-29　网络设备防护措施指标原文

评审内容	编号	评审指标	分值	等级要求	评分说明
4.2.3 网络安全	4.2.3.6	□具有网络设备防护措施 具体措施：_____	0.2	四级乙等	满足要求得分，否则不得分

2. **指标解读**　网络设备防护措施是防止非法用户进入网络设备，修改网络配置及各种对网络进行攻击行为的发生；注重保护网络设备、接入网络的计算机设备、自助机、服务器、打印机等硬件实体以及暴露的网络端口等通信线路免受自然灾害、人为破坏和远程网络攻击；验证用户的身份和使用权限，防止用户越权操作，确保网络设备实体安全。

网络设备防护措施包括：对登录网络设备的用户进行身份鉴别；主要网络设备应对同一用户选择两种或两种以上组合鉴别技术进行身份鉴别；登录网络设备的用户进行身份鉴别口令设置须满足强口令要求，并定期更换；对网络设备的管理员登录地址进行限制；网络设备标识应唯一；具有登录失败处理功能，失败后采取结束会话、限制非法登录次数和当网络登录连接超时自动退出等措施；启用 SSH 等管理方式，加密管理数据，防止被网络窃听等。

3. **实现方式**　网络设备具备多种防护措施，确保网络设备使用安全（图4-22、图4-23）。

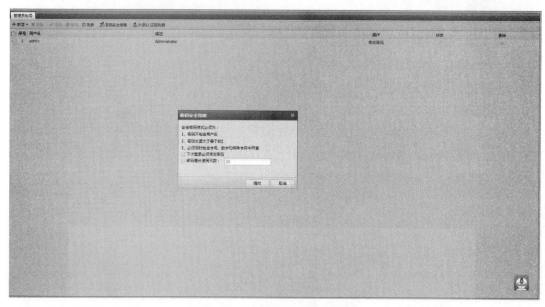

图 4-22　密码强度登录限制要求

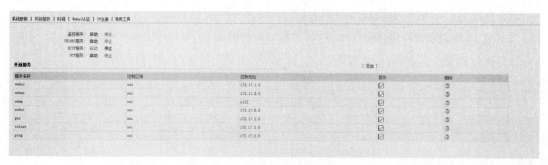

图 4-23　账号登录服务限制

4. **测评要求**　此指标是四级乙等指标，若申请机构评审等级为四级乙等及以上，则必须满足该指标要求。该指标主要采用专家评审的方式进行评价，医院须提供相关材料证明医院使用了上述网络设备防护措施，各项措施完善，手段有效，并能够提供网络设备各项防护措施的配置截图，即得 0.2 分，否则不得分。

5. **查验方式**　根据提供证明材料查验。

（七）恶意代码防范能力

1. **指标原文**　指标原文见表 4-30。

表 4-30　恶意代码防范能力指标原文

评审内容	编号	评审指标	分值	等级要求	评分说明
4.2.3 网络安全	4.2.3.7	具有恶意代码防范能力,包括: □具有终端和服务器恶意代码防范措施 □具有入侵防护／入侵检测系统,具备已知威胁发现能力 □具有网络流量恶意代码防范措施及新型和未知威胁发现能力 具体措施:＿＿＿＿＿	0.5	满足第一项要求,为三级;满足第二项要求,为四级乙等;满足第三项要求,为四级甲等	三级得 0.3 分;四级乙等得 0.4 分;四级甲等得 0.5 分

2. **指标解读**　恶意代码,也称恶意软件,主要指能够影响计算机操作系统、应用程序和数据完整性、可用性、可控性和保密性的计算机程序或代码,主要包括计算机病毒、蠕虫、木马程序等,如 SQL 注入、XSS 攻击等。

（1）具有终端和服务器恶意代码防范措施:指在与医疗集成平台相连的终端和服务器上分别部署网络防病毒系统。

（2）具有入侵防护／入侵检测系统,具备已知威胁发现能力:在网络边界部署入侵检测／入侵防护系统,维护恶意代码库的升级和检测系统升级,在网络边界处对已知威胁的恶意代码进行检查和清除。

（3）具有网络流量恶意代码防范措施及新型和未知威胁发现能力:在网络边界通过防火墙、网闸等手段进行基于通信端口、带宽、连接数量的过滤控制,具备网络流量恶意代码防范措施及新型和未知威胁发现能力。

3. **实现方式**　实现方式如图 4-24。

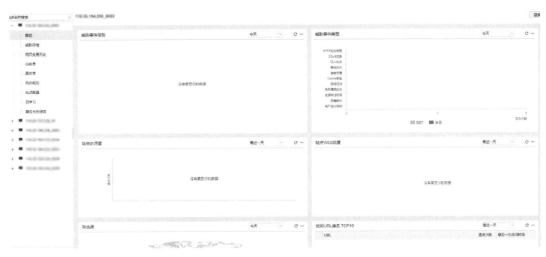

图 4-24　WBE 应用防护、入侵防护／入侵检测管理、配置、监控界面

4. 测评要求　此指标是四级指标，若申请机构评审等级超过四级，则必须满足该指标要求。该指标主要采用专家评审的方式进行评价，医院须提供相关材料证明医院使用了上述恶意代码防范措施。具体要求为：具有终端和服务器恶意代码防范措施，并能够提供终端防病毒系统截图、服务器防病毒系统截图等证明材料，得 0.3 分；具有入侵防护 / 入侵检测系统，具备已知威胁发现能力，并能够提供系统使用图片、系统部署策略截图等证明材料，得 0.4 分；具有网络流量恶意代码防范措施及新型和未知威胁发现能力，并能够提供设备部署图片，系统使用策略截图等证明材料，得 0.5 分。

5. 查验方式　根据提供证明材料查验。

（八）安全管理中心

1. 指标原文　指标原文见表 4-31。

表 4-31　安全管理中心指标原文

评审内容	编号	评审指标	分值	等级要求	评分说明
4.2.3 网络安全	4.2.3.8	□设有安全管理中心，具有可信验证能力，并对设备运行状态进行监测	0.3	四级乙等	满足要求得分，否则不得分

2. 指标解读　安全管理中心可对平台物理资源和虚拟资源按照策略进行统一管理调度与分配；可信验证指可基于可信根对通信设备的系统引导程序、系统程序、重要配置参数和通信应用程序等进行可信验证，并在应用程序的关键执行环节进行动态可信验证，在检测到可信性受到破坏后进行报警，并将验证结果形成审计记录送至安全管理中心。运行监测是指对网络链路、安全设备、网络设备、服务器运行状况进行集中监测。

可信验证包含可信身份验证和可信环境验证。可信身份验证需要结合安全管理中心的人员身份、设备身份、系统程序等多方面信息进行身份画像；可信环境验证则需要感知安全管理中心人员所属环境、程序运行环境是否有不安全因素（如感染病毒木马）。结合这两方面数据，按照统一的策略进行可信验证。

3. 实现方式　建设有安全管理中心，提供中心配图；中心对平台物理或虚拟设备资源统一管理调度与分配的截图；在平台内的设备，提供系统配置、系统程序等可信验证截图，提供安全管理中心人员身份证或符合医院招聘条件等可信任验证配图等；提供设备运行监测截图，安全审计截图（图 4-25）。

4. 测评要求　此指标是四级乙等指标，若申请机构评审等级为四级乙等及以上，则必须满足该指标要求。该指标主要采用专家评审的方式进行评价，医院须提供相关材料证明医院具备安全管理中心，具备可信验证能力，可对设备运行状态进行监控，并能够提供安全管理中心设置、专业人员配备、关键程序和网络链路的可信验证等证明材料，网络链路、网络或安全设备、服务器存储等设备的运行状态截图等证明材料，即得 0.3 分，否则不得分。

5. 查验方式　根据提供证明材料，选择现场查验或根据材料查验。

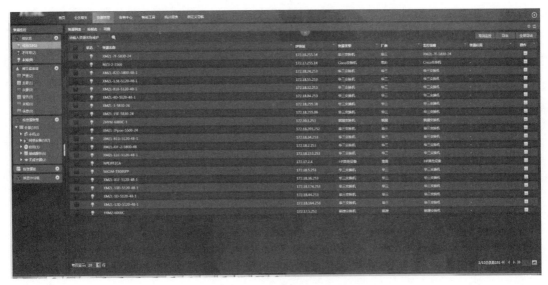

图 4-25　设备运行状态监控

第三节　信息安全情况

信息安全指信息网络的硬件、软件及其系统中的数据受到保护，不受偶然的或恶意的原因而遭到破坏、更改、泄露，系统连续可靠正常运行，信息服务不中断。

网络环境下的信息安全体系是保证信息安全的关键，包括计算机安全操作系统、各种安全协议、安全机制（数字签名、信息认证、数据加密等），直至安全系统，其中任何一个安全漏洞便可以威胁全局安全。信息安全服务至少应包括支持信息网络安全服务的基本理论，以及基于新一代信息网络体系结构的网络安全服务体系结构。

医院信息平台应提供统一的信息安全服务，用户在信息交互时平台通过认证等方式保证信息安全。

医院进行信息系统建设的同时，要进行信息安全的总体设计和信息系统安全工程建设，在系统验收时必须对信息系统安全进行测评认证。对于已建的信息系统，应采取信息安全加固措施，进行系统安全测评认证。医院信息系统建设中信息安全投资应占系统投资的一定比例。

一、环境安全

（一）专业机房

1. **指标原文**　指标原文见表 4-32。

表 4-32　专业机房指标原文

评审内容	编号	评审指标	分值	等级要求	评分说明
4.3.1 环境安全	4.3.1.1	□有专业机房,机房的防磁、防尘、防水、防火、防雷、防静电及温控性能符合国家标准要求(参考:GB 50174—2008)	0.2	三级	满足要求得分,否则不得分

2. **指标解读**　机房是医院网络、服务器等设备的专用工作场所,是提供信息服务的中枢,其建设是否符合国家相关标准要求将直接影响整个信息系统的安全稳定运行,由于机房的特殊性和重要性,机房的物理环境就显得尤为关键,其建设的合理性将直接影响机房的安全性。

该指标考察医院是否有专业机房,是自建、改造还是托管模式,机房在环境建设方面是否符合国家标准要求,主要包括防磁、防尘、防水、防火、防雷、防静电及温控性能七个方面,参考 GB 50174—2008 和 GB/T 28448—2019。

3. **实现方式**

(1)机房物理位置:应选择在具有防震、防风和防雨等能力的建筑内;机房场地应避免设在建筑物的高层或地下室,以及用水设备的下层或隔壁,其他应遵照 B 级数据中心要求。

(2)防磁防噪:有人员值守的主机房和辅助区,在电子信息设备停机时,主操作员位置测量的噪声应小于 65dB;主机房内无线电干扰场强,频率为 0.15 ~ 1 000MHz 时,主机房和辅助区内的无线电干扰场强不应大于 126dB。

(3)防尘:主机房的含尘浓度,在静态条件下测试,每升空气中 ≥ 0.5μm 的尖粒数应少于 18 000 粒。

(4)防静电:主机房内应采用必要的接地防静电措施。机房内所有设备可导电金属外壳、各类金属管道、金属线槽、建筑物金属结构等必须进行等电位联结并接地。机房内及安装有电子信息设备的辅助区,地板或地面应有静电泄放措施和接地构造,防静电地板、地面的表面电阻或体积电阻值应符合要求,且应具有防火、环保、耐污耐磨性能;主机房和辅助区中未使用防静电活动地板的房间,可铺设防静电地面,其静电耗散性能应长期稳定,且不应起尘;辅助区内的工作台面宜采用导静电或静电耗散材料;静电接地的连接线应有足够的机械强度和化学稳定性,宜采用焊接或压接。当采用导电胶与接地导体粘接时,其接触面积不宜小于 20m^2。

(5)防雷击:防雷和接地设计,应满足人身安全及电子信息系统正常运行的要求。机房建筑应设避雷装置;应设置防雷保安器,防止感应雷;应设置交流电源接地,将机房内各类机柜、设施和设备等通过接地系统安全接地,包括机房内所有设备的金属外壳、各类金属管道、金属线槽、建筑物金属结构等必须进行等电位联结并接地。

(6)防水和防潮:主机房和辅助区不应布置在用水区域的直接下方或隔壁,机房水管安装不得穿过机房屋顶和活动地板下;应采取措施防止雨水通过机房窗户、屋顶和墙壁渗透；应采取措施防止机房内水蒸气结露和地下积水的转移与渗透；当主机房内设有用水设备时，应采取防止水漫溢和渗漏措施；主机房内有可能发生水患的部位应安装对水敏感的漏水检测和报警装置；强制排水设备的运行状态应纳入监控系统。

（7）温湿度控制：机房内应设置温湿度自动调节设施，使机房温湿度的变化在设备运行所允许的范围之内，温度 18～22℃、湿度 40%～60% 为宜。

（8）防火：机房应设置火灾自动消防系统，能够自动检测火情、自动报警，并自动灭火；机房及相关的工作房间和辅助房应采用具有耐火等级的建筑材料；应采取区域隔离防火措施，将重要设备与其他设备隔离开。

4. **测评要求**　此项指标为三级指标，若申请机构评审等级为三级及以上，则必须满足该指标要求，给出机房建设模式说明，在防磁、防尘、防水、防火、防雷、防静电及温控性能七个方面建设缺一不可，为一票否决项。

5. **查验方式**　该指标主要采用专家评审（文件审查与现场查验）的方式进行评价，医院须在医院信息互联互通标准化成熟度测评自评估问卷相关证明材料中按照实际情况，详细填写机房的建设模式以及在防磁、防尘、防水、防火、防雷、防静电及温控性能七个方面建设情况是否符合指标实现方式要求。现场查验时需要查看机房内七个方面实际实现情况，是否部署相应设备及系统，处于良好可用状态；提供信息系统安全等级保护（三级）证书，机房建设相关验收报告，如机房防雷及等电位系统验收报告，机房空调验收报告，防火、防尘、防水、防磁、防静电验收报告；提供防火装置及火警控制截图、温控装置截图、机房环控装置截图、防磁、防静电装置截图、机房环境控制系统应用功能界面截图等（图 4-26、图 4-27）。

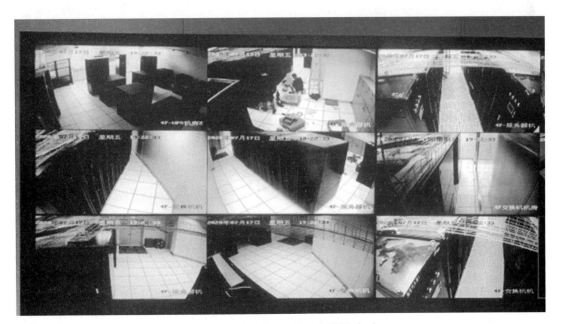

图 4-26　机房安防环境设备监控（1）

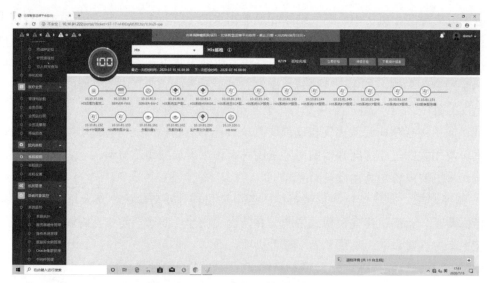

图 4-27　机房安防环境设备监控（2）

（二）电源接地符合国家标准要求

1. **指标原文**　指标原文见表 4-33。

表 4-33　电源接地符合国家标准要求指标原文

评审内容	编号	评审指标	分值	等级要求	评分说明
4.3.1 环境安全	4.3.1.2	☐电源接地符合国家标准要求（参考：GB/T 2887—2011）	0.2	三级	满足要求得分，否则不得分

2. **指标解读**　电源接地是机房系统中一个重要的组成部分，合理与安全可靠的接地系统能够有效确保电源系统正常工作，确保网络系统数据传输的持续性、稳定性和可靠性，进而确保机房工作人员的人身安全。机房的接地关系到机房内操作人员的人身安全和电子设备的安全稳定运行，通常包括工作接地和保护接地两种。其中工作接地是系统电源某一点的接地，该点通常是电源（变压器、发电机）的中性点，工作接地的主要作用是使供电系统正常运行；保护接地是供电系统负荷侧金属的电气设备外壳和敷设用的金属套管、线槽等电气装置外露不导电部分的接地，通过保护接地可有效保护电器及机房内电子设备，从而起到防电击和防电气火灾的保护作用。

3. **实现方式**

（1）电力供应：应在机房供电线路上配置稳压器和过电压防护设备；应提供符合要求的备用电力供应，至少满足主要设备在断电情况下的正常运行要求，保证安全；应设置冗余或并行的电力电缆线路为计算机系统供电；应建立备用供电系统。

（2）接地：主机房内应采用必要的接地防静电措施。应采用接地方式防止外界电磁干扰和设备寄生耦合干扰；电源线和通信线缆应隔离铺设，避免互相干扰；应对关键设备和磁介质实施电磁屏蔽；应设置交流电源接地。

4. **测评要求** 此项指标为三级指标，若申请机构评审等级为三级及以上，则必须满足该指标要求，为一票否决项。在接地方式、电源线和通信线缆铺设、电力供应、备用供电系统建设、对关键设备和磁介质实施电磁屏蔽几个方面均给出证明。

5. **查验方式** 该指标主要采用专家评审（文件审查与现场查验）的方式进行评价，医院须在医院信息互联互通标准化成熟度测评自评估问卷相关证明材料中按照实际情况，详细填写本院机房在接地方式、电源线和通信线缆铺设、电力供应、备用供电系统建设、对关键设备和磁介质实施电磁屏蔽方面建设情况，现场查验时需要查看机房内实际实现情况，是否部署相应设备及系统，处于良好可用状态，并提供机房建设相关验收报告，如机房后备电源系统验收报告、机房弱电基础网络验收报告、电源接地检测报告、关键设备和磁介质实施电磁屏蔽建设应用截图。部分功能参考示例见图 4-28 至图 4-33。

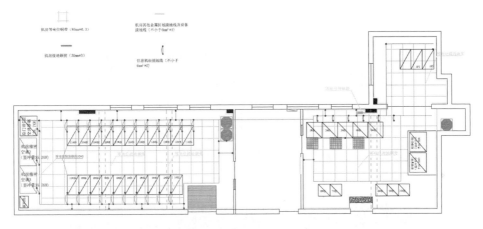

图 4-28　机房电源接地设计图

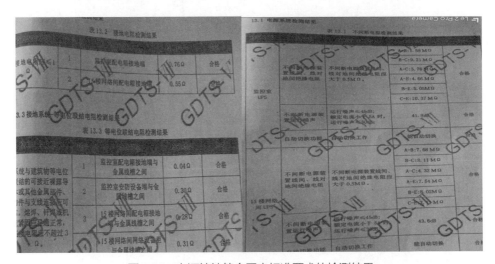

图 4-29　电源接地符合国家标准要求的检测结果

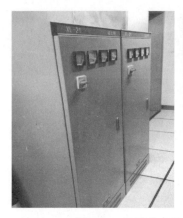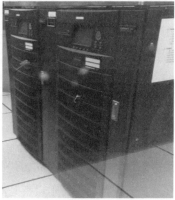

图 4-30 双路市电的电力输入及 UPS 供电

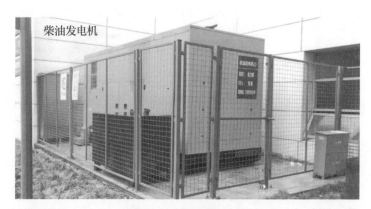

图 4-31 柴油发电机组

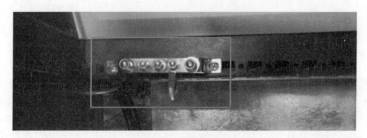

图 4-32 接地装置图

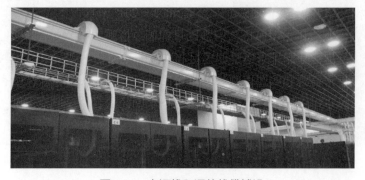

图 4-33 电源线和通信线缆铺设

二、应用安全

（一）软件具有规范的用户授权控制功能

1. **指标原文** 指标原文见表 4-34。

表 4-34 软件具有规范的用户授权控制功能指标原文

评审内容	编号	评审指标	分值	等级要求	评分说明
4.3.2 应用安全	4.3.2.1	□系统软件和应用软件具有规范的用户授权控制功能	0.3	三级	满足要求得分，否则不得分

2. **指标解读** 用户授权访问控制是指根据系统设置的安全规则或安全策略，用户可以访问而且只能访问被授权的资源，权限与角色相关联，用户通过成为适当角色的成员而得到相应权限。用户授权粒度是否到位，是否涉及各个操作系统功能、各环节的用户登录访问控制、角色权限控制、目录级安全控制、文件属性安全控制等，包括管理员权限、审计员权限和操作员权限等，支持严格控制对系统数据库的访问，即不同的人员能访问授权指定范围的数据；对于系统中存在的多个用户角色，支持不同角色拥有不同系统资源访问权限；尤其是要有杜绝"超级用户"（即系统管理员）功能，系统管理员只允许进行数据库的日常管理操作，而不能查看修改数据。

3. **实现方式** 根据系统设置的安全规则或安全策略，对用户的识别及检验确认，通过合理设定控制规则集合，确保用户对信息资源在授权范围内的合法使用，既要确保授权用户的合理使用，又要防止非法用户侵权进入系统，使重要信息资源泄露。同时，对合法用户也不能越权行使权限以外的功能及访问范围。系统可以自动根据用户的访问权限，对计算机网络环境下的有关活动或行为进行系统、独立地检查验证，并做出相应评价与审计。

4. **测评要求** 此指标是三级指标，若申请机构评审等级为三级及以上，则必须满足该指标要求。医院须准备相关证明材料，包括医院系统软件和应用软件具有规范的用户授权控制功能，具备系统软件和应用软件创建新用户的操作界面，具备系统软件和应用软件给用户分配权限的操作界面。

5. **查验方式** 该指标主要采用专家评审（文件审查与现场查验）的方式进行评价，医院须在医院信息互联互通标准化成熟度测评自评估问卷相关证明材料中按照实际情况，详细填写本院检查系统创建新用户的操作界面，用户分配权限的操作界面，检查授权控制功能具体设置方式和控制细致程度，提供防止"超级用户"即数据库管理员对敏感数据的非授权访问和修改的截图及证明材料。部分功能参考示例如下：

系统软件和应用软件具有用户授权控制功能，对不同的系统用户，通过域控进行策略控制，授予不同的权限（图 4-34）。

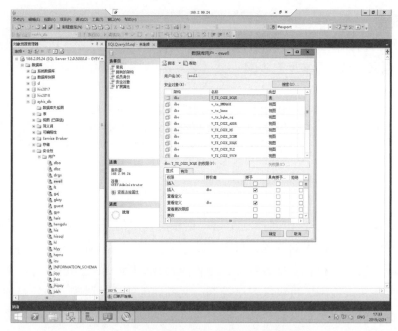

图 4-34　数据库内域控中系统用户的权限控制

　　医院信息系统提供专门的应用软件授权控制工具，通过应用软件的授权控制工具，实现对各用户的权限管理，同时医院制定信息系统权限管理办法，用于权限的申请、变更等管理。如电子病历系统实现了对用户的角色组、功能模块以及病房进行授权控制，从而实现规范的用户权限控制（图 4-35）。

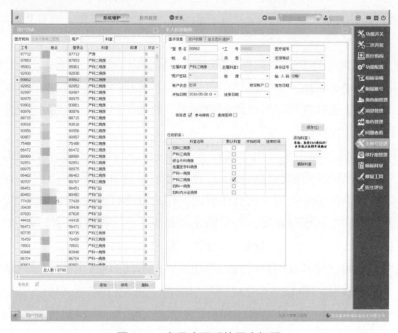

图 4-35　电子病历系统用户权限

数据中心通过对系统用户和终端用户授权进行权限控制。基于数据中心建立的每个应用可对用户或用户组进行授权。统一对外的数据服务通过对系统 OID 授权的方式，控制数据消费系统是否能访问数据。可访问数据的情况下，授权数据访问的时间范围、数据范围，通过对外视图数据列进行授权，限制获取的数据列。以此，数据中间建立对数据访问和数据应用的授权体系（图 4-36）。

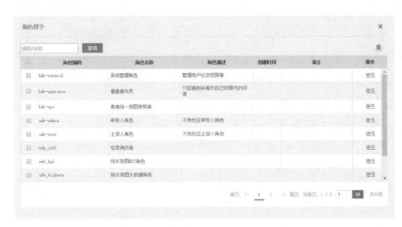

图 4-36　数据中心应用角色授权

（二）定期进行完全备份并有记录文档

1. **指标原文**　指标原文见表 4-35。

表 4-35　定期进行完全备份并有记录文档指标原文

评审内容	编号	评审指标	分值	等级要求	评分说明
4.3.2 应用安全	4.3.2.2	□定期进行完全备份并有记录文档	0.3	三级	满足要求得分，否则不得分

2. **指标解读**　完全备份指对某一个时间点上的所有数据或应用进行一个完全拷贝。本指标考察是否定期对系统软件及应用软件等应定期进行完全备份，包括所有系统软件配置修改和应用系统软件的修改及所有应用系统的数据库进行及时备份，要求有离线备份，做好并且系统管理员定期检查备份情况并记录，对失败任务进行分析及处理。

3. **实现方式**　采用手动或系统自动化等方式，通过专业备份系统、磁带等介质对整个系统进行完全备份，包括其中的文件系统和所有数据，所有的数据备份必须登记在"数据备份记录表"中，包括备份方式、原数据的存储路径、备份数据存储介质的密级标识、备份起止时间、备份者等。

4. **测评要求**　此指标是三级指标，若申请机构评审等级为三级及以上，则必须满足该指标要求。医院须准备相关证明材料，具有定期进行完全备份并有记录文档，提供备份的应用工具或系统，如果是系统自动备份，应具有自动备份任务的配置界面，并应具有系统及数据备份的日志、备份文件和系统管理员检查记录。

5. 查验方式 该指标主要采用专家评审（文件审查与现场查验）的方式进行评价，医院须在医院信息互联互通标准化成熟度测评自评估问卷相关证明材料中按照实际情况，详细填写本院检查备份的应用工具或系统，是否按要求定期对所有系统的系统配置文件及数据进行备份，并且应具有系统及数据备份的日志、备份文件和系统管理员检查记录。部分功能参考示例如下（图 4-37 至图 4-42）：

利用专业工具 Intersystem 专业系统完成数据及文件备份并记录，并实现 CDP 连续数据保护备份。重要的核心业务数据库，每周一凌晨 2 点对数据进行完全备份，每日凌晨 2 点再对数据库进行差异备份。每次备份先备份本机存储，再将备份的文件拷贝到远程的 NAS 存储，这样每一次备份都在两台不同的存储存放相同的备份文件。

对于应用系统的备份，针对不同的系统采用不同的方式：①重要核心的系统 LIS、PACS 和 EMR 等系统，采用集群的方式，主备服务器之间做应用互为备份，任何主机宕机可以在分钟级别切换至备用服务器，保证应用的快速切换；②集成平台 Hadoop 集群，利用多台服务器搭建的 Hadoop 集群，本身的应用在多台服务之间互为备份，任何一台服务器的宕机，不会影响应用系统。

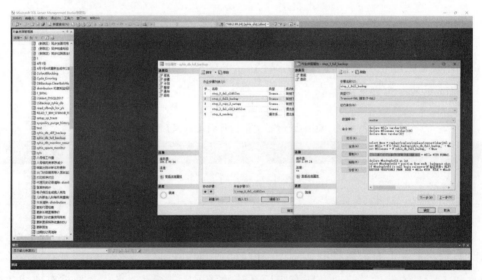

图 4-37 完全备份过程以及备份记录

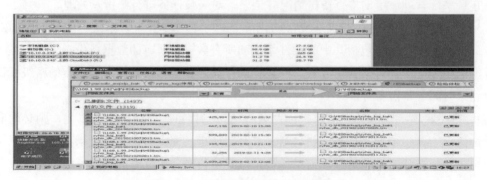

图 4-38 备份文件的远程 NAS 备份

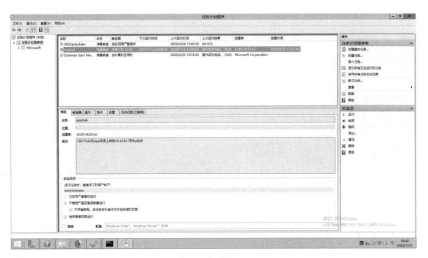

图 4-39　备份应用文件

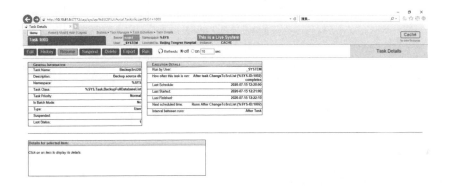

图 4-40　备份程序库文件

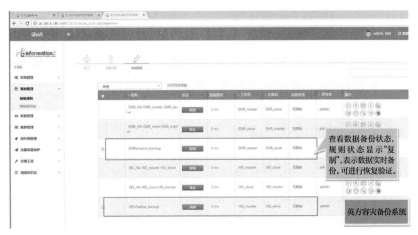

图 4-41　数据备份状态查询

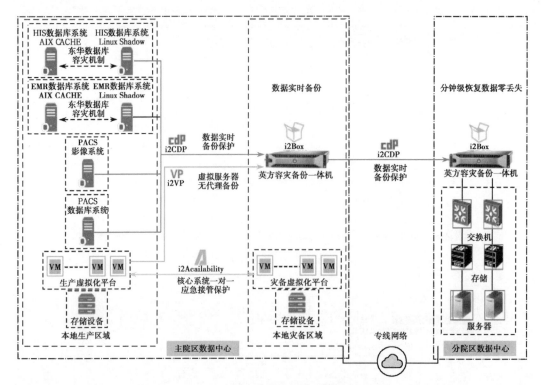

图 4-42 容灾应用级实时备份及恢复体系图

（三）安全审计

1. **指标原文** 指标原文见表 4-36。

表 4-36 安全审计指标原文

评审内容	编号	评审指标	分值	等级要求	评分说明
4.3.2 应用安全	4.3.2.3	□安全审计覆盖每个用户，对应用系统的重要事件进行审计	0.2	四级乙等	满足要求得分，否则不得分

2. **指标解读** 安全审计是指按照一定的安全策略，利用记录、系统活动和用户活动等信息，检查、审查和检验操作事件的环境及活动，从而发现系统漏洞、入侵行为或改善系统性能的过程，也是审查评估系统安全风险并采取相应措施的一个过程。其中系统活动包括操作系统活动和应用程序进程的活动，用户活动包括用户在操作系统和应用程序中的活动，如用户所使用的资源、使用时间、执行的操作等。在不混淆情况下，简称为安全审计，实际是记录与审查用户操作计算机及网络系统活动的过程，是提高系统安全性的重要举措。通俗来讲，安全审计就是信息网络中的"监控摄像头"，通过运用各种技术手段，洞察网络信息系统中的活动，全面监测信息系统中的各种会话和事件，记录分析各种网络可疑行为、违规操作、敏感信息，帮助定位安全事件源头和追查取证，防范和发现计算机

网络犯罪活动，为信息系统安全策略制定、风险内控提供有力的数据支撑。

该指标是指应用层安全审计，主要是对应用系统行为的审计。能够审计到每个用户访问应用系统的重要行为和事件并有效记录，要求应用系统审计功能记录系统重要安全事件的日期、时间、发起者信息、类型、描述和结果等，并保护好审计结果，阻止非法删除、修改或覆盖审计记录。

3. **实现方式** 在系统建设过程中，严格按照 GB/T 20945—2013 标准，尤其是对安全功能要求、自身安全功能要求和安全保证要求，建立一个能够审计到每个用户访问应用系统的重要行为和事件并有效记录，能够保护好审计结果，阻止非法删除、修改或覆盖审计记录的应用系统。

4. **测评要求** 该指标是四级乙等指标，若申请机构评审等级为四级乙等及以上，则必须满足该指标要求。医院须提供相关材料证明医院应用软件审计功能满足标准要求。需要具备相应的安全审计系统，对应用系统中重要安全事件的日期、时间、发起者信息、类型、描述和结果等具有管理功能，并保护好审计结果。

5. **查验方式** 该指标主要采用专家评审（文件审查与现场查验）的方式进行评价，医院须在医院信息互联互通标准化成熟度测评自评估问卷相关证明材料中按照实际情况，详细填写本院检查系统是否具有数据库审计管理系统、日志审计管理系统和应用系统操作行为日志记录功能，并保留记录不少于 6 个月，尤其对数据库管理员操作应具有审计手段和记录，提供系统及功能截图。部分功能参考示例如下：采购数据库审计系统，对重要数据库进行操作审计记录。数据库审计系统将所有进出访问重要系统数据库的数据包，从核心交换机上镜像到审计设备，审计设备对相应的数据包进行审计，对重要的、危险的、可疑的数据库操作进行分析记录，以便后续审查（图 4-43、图 4-44）。

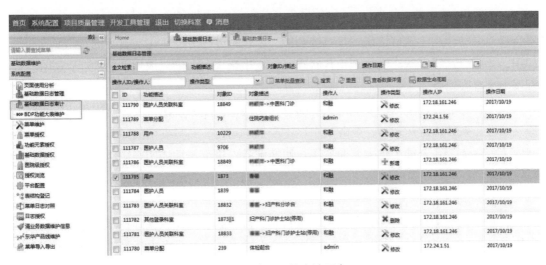

图 4-43　应用系统审计日志

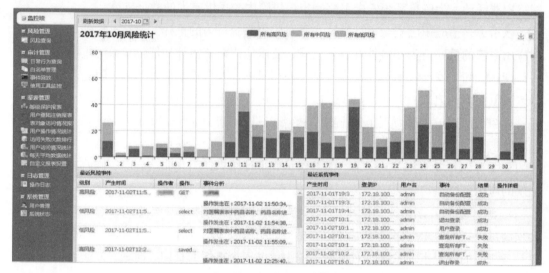

图 4-44　数据库审计系统

（四）具备软件容错能力

1. 指标原文　指标原文见表 4-37。

表 4-37　具备软件容错能力指标原文

评审内容	编号	评审指标	分值	等级要求	评分说明
4.3.2 应用安全	4.3.2.4	□具备软件容错能力	0.2	四级乙等	满足要求得分，否则不得分

2. 指标解读　软件容错能力是指所使用的应用软件具有容错功能，即在一定程度上对自身错误的作用（软件错误）具有屏蔽能力，包括 4 个方面：①对自身的错误具有屏蔽作用；②可以从错误状态恢复到正常状态；③发生错误时，能完成预期的功能；④在一定程度上具有容错能力。

软件容错能力还包括主要应用系统的容灾切换，应用系统出现故障时提供机制保证业务连续性。系统正常运转时，业务集中在生产机上运行，一旦发生故障，则要求在较短时间内（一般为十几分钟）将主要业务用户切换到备份机上，即能实现快速切换，保证应用系统的连续性和可持续性。

3. 实现方式

（1）建设应用系统时，充分利用回滚机制、微重启、错误忽视等技术，在系统应用出现错误时给出相应提示，医嘱内容、病历内容、输血申请、手术申请等输入有误时具备相应的错误提示；遇到事务性进程错误时能回滚该事物，不保存错误数据；遇到系统客户端卡死、崩溃时能自动重启客户端程序等。如对医嘱内容、病历内容、输血申请等具备自动逻辑检查功能，对退药数量不能大于领药数量进行核对，对皮试结果为阳性的药品，拦截该药的再次录入，避免用药差错功能等。

（2）提供支持主要系统实现容错的系统切换截图及软件系统切换演练，验证切换有效性和业务连续性。

4. **测评要求**　该指标是四级乙等指标，若申请机构评审等级为四级乙等及以上，则必须满足该指标要求。医院须提供相关材料证明在线应用系统具备软件容错能力，能防止可预测错误产生的影响。具备软件容错功能，具备通过技术能力完成对错误的提示、对错误进行屏蔽，且在容错过程中满足系统切换的有效性和业务连续性。

5. **查验方式**　该指标主要采用专家评审（文件审查与现场查验）的方式进行评价，医院须在医院信息互联互通标准化成熟度测评自评估问卷相关证明材料中按照实际情况，详细填写在医嘱内容、病历内容、输血申请、手术申请等输入有误时具备相应的错误提示、对错误进行屏蔽给出证明。例如病历文书容错、取血数量容错、药品医嘱开立必填项目容错以及手术申请容错、退药功能容错（对退药数量不能大于领药数量进行核对功能）、皮试结果容错（对皮试结果为阳性的药品，拦截该药的再次录入，避免用药差错功能）等提供截图证明；主要系统容错的系统切换截图及软件系统切换演练，验证切换有效性和业务连续性。部分功能参考示例见图 4-45 至图 4-49。

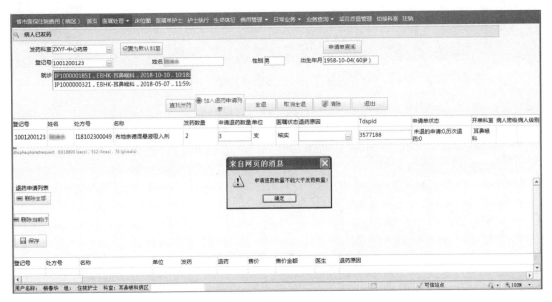

图 4-45　退药数量控制

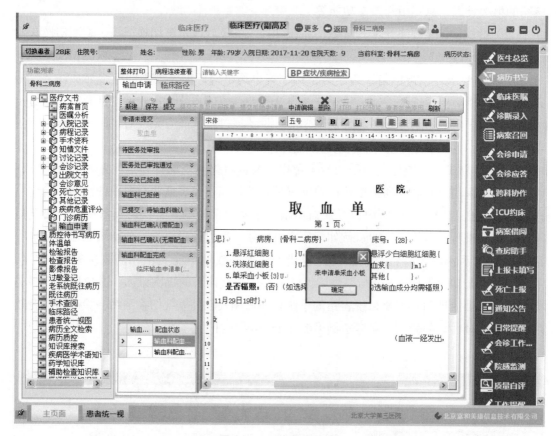

图 4-46　取血数量容错

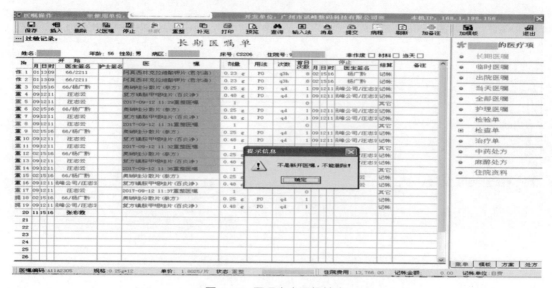

图 4-47　医嘱内容逻辑检查

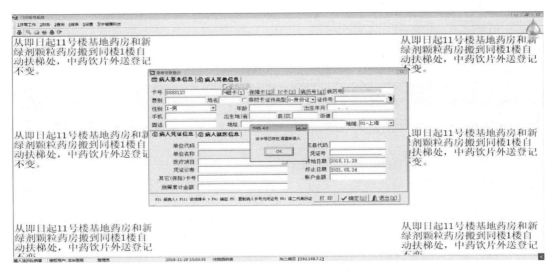

图 4-48　患者信息登记时对卡号重复进行校验

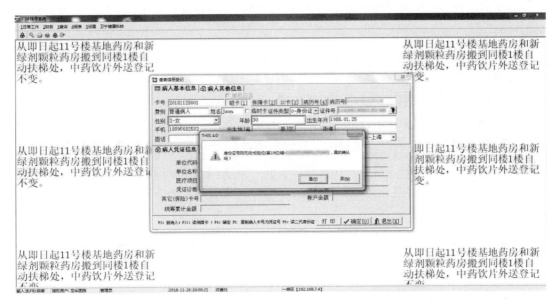

图 4-49　患者信息登记时自动对患者身份证号规则进行校验

（五）保留数据修改痕迹和访问控制功能

1. **指标原文** 指标原文见表 4-38。

表 4-38 保留数据修改痕迹和访问控制功能指标原文

评审内容	编号	评审指标	分值	等级要求	评分说明
4.3.2 应用安全	4.3.2.5	□有数据痕迹修改和访问控制功能	0.1	四级甲等	满足要求得分，否则不得分

2. **指标解读** 数据修改痕迹主要指常用应用系统如 HIS、电子病历等系统数据修改时，能对数据修改痕迹记录，如电子病历完成后再修改时保存修改痕迹，包括修改前后的内容，修改的日期、时间，修改者的电子签名，并区分不同角色对同一内容的修改情况。为保证修改记录可追溯，除显示修改痕迹外，还要记录操作日志。

访问控制是按用户身份及其所归属的某项定义组来限制用户对某些信息项的访问，或限制对某些控制功能的使用的一种技术。该技术可防止非法主体访问受保护的网络资源，防止合法用户对受保护的网络资源进行非授权的访问，仅允许合法用户在授权范围内访问受保护的网络资源。

在实际应用中，访问控制主要是对应用系统的文件、数据库等资源的访问进行有效控制和管理，如电子病历系统用户登录、访问患者电子病历时，系统将自动生成、保存使用日志，且对无权限访问的用户提出预警或报错，对电子病历数据的创建、修改、删除等任何操作都将自动生成、保存审计日志，避免越权非法使用。

3. **实现方式** 在系统建设过程中，针对不同数据元的重要程度，制定不同的数据修改留痕方案，例如电子病历修改，保存修改时间、修改内容、修改人签名等信息，以及修改后内容与修改前内容对比等功能；数据库修改，保存修改时间、用户名、终端 IP 等内容。

在访问控制方面，应软硬件层面做好用户层级权限的划分，做精做细，不留死角，规范每层角色的访问权限，禁止越权访问。

4. **测评要求** 此指标是四级甲等指标，若申请机构评审等级为四级甲等及以上，则必须满足该指标要求。医院须提供相关材料证明应用系统具备数据痕迹修改记录能力及对数据的访问控制和管理能力。应用系统建设过程中应具有保存修改痕迹功能，并能通过日期、用户名等关键字查询相关日志；具备权限分配界面，越权访问时能够预警。

5. **查验方式** 该指标主要采用专家评审（文件审查与现场查验）的方式进行评价，医院须在医院信息互联互通标准化成熟度测评自评估问卷相关证明材料中按照实际情况，详细填写修改痕迹记录、日志记录。提供应用权限的操作管理界面，包括用户登录、访问日志、权限分配等；提供防火墙和数据库审计专业安全系统或设备的检查配置截图和审计报告；客户端应用程序展示病历修改实际效果，检查修改后病历的修改痕迹，包括修改日期、时间、修改内容、修改人签名等。实际演示操作无权限用户越权访问，检查报错信息。部分功能参考示例见图 4-50 至图 4-58。

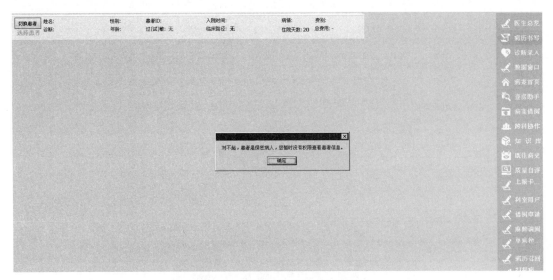

图 4-50　系统设置的访问权限控制

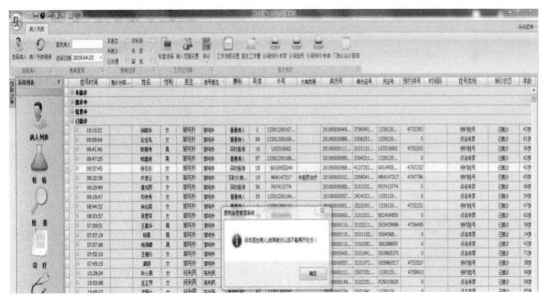

图 4-51　专家门诊接诊设置权限控制

现病史：2018年3月初无明显诱因出现咳嗽、咳痰于望京医院查胸部CT示：肺部阴影。未予治疗。3月底于中国医学科学院肿瘤医院查肺功能未见异常；PET-CT：右肺下叶结节，伴代谢增高。右肺中叶及下叶支气管扩张。右肺下叶索条影，未见代谢增高。于清华大学玉泉医院予莫西沙星抗感染治疗。2018年5月于中国医学科学院肿瘤医院复查胸部CT示：右肺下叶后基底段不规则结节，较前略缩小。7天前不慎着凉后，出现咳嗽、咳痰，发热，体温最高达37.4℃，于我院急诊就诊，予莫西沙星抗感染、痰热清化痰等治疗，患者症状稍有缓解，现患者为求进一步治疗，收入我科。

刻下症：咳嗽、咳痰，无发热，憋气，不易咳出，恶寒，汗出，头痛，无头晕，视物不清，无一过性黑朦，乏力，腰痛，无胸闷及胸痛，口干，纳少，眠可，小便量多，大便稀。近三个月体重无明显下降。

既往史：否认高血压、心脏病、糖尿病慢性病史。否认肝炎、结核等传染病史。否认手术、外伤及输血史。否认药物及食物过敏史。

个人史：患者出生于北京市，长期在北京市，否认疫源、疫水接触史及疫地、疫区居住旅行史。否认粉尘、放射性物质、化学□□□□□□□□□□□否认饮酒史。

月经及婚育史：□□□□□□□□□□□□经期7天，最近一次月经6月3日，有痛经、血块，适龄结婚，配偶体健，孕1□□

家族史：否认家族遗传病史。

中医望、闻、切诊：神色自如，形态良好、自如，语声轻，舌暗红，苔薄黄，脉象弱。

（弹窗） 入院病历　个人权限，不是患者负责医生，无权限编辑。　确认

图 4-52　非创建者或上级医生不能修改电子病历

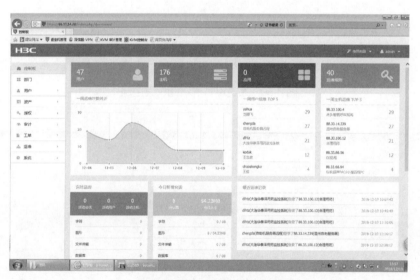

图 4-53　堡垒机主界面（访问控制）

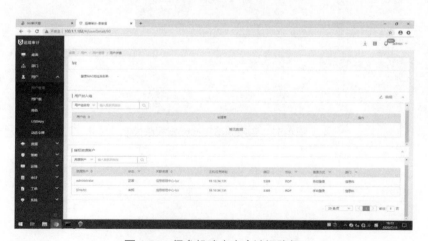

图 4-54　堡垒机建立安全访问路径

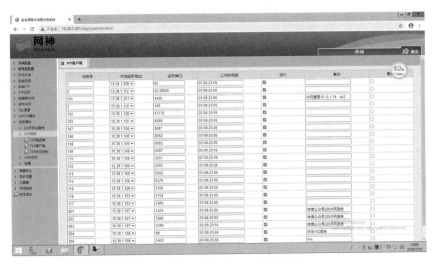

图 4-55　网闸对内、外网隔离

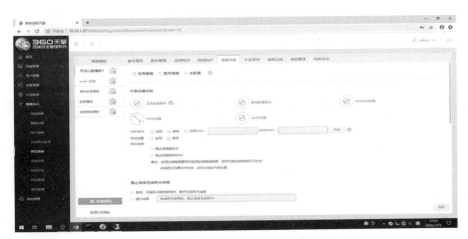

图 4-56　360 进行终端策略控制管理

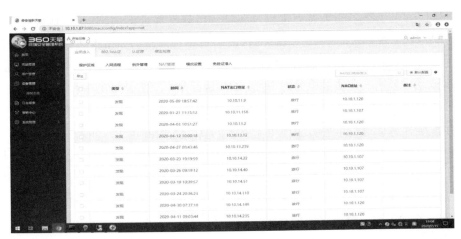

图 4-57　内网安全准入

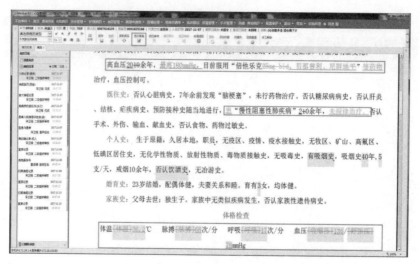

图 4-58　电子病历修改留痕

（六）支持 CA 认证或其他第三方认证方式

1. **指标原文**　指标原文见表 4-39。

表 4-39　支持 CA 认证或其他第三方认证方式指标原文

评审内容	编号	评审指标	分值	等级要求	评分说明
4.3.2 应用安全	4.3.2.6	□支持 CA 认证或其他第三方认证方式	0.3	五级甲等	满足要求得分，否则不得分

2. **指标解读**

（1）CA 认证：即电子签名认证服务，在 ISO 7498-2 标准中定义为"附加在数据单元上的一些数据，或是对数据单元所作的密码变换，这种数据和变换允许数据单元的接收者用以确认数据单元来源和数据单元的完整性，并保护数据，防止被人（例如接收者）进行伪造"，是指为电子签名相关各方提供真实性、可靠性验证的活动。CA 认证是 CA 中心（国家认可的电子商务认证中心）进行的认证，是非对称密钥加密技术与数字摘要技术的应用，是负责发放和管理数字证书的权威机构，并作为电子商务交易中受信任的第三方，承担公钥体系中公钥的合法性检验的责任，CA 认证是第三方认证的一种。

（2）其他第三方认证方式：第三方认证机构通过给主体颁发数字证书、提供证书验证服务等手段确保认证过程中各方主体电子签名的真实性和可靠性，如果采用其他方式，需满足《电子签名法》中第十三条规定，即：①电子签名制作数据用于电子签名时，属于电子签名人专有；②签署时电子签名制作数据仅由电子签名人控制；③签署后对电子签名的任何改动能够被发现；④签署后对数据电文内容和形式的任何改动能够被发现。

3. **实现方式**　建设符合国家标准要求的系统，通过 KPI 的公钥密码技术的数字签名、生物识别数字签名以及以生物特征统计学为基础的识别标识等方式，实现电子签名，并实现在应用系统集成使用。

4. **测评要求** 此指标是五级甲等指标，若申请机构评审等级为五级甲等时，则必须满足该指标要求。医院须提供相关材料证明应用系统具备 CA 认证应用或其他第三方认证方式的应用，并具备认证证书。

5. **查验方式** 该指标主要采用专家评审（文件审查与现场查验）的方式进行评价，医院须在医院信息互联互通标准化成熟度测评自评估问卷相关证明材料中按照实际情况，详细填写提供 CA 证书及相关使用界面的截图，例如电子病历签名、检查、检验应用签名等。如使用第三方认证方式，也须提供截图证明，移动端数字证书应用应提供技术架构、实现方式证明、应用截图等。部分功能参考示例见如图 4-59 至图 4-61。

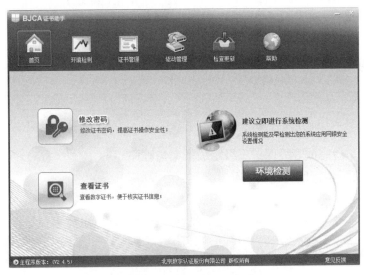

图 4-59　CA 证书管理（1）

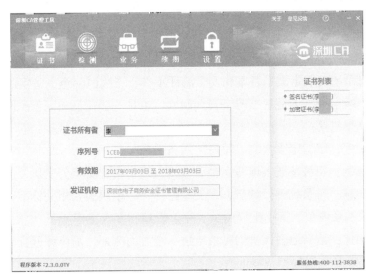

图 4-60　CA 证书管理（2）

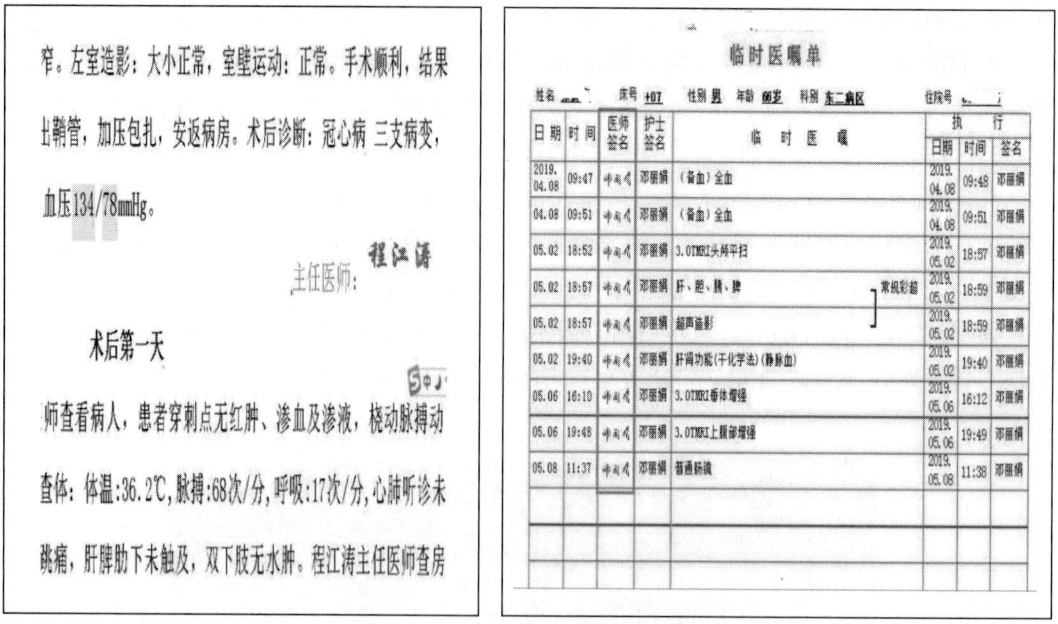

图 4-61　CA 电子病历及医嘱签名

（七）信息平台完成等级保护三级定级备案与测评

1. **指标原文**　指标原文见表 4-40。

表 4-40　信息平台完成等级保护三级定级备案与测评指标原文

评审内容	编号	评审指标	分值	等级要求	评分说明
4.3.2 应用安全	4.3.2.7	□核心应用系统（含平台）完成等级保护三级定级备案与测评	0.2	四级乙等	满足要求得分，否则不得分

2. **指标解读**　2017 年 6 月 1 日起施行的《中华人民共和国网络安全法》，明确要求责任单位要严格落实网络信息安全等级保护制度，从国家制度上升为国家法律层面，要求定期对重要的信息系统开展定级、备案和安全测评工作，三级医院至少每年进行一次。

等级保护三级定级备案是基本网络安全制度，也是一套完整和完善的网络安全管理体系，备案办理流程包括：

（1）系统定级：编写定级报告、填写定级备案表。

（2）系统备案：定级备案表填写完整后，将定级材料提交至公安机关进行备案审核。

（3）整改实施：对系统进行调研，开展差距评估，依照国家相关标准进行方案设计，完成相应设备采购及调整、策略配置调试、完善管理制度等工作。

（4）系统测评：请当地测评机构对系统进行全方面测评，测评评分合格后获得合格测评报告，并最终获得等级保护备案证。

（5）运维检查：系统持续运维与优化，并按照相关要求进行年检。

等级保护测评指等级测评机构依据国家信息安全等级保护制度规定，按照有关管理规范和技术标准，对非涉及国家秘密信息系统安全等级保护状况进行检测评估的活动。

3. **实现方式**

（1）等级保护三级定级备案：全国绝大部分地方规定，各地级市的单位将定级资料交至各自地级市的网安支队，省级单位将资料交至省公安网安总队，特定行业有要求的另说。也有部分地区是先将资料交到区县网安大队，再由区县网安大队转交地级市网安支队进行备案。

（2）等级保护测评：根据目前最新的测评机构管理办法规定，具有有效的信息安全等级保护测评机构推荐证书且没有被停业整顿的测评机构均有资格开展等级测评工作。三级医院至少每年进行一次对重要系统的测评工作。

4. **测评要求** 此指标是四级乙等指标，若申请机构评审等级为四级乙等及以上，则必须满足该指标要求。医院须提供等级保护证明或备案证明，要求证明核心应用系统以及平台通过等级保护测评，提供本年度或上一年度相关系统的全测评报告，要求安全测评报告在有效期内。

5. **查验方式** 该指标主要采用专家评审（文件审查与现场查验）的方式进行评价，医院须在医院信息互联互通标准化成熟度测评自评估问卷相关证明材料中按照实际情况，详细填写定级、备案和安全测评相关证明及本年度或上一年度相关系统的安全测评报告。部分功能参考示例如见图 4-62 和图 4-63。

信息系统安全等级保护
备案证明

证书编号： 4401184536100001

中华人民共和国公安部监制

依据《信息安全等级保护管理办法》的有关规定，________单位的：

第 三 级 医院集成平台 系统

予以备案。

备案公安机关公章
2018 02 07

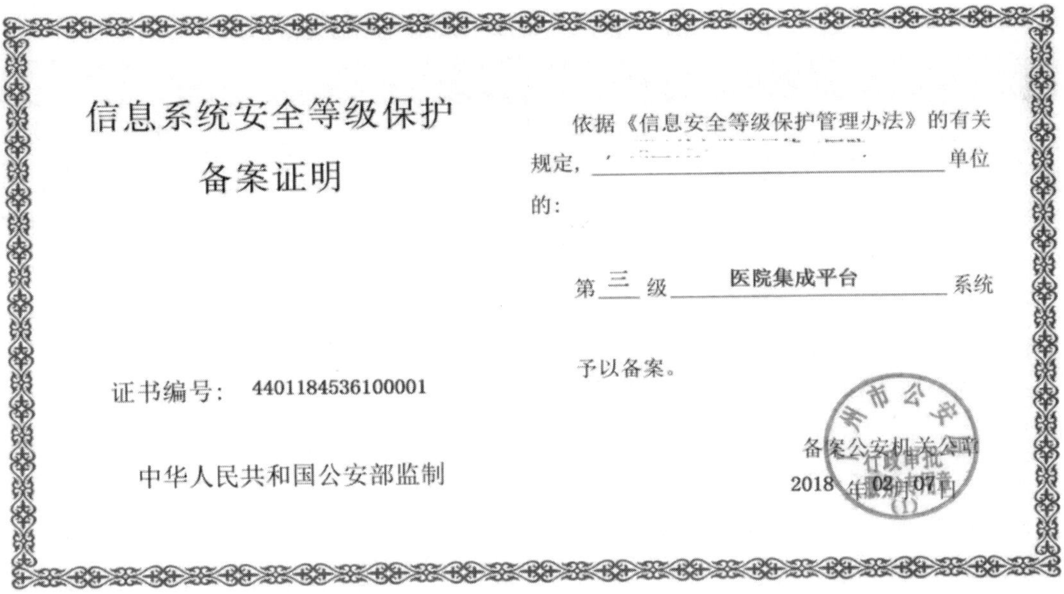

图 4-62 等级保护备案证明

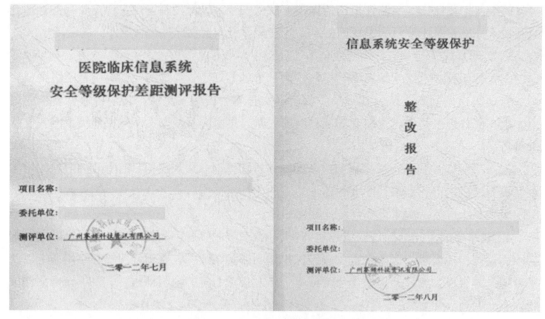

图 4-63　等级保护整改及复审报告

（八）定期进行安全检查与应急演练

1. 指标原文　指标原文见表 4-41。

表 4-41　定期进行安全检查与应急演练指标原文

评审内容	编号	评审指标	分值	等级要求	评分说明
4.3.2 应用安全	4.3.2.8	□定期对应用系统进行安全检查与应急演练	0.02	四级甲等	满足要求得分，否则不得分

2. 指标解读

（1）安全检查：医院信息系统安全稳定运行是医院信息安全建设非常重要的内容，除了信息技术保障外，制度保障显得尤为重要。运维管理应从人的管理转变为制度和流程的管理。安全检查作为信息管理部门主动服务的一种方式，可以有效避免或减少故障的发生，提升系统、网络等应用体验。①环境安全检查内容，包括机房供电、UPS 设备、环境温湿度、监控、门禁防盗、防火、防雷、防水、防静电等；包括机房的日常管理情况以及进出机房管理制度的落实情况。②主要核心设备安全检查内容，包括设备运行监控、维护，系统的高可用性，备份设备的可靠性等。③网络基础设施安全检查内容，包括重要计算机网络的传输加密、访问控制、身份验证，生产网、办公网之间的安全访问控制及隔离措施，网络入侵的监测和防护、内网终端管理情况等。④操作系统安全检查内容，包括超级用户的管理情况，系统普通用户的管理情况，故障处理记录，应用系统数据备份，系统运行及维护记录等。⑤对设备间、弱点井等重点部位至少每周检查一次并记录。

（2）应急演练：指按事先制定好应急预案方案，通过人为设计、模拟真实情况开展的对紧急事件进行救援模拟行为。即按照已制定的应急预案，组织应急预案工作小组人员对紧急事件进行响应及处理，用于增强信息安全相关人员对突发信息安全事件的响应与处置能力，同时不断优化和完善技术应急预案。保障数据中心机房安全、持续和稳定运行。

应急演练是检验、评价和保持应急能力的重要手段和方法，通过每年至少一次的演练，可在事故真正发生前暴露预案和程序的缺陷，发现应急资源的不足（包括人力和设备等），改善各应急部门、机构、人员之间的协调，增强全员应对突发重大事故救援的信心和应急意识，提高应急人员的熟练程度和技术水平，进一步明确各自的岗位与职责，提高各级和各部门预案间的协调性，提高整体应急反应能力。

根据国内卫生信息化发展经验，卫生信息化建设领域的信息技术人员往往在充当救火队员的角色，一家单位也常认为只有能够力挽狂澜、起死回生的信息技术人员，才是最好的技术人员；而实际上，能够不犯错误、少犯错误，提前预防、规避灾难的信息技术人员及管理人员才是信息系统安全稳定运行的最有力保障，能够未雨绸缪，防患于未然，才是更好的技术及管理实践。因此，做好信息系统的应急演练至关重要，一定要引起重视。

3. **实现方式**　医院制定安全管理制度，包括应急预案方案，针对机房、系统、网络等主要应用系统有应急处理流程、系统恢复流程等，通过人为设计模拟真实情况的、影响信息系统正常运行的安全事件，按照已制定的应急预案组织相关人员进行应急预案的培训（包括培训对象、培训内容、培训结果等）和演练，做到在发生安全事件时的响应及处理工作到位。

安全检查包括制定安全检查制度、内容、检查计划，定期组织人员进行安全检查并记录。

4. **测评要求**　该指标是四级甲等指标，若申请机构评审等级为四级甲等及以上，则必须满足该指标要求。医院应具备定期安全检查的记录、整改报告以及应急预案管理方案，定期（每年不少于一次）开展安全应急演练，并有演练报告（包括主要操作内容、演练结果、整改报告）和演练场景照片。

5. **查验方式**　该指标主要采用专家评审（文件审查与现场查验）的方式进行评价，医院须在医院信息互联互通标准化成熟度测评自评估问卷相关证明材料中按照实际情况，详细填写本年度或上一年度的安全检查和整改报告，且报告内不应存在未整改的高危漏洞。提供信息系统应急演练方案，定期（每年不少于一次）开展安全应急演练，并有演练报告和演练场景照片。部分功能参考示例见图 4-64 和图 4-65。

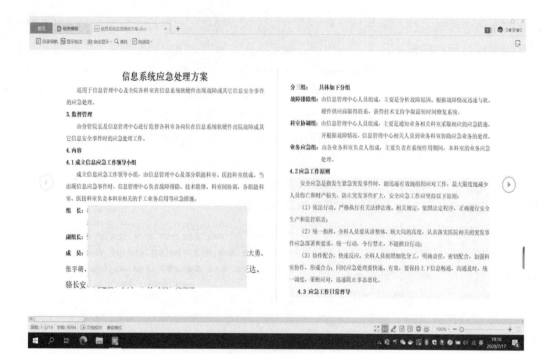

图 4-64　应急演练方案

信息系统应急演练记录

演练时间	2019 年 12 月 19 日下午 16 点 10 分-17 点 00 分
演练内容	模拟数据库服务器故障——服务器断网
参与科室	医务部、护理部、财务部、门诊各科室、门诊收费室、门诊药房、住院各临床科室、检验科、放射科、核医学科、超声科
参与人员	
演练过程	16 点 10 分数据库服务器关闭，模拟演练故障成功，演练开始； 通知各职能、以及部门进行应急预案； 各部门启动应急预案； 各部门启动手工模式； 演练结束，恢复服务器； 手工信息补录入系统；
演练总结	1.门诊收款处纸质收据串号，在补录时未能实现连续打印； 2.住院收款时，不能对医保患者实时结账，住院结算处的应急预案需要调整改进。

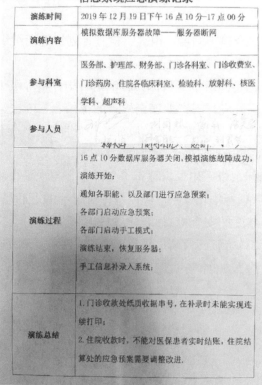

图 4-65　应急演练记录

三、数据安全

（一）数据库备份

1. **指标原文** 指标原文见表4-42。

表4-42 数据库备份指标原文

评审内容	编号	评审指标	分值	等级要求	评分说明
4.3.3 数据安全	4.3.3.1	□有安全、完善的数据库备份措施	0.3	三级	满足要求得分，否则不得分

2. **指标解读** 医院对数据备份有相关管理规定，所有应用系统应具备数据库备份措施，并对配置数据和业务数据按照备份策略进行本地、异地备份。数据库备份是一个长期的过程，而恢复只在发生事故后进行，恢复可看作备份的逆过程，恢复的程度依赖于备份的情况。

数据备份主要包括3种方式：①完全备份，备份整个数据库；②事务日志备份，备份日志记录上次以来对数据库所做的改变；③差异备份，即增量备份，备份上次完全备份以来所改变的数据。

应针对具体的业务要求制定详细的数据库备份与灾难恢复策略，并通过模拟故障对每种可能的情况进行严格测试，保证数据的高可用性。

3. **实现方式** 建设完善数据备份系统或功能，做到数据在本地和异地都要有备份记录，3种主要备份方式任何一种均可，目标是完成完整数据备份任务。数据的完全备份至少每天一次，并利用通信网络将重要数据实时备份至备份场地，确保数据的完整性与安全性。

4. **测评要求** 该指标是三级指标，若申请机构评审等级为三级及以上，则必须满足该指标要求。医院须提供相关材料证明应用系统具备数据库的备份策略并有效实施。检查备份策略和备份内容，确保备份策略合理、配置正确，定期检查备份结果与备份策略是否一致，进行恢复测试，确保备份可进行正常的数据恢复，提供记录文档和截图。具备备份的可视化操作界面，可针对所有应用系统数据进行全面完整备份，包括本地、异地备份，并且有备份日志，提供截图及证明材料。

5. **查验方式** 该指标主要采用专家评审（文见审查与现场查验）的方式进行评价，医院须在医院信息互联互通标准化成熟度测评自评估问卷相关证明材料中按照实际情况，详细填写备份策略合理性及配置正确性，检查备份结果与备份策略是否一致，进行恢复测试，确保可进行正常的数据恢复，提供记录文档和截图。具备备份的可视化操作界面，针对所有业务数据的全面完整备份，包括本地、异地备份，并有备份日志，提供证明材料。部分功能参考示例如下：

某医院应用系统采用同步、异步、离线等多种方式进行数据备份。首先，应用系统部署在基于HDS VSP的HAM双活集中存储上，实现应用系统数据实时复制灾备存储中，完成数据的实时容灾。其次，核心应用系统采用连续性数据保护技术（CDP）规避数据逻辑故障。再次，各应用系统每天定期进行数据备份。最后，对核心应用系统数据进行磁带库的离线备份。通过以上四种方式保障数据安全稳定运行（见图4-66、图4-67、图4-68）。

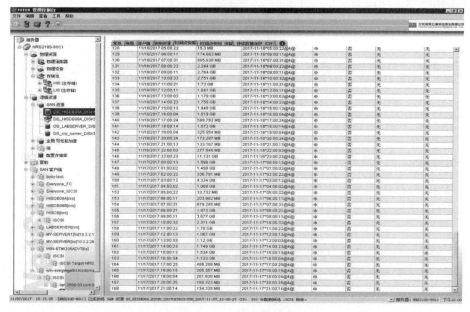

图 4-66　CDP 管理界面

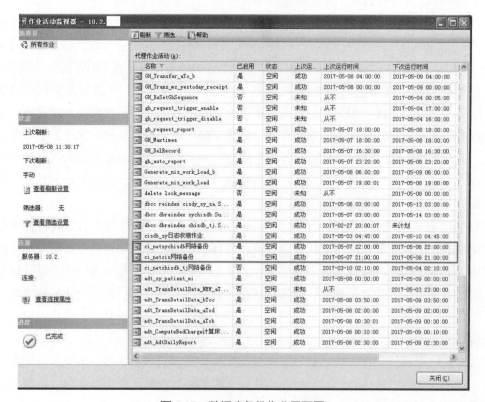

图 4-67　数据库备份作业界面图

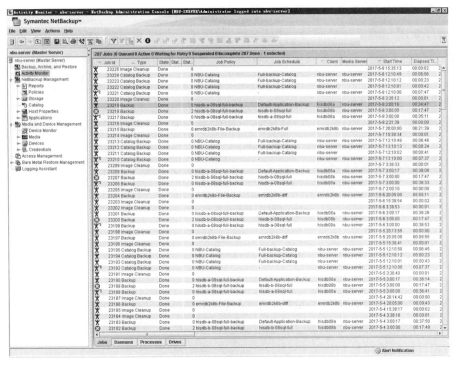

图 4-68　数据库磁带备份界面图

（二）数据故障恢复

1. **指标原文**　指标原文见表 4-43。

表 4-43　数据故障恢复指标原文

评审内容	编号	评审指标	分值	等级要求	评分说明
4.3.3 数据安全	4.3.3.2	□具有数据完整性（数据故障恢复）措施	0.2	四级乙等	满足要求得分，否则不得分

2. **指标解读**　具备数据完整性保护措施，采用在线和离线的数据保护技术，如在线数据采用 OGG 技术或 CDP 技术备份，离线数据恢复后验证数据有效性等。①在应用系统、数据库管理系统、中间件和系统管理软件及系统设计文档中应描述采用校验技术保证重要数据在传输过程中的完整性。②重要的应用系统包括数据库管理系统、中间件和系统管理软件在遇到宕机、系统崩溃等突发情况时，有备份数据恢复措施与机制，且能做到完整数据恢复，定期进行恢复测试。

3. **实现方式**　首先，重要的应用系统、数据库管理系统、中间件产品、系统管理软件及系统设计文档中，有详细的数据故障恢复措施与恢复机制，同时采用数据恢复校验技术保证重要数据在传输过程中的完整性。其次，建设提供数据备份和恢复的工具或系统，并支持定期、实时进行数据备份和数据恢复测试，可保障数据恢复的完整性，实现无数据丢失、损坏，能提供数据恢复的截图及相关证明。

4. **测评要求**　该指标是四级乙等指标，若申请机构评审等级为四级乙等及以上，则必须满足该指标要求。医院须提供相关材料证明应用系统能够有效保证数据的完整性；发生故障后，有有效的技术手段和备份对数据进行恢复：①在线模式的数据恢复；②离线模式的数据恢复。

重要管理数据、重要业务数据在传输过程中是否采用了校验技术或密码技术保证完整性，提供系统设计文档截图或文字材料证明。

要求提供数据备份和恢复的工具或系统，支持定期、实时进行数据备份和数据恢复测试，可保障数据恢复时的完整性，实现无数据丢失、损坏，注意给出备份数据恢复实现的过程文档，提供数据恢复的截图及相关证明。

5. **查验方式**

该指标主要采用专家评审（文件审查与现场查验）的方式进行评价，医院须在医院信息互联互通标准化成熟度测评自评估问卷相关证明材料中按照实际情况，详细填写系统数据故障恢复设计是否合理、备份策略和数据恢复策略是否合理，数据恢复的结果与备份结果是否一致。检查是否有数据备份和恢复的工具或系统，进行数据恢复测试，确保可进行正常的数据恢复，提供数据恢复记录文档或文字证明材料。

（三）数据传输加密

1. **指标原文**　指标原文见表 4-44。

表 4-44　数据传输加密指标原文

评审内容	编号	评审指标	分值	等级要求	评分说明
4.3.3 数据安全	4.3.3.3	□数据传输进行加密处理，关键数据可追溯	0.08	五级乙等	满足要求得分，否则不得分

2. **指标解读**

（1）密码技术是通信双方按约定的法则进行信息特殊变换的一种保密技术。从明文变成密文的过程称为加密；从密文恢复原明文的过程，称为解密。按加密算法分为专用密钥和公开密钥两种。

数据加密技术指将一个信息（明文）经过加密钥匙及加密函数转换，变成无意义的密文，接收方将此密文经过解密函数、解密钥匙还原成明文。加密技术是网络安全技术的基石。

（2）数据追溯为记录原始数据在整个生命周期内（从产生、传播到消亡）的演变信息和演变处理内容。强调一种溯本追源的技术，根据追踪路径重现数据的历史状态和演变过程，实现数据历史档案的追溯。用户保证关键数据的真实性。

3. **实现方式**　医院应用系统中的重要核心系统如 EMR 或信息平台，应采用 VPN、SSL、数字证书等方式进行数据传输加密，保证医疗数据的传输安全性、完整性以及可追溯性；可采用网络密码设备的加密、完整性验证、数据源验证、抗重播等技术实现数据在不可信网络上的安全传输。鼓励医院采用基于国密算法的加密设备、加密软件进行加密。

4. **测评要求** 该指标是五级乙等指标，若申请机构评审等级为五级乙等及以上，则必须满足该指标要求。医院须提供相关材料证明应用系统在数据传输过程中使用了加密技术，并能保证关键的数据可追溯。

数据传输加密方面，检查关键应用系统，如 EMR 或信息平台是否采用了加密传输协议。关键数据追溯方面，检查关键系统，如电子病历、检查报告的传输和存储方式采用电子签名和时间戳技术保证数据的追溯性。检查应用数据库审计软件预置的安全规则，以及规则和应用的匹配度，如数据库审计软件对 HIS、防统方系统的数据审计报告。

5. **查验方式** 该指标主要采用专家评审（文件审查与现场查验）的方式进行评价，医院须在医院信息互联互通标准化成熟度测评自评估问卷相关证明材料中按照实际情况，详细填写检查使用的加密技术或设备，查看配置界面，通过证明网络嗅探方式抓取传输过程的数据包数据是加密后的，验证加密的有效性，提供截图等证明。部分功能参考示例如下：

某医院电子病历系统通过调用第三方认证机构的签名验证服务、时间戳服务系统，实现可靠的电子签名，可信的时间戳，保证操作人员的操作行为具备不可否认性和不可篡改性，实现关键数据可追溯（图 4-69）。

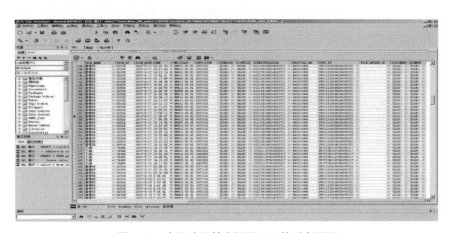

图 4-69　电子病历签名调用 CA 的后台记录

某院电子病历系统采用加密技术，患者入、出院记录、病程等其他病历数据生成时即转换成密文数据。密文数据以共享文档形式被调用传输时均是加密显示，当此份电子病历在被医生使用患者全息视图调用时，经过数据解密以明文显示，加密数据和解密数据分别以不同的数据表进行记录并存储管理，实现数据的可追溯（图 4-70、图 4-71、图 4-72）。

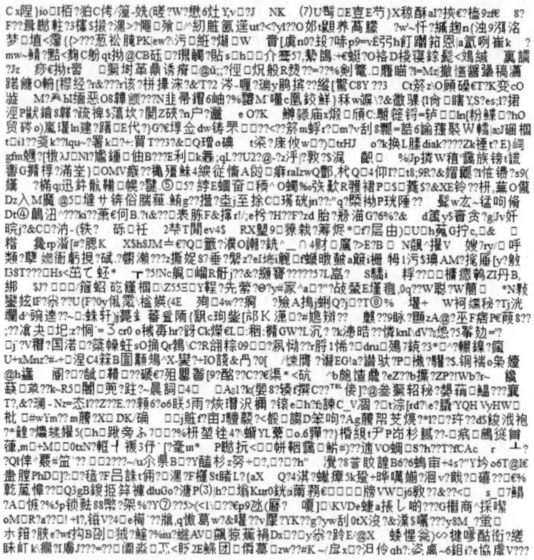

[电子病历数据密文内容]

图 4-70 电子病历数据以密文显示

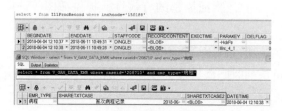

图 4-71 数据可追溯性展示（1）

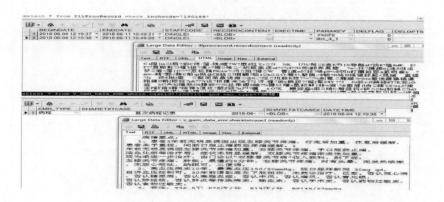

图 4-72 数据可追溯性展示（2）

　　某医院决策支持由互联网不可信网络访问，工作台应用采用 HTTPS 加密传输方式，微信应用的使用记录均可查询和追溯（图 4-73、图 4-74）。

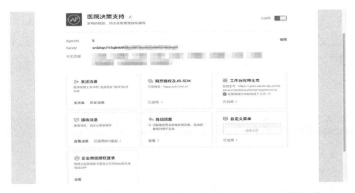

图 4-73　微信端访问医院决策支持采用 HTTPS 加密传输

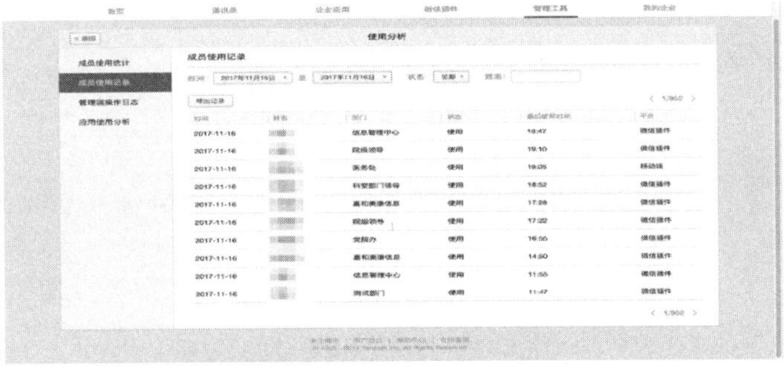

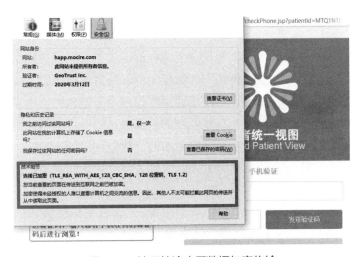

图 4-74　医院决策支持使用记录追溯

　　某医院双向转诊患者统一视图（患者电子病历信息查看）功能，具有指令管理服务，即医生查看患者病历前，必须由患者同意授权提供相应验证码方可查看；在提供访问或传输患者电子病历医疗数据时，采用 HTTPS 数据加密技术，保障病历数据在互联网上传输的安全性（图 4-75）。

图 4-75　社区转诊病历数据加密传输

　　某医院数据库审计（防统方）系统全面覆盖中间件、数据库。通过数据解析技术，将数据库的各种访问操作解析还原为数据库级的操作语句，通过预置的安全规则匹配，智能分析和监控访问者的各种操作，实时预警，并对事件进行统计分析记录，确保关键数据访问可追溯（图 4-76）。

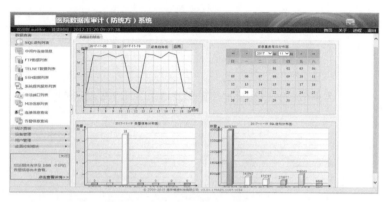

图 4-76　数据库审计监控统计分析

四、隐私保护

（一）提供数据访问警示服务

1. 指标原文　指标原文见表 4-45。

表 4-45　提供数据访问警示服务指标原文

评审内容	编号	评审指标	分值	等级要求	评分说明
4.3.4 隐私保护	4.3.4.1	□提供数据访问警示服务	0.3	三级	满足要求得分，否则不得分

　　2. 指标解读　对个人敏感信息、数据的访问、修改等行为，超出授权范围系统应有提示。在对角色的权限控制基础上，根据业务流程的需求触发操作授权。在信息服务管理中，必须具备的常识是，对关键重要的个人数据时刻保持警惕和敏感，一定按照规范要求进行授权使用并监管，不轻易提供、不使用通用密码口令等信息，使用尽可能高的身份验证级别，从而最大限度降低风险。尤其是系统的数据库必须设置访问状态，防止任何人都可以访问，对系统的数据库访问安全做到清晰明确，数据从何处来到何处去，信息安全管理人员应该了然于胸，监管到位，及时发现和阻断未授权的访问来源和访问应用，是提升数据安全的必备能力。

　　3. 实现方式　应用系统发生对敏感数据访问时，具备监控警示功能，并能够记录详细的日志和发出警示信息。如医务人员因工作需要查看或访问非直接相关患者的电子病历资料时，应警示使用者依照规定使用患者电子病历资料；如 EMR 系统中三级审签的权限控制，同级医生不能签署病历，下级医生无法修改上级医生的病历等。应在数据库区域出口，部署数据库审计系统，进行管理控制。

4. **测评要求** 该指标是三级指标，若申请机构评审等级为三级及以上，则必须满足该指标要求。医院须提供相关材料证明应用系统访问敏感数据时具备警示功能。验证系统访问敏感数据时进行身份验证并具备警示功能，如查看未授权的非直接相关患者的电子病历资料时有具体的警示并提供证明；系统触发隐私保护机制；查看系统数据库访问设置情况。

5. **查验方式** 该指标主要采用专家评审（文件审查与现场查验）的方式进行评价，医院须在医院信息互联互通标准化成熟度测评自评估问卷相关证明材料中按照实际情况，详细填写是否部署数据库审计系统，进行数据访问管理控制。系统对个人敏感信息的访问、修改以及数据库访问等操作，超出授权范围时是否有提示或警示。查看数据访问警示证明文档或系统警示功能操作。部分功能参考示例如下：

某医院通过授权控制，配置不同级别、不同科室医生访问到所管辖的患者数据，当医务人员因工作需要查看或访问跨域患者的数据时，系统会触发隐私保护机制，从而进行后台统一化的授权分配（图 4-77 至图 4-80）。

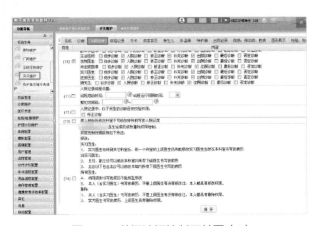

图 4-77　数据访问控制开关图（1）

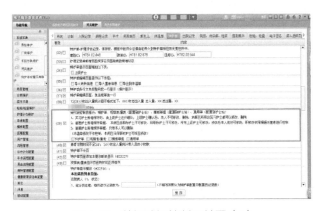

图 4-78　数据访问控制开关图（2）

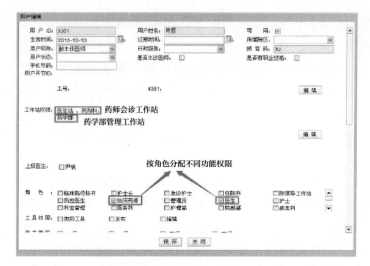

图 4-79　医生需要访问特定患者时，须得到后台访问控制授权

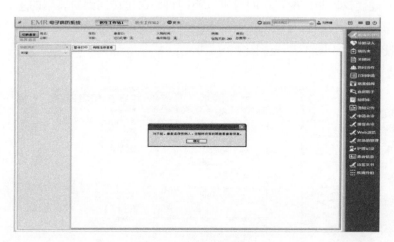

图 4-80　数据访问警示

（二）提供信息匿名化服务

1. **指标原文**　指标原文见表 4-46。

表 4-46　提供信息匿名化服务指标原文

评审内容	编号	评审指标	分值	等级要求	评分说明
4.3.4 隐私保护	4.3.4.2	□提供对电子病历进行患者匿名化处理	0.05	四级甲等	满足要求得分，否则不得分

2. **指标解读**　匿名化是指通过对个人信息的技术处理，使得个人信息主体无法被识别或关联，且处理后的信息不能被复原的过程。个人信息经匿名化处理后所得的信息不属于个人信息。去标识化是指通过对个人信息的技术处理，使其在不借助额外信息的情况

下，无法识别或关联个人信息主体的过程。

3. **实现方式** 在应用系统中实现对患者电子病历数据的匿名化处理，通过数据脱敏系统，实现基于信息平台对电子病历的脱敏处理。采用常见脱敏技术，如替换、重排、加密、截断或掩码等对患者敏感信息进行匿名化，确保提供正常医疗服务以外的（例如医疗保险等）电子病历数据使用中不向非授权用户透露患者的身份及其他敏感信息。

4. **测评要求** 该指标是四级甲等指标，若申请机构评审等级为四级甲等及以上，则必须满足该指标要求。医院须提供相关材料证明是否实现了电子病历数据的患者匿名化处理。确认是否部署数据脱敏系统，对敏感信息执行脱敏、加星、隐藏、位移等策略，并确保策略生效，提供系统策略截图证明。针对匿名化处理，应具有后台操作界面及前台展示界面的证明，例如 CDR 文档，提供系统截图及证明材料。

5. **查验方式** 该指标主要采用专家评审（文件审查与现场查验）的方式进行评价，医院须在医院信息互联互通标准化成熟度测评自评估问卷相关证明材料中按照实际情况，详细填写是否部署数据脱敏系统，对敏感信息执行脱敏、加星、隐藏、位移等策略，并确保策略生效，提供系统数据脱敏界面化。检查是否具有匿名化处理的后台操作界面及前台展示界面的证明材料。部分功能参考示例如下：

某医院采用替换、截断或掩码等脱敏技术对患者敏感信息进行匿名化，在正常医疗服务以外的数据存储采取后台存储匿名化，前端展示时采取敏感信息匿名化展示。确保在信息平台及提供正常医疗服务以外的传递中使用的资料不向非授权用户透露患者的身份及其他敏感信息。例如患者统一视图在对院外提供服务时，会自动把患者姓名、身份证号、联系电话、联系人、联系地址等信息进行脱敏处理（图 4-81、图 4-82）。

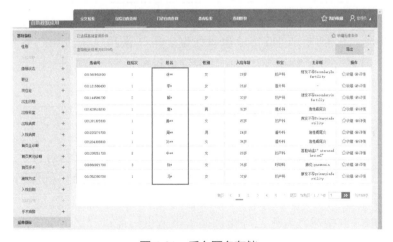

图 4-81 后台匿名存储

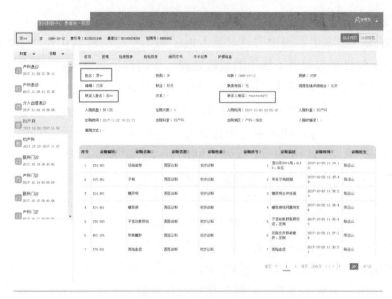

图 4-82　前台匿名展示

（三）提供许可指令管理服务

1. 指标原文　指标原文见表 4-47。

表 4-47　提供许可指令管理服务指标原文

评审内容	编号	评审指标	分值	等级要求	评分说明
4.3.4 隐私保护	4.3.4.3	□提供许可指令管理服务	0.06	五级乙等	满足要求得分，否则不得分

2. 指标解读　在提供访问或传输患者医嘱、电子病历、检查报告等重要医疗数据前，该服务应用于电子病历以确定患者个人的许可指令是否允许或限制这些医疗数据的公开。如医生在日常工作中查看保密患者信息时，如未取得该患者的查看权限，系统会触发隐私保护机制，从而不能进入查看流程。只有获取医务管理部门的批准授权后，该医生才可在有效期内查看患者的相关信息。

3. 实现方式　应用信息系统或第三方平台系统在设计中应提供许可指令服务，包括基础信息系统、电子病历系统、第三方商保平台等均应提供此服务，确保患者的重要数据访问安全合规使用。

4. 测评要求　该指标是五级乙等指标，若申请机构评审等级为五级乙等及以上，则必须满足该指标要求。要求主要应用系统或第三方平台应具有访问限制的证明及患者或个人确认授权的证明，提供截图及证明材料。

5. 查验方式　该指标主要采用专家评审（文件审查与现场查验）的方式进行评价，医院须在医院信息互联互通标准化成熟度测评自评估问卷相关证明材料中按照实际情况，详细填写主要应用系统是否具有访问限制功能及患者或个人确认授权的功能，并给出系统截图证明。部分功能参考示例如下：

患者随访系统需要授权才能浏览相关医疗数据（图4-83）；第三商保平台对第三方系统提取院内患者信息数据，同时提供工作任务的请求审核、流程跟踪，所有数据的提取必须经过指令审批许可，才能获取患者信息数据（图4-84、图4-85）。患者在微信注册时，同意用户协议中申明患者授权内容，授权医务人员获取患者临床信息的权限（图4-86）；患者入院时，填写知情同意书，选择是否同意公开医疗数据，根据患者许可指令，授权医务人员获取临床信息的权限（图4-87）。

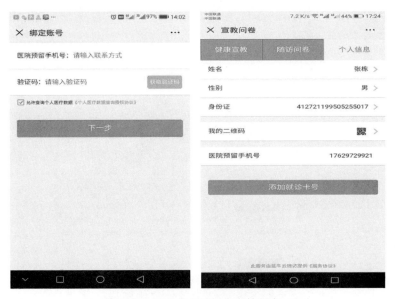

图 4-83　医疗信息授权患者使用许可

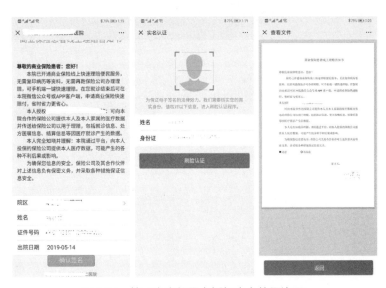

图 4-84　第三方商保平台授权患者使用许可

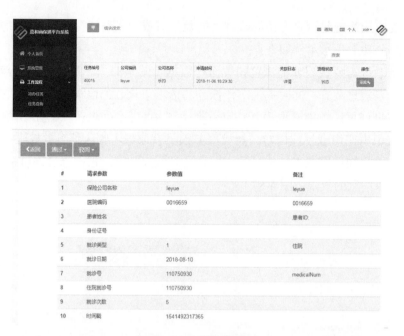

图 4-85 审批操作界面

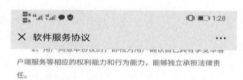

图 4-86 微信服务号授权

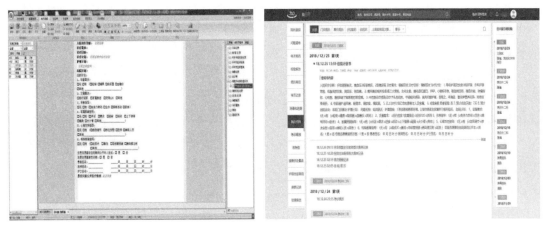

图 4-87　患者同意许可指令，同意后方可正常访问病历资料

（四）提供数据保密等级服务

1. **指标原文**　指标原文见表 4-48。

表 4-48　提供数据保密等级服务指标原文

评审内容	编号	评审指标	分值	等级要求	评分说明
4.3.4 隐私保护	4.3.4.4	□提供数据保密等级服务	0.29	五级甲等	满足要求得分，否则不得分

2. **指标解读**　数据保密等级是指为防止重要数据发生安全问题，如泄露、非法拷贝、丢失损坏等对数据采取的系列保护措施，如制定数据保密安全机制；制定数据保密等级管理制度，对数据按照敏感级别区分，进行保密性分级管理。尤其对重要数据进行全生命周期管理。

数据是核心，应对数据保密工作高度重视，严格加强制度管理，健全机制及落实管理措施，做好数据保密管理工作。如果不对数据进行等级划分、采取保密措施，很容易造成数据外泄、数据丢失等重大安全问题，从而造成重大损失。

将数据分为不同业务类别和安全级别，制定经济高效且可贯彻执行的方法，根据关键数据的价值高低和风险高低实施差别保护。使用计算机技术，根据文本内容的语义特征和格式，将文档与一个或多个预定义类别相关联，根据数据分类自动分配指定密级，使细颗粒权限控制成为可能。

3. **实现方式**　制定严格的数据保密等级管理制度；设立一套完善的数据保密程序，包括数据交换、数据存储管理、数据传输机制等，系统网络的安全管理也涉及对数据的保密管理，如是否做到内外网物理隔离，数据安全防御措施是否到位；内网终端设备安全管理情况，包括对 U 盘、手机、便携式电脑等移动存储介质的使用管理是否缺乏行之有效的管理办法。

4. **测评要求**　该指标是五级甲等指标，若申请机构评审等级为五级甲等，则必须满足该指标要求。主要审查数据保密等级管理制度，是否有对数据保密等级定义、分级别、分类说明等；提供数据存储设备安全管理措施；提供内外网管理机制；提供内网终端设备的管理措施；提供文件，给出相应证明材料及截图。

5. **查验方式**　该指标主要采用专家评审（文件审查与现场查验）的方式进行评价，医院须在医院信息互联互通标准化成熟度测评自评估问卷相关证明材料中按照实际情况，详细填写审查数据保密等级管理制度，是否有对数据保密等级定义、分级别、分类说明等，查看系统是否实现自动分级分类，提供证明材料；提供数据存储设备安全管理措施；提供内外网管理机制；提供内网终端设备的管理措施；提供文件，给出相应证明材料及截图。部分功能参考示例如下：

不同应用系统的数据重要程度不一样，对数据的保密措施应采用不同的保密级别。关键数据如 HIS、LIS、EMR 等核心系统，区别于其他的应用系统，分别存放在不同存储设备中。比如，核心系统数据存储在 HP 3PAR SS8400 中，其他应用系统数据存储在 HP 3PAR F400 中，这些存储设备均支持存储加密。此外，医院使用的虚拟机平台 VMWare vSphere，也支持对整个虚拟机系统的加密（图 4-88、图 4-89、图 4-90）。

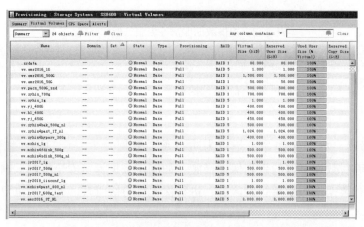

图 4-88　核心系统数据存储在 HP 3PAR SS8400

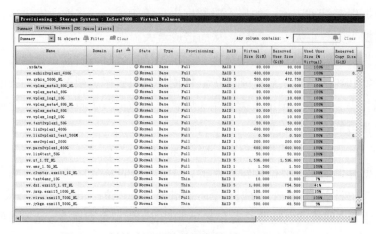

图 4-89　其他应用系统数据存储在 HP 3PAR F400

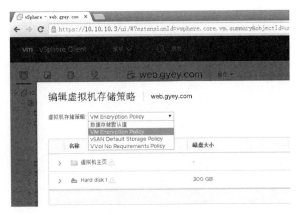

图 4-90　vSphere Client 对虚拟机加密设置

（五）支持关键信息加密存储

1. **指标原文**　指标原文见表 4-49。

表 4-49　支持关键信息加密存储指标原文

评审内容	编号	评审指标	分值	等级要求	评分说明
4.3.4 隐私保护	4.3.4.5	□支持对关键个人病历信息(字段级、记录级、文件级)进行加密存储保护	0.3	五级甲等	满足要求得分，否则不得分

2. **指标解读**　关键信息加密存储是指在网络中部署 DLP 或者加密机等，对关键信息进行加密存储保存。加解密文件和其他数据块，用于保护联机存储、备份或长期归档中的数据，实现数据存储加密（被加密的数据库数据以密文的形态存储在磁盘上，在缺乏密钥的情况下，即使数据库文件失窃也不会导致敏感数据泄露）。

3. **实现方式**　在系统网络中应部署 DLP 或加密机或其他符合标准要求的加密措施，实现对关键信息加密存储。

4. **测评要求**　该指标是五级甲等指标，若申请机构评审等级为五级甲等，则必须满足该指标要求。

5. **查验方式**　该指标主要采用专家评审（文件审查与现场查验）的方式进行评价，医院须在医院信息互联互通标准化成熟度测评自评估问卷相关证明材料中按照实际情况，详细填写是否部署了 DLP 或加密机或其他符合标准要求的加密措施，对重要数据进行了加密存储，并保证策略生效，提供证明截图及证明材料。部分功能参考示例如下：

在应用系统数据库进行了加密处理；同时，对数据库做备份文件时，使用带加密参数的备份命令对备份文件进行加密储存，对 HIS 核心系统重要数据库采用加密属性设置（图 4-91、图 4-92、图 4-93）。

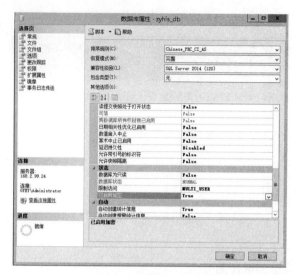

图 4-91　HIS 核心系统数据库加密属性设置

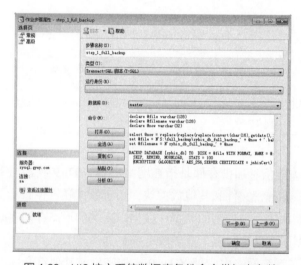

图 4-92　HIS 核心系统数据库备份命令带加密参数

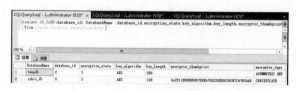

图 4-93　HIS 核心系统查询加密数据库

五、管理安全

（一）有机房进出控制和监控系统

1. **指标原文**　指标原文见表 4-50。

表4-50　有机房进出控制和监控系统指标原文

评审内容	编号	评审指标	分值	等级要求	评分说明
4.3.5 管理安全	4.3.5.1	□有机房进出控制和监控系统	0.2	三级	满足要求得分，否则不得分

2. 指标解读

（1）机房监控系统：机房环境监控系统是综合利用计算机网络技术、数据库技术、通信技术、自动控制技术、新型传感技术等构成的计算机网络，提供的一种以计算机技术为基础、基于集中管理监控模式的自动化、智能化和高效率的技术手段，系统监控对象主要是机房动力设备和环境设备等（如配电、UPS、空调、温湿度、漏水、安防监控、门禁、消防系统、烟雾等）。

（2）机房进出控制：对进出机房人员按照事先制定的机房管理制度进行出入登记、授权等管理，机房管理制度中应有机房进出安全管理制度，主要包括：①外来人员进入机房，须办理相关手续，必须出示有效身份证明或经审批后方可进入，并检查随身物品。②对进入机房人员进行访问控制，所有进入机房人员必须填写《机房出入人员登记表》，保证所有进出机房的人员都在管理人员的监控之下。③对于进入机房调试维护的技术人员，须告知其安全通道及出现紧急情况处理办法。④访问机房人员只能在授权活动范围内活动，不得随意在机房任意活动或擅自进出机房。⑤除特别需要经授权外（如系统安装、更换服务器、更换硬件），第三方维护人员不得进入机房进行调试。⑥第三方人员进入机房完成维护工作后，应立即离开机房，不得无故停留。⑦对机房内服务器等进行重启进程等工作，可以选择远程操作，如有特殊需求，可在机房指定调试区进行调试，调试过程中禁止做与工作无关的操作。⑧对需要进入机房进行机房设备维护的人员，须填写相应登记记录，并告知机房维护管理员进入机房的维护内容，得到允许批准后，方可进入机房，机房管理人员注意监控进入机房人员的操作与行为。⑨访问机房人员在未经允许的情况下，不得对机房设备进行拍照、摄像等行为。⑩禁止携带易燃易爆物品进入机房，设备维护用品及资料必须在离开时带出机房。

3. 实现方式　建设机房安防监控系统、环境监控系统，包括软件、硬件及相应传感器配件的建设，提供系统功能截图及监控设备照片、出入门禁控制管理方式，包括门禁或指纹或人脸识别等方式，提供设备照片、截图等。

4. 测评要求　该指标为三级指标，若申请机构评审等级为三级及以上，则必须满足该指标要求，并按照实现方式相关内容落实完成。

5. 查验方式　该指标主要采用专家评审（文件审查与现场查验）的方式进行评价，医院须在区域信息互联互通标准化成熟度测评自评估问卷相关证明材料中，按照实际建设完成应用情况，详细填写机房监控系统（包括安防、环境）软硬件建设及机房进出控制采取的管理措施及制度。现场应检查机房监控系统功能、实际监控应用情况及机房管理，包括进出控制方式、进出管理制度及审批登记、记录。部分功能参考示例如下：

　　机房管理人员经授权后具备进入机房的权限，外来人员进出机房按要求进行登记并签字后，在工作人员陪同下进行作业（图4-94、图4-95）。

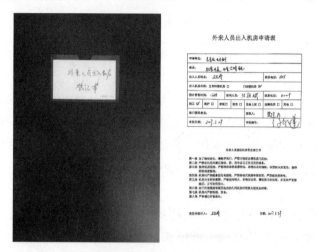

图4-94　机房进出登记表

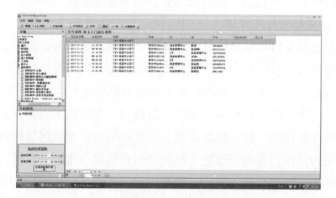

图4-95　机房进出门禁权限管理

　　具有动态环境监控系统，可对机房温度、负载率等指标进行实时监控（图4-96）。

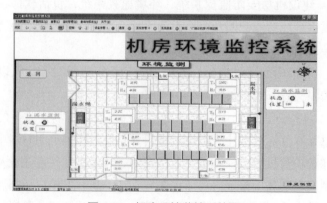

图4-96　机房环境监控系统图

有机房视频监控，对机房进出人员实时监控并存档（图 4-97）。

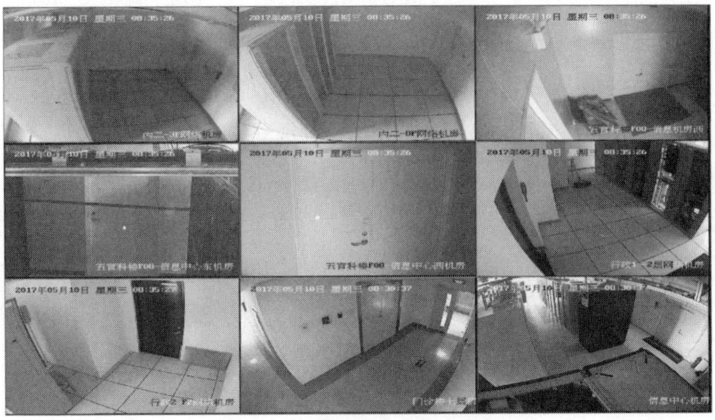

图 4-97　机房安防视频监控图

（二）建立较健全的安全管理制度体系

1. **指标原文**　指标原文见表 4-51。

表 4-51　建立了健全的安全管理制度体系指标原文

评审内容	编号	评审指标	分值	等级要求	评分说明
4.3.5 管理安全	4.3.5.2	□建立了较健全的安全管理制度体系	0.3	四级乙等	满足要求得分，否则不得分

2. **指标解读**　安全管理制度体系是一系列为了保障医院信息安全而制定的条文，是医院贯彻《中华人民共和国网络安全法》、国家相关信息安全法律法规、国家和行业标准的行动指南，是在医院信息化建设过程中对保障信息安全发挥重要基础性作用、医院所有人员应当严格遵守的一系列制度。国家卫生健康委制定的《医疗质量安全核心制度要点》（国卫医发〔2018〕8号）中将《信息安全管理制度》列入第十八项，要求各医院根据《医疗质量安全核心制度要点》和《医疗质量管理办法》不断完善和修订本院的核心制度，并加强对医务人员的培训、教育和考核，确保制度得到有效落实。

建立、健全安全管理制度是医院业务稳定运行的重要保障，只有通过系列安全管理制度的约束，加强信息安全管理，明确信息安全责任，才能防止信息安全管理的随意性，使所有人员明确各自权利、义务及职责，有效防止和减少信息安全事故，杜绝信息安全隐患。

3. **实现方式**　应按照指标要求制定信息安全管理制度，制度应包括（但不限于）以下内容：①组织机构上要求有明确的网络安全领导小组或委员，设立网络安全工作主管职能部门，明确职责，设立系统管理员、审计管理员和安全管理员岗位；②人员管理上要求签署保密协议，关键岗位签署岗位责任协议，每年进行网络安全相关培训；③建设和运维方面要具有系统验收测试报告和运维管理制度、操作手册、记录表单和应急保障（演练）方案等；④制定中心机房管理制度、信息安全管理制度（包括信息安全责任追究制度、信息安全培训制度、信息安全保密制度、网络安全管理制度、账号口令权限管理制度、数据安全管理制度）、数据备份与恢复管理制度、项目验收制度、重点部位及设备巡检制度。

4. **测评要求**　该指标为四级乙等指标，若申请机构评审等级为四级乙等及以上，则必须满足该指标要求，按照实现方式相关内容完成。

5. **查验方式**　该指标主要采用专家评审（文件审查与现场查验）的方式进行评价，医院须在区域信息互联互通标准化成熟度测评自评估问卷相关证明材料中，按照实际建设完成应用情况，详细填写信息安全管理制度的系列文件，现场查看制度文件、执行落实情况，并提供系列制度的明细截图。

第四节　应用系统（生产系统）建设情况

保障计算机环境下医院业务的顺畅、高效开展是医疗健康信息化建设的基本需求。当前，信息化支撑业务应用的广度和深度都得到极大发展，从临床服务到医疗管理，再到运营管理，各类型业务应用涉及上百个应用系统。面对纷繁的系统供应，医院需要准确把握需求、锚定重点、有序建设。只有合理建设、有效使用应用系统，才能以此为基础，逐步实现系统整合、数据汇聚，逐步实现更加丰富和智慧的互联互通应用。

一、临床服务系统建设情况

1. **指标原文**　指标原文见表 4-52。

表 4-52　临床服务系统建设情况指标原文

评审内容	编号	评审指标	分值	等级要求	评分说明
4.4.1 临床服务系统建设情况	4.4.1.1	医院已建成并投入使用的临床服务系统包括： □门急诊挂号系统 □门诊医生工作站 □分诊管理系统 □住院患者入出转系统 □住院医生工作站 □住院护士工作站 □电子化病历书写与管理系统 □急诊临床信息系统 □消毒供应系统 □合理用药管理系统 □临床检验系统	0.8	三级 ≥ 14 个； 四级乙等 ≥ 18 个； 四级甲等 ≥ 22 个； 五级乙等 ≥ 26 个； 五级甲等 ≥ 30 个	三级得 0.4 分； 四级乙等得 0.5 分； 四级甲等得 0.6 分； 五级乙等得 0.7 分； 五级甲等得 0.8 分； 其他可填写多个，只算 1 项分值

续表

评审内容	编号	评审指标	分值	等级要求	评分说明
4.4.1 临床服务系统建设情况	4.4.1.1	□医学影像系统 □超声管理系统 □内镜管理系统 □核医学管理系统 □放射治疗管理系统 □临床药学管理系统 □手术麻醉管理系统 □临床路径管理系统 □输血管理系统 □重症监护系统 □心电管理系统 □体检管理系统 □其他功能检查管理系统 □预住院管理系统 □病理管理系统 □移动护理系统 □移动查房系统(移动医生站) □输液系统 □病历质控系统 □血透系统 □康复治疗系统 □专科电子病历系统(眼科、产科、口腔等) □其他_____ 注:勾选项不要求实际系统名称与所列系统名称完全一致,作用相近即可;不要求必须为独立系统,实现对应功能即可			
	4.4.1.2	医院已建成并投入使用的临床服务系统承建商有_____家	—	—	—

2. 指标解读

（1）门急诊挂号系统：门急诊挂号系统应用于患者门急诊挂号，除在挂号收费窗口应用外，还应支持在护士站、医生诊室进行诊间预约挂号，在自助机、手机端（如微信公众号、支付宝服务号）、区域医疗资源平台、医院官网等多渠道进行挂号，实现号源的统一管理。可进行窗口挂号、预约取号、手机预约挂号、网上挂号、自助挂号、诊间挂号和挂号统计等，可设置每个科室、每个专家、每个时段就诊人次，为患者分时段挂号，还可为多种挂号预约渠道提供挂号服务接口。

（2）分诊管理系统：分诊管理系统是解决门诊就诊秩序问题，以及利用候诊时间向患者推送就医相关信息，并进行宣教的系统，其兼具分诊排队管理和多媒体播放管理功能。分诊排队管理是指患者到护士分诊台、自助机或利用手机进行到诊签到分诊，根据分诊产生排队序号，在医生工作站产生排队序列。医生根据排队序列呼叫患者，并在各护士站大屏显示医生叫号信息、号源信息，在各诊室门口显示目前就诊人员和排队等待人员信息，并可进行相关宣教。

（3）门诊医生工作站：门诊医生工作站是辅助门诊医生完成临床医疗工作的应用系统，完成患者叫号、接诊、调取患者信息、书写门诊病历（也可在电子病历系统实现）、查看门诊电子病历、下诊断、开立处方、开立申请单、完成诊间预约挂号、诊间预约检查等门诊医疗工作。

（4）住院患者入出转系统：住院患者入出转系统应用于医院住院处，实现患者信息管理，为患者办理入院、出院和转院业务，包括入院登记、医保登记、住院预交金管理、住院收费结算、中途结算、转科结算、出院结算、出院召回、转院转诊、打印患者费用明细、统计各种财务核算报表等功能。支持多种患者类别、收费方式，支持医保患者就医、预交金管理，支持现金、支付宝、微信、银行卡等多种支付方式。

（5）住院医生工作站：住院医生工作站是辅助住院医生完成临床医疗工作的应用系统，基本功能包括病历书写、诊断录入、医嘱录入、检查申请、化验申请、手术申请、输血申请、临床路径管理、报告查询、统计功能、出院管理等。

（6）住院护士工作站：住院护士工作站是协助护士对住院患者完成日常护理工作的应用系统，基本功能包括核对并处理医生下达的长期医嘱和临时医嘱，对医嘱执行情况进行管理，协助护士完成护理及病区床位管理、费用管理、生命体征管理等日常工作，护理病历、护理文书的书写和查询；还包括导入或录入患者信息，评估患者风险，确保患者就诊过程安全等。

（7）电子化病历书写与管理系统

1）门急诊电子病历系统：门急诊电子病历系统按照《病历书写基本规范》要求，支持病历书写及时、完整、规范。基本功能包括病历书写、疾病诊断录入、处方和处置录入、信息引用（包含患者基本信息、检查检验信息、处方处置信息、知识库等）、模板管理、病历质控、患者管理等；支持诊断和鉴别诊断库、医学术语库、电子病历模板库、病历质控规则库等知识库；门急诊电子病历文档具备主诉、现病史、既往史、体格检查、实验室检查、诊断记录、治疗计划、医嘱等内容；支持手工录入、语音录入、数据导入等多种录入方式。

2）住院电子病历系统：住院电子病历系统面向住院医生，满足住院医生日常书写病历的需求，按照《病历书写基本规范》要求，确保病历书写及时、完整、规范。基本功能包括病历书写编辑、医学矢量图、病案首页及附页生成、医嘱录入、申请单生成及录入、信息引用（基本信息、检查检验信息、医嘱信息、术语词库、知识库等）、病历信息共享、智能提醒、电子签名、模板管理、三级阅改、修改痕迹保留、全流程病历质控管理、病历归档封存等；书写内容包括住院病案首页、入院记录（含患者一般情况、主诉、现病史、既往史、个人史、婚育史、月经史、家族史、体格检查、专科情况、辅助检查结果、初步诊断等)、病程记录、知情同意书(含手术、麻醉、输血、特殊检查、特殊治疗等)、病危(重)通知书、医嘱单、体温单、医学影像检查报告、病理报告单等;提供疾病诊断和鉴别诊断库、医学术语库、电子病历模板库、病历质控规则库等知识库。

(8)急诊临床信息系统:急诊临床信息系统覆盖从院前急救、预检分诊、急诊抢救、急诊留观、急诊手术室、急诊 ICU 至患者转归的全流程管理,形成以分诊导诊为指引,以患者行为跟踪为核心的闭环管理,提高急诊科的整体工作效率和管理水平。基本功能包括院前急救、院内预检分诊、智能护理一体化平台、急诊病历、急诊护理单和评估单的电子化、急诊质控等。

(9)消毒供应系统:消毒供应系统提供针对医院消毒供应中心灭菌物品的流程和物品的全生命周期管理。基本功能包括医院消毒供应相关的回收清点分类、清洗消毒、配包、审核、灭菌、发放,使用、申领等。

(10)合理用药管理系统:合理用药管理系统应用于门急诊医生工作站、住院医生工作站、药师工作站等,实现对用药行为的事前、事中、事后监管。临床医生开立药品处方时,系统实时审核临床用药,医院可根据患者就诊流程,通过在系统中设置不同级别的提示/警示,以达到对不同干预阶段用户的用药提示/警示目的。临床药师对临床用药的规范性及适宜性进行分析评价。基本功能包括药品知识库、用药规则设定、临床用药实时分析警示、临床用药合理性实时监控、临床用药分析、人工处方点评等功能,临床医生利用合理用药知识库,实现医嘱自动审查、实时提醒、在线查询,及时发现不合理用药问题。具备医嘱自动复核、用药实时提醒、用药信息在线查询、用药提示、合理用药统计分析、合理用药知识库等功能。提供药物相互作用、配伍禁忌、适应证等内容复核提醒。临床用药合理性分析评价功能,从应用科室和具体药品等分析角度出发,对临床用药的规范性及适宜性进行分析评价。

(11)临床检验系统:临床检验系统针对医院检验工作,对减轻检验科室工作强度、提高检验科工作效率、规范工作流程、提升检验工作质量有重要作用。能够实现检验申请、标本编号、联机采集数据分析、出具报告、质量控制等,主要可实现常规检验、生化检验、免疫检验、微生物检验、分子检验等全流程信息管理。基本功能包括条码管理、标本管理、全过程时间管理、设备数据采集、检验报告书写、检验报告自动审核、质控管理、双向质控条码管理、检验报告审核、危急值管理、LIS 系统和检验设备双向通讯、检验医嘱知识库等。

(12)医学影像系统:医学影像系统是处理各种医学影像信息采集、储存、报告、输出、管理、查询的临床应用系统。基本功能包括影像数据采集、图像压缩、数据存储归档、检查预约、信息登记、影像后处理分析、影像一致性输出、图像内容检索、影像调阅、诊断报告管理和打印、质控管理等功能。支持心电、放射、核医学、超声、病理等医学影像信息类型;支持检查危急值的管理。

(13)超声管理系统:超声管理系统用于处理各种超声信息采集、储存、报告、输出、管理、查询的计算机应用程序。基本功能包括预约登记、分诊叫号、查询、图像采集、图像归档、诊断、报告和信息维护等。

（14）内镜管理系统：内镜管理系统是处理内镜（胃镜、肠镜等）信息采集、储存、报告、输出、管理、查询的临床应用系统。基本功能包括内镜系统包括的主要功能有预约登记、图像采集、图像归档、诊断、报告、查询与统计等。

（15）核医学管理系统：核医学管理系统为核医学科临床业务提供完整的信息化管理平台。基本功能包括患者预约登记、检查、图像处理、诊断报告等，记录患者 SPECT、PET、CPET、PET-CT 图像数据以及放射免疫治疗的过程数据与信息，实现患者图像、信息的存储及检索，并实现信息的资源共享。

（16）放射治疗管理系统：放射治疗管理系统是放疗科室统一信息管理和交互平台。基本功能包括将放射治疗所涉及的各种设备、网络及系统集成整合，把放射治疗全部业务及数据统一管理，实现完整的放射治疗全流程信息化管理，实现肿瘤结构化电子病历、放疗流程优化与质控管理、综合分析，提高工作效率和工作质量，为临床、管理和科研提供全面的数据支持和分析。

（17）临床药学管理系统：药学管理分系统是协助实现药品管理的信息化系统，应用于药库、门诊药房、住院药房、保健药房、中药房、煎药房等场景。基本功能包括对药品信息（如药品名称、规格、价格、会计核算、各药房库存等）进行管理及辅助临床合理用药、包括处方医嘱的合理用药审查、药物信息咨询、用药咨询等。该系统主要由药房管理子系统和药库管理子系统组成。药房管理子系统包括门急诊西药房管理、住院西药房管理、中成药房管理、中草药房管理4部分，主要完成药品的请领、出入库、退库、报损、盘点及门诊（住院）患者的取药、退药、药品明细账、查询统计等工作。药库管理子系统包括西药库管理、中成药库管理、中草药库管理，该子系统主要完成药品入库、药品退库、药房领药、药房退药、科室调拨、科室退药、药品报损、药品盘点、药品调价、药品查询、库存管理、统计报表等。

（18）手术与麻醉管理系统：手术与麻醉管理系统实现手术、麻醉业务全流程的计算机管理。从术前、术中到术后，每个环节都设置相应的功能模块，实现计算机辅助管理。基本功能包括对整个手术及麻醉流程实现信息化管理，全程跟踪记录手术的申请（预约）、审批、手术室和麻醉科对手术进行安排等相关信息。实现手术及麻醉过程监护设备信息采集自动化，提供自动报警和趋势分析。规范麻醉科和手术室的工作流程，实现麻醉、手术过程中的信息数字化和网络化，自动生成麻醉、手术中的各种医疗文书，完整共享 HIS、LIS 和电子病历等手术患者信息。

（19）临床路径管理系统：按照《医疗机构临床路径管理指导原则》，临床路径用于为临床科室医护人员实现疾病的规范化医疗服务。基本功能包括入出路径管理、变异管理、可视化路径配置、路径医嘱模板联动管理、临床路径规则管理、临床信息共享、查询统计、临床路径知识库等。支持病案信息、体检信息、诊断信息、检验检查结果、实时病程记录、手术记录、治疗同意书、诊疗项目、手术方案等临床信息共享。

（20）输血管理系统：输血管理系统用于医院输血的全流程管理，包含临床备血和临床用血管理功能。临床备血申请是用于医院对于需要输血的患者进行临床输血备血申请的系统，包括常规备血、手术备血、急诊备血、自体备血等备血模块，申请血量控制、大量用血控制等权限控制模块。临床用血管理主要用于输血科管理临床用血，以实现从临床用血申请、取血、病房接收、血液输注、血液输注后评价的闭环管理。通过消息系统，方便临床和输血科的及时沟通。标本和血袋全流程实现条码管理，避免人工输入误差，保障输血安全，提高用血效率。

（21）重症监护系统：重症监护系统是重症医学科室通过实时抓取和展现患者护理过程数据，满足护理过程数据可存储、易展现、可质控、可追溯的要求。系统自动采集监护仪和呼吸机数据，自动生成表单。提供制定标准护理计划功能，根据国际通用护理诊断、护理目标、护理措施制定符合规范的护理计划。提供医嘱执行计划功能，根据长期医嘱频次制订医嘱执行计划。

（22）心电管理系统：心电管理系统应用于心电图室和临床科室。基本功能包括患者心电图检查的信息化管理，检查结果可通过网络传送到心电图室，心电图室医生可以查看并审核该结果，生成报告；实现心电数据与 HIS、电子病历系统等对接，将心电图检查的基本信息融入电子病历系统。

（23）体检管理系统：体检管理系统通过系统自动提取相关检测仪器数据将体检检查结果汇总到系统中并对数据进行分析统计与评判形成体检报告，以及建立体检相关的体检档案。基本功能包括体检登记、体检预约、团体体检、体检分科处理、体检总检、体检查询、系统维护和统计分析等。

（24）其他功能检查管理系统：医院用于患者各类功能检查的管理系统，例如电生理检查管理系统，提供心电图机与运动平台、脑电图、肌电图、动态心电图等电生理检查信息的管理。

（25）预住院管理系统：预住院管理系统是针对病情相对稳定需要住院治疗的患者因没有空床不能立刻收治的情况，通过虚拟床位的形式收住患者，进行正式住院前的一切必要检查和处置，患者在医院做完必要检查和处置后，根据床位情况安排正式入院，从而缩短患者的术前住院等待时间，降低医疗费用。基本功能包括预住院签约、预住院检查、预住院设置、预住院费用转化和预住院查询等。

（26）病理管理系统：病理管理系统对病理科整个工作流程实现信息化管理，实现病理标本的全生命周期管理。基本功能包括标本封装、标识、转送、登记、接收、核对、监管等，通过病理标本识别，实现医院患者病理标本送检全过程的规范化、精细化管理。

（27）移动护理系统：移动护理系统通过护理移动终端实现临床护理移动化，实现护理服务从计划、执行、跟踪到结束的全过程管理。基本功能包括患者床位列表、患者腕带管理、患者身份识别、医嘱执行、输液管理、用血核对、体征采集记录、巡视管理、风险评估、护理评估和记录、护理备忘录、患者疾病信息集成查询、检验检查结果查询、材料记账、医嘱执行智能提醒规则、护理关注要点智能提醒、规范护理服务管理、护理计划、护理文书、医嘱执行智能提醒知识库、移动护理知识库等。

（28）移动查房系统（移动医生站）：移动查房系统（移动医生站）主要应用于医院

已有电子病历情况下的医生查房等床头工作场景，整合检验、检查、医疗文书、护理文书、医嘱等系统，通过移动终端（手机、PAD、移动查房车等）实现患者基本信息、住院信息、医嘱信息、电子病历、体征信息、检验检查信息（包括 PACS 图像）等的调阅。基本功能包括床位列表、患者疾病信息集成查询、影像信息查询展现、移动智能终端数据录入、医嘱录入、电子申请单录入、检验检查报告查询、手术安排信息、会诊申请、智能提醒等。提供药品知识库、疾病知识库、化验结果指标知识库、健康指导知识库等知识库。

（29）输液系统：输液系统应用于急诊输液室的输液管理，实现输液全流程管理。基本功能包括登记管理、配药管理、标签管理、输液位置管理、患者身份查对、药品查对、患者呼叫管理、临床信息共享、智能提醒、医嘱校对知识库等。

（30）病历质控系统：病历质控系统能实现医院对病历实时监控、在线预警、智能判别和信息反馈等多种实时控制办法。病历质控系统包括过程质控和终末质控两部分，其中过程质控又分科室质控和院级质控，终末质控与病案管理及病案归档结合。基本功能包括病历质控规则知识库、病历三级质控、病历质量监控、病历质控分析、病历质控追溯、自动质控评分、评分统计报表、统计结果图表展示等。

（31）血透系统：血透系统为血透中心工作提供信息化支撑，实现血液透析患者就诊全流程管理，规范医护人员操作，为患者提供更优质的医疗服务。基本功能包括设备数据自动采集、病程记录、医嘱查询、管理血透处方、患者排床和换床操作、血液透析治疗过程管理和监控、多维度统计血液净化质控等数据报表、耗材管理等。

（32）康复治疗系统：康复治疗系统以患者整个康复治疗周期的治疗任务为核心，用于康复科室跟踪管理患者，规范康复流程，实现治疗申请、预约安排、登记、治疗评估、治疗方案、治疗执行记录的闭环管理。基本功能包括患者基本信息、治疗评估、病床监控、治疗记录、用药管理、耗材管理、质量管理、设备管理、排班安排等。

（33）专科电子病历系统（眼科、产科、口腔等）：根据医院专科临床科研的业务要求，实现符合专科要求的患者首诊资料、病情记录、治疗方案及特色检查等资料的完善，实现患者诊疗进度的把控和诊疗质量的保证。实现患者数据的采集，为科研工作搭建个性化的专科数据库，结构化展示研究对象的基本信息、既往史、家族史、住院门诊信息、疾病诊断、实验室检查、用药情况以及治疗方案等信息。基本功能包括专科数据模板定制、数据采集、专科病历管理、随访管理等功能，可按照统计分析软件或临床应用需求进行数据统计和导出。

3. **实现方式**　医院应按照相关标准规范进行系统建设和功能完善，考虑到上述临床服务系统是诊疗数据的原始来源，提倡在系统建设之初严格按照《电子病历基本数据集（1～17 部分）》（WS 445—2014）等数据标准规范数据项定义，而不是靠数据集成时的规则映射实现数据标准化。

系统名称不要求与所列系统名称完全一致，也不要求必须为独立的系统，实现相应的功能要求即可。

4. **测评要求**　申请机构在对标改造过程中，完成各个临床服务系统功能实现、数据标准化情况、互联互通情况的全面梳理。证明材料准备方面，提供本单位实际使用的、清晰的截图并配有系统功能的文字说明。要保证各系统的主要功能都有截图展示和实际信息，不能只截一个有名称的界面。切忌使用非申请机构的系统功能截图，此类一经发现视为抄袭，直接判定为不通过。现场查验时，申请机构需要提前准备各系统功能说明或操作说明书等材料待查，并能方便提供功能演示。

不同等级要求实现的应用数量不同，已建成并正在实际使用的系统才能纳入评分。申请机构可根据实际情况填写多个"其他"项，由专家判断是否符合要求，且"其他"项最多只算 1 项分值。

5. **查验方式** 该指标为定性指标，采用专家评价的方式进行查验。文件审查阶段，专家根据医院提供的文件审查材料中相关系统的截图和功能文字说明进行审查，对证明材料不足以支撑要求的指标提出质疑，并要求申请机构进一步补充完善相关证明材料。需特别注意是否存在抄袭或系统仅建成未使用的情况。现场查验阶段，专家主要针对文件审查时有质疑的和勾选的系统进行现场实地查看，同时查阅文件审查阶段提出的补充证明材料、相关系统的功能说明书或操作手册，使用者对系统操作的熟练程度、对系统的评价和感受，查询系统应用的数据量，评估系统的应用效果，最终确认是否达标。

二、医疗管理系统建设情况

1. **指标原文** 指标原文见表 4-53。

表 4-53 医疗管理系统建设情况指标原文

评审内容	编号	评审指标	分值	等级要求	评分说明
4.4.2 医疗管理系统建设情况	4.4.2.1	医院已建成并投入使用的医疗管理系统包括： □门急诊收费系统 □住院收费系统 □护理管理系统 □医务管理系统 □院感/传染病管理系统 □科研管理系统 □病案管理系统 □导诊管理系统 □危急值管理系统 □预约管理系统 □抗菌药物管理系统 □互联网医院管理系统 □静脉药物配置管理系统 □应急事件监测管理系统 □手术分级管理系统 □医联体管理系统 □ GCP 管理系统	0.8	三级≥8个； 四级乙等≥12个； 四级甲等≥14个； 五级乙等≥18个； 五级甲等≥20个	三级得 0.4 分； 四级乙等得0.5分； 四级甲等得0.6分； 五级乙等得0.7分； 五级甲等得0.8分； 其他可填写多个，只算1项分值

评审内容	编号	评审指标	分值	等级要求	评分说明
4.4.2 医疗管理系统建设情况	4.4.2.1	□教学管理系统 □医保管理系统 □随访系统 □电子签章系统 □职业病管理系统接口 □食源性疾病上报系统接口 □不良事件报告系统接口 □其他_____ 注:勾选项不要求实际系统名称与所列系统名称完全一致,作用近似即可;不要求必须为独立系统,实现对应功能即可			
	4.4.2.2	医院已建成并投入使用的医疗管理系统承建商有_____家	—	—	—

2. 指标解读

（1）门急诊收费系统：门急诊收费系统用于实现医院的人、财、物等费用相关信息的管理。主要功能包括收/退费、打印发票、医保接口收费、内部记账、收费处方明细查询、收费流水查询、未/已收费处方查询、收费项目查询、生成相关的财务统计报表等。

（2）住院收费系统：住院收费系统用于实现患者住院费用的管理和结算，提供医保结算和第三方结算接口。主要功能包括入院登记、住院预交金管理、住院患者费用管理、患者结算、医保结算、发票打印等。

（3）护理管理系统：护理管理系统用于实现对护理管理工作的信息化支撑。主要功能包括全院护理人员的人力资源、考核、培训、意外事件、满意度、工作量统计、危重患者访视、护理质控检查、护士长排班等。

（4）医务管理系统：医务管理系统用于实现对医务管理工作的信息化支撑。主要功能包括全院医护人员的医疗质量考核、院感工作考核、出院病历评审、患者满意度调查、患者投诉管理、医德医风考核、病种质量评估、病历质量评估、考试成绩管理等。

（5）院感/传染病管理系统：院感/传染病管理系统用于实现院感工作的信息化支撑。主要功能包括医院感染病例的上报管理、医院感染监测及抗生素合理应用监控、数据采集、抗生素管理、查询与统计等。

（6）科研管理系统：科研管理系统用于实现医院科研相关工作的信息化支撑。主要功能包括课题申报、经费管理、课题批文管理、论文投稿登记、论文发表登记、学术著作管理、成果鉴定验收管理、成果获奖管理、成果转化管理、专利管理、学术会议管理、重点实验室管理，以及院内奖励和奖励金管理等。

（7）病案管理系统：病案管理系统用于实现现代化病案系统管理。主要功能包括原始病案的收集、编目和归类、保管以及提供查阅等。

（8）导诊管理系统：导诊管理系统用于实现对患者就诊过程的指导和分流，主要功能包括智能化呼叫和分诊排队管理，通过该系统有秩序呼叫患者，方便患者安排就诊时间，使医院的医疗秩序规范化，门诊管理现代化，方便患者就诊、取药、缴费等工作。

（9）危急值管理系统：危急值管理系统用于实现危急值的统一管理，实现危急值的闭环管理，主要功能包括危急值在系统中基础维护及提取、危急值报告、危急值提醒、系统处理及留痕等。

（10）预约管理系统：预约管理系统用于实现对医院诊疗资源的统一管控，实现对资源的统一预约管理和合理调配。主要功能包括医院号源整合、分时段预约挂号、设备的分时段预约等。

（11）抗菌药物管理系统：抗菌药物管理系统依据国家抗菌药物管理的相关规定，实现对抗菌药物的管控。主要功能包括门诊处方的用药监控、住院用药监控、抗菌药物处方分析等。

（12）互联网医院管理系统：互联网医院管理系统用于完成基于依托互联网环境的医疗业务的支撑。主要功能包括互联网医院申报及注册、在线挂号结算、远程诊疗、咨询服务、随访、慢性病管理、检验检测报告申请及查询、病例书写及查询等。

（13）静脉药物配置管理系统：静脉药物配置管理系统用于实现对静脉药物配置过程的全流程信息化管理。主要功能包括医嘱复核、药品管理、药品交接等。

（14）应急事件监测管理系统：应急事件监测管理系统用于建立医院的疾病防治预警功能、监控功能、疫情信息报告体系、防控体系，实现对疾病监测、救灾防病、处理紧急疫情和突发公共卫生事件的应急快速反应指挥。

（15）手术分级管理系统：手术分级管理系统落实国家手术分级管理规定，按医生等级、技术能力等条件配置手术级别，分配手术权限，规范手术等级的开立，提高医疗质量，保障医疗安全。

（16）医联体管理系统：医联体管理系统用于实现医联体内部信息共享和业务协同。主要功能包括健康档案共享、身份注册管理、预约资源管理、数据交换、分级诊疗、智能提醒、跨院转诊检查、远程会诊、慢性病综合防治、跨地区协同服务、卫生综合数据分析、远程病理诊断、远程影像诊断、远程心电图诊断等。

（17）GCP 管理系统：GCP（药物临床试验质量）管理系统用于规范药物临床试验全过程。主要功能包括方案设计、组织实施、监查、稽查、记录、分析总结和报告等。

（18）教学管理系统：教学管理系统用于实现对医院医疗教学的信息化支撑。主要功能包括教务管理、教师管理、学生管理、教学评估、教学管理、课程管理、学习信息管理、教学资源管理等。

（19）医保管理系统：医保管理系统用于实现对医疗保险活动进行计划、组织、指挥、协调、控制及监督，支持医保目录、收费目录对照维护功能，支持投保人结算支付、退费、定点医院账单支付、药品审查、系统查询等功能，支持参保人、社保中心、医院的统一管理。

（20）随访系统：随访系统用于实现对医院随访业务的信息化支撑。主要功能包括随访任务分配、电话回访、短信调查、复查管理、问卷调查、医德医风监督、满意度调查、咨询反馈、统计查询等。

（21）电子签章系统：电子签章系统提供数据签名认证的技术实现手段。主要功能包括人员管理、证书配置、服务管理、签章审计、印章管理、日志审计、提交印章、更新信息等，实现系统内印章生命周期的管理，对电子签章者进行身份认证，为签章请求提供时间戳服务和验证服务。

（22）职业病管理系统接口：与相关行政管理部门系统进行对接。

（23）食源性疾病上报系统接口：与相关行政管理部门系统进行对接。

（24）不良事件报告系统：从报告内容填写上报、流转审批、发生原因分析定位、处置对策的制定、统计汇总等方面，提供不良事件报告的全过程管理。内容包括意外不良事件报告、投诉纠纷事件报告、院内感染事件报告、职业伤害事件报告、药品不良反应事件报告、输血反应事件报告、医疗器械不良事件报告、压疮事件报告等。

3. **实现方式** 医院应按照相关标准规范进行系统建设和功能完善，考虑上述医疗管理系统是医疗管理数据的原始来源，提倡在系统建设之初严格按照《电子病历基本数据集（1~17部分）》（WS 445—2014）等数据标准规范数据项定义，而不是靠数据集成时的规则映射实现数据标准化。系统名称不要求与所列系统名称完全一致，也不要求必须为独立的系统，实现相应的功能要求即可。

4. **测评要求** 申请机构在对标改造过程中，完成各医疗管理系统功能实现、数据标准化、互联互通情况的全面梳理。证明材料准备方面，提供本单位实际使用的、清晰的截图并配有系统功能的文字说明。保证各系统的主要功能都有截图展示和实际信息，不能只截一个有名称的界面。切忌使用非申请机构的系统功能截图，此类情况一经发现，视为抄袭，直接判定为不通过。现场查验时，申请机构须提前准备各系统功能说明或操作说明书等材料待查，并方便提供功能演示。

不同等级要求实现的应用系统数量不同，已建成并正在实际使用的系统才能纳入评分。申请机构可根据实际情况填写多个"其他"项，由专家判断是否符合要求，"其他"项最多只算 1 项分值。

5. **查验方式** 该指标为定性指标，采用专家评价的方式进行查验。文件审查阶段，专家根据医院提供的材料中相关系统的截图和功能文字说明进行审查，对证明材料不足以支撑要求的指标提出质疑，并要求申请机构进一步补充完善相关证明材料。特别注意是否存在抄袭或系统仅建成未使用的情况。现场查验阶段，专家主要针对文件审查时有质疑的和勾选的系统进行现场实地查看，同时查阅文件审查阶段提出的补充证明材料、相关系统的功能说明书或操作手册，使用者对系统操作的熟练程度、对系统的评价和感受，查询系统应用的数据量，评估系统的应用效果，最终确认是否达标。

三、运营管理系统建设情况

1. **指标原文**　指标原文见表 4-54。

表 4-54　运营管理系统建设情况指标原文

评审内容	编号	评审指标	分值	等级要求	评分说明
4.4.3 运营管理系统建设情况	4.4.3.1	医院已建成并投入使用的运营管理系统包括： □人力资源管理系统 □财务管理系统 □药品管理系统 □医疗设备管理系统 □固定资产管理系统 □卫生材料管理系统 □物资供应管理系统 □预算管理系统 □绩效管理系统 □DRG 管理系统 □楼宇智能管理系统 □后勤信息管理系统 □OA 办公系统 □投诉管理系统 □客户服务管理系统 □其他＿＿＿＿ 注:勾选项不要求实际系统名称与所列系统名称完全一致,作用近似即可;不要求必须为独立系统,实现对应功能即可	0.8	三级≥ 3 个; 四级乙等≥ 6 个; 四级甲等≥ 8 个; 五级乙等≥ 12 个; 五级甲等≥ 14 个	三级得 0.4 分; 四级乙等得 0.5 分; 四级甲等得 0.6 分; 五级乙等得 0.7 分; 五级甲等得 0.8 分; 其他可填写多个,只算 1 项分值
	4.4.3.2	医院已建成并投入使用的运营管理系统承建商有＿＿＿＿家	—	—	—

2. **指标解读**

（1）人力资源管理系统：人力资源管理系统为医院提供完善的人力资源管理。主要功能包括组织架构维护、人事档案管理、医务人员技术档案管理、合同管理、排班管理、考勤管理、请假管理、薪金管理、人事报表管理等。

（2）财务管理系统：财务管理系统提供医院财务工作的信息化支撑。主要功能包括门诊收费管理、住院收费管理、薪资管理以及预算与核算、医疗收费项目管理、付款身份类型以及医疗基础数据维护，同时实现医疗费用方面的报表统计核算，符合国家税务申报的要求。

（3）药品管理系统：药品管理系统用于提高药房内部管理水平，实现医院药品管理信息准确化、规范化。主要功能包括药品入库管理、药品出库管理、药品库存管理、药品价格管理、药品的调拨、报损管理以及供应商的相关信息管理，并进行药品盘点及相关报表汇总管理等。

（4）医疗设备管理系统：医疗设备管理系统用于建立医疗设备信息化管理体系，实现各类设备的增加、变动、报表统计等业务管理工作。主要功能包括医疗设备的采购、出入库管理、数据字典维护、资产台账、医疗设备转移、医疗设备查询、医疗设备盘点，定期及不定期的维护和维修等。

（5）固定资产管理系统：固定资产管理系统以实物管理为基础，通过信息化技术对固定资产实物整个生命周期从购置、领用、转移、盘点、借用、归还、维修、计算折旧、报废等方面进行全方位准确监管，提供多维度统计报表。

（6）卫生材料管理系统：卫生材料管理系统用于卫生材料、物资管理，低值器械设备、低值易耗品等非固定资产物品的管理，主要以库存物资管理的形式进行管理，为医院进行科室成本核算和管理决策提供数据支撑。

（7）物资供应管理系统：物资供应管理系统用于合理有效地组织、指挥、调节、监督生产资料流通中的各项经济活动，对物资进行信息化管理。主要功能包括库存管理、采购管理、价格管理、审批、库存预测、出入库管理、供应商管理、价格管理、配送管理等。

（8）预算管理系统：预算管理系统用于处理财政部门预算资金收支信息，能够提供全面的预算体系，录入日常预算资金入库、出库、退库、解交等会计事项，并由储存系统予以长期保存，在此基础上完成记账、算账等相关工作并提供多种预算编制方法与预算数据生产方式，实现预算控制及预算分析功能。

（9）绩效管理系统：绩效管理系统用于实现组织结构和员工绩效的管理。主要功能包括绩效考核、人事考勤、绩效分配、统一报表管理等。

（10）DRG管理系统：DRG管理系统依据国家疾病诊断分组，实现对患者费用的管控。

（11）楼宇智能管理系统：楼宇智能管理系统结合物联网等方面技术，使建筑物内的电力、空调、照明、防灾、防盗、运输设备等协调工作，实现建筑物自动化（BA）、通信自动化（CA）、办公自动化（OA）、安全保卫自动化系统（SAS）和消防自动化系统（FAS）等功能。

（12）后勤信息管理系统：后勤信息管理系统用于支撑以优质、低耗、高效为目标的医院后勤管理过程。主要功能包括设备报修巡检、智能配餐、护工管理、医疗废物管理、中央运送管理、后勤人员在岗定位及考勤排班管理等。

（13）OA办公系统：OA办公系统用于医院内部组织的日常运作和管理。主要功能包括公文传递、办公审批、协同办公、通知公告发布等。

（14）投诉管理系统：投诉管理系统用于实现对投诉工作的信息化支持。主要功能包括投诉部门管理、投诉途径管理、投诉范围及受理管理、投诉意见处理反馈等。

（15）客户服务管理系统：客户服务管理系统用于实现医院服务从被动服务向主动服

务转变，由单一在院服务向互联网、手机 APP、微信小程序、远程会诊、短信等多元化服务渠道转变，并对多个渠道的服务过程进行监管，对服务质量进行考核。

3. **实现方式**　医院应按照相关标准规范进行系统建设和功能完善，考虑到上述运营管理系统是运营数据的原始来源，提倡在系统建设之初严格按照《电子病历基本数据集（1 ~ 17 部分）》（WS 445—2014）等数据标准规范数据项定义，而不是靠数据集成时的规则映射实现数据标准化。系统名称不要求与所列系统名称完全一致，也不要求必须为独立的系统，实现相应的功能要求即可。

4. **测评要求**　申请机构在对标改造过程中，完成各运营管理系统功能实现、数据标准化、互联互通情况的全面梳理。证明材料准备方面，提供本单位实际使用的、清晰的截图并配有系统功能的文字说明。保证各系统的主要功能都有截图展示和实际信息，不能只截一个有名称的界面。切忌使用非申请机构的系统功能截图，此类问题一经发现，视为抄袭，直接判定为不通过。现场查验时，申请机构须提前准备各系统功能说明或操作说明书等材料待查，并方便提供功能演示。

不同等级要求实现的应用系统数量不同，已建成并正在实际使用的系统才能纳入评分。申请机构可根据实际情况填写多个"其他"项，由专家判断是否符合要求，"其他"项最多只算 1 项分值。

5. **查验方式**　该指标为定性指标，采用专家评价的方式进行查验。文件审查阶段，专家根据医院提供的材料中相关系统的截图和功能文字说明进行审查，对证明材料不足以支撑要求的指标提出质疑，并要求申请机构进一步补充完善相关证明材料。特别注意是否存在抄袭或系统仅建成未使用的情况。现场查验阶段，专家主要针对文件审查时有质疑的和勾选的系统进行现场实地查看，同时查阅文件审查阶段提出的补充证明材料、相关系统的功能说明书或操作手册，使用者对系统操作的熟练程度、对系统的评价和感受，查询系统应用的数据量，评估系统的应用效果，最终确认是否达标。

第五章

互联互通应用效果

互联互通应用效果的测评内容分为应用建设情况及利用情况、平台联通业务范围两个方面，均属于定性评价指标。本章内容为应用系统之间的信息共享，应用系统与医院信息平台有效联通，外部系统与医院信息平台有效联通，实现服务于公众、服务于医疗、服务于管理的互联互通应用提供了技术指导，可作为全国各级医院发挥医疗信息化作用、提升互联互通应用效果的参考方案。

第一节 应用建设及利用情况

随着医院应用系统的建设完成和信息技术的深度应用，医院应逐步支持患者便捷就医、支持医疗服务有效开展、支持卫生管理科学决策，在基于流程优化的信息闭环管理和基于全数据的融合分析利用两个方面练好内功，用好新一代信息技术，提升互联互通标准化水平，发挥数据驱动下的智慧医疗对证据与价值的整合迭代优势，提高信息向知识转化的效率，更加智能地提供全方位服务。

一、公众服务应用系统建设情况及利用情况

（一）公众服务类型

1. **指标原文** 指标原文见表 5-1。

表 5-1 公众服务类型指标原文

评审内容	编号	评审指标	分值	等级要求	评分说明
5.1.1 公众服务应用系统建设情况及利用情况	5.1.1.1	实现的公众服务类型包括： □患者自助终端,应用情况_____人次/日 □患者线上服务,应用情况_____人次/日 □患者线上支付,应用情况_____人次/日 □其他_____,应用情况_____人次/日 在公众服务应用方面,已建设的基于平台的应用系统共_____个(请填写医院实际系统个数)	2.4	三级≥1个; 四级乙等≥1个且满足应用要求; 四级甲等≥2个且满足应用要求; 五级乙等≥3个且满足应用要求	实际应用达到门诊量的50%为满足应用要求; 三级得2分; 四级乙等得2.2分; 四级甲等得2.3分; 五级乙等得2.4分

2. **指标解读** 公众服务包括患者使用网站、手机或院内各种终端设备能够获得的各种诊疗相关服务，该指标列举了患者自助终端、患者线上服务和患者线上支付3种基本公众服务，申请机构也可根据医院实际，补充列举其他所能提供的公众服务。

指标中所指门诊量应为门诊交费人次。

（1）患者自助终端：患者自助终端指放置在医院内，供患者使用，可让患者在就诊流程中通过自助操作实现挂号、交费、信息查询、报告打印等行为的自助终端服务设备。

（2）患者线上服务：患者线上服务指就诊信息查看、费用查看、检验检查结果查看、影响查看、药品配送、院内导航、住院预交金、满意度评价等在线向患者提供的相关服务。

（3）患者线上支付：患者线上支付指支持患者通过银联、微信、支付宝等支付平台，或其他第三方支付平台在线对各种收费项目交费的服务。

3. **实现方式** 公众服务的具体实现方式见下文（二）至（四）部分相关内容。线上支付或"其他"项实现方式参考下文（二）至（四）部分相关内容。

4. **测评要求** 申请机构在对标改造过程中，完成各类公众服务及其应用情况的全面梳理和管理，掌握实现方式、应用频次、在门诊量中的占比。证明材料准备方面，须提前统计近一个月各类型公众服务应用的平均"人次/日"，以及当月门诊量的平均"人次/日"，计算各类型服务应用数量与门诊量的比例。医院提供的公众服务应用频次，一般会随着功能的优化逐步增加。

不同等级要求实现的应用数量不同，实际应用达到门诊量的50%为满足应用要求。此处某类型公众服务"实际应用达到门诊量的50%"是指此类型公众服务包含的全部功能实际应用近一个月平均日应用数量的总和，占近一个月平均日门诊量的50%及以上。

申请机构可根据实际情况填写多个"其他"项，由专家判断是否符合要求，"其他"项最多只算1项分值。

5. **查验方式** 该指标为定性指标，采用专家评价的方式进行查验。文件审查阶段，专家在证明材料中查阅自助终端、线上服务的应用情况与下文（二）至（四）部分内容的对应关系；查阅申请机构提供线上支付服务实现及应用情况的图文介绍，材料完整翔实，达到指标解读所列功能点和测评要求的视为符合。现场查验阶段，专家可要求申请机构对公众服务进行现场操作演示，并从医院信息平台或相应应用系统管理界面调阅现场操作演示对应的服务消息，以验证公众服务交互的实时性；从医院信息平台或相应应用系统管理界面查看各类公众服务的应用统计结果，验证公众服务应用情况的真实性。

（二）**患者自助终端**

1. **指标原文** 指标原文见表5-2。

表 5-2　患者自助终端指标原文

评审内容	编号	评审指标	分值	等级要求	评分说明
5.1.1 公众服务应用系统建设情况及利用情况	5.1.1.2	患者自助终端,包括的功能: □自助挂号 □自助报到 □处方/费用自助查询 □医疗服务价格自助查询 □检验检查报告自助打印 □胶片自助打印 □电子病历自助打印 □单据自助打印 □自助检查预约 □自助交费 □其他	2.4	三级≥3 个; 四级乙等≥6 个; 四级甲等≥8 个; 五级乙等≥10 个	三级得 2 分; 四级乙等得 2.2 分; 四级甲等得 2.3 分; 五级乙等得 2.4 分; 其他可填写多个,只算 1 项分值

2. 指标解读

（1）自助挂号：自助挂号指患者可通过自助终端设备按科室、医生或疾病种类进行医生号源查询、当日挂号、预约挂号、取号等功能。

（2）自助报到：自助报到指患者诊前或检查检验前通过自助终端设备分诊报到，等待医生或护士叫号的功能。

（3）处方/费用自助查询：处方/费用自助查询指患者通过自助终端设备查询处方、检查检验费用明细等功能。

（4）医疗服务价格自助查询：医疗服务价格自助查询指患者通过自助终端设备查询医院医疗服务项目价格的功能。

（5）检验检查报告自助打印：检验检查报告自助打印指患者通过自助终端设备查询检查检验报告并打印出纸质报告的功能。

（6）胶片自助打印：胶片自助打印指患者通过自助终端设备查询并打印胶片的功能。

（7）电子病历自助打印：电子病历自助打印指患者通过自助终端设备查询并打印病历的功能。

（8）单据自助打印：单据自助打印指患者通过自助终端设备查询并打印费用单据的功能。

（9）自助检查预约：自助检查预约指患者通过自助终端设备预约检查项目日期和时间的功能。

（10）自助交费：自助交费指患者通过自助终端设备缴纳挂号、处方、检查检验等费用的功能。

3. 实现方式　自助终端服务通过自助终端设备提供，应包含人机交互界面、业务逻辑控制、数据交换服务、运维监控服务等模块。四级乙等及以下等级可在医院信息整合的基础上实现该服务，且要求在相关应用系统或医院信息平台上实现对所提供服务的记录和管理；四级甲等及以上等级要求该服务基于医院信息平台实现，且要求服务应用频次能通过医院信息平台便捷查询和展示。

4. **测评要求**　申请机构在对标改造过程中，完成自助终端服务及其应用情况的全面梳理和管理，掌握实现方式、应用频次、在门诊量中的占比。证明材料准备方面，提供各类型自助终端服务的实现方式描述及系统界面截图，要求至少涵盖指标解读中所述的功能点；提前统计近一个月各类型自助终端服务应用的平均"人次／日"，此处的各类型数量加和应与"（一）公众服务类型"中所列自助终端服务应用总数对应。

不同等级要求实现的应用数量不同，已建成并正在实际使用才能纳入评分。申请机构可根据实际情况填写多个"其他"项，由专家判断是否符合要求，"其他"项最多只算1项分值。

5. **查验方式**　该指标为定性指标，采用专家评价的方式进行查验。文件审查阶段，专家在证明材料中查阅申请机构提供各类自助终端服务实现及应用情况的图文介绍，材料完整翔实达到测评要求视为符合。现场查验阶段，专家可在门诊现场要求申请机构对自助终端设备的各项服务进行流程操作演示，并从医院信息平台或相应应用系统管理界面上调阅现场操作演示对应的服务消息，确认消息的服务方和使用方，验证自助终端服务实现的方式和交互的实时性；从医院信息平台（四级甲等及以上等级）或相应应用系统（四级乙等及以下等级）管理界面查看各类自助终端服务的应用统计结果，验证自助终端服务应用情况的真实性。

（三）患者线上服务（患者主动使用）

1. **指标原文**　指标原文见表5-3。

表5-3　患者线上服务（患者主动使用）指标原文

评审内容	编号	评审指标	分值	等级要求	评分说明
5.1.1 公众服务应用系统建设情况及利用情况	5.1.1.3	患者线上服务,包括的功能(患者主动使用): □身份认证 □预约挂号 □智能分诊导医 □在线交费 □就诊信息查看 □费用查看 □检验检查结果查看 □影像查看 □药品配送 □院内导航 □住院预交金 □满意度评价 □其他_____	0.3	四级乙等≥5个； 四级甲等≥7个； 五级乙等≥10个	四级乙等得0.1分； 四级甲等得0.2分； 五级乙等得0.3分； 其他可填写多个，只算1项分值

2. **指标解读**

（1）身份认证：身份认证指患者可通过在线刷脸、拍照上传证件（居民身份证、户口簿、军官证、港澳台通行证、护照等）照片 OCR 识别、上传证件照片等一种或多种途径，医院工作人员通过后台人工审核或上传服务器比对人脸库等方式，进行患者的实名认证。

（2）预约挂号：预约挂号指患者可通过在线方式进行门诊就诊预约挂号，服务范围应涵盖普通门诊、专家门诊和特需专病门诊，预约时间至少支持操作之日起一周，排班类型支持上下午、分时段等方式。

（3）智能分诊导医：智能分诊导医指患者可通过在线方式输入自身健康状况、既往史和症状，获得就诊科室建议，并可选择相应普通号或医生进行诊疗预约。

（4）在线交费：在线交费指患者可使用银联、微信、支付宝等一种或多种第三方支付平台进行在线交费，并同时支持线下交费选项。

（5）就诊信息查看：就诊信息查看指患者可通过在线方式实时查询就诊相关信息，如医院信息、科室信息、医生出诊时间、出诊地点、检验检查前注意事项、术后注意事项、门诊费用清单、住院费用清单、检验检查报告结果、影像报告、药品配送流转状态等（至少涵盖 3 种）。

（6）费用查看：费用查看指患者可通过在线方式查看医院提供的药品目录及收费价格、常用耗材名称及收费价格、特许服务项目及收费价格、本人门诊或住院医疗费用明细、项目交费情况和状态等。

（7）检验检查结果查看：检验检查结果查看指患者可通过在线方式查看本人所有检查、检验以及体检报告，查看方式支持如"一周内""三个月"等时间段选项。

（8）影像查看：影像查看指患者可通过在线方式查看本人影像检查图片，查看方式支持如"一周内""三个月"等时间段选项。

（9）药品配送：药品配送指患者可通过在线方式，获得移动配送、配送监控和配送溯源服务。其中移动配送应实现配送交接、退货交接、短信提醒等功能，配送监控应实现根据条件查询当前有效的配送单流转情况等功能；配送溯源应实现追溯配送单各节点参与人员及参与情况信息等功能。

（10）院内导航：院内导航指患者可获得院区内、室内地图查询服务，支持精细导航到科室具体位置，如诊区、挂号处、收费处、药房、放射科、检验科等，也可以精细导航到服务设施位置，如电梯、小卖部、洗手间等。支持患者自主搜索目的地，同时也应能结合医疗业务和患者移动端推送对应位置服务。

（11）住院预交金：住院预交金支持患者使用银联、微信、支付宝等第三方支付平台在线充值预交金，支持查询充值记录，支持开具电子交款凭证，支持出院后余款按原支付方式退回。

（12）满意度评价：满意度评价指患者可线上填写和提交满意度调查并可根据患者就诊活动，动态推送满意度调查，如预约、接诊、收费、药房、检查、陪护等就医过程（至少涵盖 3 种）。

3. **实现方式** 患者线上服务（患者主动使用）可通过医院 APP、微信小程序、服务号或医院门户网站等一种或多种途径提供，在网络安全和 QoS 等得到保证的前提下，一般由患者主动发起或调用，获取医院对相应信息的实时反馈。四级乙等及以下等级可在医院信息整合的基础上实现该服务，且要求在相关应用系统或医院信息平台上实现对所提供服务的记录和管理；四级甲等及以上等级要求该服务基于医院信息平台实现，且服务应用频次能够通过医院信息平台便捷查询和展示。

4. **测评要求** 申请机构在对标改造过程中，完成患者线上服务（患者主动使用）及其应用情况的全面梳理和管理，掌握实现方式、应用频次、在门诊量中的占比。证明材料准备方面，提供各类型患者线上服务（患者主动使用）的实现方式描述及系统界面截图，要求至少涵盖指标解读中所述的功能点，提前统计近一个月各类型患者线上服务（患者主动使用）应用的平均"人次 / 日"。

不同等级要求实现的应用数量不同，已建成并正在实际使用才能纳入评分。申请机构可根据实际情况填写多个"其他"项，由专家判断是否符合要求，"其他"项最多只算 1 项分值。

5. **查验方式** 该指标为定性指标，采用专家评价的方式进行查验。文件审查阶段，专家在证明材料中查阅申请机构提供各类患者线上服务（患者主动使用）实现及应用情况的图文介绍，材料完整翔实达到测评要求的视为符合。现场查验阶段，专家可要求申请机构对各项患者线上服务（患者主动使用）进行现场流程操作演示，并从医院信息平台或相应应用系统管理界面上调阅现场操作演示对应的服务消息，确认消息的服务方和使用方，验证患者线上服务（患者主动使用）实现的方式和交互的实时性；从医院信息平台（四级甲等及以上等级）或相应应用系统（四级乙等及以下等级）管理界面查看各类患者线上服务（患者主动使用）的应用统计结果，验证患者线上服务（患者主动使用）应用情况的真实性。

（四）患者线上服务（医院端推送）

1. **指标原文** 指标原文见表 5-4。

表 5-4 患者线上服务（医院端推送）指标原文

评审内容	编号	评审指标	分值	等级要求	评分说明
5.1.1 公众服务应用系统建设情况及利用情况	5.1.1.4	患者线上服务,包括的功能(院端主动推送): □诊疗情况告知(如:手术通知、入院提示、出院提示,取药、报告、危急值信息等) □等候状态告知(如:候诊、检查、治疗等) □药品说明书、用药指导 □检查注意事项 □医学知识宣教 □交费提醒 □其他_____	0.1	五级乙等≥ 3 个;五级甲等≥ 4 个	五级乙等得0.05 分;五级甲等得0.1 分;其他可填写多个,只算1 项分值

2. **指标解读**

（1）诊疗情况告知：诊疗情况告知指针对患者当前诊疗活动，医院通过在线方式主动向患者告知诊疗情况，如手术通知、入院通知、出院通知，取药、报告、危急值信息等（至少涵盖 3 种）。

（2）等候状态告知：等候状态告知指针对患者当前诊疗活动，医院通过在线方式主动向患者告知等候状态的变化情况，如候诊状态、检查检验状态、治疗状态等。

（3）用药指导：用药指导指根据患者处方和用药记录，医院动态检查患者用药合理性，通过在线方式主动向患者推送用药说明书、处方药单等提示信息。

（4）检查注意事项：检查注意事项指根据患者预约的检查事项，医院通过在线方式主动向患者推送检查注意事项和所需的材料。

（5）医学知识宣教：医学知识宣教指医院通过在线方式主动向患者推送健康科普等医学知识。

（6）交费提醒：交费提醒是指根据患者住院费用情况，在交费时限前，医院通过在线方式主动向患者推送交费提示或通知。

3. **实现方式**　患者线上服务（医院端主动推送）可通过医院 APP、微信小程序、服务号、网页或短信等一种或多种途径提供，在网络安全和 QoS 等得到保证的前提下，一般由医院主动发起或推送。四级乙等及以下等级可在医院信息整合的基础上实现该服务，且要求在相关应用系统或医院信息平台上实现对所提供服务的记录和管理；四级甲等及以上等级要求该服务基于医院信息平台实现，且要求服务应用频次能够通过医院信息平台便捷查询和展示。

4. **测评要求**　申请机构在对标改造过程中，完成患者线上服务（医院端主动推送）及其应用情况的全面梳理和管理，掌握实现方式、应用频次、在门诊量中的占比。证明材料准备方面，提供各类型患者线上服务（医院端主动推送）的实现方式描述及系统界面截图，要求至少涵盖指标解读中所述的功能点，提前统计近一个月各类型患者线上服务（医院端主动推送）应用的平均"人次/日"。

不同等级要求实现的应用数量不同，已建成并正在实际使用才能纳入评分。申请机构可根据实际情况填写多个"其他"项，由专家判断是否符合要求，"其他"项最多只算 1 项分值。

5. **查验方式**　该指标为定性指标，采用专家评价的方式进行查验。文件审查阶段，专家在证明材料中查阅申请机构提供各类患者线上服务（院端主动推送）实现及应用情况的图文介绍，材料完整翔实达到测评要求的视为符合。现场查验阶段，专家可要求申请机构对各项患者线上服务（医院端主动推送）进行现场流程操作演示，并从医院信息平台或相应应用系统管理界面上调阅现场操作演示对应的服务消息，确认消息的服务方和使用方，验证患者线上服务（医院端主动推送）实现的方式和交互的实时性；从医院信息平台（四级甲等及以上等级）或相应应用系统（四级乙等及以下等级）管理界面查看各类患者线上服务（医院端主动推送）的应用统计结果，验证患者线上服务（医院端主动推送）应用情况的真实性。

（五）电子健康卡应用

1. 指标原文　指标原文见表 5-5。

表 5-5　电子健康卡应用指标原文

评审内容	编号	评审指标	分值	等级要求	评分说明
5.1.1 公众服务应用系统建设情况及利用情况	5.1.1.5	□支持使用居民健康卡或电子健康卡 / 码就诊 □支持全流程电子一卡（码）通应用就诊	0.1	满足一项要求，为五级乙等；满足两项要求，为五级甲等	五级乙等得 0.05 分；五级甲等得 0.1 分

2. 指标解读

（1）支持使用居民健康卡或电子健康卡 / 码就诊：患者可在线上、医院窗口、医院自助机申领居民健康卡或电子健康卡 / 码，能以居民健康卡或电子健康卡 / 码为就诊服务介质，完成跨区域、跨医疗机构身份识别并就诊。

（2）支持全流程电子一卡（码）通应用就诊：患者能以居民健康卡或电子健康卡 / 码为就诊服务介质，完成跨区域、跨医疗机构、覆盖就诊全过程的身份识别，支持费用异地结算。

3. 实现方式　要求居民健康卡或电子健康卡 / 码相关应用基于医院信息平台实现，且要求服务应用频次能通过医院信息平台便捷查询和展示。

4. 测评要求　证明材料准备方面，提供居民健康卡或电子健康卡 / 码相关服务的实现方式描述及系统界面截图，要求至少涵盖指标解读中所述的功能点。

5. 查验方式　该指标为定性指标，采用专家评价的方式进行查验。文件审查阶段，专家在证明材料中查阅申请机构提供居民健康卡或电子健康卡 / 码实现及应用情况的图文介绍，材料完整翔实达到测评要求的视为符合。现场查验阶段，专家可要求申请机构对居民健康卡或电子健康卡 / 码的应用进行现场流程操作演示，并从医院信息平台上调阅现场操作演示对应的服务消息，确认消息的服务方和使用方，验证实现的方式和交互的实时性。

二、医疗服务应用系统建设情况及利用情况

（一）医疗服务应用种类

1. 指标原文　指标原文见表 5-6。

表 5-6　医疗服务应用种类指标原文

评审内容	编号	评审指标	分值	等级要求	评分说明
5.1.2 医疗服务应用系统建设情况及利用情况	5.1.2.1	实现的医疗服务应用包括： □医疗一卡通,应用情况＿＿＿＿人次／日 □电子病历浏览器,应用情况＿＿＿＿人次／日 □CDR 浏览器,应用情况＿＿＿＿人次／日 □基于数据中心的 BI 系统,应用情况＿＿＿＿人次／日 □其他＿＿＿＿ 在医疗服务应用方面,已建设的基于平台的应用系统共＿＿＿＿个(请填写医院实际系统个数)	0.3	四级乙等 ≥ 2个且满足应用要求； 四级甲等 ≥ 3个且满足应用要求； 五级乙等 ≥ 4个且满足应用要求	第一项实际应用达到门诊量的 90% 为满足应用要求； 第二项实际应用达到门诊量的 70% 为满足应用要求； 第三项实际应用达到临床和医技应用环境全支持,并达到门诊量的 30% 为满足应用要求； 第四项实际应用需用数据证明为非个案应用； 四级乙等得 0.1 分； 四级甲等得 0.2 分； 五级乙等得 0.3 分； 其他可填写多个,只算 1项分值

2. 指标解读

（1）医疗一卡通：是指医院以患者主索引为基础的就诊卡／码，在患者就诊全流程中充当身份识别的凭证。

（2）电子病历浏览器：在医疗过程中为临床、医技、病案等业务部门提供患者电子病历查询、浏览、编辑等功能的可视化软件构件，电子病历浏览器指患者就诊时可以借助EMR 编辑器查看患者当前及历史就诊信息，并录入患者病历。

（3）CDR 浏览器：CDR 浏览器应在医院临床和运营数据的全量数据集中的数据中心基础上，实现数据集中展示；包括患者历次就诊信息视图、专科视图、医疗质量闭环管理视图等。

（4）基于数据中心的 BI 系统：在独立于应用系统的、集中的数据仓库／数据中心基础上，采用大数据分析或 BI（商业智能）技术建立的医院管理决策支持系统，通过业务报表、统计图表、仪表盘等形式综合展现医院业务运行情况，为管理与决策提供支持。

3. 实现方式

（1）医疗一卡通：将健康卡、健康码等唯一标识通过患者主索引平台作为患者统一管理，并通过医院信息平台如 HIS、手机 APP、微信小程序、微信公众号、网页等，面向患者提供跨平台、跨系统的线上服务应用方案，实现患者就诊全流程中作为身份标识使用。

（2）电子病历浏览器：应具备门急诊和住院电子病历系统，系统通过医院集成平台与其他系统进行信息交互和数据交换。

（3）CDR 浏览器：将医院分散在各处的医疗数据通过数据集成技术实现自动传输、

清洗、转换，建立全量数据中心。采用大数据技术对数据进行处理分析，在常用的浏览器上实现数据集中展示；包括患者历次就诊信息视图、专科视图、医疗质量闭环管理视图等。

基于数据中心的 BI 系统：将医院分散在各处的运营管理数据通过数据集成技术实现自动传输、清洗、转换，建立数据中心。采用大数据分析、BI（商业智能）技术、统计分析和数据挖掘技术，建立医院管理决策支持系统，通过业务报表、统计图表、仪表盘等形式综合展现医院业务运行情况，为管理与决策提供支持。

4. **测评要求** 按照指标要求，提供指标项中各医疗服务应用功能的文字描述说明及系统界面截图，统计并提供 1 个月内各项指标中所涉及的服务功能应用数量及当月医院门诊量数量。第一项应用数量须达到门诊量的 90% 以上；第二项应用数量须达到门诊量的 70% 以上；第三项数量须达到门诊量的 30% 以上；第四项应补充提供使用者部门、使用频次信息等，以证明其为非个案应用。

5. **查验方式** 文审查验时主要通过查阅提交的证明材料中相关文字描述和图片证明，以及数据统计结果，材料完整翔实且实际应用达到测评要求的视为符合。现场查验时须在门诊现场根据测评专家要求对电子病历、CDR、BI 系统进行现场流程操作演示，并在医院信息平台管理界面上能够调阅现场操作的服务消息，以证明相应应用与医院其他信息系统通过平台进行消息交互。

（二）医院运行、医疗质量与安全监测指标

1. **指标原文** 指标原文见表 5-7。

表 5-7 医院运行、医疗质量与安全监测指标原文

评审内容	编号	评审指标	分值	等级要求	评分说明
5.1.2 医疗服务应用系统建设情况及利用情况	5.1.2.2	提供医院运行、医疗质量与安全监测指标，具有： □患者医疗质量与安全指标 □单病种质量监测指标 □重症医学质量监测指标 □合理用药监测指标 □ DRGs 医疗服务指标	0.2	四级乙等 ≥ 3 个；四级甲等 ≥ 4 个	四级乙等得 0.1 分；四级甲等得 0.2 分

2. **指标解读**

（1）患者医疗质量与安全指标：患者医疗质量与安全指标至少应该包括《国家三级公立医院绩效考核》中的 6 项定量指标：手术患者并发症发生率、I 类切口手术部位感染率、单病种质量控制、大型医用设备检查阳性率、通过国家室间质量评价的临床检验项目数、低风险组病例死亡率、优质护理服务病房覆盖率。

（2）单病种质量监测指标：患者医疗质量与安全指标为国家监测指标，属于定量指标。应至少对 4 个指标进行监测：单病种例数、平均住院日、次均费用、病死率。

单病种是一种人为划分的，以所患疾病的第一诊断确定的单一病种或明确途径的诊疗手段。例如急性心肌梗死、心力衰竭、脑梗死、髋关节置换术、剖宫产、膝关节置换术、缺血性卒中等单病种等（不限于此几类）。单病种质量监测指标包括（但不限于）单病种覆盖病种数、单病种路径纳入率、单病种路径入径率、单病种出院患者平均住院日、单病种出院患者平均费用、单病种药占比、单病种出院患者平均住院日、单病种出院患者占用总床日数。

（3）重症医学质量监测指标：重症医学质量监测指标应包括重病医学科专科床位数、重症医学患者收治率、重症医学患者收治床日数、48 小时内重返率、ICU 抗菌药物治疗前病原学送检率 5 项指标。

（4）合理用药监测指标：合理用药监测指标至少应该包括《国家三级公立医院绩效考核》中的 5 项指标：点评处方占处方总数的比例、抗菌药物使用强度（DDDs）、门诊患者基本药物处方占比、住院患者基本药物使用率、国家组织药品集中采购中标药品使用比例。

（5）DRGs 医疗服务指标：DRGs 医疗服务指标体现医院医疗质量和安全管理情况，也间接反映医院的救治能力和临床诊疗过程管理水平，至少应该包括《国家三级公立医院绩效考核》列出的低风险组病例死亡率。DRGs 医疗服务指标包括（但不限于）：① DRG 组数：治疗病历所覆盖疾病类型的范围。②总权重：住院服务总产出。③病例综合指数（CMI）：治疗病例的技术难度水平。④费用消耗指数：治疗同类疾病所花的费用。⑤时间消耗指数：治疗同类疾病所花的时间。⑥低风险病例死亡率：临床上死亡风险极低病例的死亡率。⑦中低风险病例死亡率：临床上死亡风险较低病例的死亡率。⑧高风险病例死亡率：临床上死亡风险较高病例的死亡率。

3. **实现方式**　实现医院运行、医疗质量与安全监测的五类指标，建议有相对独立的系统或模块，如医疗质量与安全管理、单病种分析、重症医学系统、合理用药管理、DRGS，在系统中针对相应指标进行分析与展示；上述系统中的数据应采集到医院数据中心，也可由 BI 系统进行集中展示。

4. **测评要求**　按照指标要求，提供各指标项相应系统功能的文字描述说明及系统界面截图，统计并提供 1 个月内各项指标中所涉及的功能使用情况数量。

5. **查验方式**　文审查验时主要通过查阅提交的证明材料中相关文字描述和图片证明，以及数据统计结果，材料完整翔实且实际应用达到测评要求的视为符合。现场查验时须在门诊现场根据测评专家要求对相应系统进行现场流程操作演示，并在医院信息平台管理界面上能够调阅出现场操作的服务消息，证明相应应用与医院其他信息系统通过平台进行消息交互。

（三）医嘱闭环管理

1. **指标原文**　指标原文见表 5-8。

表 5-8　医嘱闭环管理指标原文

评审内容	编号	评审指标	分值	等级要求	评分说明
5.1.2 医疗服务应用系统建设情况及利用情况	5.1.2.3	提供医嘱闭环管理： □口服用药闭环管理 □静脉药物闭环管理 □临床用血闭环管理 □其他用药闭环管理 □医学会诊闭环管理 □其他＿＿＿＿＿	0.1	五级乙等≥3项；五级甲等≥4项	五级乙等得0.05分；五级甲等得0.1分；其他可填写多个，只算1项分值

2. 指标解读

（1）口服用药闭环管理

通过基于医院信息平台的信息化手段覆盖住院病患口服用药管理的完整业务流程，包括以下节点：

1）口服用药医嘱开具：医师开具口服用药医嘱。

2）医嘱审核：针对医嘱，药师前置审方。

3）医嘱复核：护士复核医嘱。

4）药房摆药：住院药房药师摆药或机器摆药。

5）药师核对：药师核对摆药情况。

6）药师发放：药师发放药品。

7）药品运送：药师或其他工作人员运送药品。

8）护士核收：护士接收药品。

9）护士发药：护士到患者床边发药。

口服用药闭环中，部分医院未设立审方部门，则没有医嘱前置审核环节，也有的医院在摆药前才进行药师审方；部分采用物流输送系统的医院，在运送与接收环节中，没有药品运送相关人员信息；药师核发环节，也有医院药师核对与发放合并进行；部分医院还会有计费等环节展现。

（2）静脉药物闭环管理

通过基于医院信息平台的信息化手段覆盖住院病患静脉用药管理的完整业务流程，包括以下节点：

1）静脉用药医嘱开具：医师开具静脉用药医嘱。

2）药师审核：药师前置审方。

3）医嘱复核：护士复核医嘱。

4）药品摆药：静配中心药师打印标签、摆药或机器摆药。

5）摆药核对：药师核对后进入静配舱。

6）药品配置：药品进入静配舱配置。

7）药品出舱：药品配置完成出舱。

8）药师核发：药师核对、装箱发放药品。

9）药品运送：药师或其他工作人员运送药品。

10）护士核收：护士接收药品。

11）输液执行：护士到患者床边执行输液。

12）输液巡回：输液过程中护士到患者床边巡回。

13）输液结束：护士结束输液，进行处理，本输液流程结束。

静脉用药闭环中，部分医院审方在静配前审方，也有进行双审方的；部分医院静配中心自动化程度较高，流程上有所差异；部分医院采用物流输送系统的，运送与接收环节中没有药品运送相关人员信息；部分医院还会有计费等环节展现；出现药品不良反应的，则有输液终止和不良事件上报节点。部分医院未实施静配中心配置的，则没有静配环节相关节点，病区有护士二次核对节点。

（3）临床用血闭环管理

通过基于医院信息平台的信息化手段覆盖住院病患临床用血管理的完整业务流程，包括以下节点：

1）用血医嘱开具：医师开具临床用血医嘱。

2）用血申请：医师进行用血申请。

3）医嘱复核：护士复核医嘱。

4）护士采血：护士采集用血患者血液标本。

5）配血标本运送：配血标本外送。

6）配血标本接收：配血标本接收。

7）用血审核：输血科审核用血医嘱。

8）配血：输血科进行配血。

9）取血通知：输血科发送取血通知。

10）血液出库：输血科血液出库。

11）取血：护士到输血科取血。

12）输血前核对：护士输血前双核对。

13）输血开始：护士执行输血操作。

14）输血巡视：输血 15 分钟护士巡视。

15）输血结束：护士结束输血。

16）血袋回收：血袋回收输血科。

部分医院在节点上会更加丰富，例如输血医嘱的输血科前置审核、计费、标签打印、配血过程复核、用血前核对、输血后评价等。

（4）其他用药闭环管理

通过基于医院信息平台的信息化手段覆盖住院病患其他用药管理的完整业务流程，包括以下节点：

1）其他用药医嘱开具：医师开具其他用药医嘱。

2）医嘱审核：药师前置审方。

3）医嘱复核：护士复核医嘱。

4）药房摆药：住院药房药师摆药。

5）药师核对：药师核对摆药情况。

6）药师发放：药师发放药品。

7）药品运送：药师或其他工作人员运送药品。

8）护士核收：护士接收药品。

9）护士发药：护士到患者床边发药。

其他用药闭环中，部分医院未设立审方部门的，则没有医嘱前置审核环节设置，也有的医院在摆药前才进行药师审方；部分采用物流输送系统的医院，则运送与接收环节中没有药品运送相关人员信息；药师核发环节，也有的医院药师核对与发放合并进行；部分医院还会有计费等环节展现。另外其他用药种类较多，需要护士床边使用或者按次指导使用的药品，应有使用节点体现。

（5）医学会诊闭环管理

通过基于医院信息平台的信息化手段覆盖住院病患会诊管理的完整业务流程，包括以下节点：

1）会诊申请：医师开具会诊申请。

2）会诊开始：会诊科室医师开始会诊。

3）会诊记录：会诊科室医师书写会诊记录。

3. **实现方式**　应用系统基于医院信息平台实现数据互联互通过程控制和结果反馈，并在相关业务环节予以展示。

4. **测评要求**　基于医院信息平台实现闭环管理要求，能够在生产环境中以可视化形式展现，能够通过医院信息平台进行全过程集中展示和监管。

5. **查验方式**　在文件审查材料中，专家查阅闭环全过程信息变化截图和医院信息平台集中展示与监管截图。在现场查验时，申请机构在生产环境中对相关功能点和实际使用的效果进行演示。

（四）重点业务闭环管理

1. **指标原文**　指标原文见表5-9。

表 5-9　重点业务闭环管理指标原文

评审内容	编号	评审指标	分值	等级要求	评分说明
5.1.2 医疗服务应用系统建设情况及利用情况	5.1.2.4	提供重点业务闭环管理： □消毒供应闭环管理 □手术器械包全流程闭环管理 □手术麻醉闭环管理 □检验标本闭环管理 □生物样本闭环管理 □营养膳食闭环管理 □危急值闭环管理 □其他_____	0.1	五级乙等 ≥ 3 五级甲等 ≥ 5	五级乙等得 0.05 分；五级甲等得 0.1 分；其他可填写多个，只算 1 项分值

2. 指标解读

（1）消毒供应闭环管理

通过基于医院信息平台的信息化手段覆盖消毒供应闭环管理的完整业务流程，包括以下节点：

1）清洗：通过移动终端核对消毒包信息后进行清洗，记录清洗人、清洗开始时间、清洗结束时间及检查人等信息。

2）配包：消毒包配包。

3）灭菌：通过移动终端对消毒包核对后灭菌，记录灭菌开始时间、结束时间、有效期、化学检测结果及物理检测结果等信息。

4）存储：灭菌结束后，通过移动终端核对消毒包信息后入库。

5）申请：手术室护士发起消毒包使用申请。

6）发放：供应室护士发放消毒包。

7）接收使用：手术室接收使用手术消毒包。

8）回收：核对消毒包种类、数量等信息，无误后回收。

消毒供应闭环中涉及内镜清洗的，部分医院将会按照内镜清洗消毒的相关闭环节点体现。

（2）手术器械包全流程闭环管理

通过基于医院信息平台的信息化手段覆盖手术器械包全流程闭环管理的完整业务流程，包括以下节点：

1）清洗：通过移动终端核对洗盘编码和盘内器械种类编号，记录清洗人、清洗开始时间、清洗结束时间及检查人等信息。

2）配包：对手术器械进行配包，生成器械包编号。

3）灭菌：通过移动终端对手术器械包核对后放入灭菌容器内灭菌，记录灭菌开始时间、结束时间、有效期、化学检测结果及物理检测结果等信息。

4）存储：灭菌结束后，通过移动终端核对器械包信息后入库。

5）申请：手术室护士发起手术器械使用申请。

6）发放：供应室护士发放手术器械。

7）接收：手术室接收手术器械包。

8）使用：术前清点、术中使用、术后核查相关工作。

9）回收：核对器械包种类、数量等信息，无误后回收。

（3）手术麻醉闭环管理

通过基于医院信息平台的信息化手段覆盖手术麻醉闭环管理的完整业务流程，包括以下节点：

1）术前管理：依据患者的诊疗信息进行术前访视、评估、手术安排，制订麻醉计划。

2）术前交接：确认患者术前检查清单，记录患者离开病房时间和到达手术室时间，并对患者身份、手术相关信息等进行核对。

3）术中管理：记录麻醉和手术开始时间，记录手术结束时间。

4）术后交接：记录患者转出时间、回到病房时间等。如有复苏，记录进出复苏室时间。

手术麻醉闭环涉及节点较多，医院间与患者间存在差异，核心节点为进出手术室、麻醉与手术开始及结束的重点时间、核查环节。

（4）检验标本闭环管理

通过基于医院信息平台的信息化手段覆盖住院病患检验标本闭环管理的完整业务流程，包括以下节点：

1）检验医嘱开具：医师开具检验医嘱。

2）医嘱复核：护士复核医嘱。

3）标本采集：护士核实检验医嘱，采集标本。

4）标本运送：运送人员将标本运送至实验室。

5）标本核收：实验室核收标本，记录标本运送人员、核收时间等信息。

6）标本检测：检验人员将标本进行上机检测，记录上机时间等信息。

7）报告审核：检验结果审核。

门诊检验标本闭环通常包括交费环节，标本采集由护士或检验师完成，不一定有标本运送环节。

（5）生物样本闭环管理

通过基于医院信息平台的信息化手段覆盖生物样本闭环管理的完整业务流程，包括以下节点：

1）医嘱开具：医师开具医嘱。

2）标本采集：医护人员核实医嘱，采集标本。

3）标本运送：运送人员将标本运送至实验室。

4）标本核收：实验室核收标本，记录标本运送人员、核收时间等信息。

5）标本检测：检验人员将标本进行上机检测，记录上机时间等信息。

门诊、住院以及不同科室因标本类型不同流程差异较大，上述节点为概念性相关节点，例如冰冻切片、体液标本和常规病理标本检查之间的闭环差异较大

（6）营养膳食闭环管理

通过基于医院信息平台的信息化手段覆盖营养膳食闭环管理的完整业务流程，包括以下节点：

1）医嘱复核：护士复核医嘱。

2）营养膳食配置：营养师核实医嘱，进行营养膳食配置。

3）营养膳食配送：将营养膳食配送至临床科室。

4）营养膳食核收：临床科室核收营养膳食。

5）营养膳食医嘱执行：护士核实患者、营养膳食一致性后，执行医嘱。

（7）危急值闭环管理

通过基于医院信息平台的信息化手段覆盖危急值闭环管理的完整业务流程，包括以下节点：

1）危急值报告：医技科室根据检验或检查等结果报送危急值。

2）危急值接收：临床科室核实、接收危急值报告。

3）危急值处理与反馈：临床科室对危急值进行处置，并将处理过程进行反馈。

3. **实现方式** 应用系统基于医院信息平台实现数据互联互通，并在相关业务环节予以全流程展示，例如电子病历医嘱界面、护理医嘱执行界面、护理质控分析界面、检验过程界面、质控管理界面等，并能够在信息平台展现。

4. **测评要求** 基于医院信息平台实现闭环管理要求，在现场查验环节能够在生产环境和信息平台中以可视化形式展现。

5. **查验方式** 医院各类业务闭环较为丰富，申请机构在生产环境中对提交评审的业务闭环信息管理的业务相关功能点和实际使用的效果进行演示，测评专家根据闭环节点进行现场追踪查验。

（五）互联网诊疗服务

1. **指标原文** 指标原文见表 5-10。

表 5-10 互联网诊疗服务指标原文

评审内容	编号	评审指标	分值	等级要求	评分说明
5.1.2 医疗服务应用系统建设情况及利用情况	5.1.2.5	提供互联网诊疗服务： □图文问诊 □视频问诊 □线上转诊 □记录病历 □开具处方 □线上随访 □电子签章认证 □线上线下一体化管理 □其他_____	0.2	四级甲等 ≥ 5 项 五级乙等 ≥ 8 项	四级甲等得 0.1 分； 五级乙等得 0.2 分； 其他可填写多个，只算 1 项分值

2. **指标解读**

互联网诊疗包括医生图文、视频问诊、线上转诊、开具处方等服务，通过线上、线下实现患者、医护、药事、医技、监管一体化建设，申请机构可根据医院实际，补充列举其他互联网诊疗服务。

（1）图文问诊：图文问诊指患者拍摄病情部位照片，通过线上发送给医生，或患者通过输入文字，将病情、既往治疗情况反馈给医生。患者与医务人员进行线上交流，完成初诊导诊、健康咨询、报告单解读等服务。

（2）视频问诊：视频问诊指医生通过视频，对患者进行问诊，了解患者病情并做出正确诊断。

（3）线上转诊：线上转诊指为帮助患者匹配专业医生，提高医生诊疗效率，患者须提供个人真实信息在线上进行转诊申请，当患者病情符合医生要求时，才可通过转诊审核。

（4）记录病历：记录病历指患者线上诊疗记录在诊疗结束后归档到患者的电子病历中。

（5）开具处方：开具处方指注册的医生掌握患者病历资料后，为部分常见病、慢性病患者在线开具处方。在线开具的处方必须有医生电子签名，经药师审核后，医疗机构可委托符合条件的第三方机构配送。

（6）线上随访：线上随访指为确保治疗效果，根据患者病情变化、出院恢复情况，并指导患者用药、康复、回院复诊，让患者或患者家属线上填写随访表单。

（7）电子签章认证：电子签章认证指电子签章支持 PC 端和移动端，在医生开具处方和药师进行审核后可进行可靠的电子签名。

（8）线上线下一体化管理：线上线下一体化管理指互联网诊疗线上电子病历应与线下电子病历信息实时共享，便于医生对患者的管理和复诊判断。

3. **实现方式**　要求在互联网诊疗服务系统与医院信息平台或 HIS、EMR 等业务信息系统之间实现业务交互和信息共享的基础上，提供互联网诊疗相关服务。要求患者互联网诊疗信息及时向临床信息数据库中集成（集成的及时性要求参见指标"3.1.3.2 独立临床信息数据库数据时效性"相关内容）。

4. **测评要求**　申请机构在对标改造过程中，完成互联网诊疗服务及其应用情况的全面梳理和管理，掌握实现方式、应用频次及就诊患者历史记录。证明材料准备方面，提供互联网诊疗服务的实现方式描述及系统界面截图，要求至少涵盖指标解读中所述的功能点。

不同等级要求实现的应用数量不同，已建成并正在实际使用才能纳入评分。申请机构可根据实际情况填写多个"其他"项，由专家判断是否符合要求，"其他"项最多只算 1 项分值。

5. **查验方式**　该指标为定性指标，采用专家评价的方式进行查验。文件审查阶段，专家在证明材料中查阅申请机构提供互联网诊疗服务实现方式和相关功能的图文介绍，可询问具体实现方式、应用情况等，判断互联网诊疗服务实现和应用情况的真实性。现场查验阶段，专家可要求申请机构对互联网诊疗服务进行现场操作演示，查看互联网诊疗服务情况的统计结果，查看互联网诊疗服务与医院信息平台或 HIS、EMR 等业务信息系统之间的交互情况，查看临床信息数据库中的互联网诊疗信息，验证互联网诊疗服务功能的完整性、应用情况的真实性和信息集成的及时性。

（六）临床知识库建设

1. 指标原文　指标原文见表 5-11。

表 5-11　临床知识库建设指标原文

评审内容	编号	评审指标	分值	等级要求	评分说明
5.1.2 医疗服务应用系统建设情况及利用情况	5.1.2.6	临床知识库建设情况： □过程控制规则配置知识库 □疾病医学术语知识库 □药学知识库 □辅助检查知识库 □循证医学知识数据库 □医学资料文献数据库 □临床知识库统一管理平台 □其他_____	0.2	四级甲等≥ 2 项； 五级乙等≥ 4 项； 五级甲等≥ 5 项	四级甲等得 0.1 分； 五级乙等得 0.15 分； 五级甲等得 0.2 分； 其他可填写多个，只算 1 项分值

2. 指标解读　临床知识库构建包括过程控制规则配置知识库、疾病医学术语知识库、药学知识库、辅助检查知识库、循证医学知识数据库、医学资料文献数据库，通过定义知识库范围、定义采集模版、知识库维护、知识库审核、字典梳理、知识库标准化对照实现一体化建设，申请机构可根据医院实际，补充列举其他临床知识库。

（1）过程控制规则配置知识库：过程控制规则配置知识库指用于临床过程中预警和控制的简单逻辑规则配置，例如体温值判断规则、心率值判断规则、抗菌药物使用关联判断规则设置等。

（2）疾病医学术语知识库：疾病医学术语知识库提供各类专科系统疾病信息，包括疾病名、缩写、别名、ICD 疾病代码、概述、流行病学、病因、发病机制、临床表现、并发症、实验室检查、其他辅助检查、诊断、鉴别诊断、治疗、预防、预后及循证医学证据等项目。

（3）药学知识库：药学知识库提供药品信息，包括药名、英文名、别名、剂型、药理作用、药动学、适应证、禁忌证、注意事项、不良反应、用法用量、药物相互作用、相关文献资料等项目。

（4）辅助检查知识库：辅助检查知识库提供各类检查项目信息，每一种检查项目涉及名称、缩写、正常值、临床意义等内容。

（5）循证医学知识数据库：循证医学知识数据库主要包括临床实践指南、系统评价和临床科学研究，其中临床科学研究包括：随机对照试验、对照临床试验、非随机对照临床试验、病例对照研究、队列研究、病例报告、病例分析及横断面研究等研究证据，并以统一的数据规范存储成全文数据库。

（6）医学资料文献数据库：医学资料文献数据库提供具有代表性的权威临床研究论文、医学期刊和临床医学学会的全文文献；提供各科权威临床医学教科书全文。针对特定主题做查询，并提供相关图书、期刊文献、药物信息、临床指引、卫教信息等参考列表。

（7）临床知识库统一管理平台：临床知识库统一管理平台指在统一管理平台中建有临床知识库，其配置和管理比较便捷直观，并能实现知识的组织、展现与标准化。知识组织是对知识客体进行收集、整理、分类、过滤、加工，提供对知识单元本身进行描述和标引以及揭示知识节点之间的逻辑联系，建立疾病库、药品库、检查库和疾病诊治相关的医学术语与文献知识库；标准化指通过医学知识库对疾病名称、药物名称、检查名称、疾病体系、药物体系、检查体系建立内在的标准体系的配置与管理。

3. **实现方式**　构建知识库一般需要定义知识库范围、定义采集模版、知识库维护、知识库审核、字典梳理、知识库标准化对照、技术实现7个过程，并提供便捷的检索功能。要求知识库能够提供统一接口，支持业务信息系统进行知识检索查阅，并实现知识检索情况的记录和统计。提倡基于规则引擎实现业务规则的配置和知识自动提醒。

4. **测评要求**　申请机构在对标改造过程中，完成临床知识库及其应用情况的全面梳理和管理，掌握实现方式、应用频次。证明材料准备方面，提供临床知识库的实现方式描述及系统界面截图，要求至少涵盖指标解读中所述的功能点。

不同等级要求实现的应用数量不同，已建成并正在实际使用才能纳入评分。申请机构可根据实际情况填写多个"其他"项，由专家判断是否符合要求，"其他"项最多只算1项分值。

5. **查验方式**　该指标为定性指标，采用专家评价的方式进行查验。文件审查阶段，专家在证明材料中查阅申请机构提供临床知识库建设和应用情况的图文介绍，判断临床知识库实现和应用情况的真实性。现场查验阶段，专家可要求申请机构进行现场操作演示，查看知识库的每一类规则在临床应用中是否确实起到应有作用，查看临床知识库应用情况的统计结果，验证临床知识库应用的实时性和真实性。

（七）基于知识库的医疗辅助方面提供临床决策支持

1. **指标原文**　指标原文见表5-12。

表5-12　基于知识库的医疗辅助方面提供临床决策支持指标原文

评审内容	编号	评审指标	分值	等级要求	评分说明
5.1.2 医疗服务应用系统建设情况及利用情况	5.1.2.7	在基于知识库的医疗辅助方面提供临床决策支持： □临床预警提示,应用的预警节点_____个 □临床辅助诊断决策支持 □辅助诊疗决策支持 □临床路径过程管理与效果监测 □其他_____	0.1	五级乙等≥2项,且不少于30个预警节点； 五级甲等≥3项,且不少于50个预警节点	五级乙等得0.05分； 五级甲等得0.1分； 其他可填写多个,只算1项分值

2. **指标解读**　基于知识库的医疗辅助决策支持系统构建包括临床预警提示、医疗自然语言的理解及结构化识别、循证辅助诊断算法、辅助诊断的交互实现、诊疗知识数据以及临床诊疗决策应用，实现临床路径过程管理与效果监测。申请机构可根据医院实际，补充列举其他临床医疗辅助决策支持应用。

（1）临床预警提示：基于过程控制规则知识与其他知识库，在临床上出现不合理处置、不合理用药、医疗任务疏漏的情况或涉及病患安全问题时提供预警功能，例当医生进行药疗开处方时若出现上述情况，系统会自动给出警告并告知医生改正，或确因治疗需要则要求进一步确认。

（2）临床辅助诊断决策支持：临床辅助诊断决策是临床医疗辅助系统建设的核心功能之一，以专业的医学知识库为依托，通过抓取医生问询患者症状的关键信息，智能推断出患者的疑似疾病，以"疑似诊断"的形式推送给医生，用以辅助其下达诊断决策。智能诊断包含两方面：辅助诊断推荐、鉴别诊断建议，并可以提出推荐诊断的理由及关于该疾病的详细介绍。

1）辅助诊断推荐：针对患者的临床表现（主诉、现病史等）进行可能性标识，智能判断患者疑似疾病，实时引导医生全面考虑患者病情，避免漏诊、误诊。

2）鉴别诊断建议：根据患者的临床信息，与其他疾病区分鉴别，并排除其他疾病的可能性，列出相关的诊断以及关于所列疾病的详细介绍。

（3）辅助诊疗决策支持：辅助诊疗决策支持是临床医疗辅助系统的核心功能之一，是以专业的医学知识库及相关临床资料为基础，通过在门诊问诊或录入住院患者入院记录时，在医生下达确认诊断后进行智能治疗方案推荐，包括医嘱用药推荐、检查检验推荐、手术推荐、量表推荐、相似病例推荐等相关治疗方案的引导及比选，用以辅助临床工作及临床的可靠性、完备性。

（4）临床路径过程管理与效果监测：临床路径过程管理与效果监测指实时获取路径中治疗效果情况、路径变异情况，对治疗过程和路径变异进行分析，并根据分析结果调整变异症状知识库、路径改造，同时提供变异预警、单病种疗效与超限价影响因素分析等功能。

3. **实现方式**　医疗辅助方面临床决策支持功能须基于知识库，通过规则触发（事件触发）的方式实现。要求辅助决策系统与相关业务信息系统（如 HIS、EMR）和医院信息平台通过接口集成或引擎嵌入等方式进行实时对接，实现诊疗信息采集、规则触发和结果展示，实现临床决策支持系统的使用记录和结果统计。要求申请机构能针对某些常见病种和特殊病种打造知识库和医疗辅助方面临床决策支持能力，并体现临床使用效果。

4. **测评要求**　申请机构在对标改造过程中，完成医疗辅助方面临床决策支持功能要求的全面梳理，掌握实现方式、应用频次。证明材料准备方面，提供临床决策支持实现方式描述及系统界面截图，要求至少涵盖指标解读中所述的功能点。

不同等级要求实现的功能数量及临床预警节点数量不同，已建成并正在实际使用才能纳入评分。申请机构可根据实际情况填写多个"其他"项，由专家判断是否符合要求，"其他"项最多只算 1 项分值。

5. **查验方式** 该指标为定性指标，采用专家评价的方式进行查验。文件审查阶段，专家在证明材料中查阅申请机构提供医疗辅助方面临床决策支持功能实现和应用情况的图文介绍，判断临床知识库实现和应用情况的真实性。现场查验阶段，专家可要求申请机构进行现场操作演示，可以结合地方和科室特色，抽测单个患者医疗辅助方面临床决策支持过程，验证基于知识库的临床辅助决策支持是否功能完整、过程合理、效果明确，并通过医院信息平台调阅现场操作演示对应的服务消息，验证基于知识库临床辅助决策支持交互的实时性；从医院信息平台管理界面查看医疗辅助方面临床辅助决策支持的应用统计结果，验证基于知识库临床辅助决策支持应用情况的真实性。

（八）基于大数据的决策分析方面提供临床决策支持

1. **指标原文** 指标原文见表 5-13。

表 5-13 基于大数据的决策分析方面提供临床决策支持指标原文

评审内容	编号	评审指标	分值	等级要求	评分说明
5.1.2 医疗服务应用系统建设情况及利用情况	5.1.2.8	在基于大数据的决策分析方面提供临床决策支持： □临床用药预警 □诊疗效果预警 □ VTE 预警 □传染病预警 □血糖预警 □急性肾损伤预警 □慢性阻塞性肺疾病（COPD）预警 □其他应用大数据技术开展的病种预警	0.1	五级乙等 ≥ 3 项； 五级甲等 ≥ 6 项	五级乙等得 0.05 分； 五级甲等得 0.1 分

2. **指标解读**

（1）临床用药预警：为提高临床合理用药水平，保障医疗安全，借助用药监测系统对不合理用药行为及时干预，对药品用量动态监测和超常预警，有效提升医院药学服务和药物安全性评价的质量与效率。

（2）诊疗效果预警：基于大数据的决策分析，对临床诊疗行为的合理性、安全性进行快速监测，做到事前评估、事中提醒、事后监控。在医嘱开具时进行合理性检查，对临床异常结果进行提醒，进行病种规范诊疗规则，实时提醒临床诊疗相关事项，监测数据集中展现，统一视图全面评估。

（3）VTE 预警：实现 VTE 检测，实现诊疗全过程及时提醒和预警，对院内数据实时动态获取，建立 VTE 病种数据库，形成实时统计分析汇总，辅助临床、运营、管理决策，提高实时性。

（4）传染病预警：基于临床诊断、检验结果进行传染病筛查，可按照就诊类型、时间、科室、病区进行筛查，针对筛查结果进行传染病监控明细查看、历史报告查看，结合传染病报卡情况筛查传染病漏报、误报，对筛查结果进行处置。

（5）血糖预警：结合疾病标准、医学数据模型和数据分析方法，对所有住院患者进行血糖即时预警，辅助临床决策，形成院内患者血糖数据汇总分析，实现区域内血糖数据库互联互通。

（6）急性肾损伤预警：基于急性肾损伤诊疗指南要求，利用大数据技术对临床大量非结构化、高维度的大数据进行清洗、术语映射，智能辅助急性肾损伤的早期识别、早期诊断以及诊疗过程中的风险预警、诊疗方案推荐，有效提升急性肾损伤疾病的诊疗效率和效果，为患者提供更优质的医疗服务。

（7）慢性阻塞性肺疾病（COPD）预警：基于慢性阻塞性肺疾病诊疗指南要求，利用大数据技术对临床大量非结构化、高维度的大数据进行清洗、术语映射，智能辅助慢性阻塞性肺疾病的早期识别、早期诊断以及诊疗过程中的风险预警、诊疗方案推荐，有效提升慢性阻塞性肺疾病的诊疗效率和效果，为患者提供更优质的医疗服务。

3. **实现方式**　决策分析方面临床决策支持功能须基于大数据分析，通过规则触发（事件触发）的方式实现。要求辅助决策系统与相关业务信息系统（如 HIS、EMR）和医院信息平台通过接口集成或引擎嵌入等方式进行实时对接，实现诊疗信息采集、规则触发和结果展示，实现临床决策支持系统的使用记录和结果统计。要求申请机构能针对某些应用场景打造基于大数据分析的规则和决策分析方面临床决策支持能力，并体现临床或管理使用效果。

4. **测评要求**　申请机构在对标改造过程中，完成决策分析方面临床决策支持功能要求的全面梳理，掌握实现方式、应用频次。证明材料准备方面，提供临床决策支持实现方式描述及系统界面截图，要求至少涵盖指标解读中所述的功能点。

不同等级要求实现的功能数量不同，已建成并正在实际使用才能纳入评分。申请机构可根据实际情况填写多个"其他"项，由专家判断是否符合要求，"其他"项最多只算 1 项分值。

5. **查验方式**　该指标为定性指标，采用专家评价的方式进行查验。文件审查阶段，专家在证明材料中查阅申请机构提供决策分析方面临床决策支持功能实现和应用情况的图文介绍，以判断临床决策支持实现和应用情况的真实性。现场查验阶段，专家可要求申请机构进行现场操作演示，可结合地方和科室特色，抽测单个患者决策分析方面临床决策支持过程，验证临床辅助决策支持是否功能完整、过程合理、效果明确，并通过医院信息平台调阅现场操作演示对应的服务消息，验证基于大数据决策分析方面临床辅助决策支持交互的实时性；从医院信息平台管理界面查看决策分析方面临床辅助决策支持的应用统计结果，验证基于大数据决策分析方面临床辅助决策支持应用情况的真实性。

（九）基于大数据的临床科研应用

1. **指标原文**　指标原文见表 5-14。

表 5-14　基于大数据的临床科研应用指标原文

评审内容	编号	评审指标	分值	等级要求	评分说明
5.1.2 医疗服务应用系统建设情况及利用情况	5.1.2.9	在基于大数据的临床科研应用方面,医院已建成并投入使用的科研系统有: □大数据搜索系统 □单中心科研系统 □多中心科研系统 □科研项目管理系统 □重点学科专病库 □其他＿＿＿＿＿	0.1	五级乙等≥3 项; 五级甲等≥5 项	五级乙等得 0.05 分; 五级甲等得 0.1 分; 其他可填写多个,只算 1 项分值

2. 指标解读

（1）大数据搜索系统:大数据搜索系统为高效、统一管理数据,在海量数据里获取有价值的信息提供了对于现有数据资源的综合检索和管理能力。大数据检索包括文本检索、图像检索、声音检索、图片检索等数据,根据数据特征,如关键字、语义、内容等对大数据集合进行检索、分类、过滤等。

（2）单中心科研系统:基于病种随访管理、科研数据质量管理,对院内数据实时动态获取,建立单中心科研系统,形成实时统计分析汇总,辅助临床、运营、管理决策,提高科研效率,促进科研发展。

（3）多中心科研系统:基于多医院、多院区、病种随访管理、科研数据质量管理,对多医院数据实时动态获取,建立多中心科研系统,形成实时统计分析汇总,辅助临床、运营、管理决策,提高科研效率,促进科研发展。

（4）科研项目管理系统:基于科研项目全周期管理,建立标准科研管理流程,建立科研项目管理系统,加强科研管理,展示科研成果,促进科研信息共享。

（5）重点学科专病库:基于重点学科、重点专病,对院内数据实时动态获取,建立重点学科专病库,使数据真正转化为科研成果,提高科研创新能力和医疗服务能力。

3. 实现方式　基于大数据的临床科研应用,在大数据平台的基础上建设实现科研用户需求的系统,可根据科研需求进行数据检索、科研项目管理,建设基于中心化的科研管理系统及重点学科专病库系统,满足科研人员日常工作需要。

（1）大数据搜索系统:实现步骤:①利用数据采集模块采集数据;②将采集的数据存储至数据存储模块;③同时数据索引模块对采集的数据建立索引;④将建立的索引数据存储至数据索引存储模块;⑤用户通过搜索模块向大数据服务器提出搜索请求;⑥安全模块对搜索请求进行安全认证;⑦通过安全认证,将搜索请求与搜索优化模块的历史搜索请求比对,没有通过安全认证直接反馈问题给用户;⑧比对结果不同,从大数据服务器中根据索引存储模块搜索;⑨搜索结果与数据存储模块中的数据匹配出数据搜索结果;⑩搜索模块将数据结果反馈至用户。

（2）单中心科研系统:动态获取患者数据,实现单中心病种管理、病种随访管理、科研数据质量数据分析监控，提供数据监控预警机制，支持动态表单配置，满足各种科研管理需求。

（3）多中心科研系统：动态获取各医院患者数据，实现多中心病种管理、病种随访管理、科研数据质量数据分析监控，提供数据监控预警机制、多中心网络访问权限控制功能；支持动态表单配置，满足各种科研管理需求。

（4）科研项目管理系统：管理人员根据医院管理需求，通过系统功能建立项目管理流程，通过审核发布该流程，科研人员、管理人员根据流程完成各自任务；系统支持动态表单配置、流程配置、项目管理、流程分析功能，满足各种科研管理需求。

（5）重点学科专病库：动态获取内外网病种数据，实现重点学科数据制备管理、重点学科数据质量管理、重点学科病种随访管理功能；支持动态表单配置，满足重点学科管理需求。

4. **测评要求**　申请机构在对标改造过程中，完成各类科研情况的全面梳理和管理，掌握实现方式、应用频次、在科研产出中的占比。证明材料准备方面，须提前统计近一个月各类型科研应用系统的平均"使用人次／日"，以及当月科研系统访问量的平均"使用人次／日"，计算各类型科研应用数量与最近 1 年基于科研系统的科研产出比例。医院提供的科研应用系统频次，一般会随着系统功能的优化逐步增加。

5. **查验方式**　该指标为定性指标，采用专家评价的方式进行查验。文件审查阶段，专家在证明材料中查阅申请机构提供各类临床科研应用统计查询的图文介绍，查阅各类型科研产出与科研系统使用率的详细举证和计算过程，可询问具体实现方式、应用情况等，判断科研应用实现和应用情况的真实性。现场查验阶段，专家可要求申请机构对科研应用系统进行现场操作演示，并从医院信息平台（已建医院信息平台的申请机构）或相应应用系统（未建医院信息平台的申请机构）管理界面调阅现场操作演示对应的科研应用，验证科研应用系统交互的实时性；从医院信息平台或相应应用系统管理界面查看各类临床科研应用的统计结果，验证科研应用系统情况的真实性。

三、卫生管理应用系统建设情况及利用情况

（一）门诊动态管理方面提供辅助决策支持

1. **指标原文**　指标原文见表 5-15。

表 5-15　门诊动态管理方面提供辅助决策支持指标原文

评审内容	编号	评审指标	分值	等级要求	评分说明
5.1.3 卫生管理应用系统建设情况及利用情况	5.1.3.1	在门诊动态管理方面提供辅助决策支持： □实时候诊人次 □实时已就诊人次 □门诊患者平均预约诊疗率 □预约患者就诊等候时长 □其他	0.2	四级乙等 ≥3 项； 四级甲等 ≥4 项	四级乙等得 0.1 分； 四级甲等得 0.2 分； 其他可填写多个， 只算 1 项分值

2. **指标解读**

医院管理由粗放型向精细化逐步推进，以历史统计数据为依据的管理规划和决策模式越来越受到医院领导的重视，门诊数据实时性高，该数据可辅助判断门诊医生坐诊情况、医生看诊情况、门诊排班等门诊服务问题，在医院总体管理中占举足轻重的地位。

（1）实时候诊人次：指在某一个时间段内等待就诊的患者人数。

（2）实时已就诊人次：指在某一个时间段内已完成就诊的患者人数。

（3）门诊患者平均预约诊疗率：指在某一个时间段内就诊数和预约数的百分比。

（4）预约患者就诊等候时长：指在某一时间段内患者从来院报到到开始就诊时长区间值。

3. **实现方式** 通过动态获取医院数据、数据统计挖掘，实现门诊多维度的数据呈现、分析和监控，提供数据监控预警机制，支持多种数据预警机制，随时发现门诊管理过程中所遇到的问题。

4. **测评要求** 支持根据某一时刻查询等待就诊的患者人次、已经完成就诊的患者人次、就诊数和预约数的百分比情况和从来院报到到开始就诊时间之间的时间差值。不同等级要求实际的应用数量不同，实际数据准确率在99%以上视为合格。

5. **查验方式** 该指标为定性指标，采用专家评价的方式进行查验。文件审查阶段，专家在证明材料中查阅申请机构提供门诊动态管理辅助决策统计查询的图文介绍，查阅决策统计数量与门诊管理比例的详细举证和计算过程，可询问具体实现方式、应用情况等，判断数据的真实性。现场查验阶段，专家可要求申请机构对承载的系统进行现场操作演示，统计分析某一时间段内等待就诊的患者人数、已经完成就诊的患者人数、就诊数和预约数的百分比情况和从来院报到到开始就诊时长区间值，所有数据都可以导出成文档供管理者做决策支撑，验证数据的真实性。

（二）工作负荷管理方面提供辅助决策支持

1. **指标原文** 指标原文见表5-16。

表5-16 工作负荷管理方面提供辅助决策支持指标原文

评审内容	编号	评审指标	分值	等级要求	评分说明
5.1.3 卫生管理应用系统建设情况及利用情况	5.1.3.2	在工作负荷管理方面提供辅助决策支持： □门急工作量趋势分析 □住院工作量趋势分析 □医生日均住院工作负担（如平均每位医师每日担负的住院床日数） □其他_____	0.2	四级乙等≥2项 四级甲等≥3项	四级乙等得0.1分； 四级甲等得0.2分； 其他可填写多个，只算1项分值

2. **指标解读** 为测定和评价人机系统的负荷状况，努力使其落入最佳工作负荷区域，在医院总体管理中占举足轻重的地位。以下指标可辅助医院作为总体管理的依据：

（1）门急诊工作量趋势分析：根据累计6个月或以上门急诊工作量月报数据、门急诊工作量周报数据，可呈现未来 6 个月门急诊工作量趋势分析报表。

（2）住院工作量趋势分析：根据累计 6 个月或以上住院工作量月报数据、住院工作量周报数据，可呈现未来 6 个月住院工作量趋势分析报表。

（3）医生日均住院工作负担：根据累计 6 个月或以上医生日均住院工作量月报数据、住院工作量周报数据，可预测并呈现未来 6 个月医生日均住院工作负担情况。

3. **实现方式**　通过动态获取医院数据、数据统计挖掘，实现多维度的数据呈现、分析和监控，提供数据监控预警机制，支持多种数据预警机制，随时发现管理过程中遇到的问题。

4. **测评要求**　支持连续一段时间内门诊、急诊工作量趋势分析，支持连续一段时间内住院工作量趋势分析，支持某段时间内医生工作量统计。不同等级要求实际的应用数量不同，实际数据准确率在 99% 以上视为合格。

5. **查验方式**　该指标为定性指标，采用专家评价的方式进行查验。文件审查阶段，专家在证明材料中查阅申请机构提供工作负荷管理辅助决策统计查询的图文介绍，查阅决策统计数量与工作负荷管理比例的详细举证和计算过程，可询问具体实现方式、应用情况等，判断数据的真实性。现场查验阶段，专家可要求申请机构对承载的系统进行现场操作演示，统计分析某一时刻门急诊工作量趋势分析、住院工作量趋势分析、医生日均住院工作负担，所有数据都可以导出成文档供管理者做决策支撑，验证数据的真实性。

（三）患者负担管理方面提供辅助决策支持

1. **指标原文**　指标原文见表 5-17。

表 5-17　患者负担管理方面提供辅助决策支持指标原文

评审内容	编号	评审指标	分值	等级要求	评分说明
5.1.3 卫生管理应用系统建设情况及利用情况	5.1.3.3	在患者负担管理方面提供辅助决策支持： □门诊人均费用的趋势分析 □门诊人均费用的占比分析 □住院人均费用的趋势分析 □住院人均费用的占比分析 □门诊次均药费 □住院次均药费 □其他＿＿＿＿	0.2	四级乙等≥5 项； 四级甲等≥6 项	四级乙等得 0.1 分； 四级甲等得 0.2 分； 其他可填写多个，只算 1 项分值

2. **指标解读**　目前，"医疗费用高，药品贵"成为新的热点问题。如何降低患者费用，又对医院经济效益影响不大，这是当前医院经营管理的主要矛盾，也是医院改革的主要方向。可根据上述指标通过加强自身建设和经营管理来分析和解决这一矛盾，积极探索解决之道。

（1）门诊人均费用的趋势分析：根据累计 6 个月或以上门诊人均费用月报数据、门诊人均费用周报数据，可呈现未来 6 个月门诊人均费用趋势分析报表。

（2）门诊人均费用的占比分析：根据累计 6 个月或以上门诊人均费用月报数据、门诊人均费用周报数据，可呈现未来 6 个月门诊人均费用占比分析报表。

（3）住院人均费用的趋势分析：根据累计 6 个月或以上住院人均费用月报数据、住院人均费用周报数据，可呈现未来 6 个月住院人均费用趋势分析报表。

（4）住院人均费用的占比分析：根据累计 6 个月或以上住院人均费用月报数据、住院人均费用周报数据，可呈现未来 6 个月住院人均费用占比分析报表。

（5）门诊次均药费：指 6 个月内所有门诊人次的平均费用数据。

（6）住院次均药费：指 6 个月内所有住院人次的平均费用数据。

3. **实现方式**　通过动态获取医院数据、数据统计挖掘，实现多维度的数据呈现、分析和监控，提供数据监控预警机制，支持多种数据预警机制，随时发现管理过程中遇到的问题。

4. **测评要求**　支持连续段时间内门诊人均费用的趋势分析，支持一段时间内门诊人均费用的占比分析，支持连续一段时间内住院人均费用的趋势分析，支持一段时间内住院人均费用的占比分析，支持查询一段时间内门诊次均药费，支持查询一段时间内住院次均药费。不同等级要求实际的应用数量不同，实际数据准确率在 99% 以上视为合格。

5. **查验方式**　该指标为定性指标，采用专家评价的方式进行查验。文件审查阶段，专家在证明材料中查阅申请机构提供患者负担管理方面辅助决策统计查询的图文介绍，查阅决策统计数量与患者负担管理比例的详细举证和计算过程，可询问具体实现方式、应用情况等，判断数据的真实性。现场查验阶段，专家可要求申请机构对承载的系统进行现场操作演示，统计分析连续一段时间内门诊人均费用的趋势分析、一段时间内门诊人均费用的占比分析、连续一段时间内住院人均费用的趋势分析、一段时间内住院人均费用的占比分析、一段时间内门诊次均药费和一段时间内住院次均药费，所有数据都可以导出成文档供管理者做决策支撑，验证数据的真实性。

（四）工作效率管理方面提供辅助决策支持

1. **指标原文**　指标原文见表 5-18。

表 5-18　工作效率管理方面提供辅助决策支持指标原文

评审内容	编号	评审指标	分值	等级要求	评分说明
5.1.3 卫生管理应用系统建设情况及利用情况	5.1.3.4	在工作效率管理方面提供辅助决策支持： □床位使用情况 □床位周转次数 □平均床日 □平均住院日 □其他_____	0.2	四级乙等 ≥ 3 项； 四级甲等 ≥ 4 项	四级乙等得 0.1 分； 四级甲等得 0.2 分； 其他可填写多个，只算 1 项分值

2. **指标解读**　以数据指标作为辅助，可以对医院效率进行规定、评估和分析，促进效率提升，从而有效地实现管理目的。

（1）床位使用情况：指一段时间内所有床位使用情况统计，时间一般为 6 个月。

（2）床位周转次数：指一段时间内床位周转次数统计，时间一般为 6 个月。

（3）平均床日：指连续一段时间内平均床日统计，时间一般为 6 个月。

（4）平均住院日：指一段时间内平均住院日统计，时间一般为 6 个月。

3. **实现方式**　通过动态获取医院数据、数据统计挖掘，实现多维度的数据呈现、分析和监控，提供数据监控预警机制，支持多种数据预警机制，随时发现管理过程中遇到的问题。

4. **测评要求**　支持一段时间内床位使用情况、床位周转次数、平均床日和平均住院日统计。不同等级要求实际的应用数量不同，实际数据准确率在 99% 以上视为合格。

5. **查验方式**　该指标为定性指标，采用专家评价的方式进行查验。文件审查阶段，专家在证明材料中查阅申请机构提供工作效率管理方面辅助决策统计查询的图文介绍，查阅决策统计数量与工作效率管理比例的详细举证和计算过程，可询问具体实现方式、应用情况等，判断数据的真实性。现场查验阶段，专家可要求申请机构对承载的系统进行现场操作演示，能统计分析一段时间内床位使用情况、床位周转次数、平均床日和平均住院日，所有数据都可以导出成文档供管理者做决策支撑，验证数据的真实性。

四、新技术应用情况

（一）大数据技术应用情况

1. **指标原文**　指标原文见表 5-19。

表 5-19　大数据技术应用情况指标原文

评审内容	编号	评审指标	分值	等级要求	评分说明
5.1.4 新技术应用情况	5.1.4.1	大数据技术应用情况： □自然语言处理 □知识图谱 □数据建模 □机器学习 □深度学习 □大数据搜索 □其他_____	0.1	五级乙等≥3 项； 五级甲等≥5 项	五级乙等得 0.05 分； 五级甲等得 0.1 分； 其他可填写多个，只算 1 项分值

2. **指标解读**

（1）自然语言处理：利用自然语言处理技术实现对医疗数据的获取或发掘利用。

（2）知识图谱：利用知识图谱技术实现对医疗数据的发掘利用。

（3）数据建模：利用数据建模技术有效支撑对医疗数据的发掘利用。

（4）机器学习：利用机器学习技术实现对医疗数据的发掘利用。

（5）深度学习：利用深度学习技术实现对医疗数据的发掘利用。

（6）大数据搜索：利用大数据搜索实现对医疗数据的有效、快速检索。

3. **实现方式** 基于医院信息平台建设的信息系统。

4. **测评要求** 可进行可视化展现，提供必要的可量化的应用效果。

5. **查验方式** 申请机构在生产环境中对相关功能点和实际使用的效果进行演示。

（二）其他新技术应用情况

1. **指标原文** 指标原文见表 5-20。

表 5-20　其他新技术应用情况指标原文

评审内容	编号	评审指标	分值	等级要求	评分说明
5.1.4 新技术应用情况	5.1.4.2	其他新技术应用情况： □ 5G □影像 AI □语音识别 □视觉识别 □区块链 □物联网 □机器人 □可穿戴设备 □其他	0.1	五级乙等≥ 3 项； 五级甲等≥ 5 项	五级乙等得 0.05 分； 五级甲等得 0.1 分； 其他可填写多个，只算 1 项分值

2. **指标解读**

（1）5G：有 5G 技术具体应用场景。

（2）影像 AI：有影像 AI 技术具体应用场景。

（3）语音识别：有语音识别技术具体应用场景。基于人工智能实现语音识别，例如，某患者的血压舒张压为 80mmHg，当测试人员说出以上结果时，可自动记录为：患者 XXX 的舒张压 80mmHg。

（4）视觉识别：有视觉识别技术具体应用场景。计算机视觉是一门研究如何使机器通过"看"去理解世界的学科，是目前深度学习领域最热门的研究领域之一。具体来说，可以通过相机与计算单元的结合，在一定场景下机器视觉系统代替人眼对目标进行识别、跟踪和测量等工作。例如，医疗行业中，最直接的视觉识别可以是人脸识别。

（5）区块链：有区块链技术具体应用场景。区块链技术的实质是不同节点共同参与的分布式数据库，是一个开放式的公共账簿。从数据包形成区块，中间有一个加密的哈希值计算（密码学）技术，把不同时间段的交易信息连接起来，形成了区块链。例如，在医疗行业中，可以对患者所使用药品、疫苗通过区块链技术进行追溯，利用了区块链技术的不可篡改性、可追溯性。

（6）物联网：有物联网技术具体应用场景。

（7）机器人：有机器人技术具体应用场景。

（8）可穿戴设备：有可穿戴设备技术具体应用场景。

3. **实现方式** 信息系统。

4. **测评要求** 可进行可视化展现，提供必要的可量化的应用效果。

5. **查验方式** 申请机构在生产环境中对相关功能点和实际使用的效果进行演示。

第二节 平台联通业务范围

随着医院信息化程度的提升，医疗应用系统数量日益庞大，应用系统之间进行数据交互的复杂度越来越高，因此应用系统之间通过信息平台进行数据交互实现正常医疗业务越来越重要，也是未来信息化建设进一步扩展的重要基础。对信息平台联通的应用系统进行范围划分是建设好医院信息系统，更安全、及时、准确地实现医疗数据的交互、收集，进一步提升患者满意度，提高临床信息化获得感，加强医院管理的基础条件。对信息平台联通的应用系统进行范围划分应综合考虑医疗业务发生的物理位置，医院数据的隐私、安全，医疗业务交互频度，医疗机构业务独立性及互联网服务的便捷性等各种因素。

对于规模较小的医院，未建设医院信息平台，通过规范的接口管理和技术把控，仍然可以实现医疗机构内部和外部信息的互联互通，达到较好的应用效果。

一、基于平台的内部连通业务

（一）接入平台的临床服务系统

1. **指标原文** 指标原文见表5-21。

表5-21 接入平台的临床服务系统指标原文

评审内容	编号	评审指标	分值	等级要求	评分说明
5.2.1 基于平台的内部连通业务	5.2.1.1	接入平台的临床服务系统的接入情况，接入的系统包括： □门急诊挂号系统 □门诊医生工作站 □分诊管理系统 □住院患者入出转系统 □住院医生工作站 □住院护士工作站 □电子化病历书写与管理系统 □急诊临床信息系统	0.7	四级乙等≥8个； 四级甲等≥15个； 五级乙等≥26个； 五级甲等≥30个	四级乙等得0.4分； 四级甲等得0.5分； 五级乙等得0.6分； 五级甲等得0.7分； 其他可填写多个，只算1项分值

评审内容	编号	评审指标	分值	等级要求	评分说明
5.2.1 基于平台的内部连通业务	5.2.1.1	□消毒供应系统 □合理用药管理系统 □临床检验系统 □医学影像系统 □超声管理系统 □内镜管理系统 □核医学管理系统 □放射治疗管理系统 □临床药学管理系统 □手术麻醉管理系统 □临床路径管理系统 □输血管理系统 □重症监护系统 □心电管理系统 □体检管理系统 □其他功能检查管理系统 □预住院管理系统 □病理管理系统 □移动护理系统 □移动查房系统（移动医生站） □输液系统 □病历质控系统 □血透系统 □康复治疗系统 □专科电子病历系统（眼科、产科、口腔等） □其他_____			

2. 指标解读

（1）勾选列表中医院已经建设并实现的临床服务系统，与前章节"应用系统（生产系统）建设情况"已选择项相对应。

（2）其他项中填入的内容只算一项，不重复计算，且不得和医疗管理系统及运营管理系统重合。

（3）接入平台是指应用系统需要从院内信息平台获取数据或推送数据到院内信息平台。

（4）平台具备可视化界面，可通过平台可视化界面查看已接入院内信息平台的临床服务系统，以及临床服务系统和院内信息平台交互的日志、交互消息、消息交互量等。

3. 实现方式

（1）一体化系统之外的系统要求接入医院信息平台进行交互。

（2）接入平台要求医疗服务系统通过 MQ、Webservice、HTTP REST 等方式与医院信息平台实现数据和应用整合，完善医疗服务系统，提升临床决策支持能力，有效地解决临床医疗服务问题。

4. **测评要求**

（1）平台可视化界面对已接入平台的临床服务系统，要求能查看到近 3 个月的平台交互日志记录（图 5-1）。

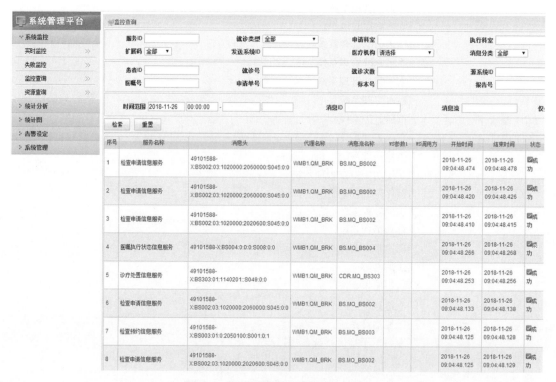

图 5-1　集成平台交互日志查询界面

（2）与本章前文"医院已建成并投入使用的临床服务系统"相关内容相对应，根据接入平台的临床服务系统数量核定对应的等级。

（3）四级乙等 ≥ 8 个。

（4）四级甲等 ≥ 15 个。

（5）五级乙等 ≥ 26 个。

（6）五级甲等 ≥ 30 个。

5. **查验方式**

（1）通过平台监控系统查看接入平台的临床服务系统数量等（如图 5-2）。

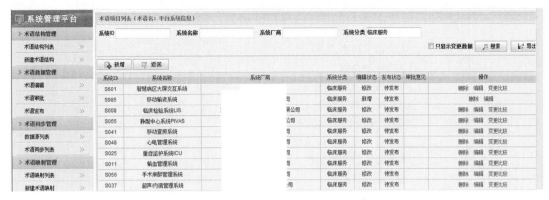

图 5-2　展示接入集成平台的系统列表

（2）通过平台可视化功能查看接入平台的临床服务系统的交互日志、交互消息、消息内容等（图 5-3）。

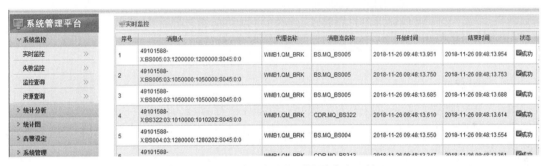

图 5-3　查询集成平台上实时的消息交互情况

（二）接入平台的医疗管理系统

1. **指标原文**　指标原文见表 5-22。

表 5-22　接入平台的医疗管理系统指标原文

评审内容	编号	评审指标	分值	等级要求	评分说明
5.2.1 基于平台的内部连通业务	5.2.1.2	接入平台的医疗管理系统的接入情况，接入的系统包括： □门急诊收费系统 □住院收费系统 □护理管理系统 □医务管理系统 □院感/传染病管理系统 □科研管理系统 □病案管理系统	0.7	四级乙等≥5 个； 四级甲等≥10 个； 五级乙等≥18 个； 五级甲等≥20 个	四级乙等得 0.4 分； 四级甲等得 0.5 分； 五级乙等得 0.6 分； 五级甲等得 0.7 分； 其他可填写多个，只算 1 项分值

续表

评审内容	编号	评审指标	分值	等级要求	评分说明
5.2.1 基于平台的内部连通业务	5.2.1.2	□导诊管理系统 □危急值管理系统 □预约管理系统 □抗菌药物管理系统 □互联网医院管理系统 □静脉药物配置管理系统 □应急事件监测管理系统 □手术分级管理系统 □医联体管理系统 □ GCP 管理系统 □教学管理系统 □医保管理系统 □随访系统 □电子签章系统 □职业病管理系统接口 □食源性疾病上报系统接口 □不良事件报告系统 □其他_____			

2. 指标解读

（1）医疗管理系统是指以患者为核心、以临床医疗管理为目的的院内应用系统。

（2）其他项中填入的内容只算一项，不重复计算，且不得和临床服务系统及运营管理系统重合。

（3）接入平台是指应用系统需要从医院信息平台获取数据或推送数据到医院信息平台。

（4）通过平台可视化界面可以查看已接入医院信息平台的应用系统，能查看医疗管理系统和医院信息平台交互的日志、交互消息、消息交互量、消息内容等。

3. 实现方式　接入平台要求医疗管理系统通过 Webservice、MQ、HTTP REST 等方式与医院信息平台实现数据和应用交互与整合，支撑系统间互联互通。

4. 测评要求

（1）平台可视化界面对已接入平台的医疗管理系统，要求能查看到近 3 个月的平台交互日志记录。

（2）与本章前文"医院已建成并投入使用的医疗管理系统"相关内容相对应，根据接入平台的医疗管理系统数量核定对应的等级。

（3）四级乙等≥5 个。

（4）四级甲等≥10 个。

（5）五级乙等≥18 个。

（6）五级甲等≥20 个。

5. 查验方式

（1）通过平台监控系统查看接入平台的医疗管理系统数量等（图 5-4）。

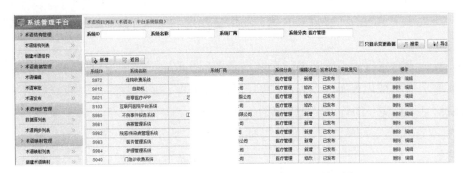

图 5-4　展示接入集成平台的医疗管理系统列表

（2）通过平台可视化功能查看接入平台的医疗管理系统的交互日志、交互消息、消息内容等。

（三）接入医院信息平台的运营管理系统

1. **指标原文**　指标原文见表 5-23。

表 5-23　接入医院信息平台的运营管理系统指标原文

评审内容	编号	评审指标	分值	等级要求	评分说明
5.2.1 基于平台的内部连通业务	5.2.1.3	接入医院信息平台的运营管理系统的接入情况，接入的系统包括： □人力资源管理系统 □财务管理系统 □药品管理系统 □医疗设备管理系统 □固定资产管理系统 □卫生材料管理系统 □物资供应管理系统 □预算管理系统 □绩效管理系统 □DRG 管理系统 □楼宇智能管理系统 □后勤信息管理系统 □OA 办公系统 □投诉管理系统 □客户服务管理系统 □其他_____	0.7	四级乙等 ≥ 2 个； 四级甲等 ≥ 6 个； 五级乙等 ≥ 10 个； 五级甲等 ≥ 14 个	四级乙等得 0.4 分； 四级甲等得 0.5 分； 五级乙等得 0.6 分； 五级甲等得 0.7 分； 其他可填写多个，只算 1 项分值

2. 指标解读

（1）运营管理系统指以医院人、财、物为核心，以医院运营管理为目的的院内应用系统。

（2）其他项中填入的内容只算一项，不重复计算，且不得和临床服务系统及医疗管理系统重合。

（3）接入平台指应用系统需要从医院信息平台获取数据或推送数据到医院信息平台。

（4）平台有可视化界面可以查看已接入医院信息平台的应用系统，能查看医院运营系统和医院信息平台交互的日志、交互消息、消息交互量等。

3. 实现方式　接入平台要求运营管理系统通过 Webservice、MQ、HTTP REST 等方式与医院信息平台实现数据和应用交互与整合，支撑系统间互联互通。

4. 测评要求

（1）平台可视化界面对已接入平台的运营管理系统，要求能查看到近 3 个月的平台交互日志记录。

（2）与本章前文"医院已建成并投入使用的运营管理系统"相关内容相对应，根据接入平台的运营管理系统数量核定对应的等级。

（3）四级乙等≥ 2 个。

（4）四级甲等≥ 6 个。

（5）五级乙等≥ 10 个。

（6）五级甲等≥ 14 个。

5. 查验方式

（1）通过平台监控系统查看接入平台的运营管理系统数量等（图 5-5）。

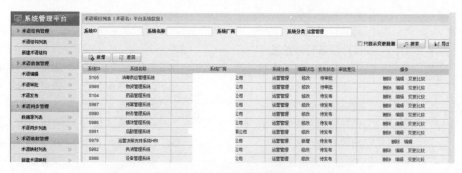

图 5-5　展示接入集成平台的运营管理系统列表

（2）通过平台可视化功能查看接入平台的运营管理系统的交互日志、交互消息、消息内容等。

（四）平台资源利用情况

1. 指标原文　指标原文见表 5-24。

表 5-24　平台资源利用情况指标原文

评审内容	编号	评审指标	分值	等级要求	评分说明
5.2.1 基于平台的内部连通业务	5.2.1.4	平台资源利用情况： 共享文档库数据量：_____ □数据量不足以支持平台应用 □数据量基本支持平台应用 □数据量足够支持平台应用	0.1	满足第二项要求，为四级甲等；满足第三项要求，为五级乙等	四级甲等得 0.05 分；五级乙等得 0.1 分

2. 指标解读

（1）共享文档库指医院建立临床数据中心系统，集中存储各应用系统中患者诊疗过程的各种临床文档数据。

（2）共享文档库数据量指临床数据中心系统中存储的各种临床文档的数量之和。

（3）数据量支持平台应用指医院开展的业务产生的数据基础支持平台应用，应与医院门诊、住院业务量相匹配。

3. 实现方式

（1）应用系统通过 Webservice 或 MQ 等方式与院内信息平台对接。

（2）应用系统按照 CDA 文档标准格式发送数据给平台。

（3）CDA 文档保存在临床数据中心系统。

4. 测评要求

（1）共享文档库的数据延迟应小于 1 天。需要有共享文档库的数据量展示界面，最好可以有各类文档的分类统计，应有统计口径的说明（包括哪些类型的文档和多久产生的数据），见图 5-6。

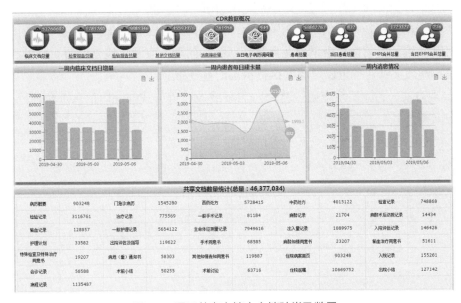

图 5-6　展示共享文档中文档种类及数量

（2）基本支持：共享文档库数据量应至少大于自该系统建立到现在医院门诊患者就诊数量的 3 倍和出院患者数量的 12 倍之和。

（3）足够支持：共享文档库数据量应至少大于自该系统建立到现在医院门诊患者和出院患者的所有文档之和。

5. **查验方式**　通过平台可视化功能查看相应时间门诊和住院患者数量情况，查看共享文档数据量。

（五）平台交互服务数量

1. **指标原文**　指标原文见表 5-25。

表 5-25　平台交互服务数量指标原文

评审内容	编号	评审指标	分值	等级要求	评分说明
5.2.1 基于平台的内部连通业务	5.2.1.5	平台交互服务数量，_____； 日均交互量，_____ □数据量不足以支持平台应用 □数据量基本支持平台应用 □数据量足够支持平台应用	0.1	满足第二项要求，为四级甲等； 满足第三项要求，为五级乙等	四级甲等得 0.05 分；五级乙等得 0.1 分

2. **指标解读**

（1）平台交互服务指各应用系统通过平台进行数据交换的服务数量（例如检验系统从平台上获取检验申请单为检验申请单服务）。

（2）平台交互服务量指在院内信息平台上各应用系统进行数据交换服务的总数量。

（3）日均交互量指在院内信息平台上各应用系统通过交互服务进行数据交换的次数（同一条消息发送和接收都需要纳入计算），可用最近一周的平均数填报。

（4）数据量支持平台应用指与医院交互与支持的业务量相匹配，如检验申请单服务应与当日 HIS 系统开出的检验申请单业务量相匹配。同理，应满足检查申请业务量、检验报告业务量、病历文书业务量以及医嘱执行状态的业务量。

3. **实现方式**　各应用系统通过 Webservice 或 MQ 等方式与院内信息平台进行交互。

4. **测评要求**

（1）有展示院内信息平台交互服务的界面（图 5-7）。

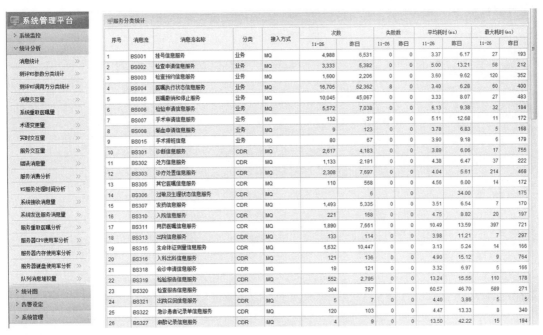

图 5-7　展示的集成平台上交互服务列表

（2）有平台上每天交互服务数据量的展示，有最近一周交互量趋势图和平均值展示（图 5-8）。

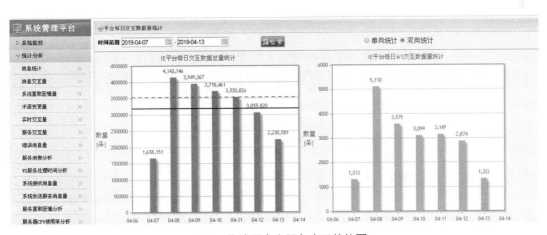

图 5-8　集成平台上服务交互趋势图

（3）平台交互服务量的计算应至少大于 30 个，具体计算方法待明确。

5. 查验方式

（1）查看平台上展示的交互服务管理界面（图 5-9）。

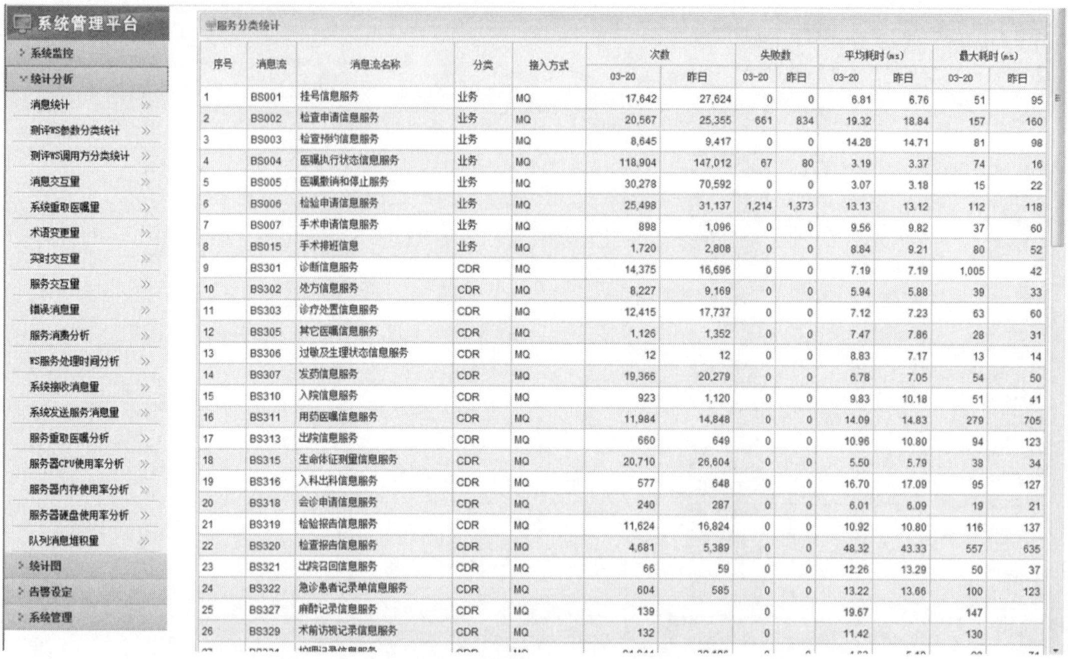

序号	消息流	消息流名称	分类	接入方式	次数 03-20	次数 昨日	失败数 03-20	失败数 昨日	平均耗时(ms) 03-20	平均耗时(ms) 昨日	最大耗时(ms) 03-20	最大耗时(ms) 昨日
1	BS001	挂号信息服务	业务	MQ	17,642	27,624	0	0	6.81	6.76	51	95
2	BS002	检查申请信息服务	业务	MQ	20,567	25,355	661	834	19.32	18.84	157	160
3	BS003	检查预约信息服务	业务	MQ	8,645	9,417	0	0	14.28	14.71	81	98
4	BS004	医嘱执行状态信息服务	业务	MQ	118,904	147,012	67	80	3.19	3.37	74	16
5	BS005	医嘱撤销和停止服务	业务	MQ	30,278	70,592	0	0	3.07	3.18	15	22
6	BS006	检验申请信息服务	业务	MQ	25,498	31,137	1,214	1,373	13.13	13.12	112	118
7	BS007	手术申请信息服务	业务	MQ	898	1,096	0	0	9.56	9.82	37	60
8	BS015	手术排班信息	业务	MQ	1,720	2,808	0	0	8.84	9.21	80	52
9	BS301	诊断信息服务	CDR	MQ	14,375	16,696	0	0	7.19	7.19	1,005	42
10	BS302	处方信息服务	CDR	MQ	8,227	9,169	0	0	5.94	5.88	39	33
11	BS303	诊疗处置信息服务	CDR	MQ	12,415	17,737	0	0	7.12	7.23	63	60
12	BS305	其它医嘱信息服务	CDR	MQ	1,126	1,352	0	0	7.47	7.86	28	31
13	BS306	过敏及生理状态信息服务	CDR	MQ	12	11	0	0	8.83	7.17	13	14
14	BS307	发药信息服务	CDR	MQ	19,366	20,279	0	0	6.78	7.05	54	50
15	BS310	入院信息服务	CDR	MQ	923	1,120	0	0	9.83	10.18	51	41
16	BS311	用药医嘱信息服务	CDR	MQ	11,984	14,848	0	0	14.09	14.83	279	705
17	BS313	出院信息服务	CDR	MQ	660	649	0	0	10.96	10.80	94	123
18	BS315	生命体征监测信息服务	CDR	MQ	20,710	26,604	0	0	5.50	5.79	38	34
19	BS316	入科出科信息服务	CDR	MQ	577	648	0	0	16.70	17.09	95	127
20	BS318	会诊申请信息服务	CDR	MQ	240	287	0	0	6.01	6.09	19	21
21	BS319	检验报告信息服务	CDR	MQ	11,624	16,824	0	0	10.92	10.80	116	137
22	BS320	检查报告信息服务	CDR	MQ	4,681	5,389	0	0	48.32	43.33	557	635
23	BS321	出院回访信息	CDR	MQ	66	59	0	0	12.26	13.29	50	37
24	BS322	急诊患者记录单信息服务	CDR	MQ	604	585	0	0	13.22	13.66	100	123
25	BS327	麻醉记录信息服务	CDR	MQ	139		0		19.67		147	
26	BS329	术前访视记录信息服务	CDR	MQ	132		0		11.42		130	

图 5-9　展示的集成平台上交互服务列表

（2）查看平台是否有横向扩展能力应对平台上的应用。

二、基于平台的外部连通业务

（一）医院信息平台接入上级信息平台种类

1. **指标原文**　指标原文见表 5-26。

表 5-26　医院信息平台接入上级信息平台种类指标原文

评审内容	编号	评审指标	分值	等级要求	评分说明
5.2.2 基于平台的外部连通业务	5.2.2.1	医院信息平台是否接入上级信息平台,如是,与上级已联通的业务包括: □上级和医院间的信息共享 □区域一卡通 □区域远程医疗 □区域医疗公众服务 □双向转诊 □区域病理共享 □区域检验共享 □区域影像共享 □其他_____ □未接入上级信息平台	0.1	五级乙等:接入上级平台,且≥5个; 五级甲等:接入上级平台,且≥8个	五级乙等得 0.05 分; 五级甲等得 0.1 分; 其他可填写多个,只算 1 项分值

2. 指标解读

（1）上级和医院间的信息共享：医院信息平台与上级信息平台联通业务指上级或本区域的区域信息平台、医联体信息平台等，具体包括身份验证等业务。

（2）区域一卡通：医院信息平台与区域一卡通联通业务，对接卫健委发行的居民健康卡，实现申请、就诊、院内外信息平台交互等；包括身份验证、预约、挂号、签到、诊疗、检查检验、处方、交费、取药、取报告单等诊疗服务全过程的应用。

（3）区域远程医疗：区域远程医疗联通业务包括远程专家门诊、远程专家急救指导、远程慢性病管理、远程医学教育、远程手术等业务，具备挂号/预约、检查、会诊、结果、反馈等功能。

（4）区域医疗公众服务：通过区域医疗公众服务平台，医院开展联通业务包括专家门诊预约、远程咨询会诊、转诊、转检、慢性病跟踪监控等服务，建立和调阅区域性电子健康档案，实现健康信息共享。

（5）双向转诊：双向转诊医院联通业务包括接收转入患者、查阅检验结果以及既往病史，对患者进行治疗，病情稳定后，办理转社区进行康复申请。

（6）区域病理共享：区域病理共享联通业务包括病理检查、会诊、信息上传、标本流转、接收、数字阅片、诊断、查阅报告等。

（7）区域检验共享：区域检验共享联通业务包括信息共享与上传、标本流转、接收、结果共享与调阅等。

（8）区域影像共享：区域影像共享联通业务包括影像检查、接收、数字阅片、诊断、查阅报告等。

3. 实现方式　医院信息平台同上级信息平台通过 Webservice、XML、中间表、前置机等接口方式，以共享文档的方式进行患者电子病历的上传和调阅。

4. 测评要求

（1）上级信息平台即院外信息平台，指上级或本区域的区域信息平台、医联体信息平台等。

（2）医院信息平台对接区域一卡通即各省居民健康卡管理平台，支持省卫健委发行的居民健康卡就诊，患者可以使用已申领的居民健康卡在医院直接就诊，也可以在院内系统中申领居民健康卡。

（3）下级医疗机构可以通过省级平台的服务调阅患者就诊资料，查看外院的就诊资料和支持患者授权。

5. 查验方式

（1）查看医院同上级信息平台进行联通的应用场景。

（2）通过平台监控系统查看信息共享服务的数据跟踪演示。

（二）以电子病历共享文档或健康档案共享文档的形式与院外信息平台进行交互

1. 指标原文　指标原文见表 5-27。

表 5-27　院外信息平台交互能力指标原文

评审内容	编号	评审指标	分值	等级要求	评分说明
5.2.2 基于平台的外部连通业务	5.2.2.2	是否支持以电子病历共享文档或健康档案共享文档的形式与院外信息平台进行交互 □是　□否	0.05	五级乙等	选择"是",得分;否则不得分

2. **指标解读**　医院信息平台与院外信息平台实现互联互通数据共享与交互,使用国家互联互通标准文档 CDA 格式进行交互。

3. **实现方式**　医院信息平台同院外信息平台通过 Webservice、XML 等接口方式进行交互,实现患者电子病历的上传和调阅。

4. **测评要求**　院内信息平台的业务数据按照标准格式要求通过平台转换成标准文档,与院外信息平台进行对接和上传,院外信息平台接收和解析共享文档并实现查看。

5. **查验方式**

(1)查看电子病历共享文档库。

(2)查看与院外平台的交互日志。

(3)查看院外平台共享的共享文档。

（三）电子病历共享文档已与院外信息平台交互的种类

1. **指标原文**　指标原文见表 5-28。

表 5-28　院外信息平台交互种类指标原文

评审内容	编号	评审指标	分值	等级要求	评分说明
5.2.2 基于平台的外部连通业务	5.2.2.3	电子病历共享文档已与院外信息平台交互的种类: □文档种类的 20% 以下,具体数量_____,频次_____人次 / 日 □文档种类的 20% 及以上,具体数量_____,频次_____人次 / 日	0.05	五级乙等	选择第二项,得分;否则不得分

2. **指标解读**

(1)上级信息平台即院外信息平台,指上级或本区域的区域信息平台、医联体信息平台等。

(2)医院信息平台同上级或区域信息平台实现共享文档方式的上传和调阅等。

(3)共享文档交互的种类包括但不限于 53 类电子病历共享文档。

3. **实现方式**　医院信息平台同院外信息平台通过 Webservice、XML 等接口方式,以共享文档的方式进行患者电子病历的上传和调阅。

4. **测评要求**

(1)医院信息平台与院外信息平台,根据接入平台的交互电子病历共享文档种类和数量核定对应的等级。

（2）通过平台随机抽取交互的共享文档，并查阅文档内容是否符合标准。

5. 查验方式

（1）在医院应用系统与院外信息平台进行电子病历共享文档交互的应用场景，并查阅文档内容是否符合标准。

（2）医生在医院应用系统调阅患者在外院的电子病历时须支持患者授权。

（四）健康档案共享文档数据上传至区域信息平台的数量

1. 指标原文 指标原文见表 5-29。

表 5-29 健康档案共享文档数据上传至区域信息平台的数量指标原文

评审内容	编号	评审指标	分值	等级要求	评分说明
5.2.2 基于平台的外部连通业务	5.2.2.4	健康档案共享文档数据已上传至区域信息平台的数量： □成人健康体检，具体数量_____，频次_____人次／日 □传染病报告，具体数量_____，频次_____人次／日 □死亡医学证明，具体数量_____，频次_____人次／日 □会诊记录，具体数量_____，频次_____人次／日 □转诊（院）记录，具体数量_____，频次_____人次／日 □门诊摘要，具体数量_____，频次_____人次／日 □住院摘要，具体数量_____，频次_____人次／日 □出生医学证明，具体数量_____，频次_____人次／日	0.3	五级甲等 ≥ 4 项	选择 1 项得 0.075 分

2. 指标解读

（1）共享文档库指医院建立临床数据中心系统，集中存储各应用系统中患者诊疗过程的各种临床文档数据。

（2）共享文档库数据量指临床数据中心系统中存储的各种临床文档的数量之和。

（3）数据量支持平台应用指医院开展的业务产生的文档都应进入共享文档库。

3. 实现方式 医院信息平台通过共享文档的接口方式与区域信息平台进行对接，实现患者健康档案文档数据的上传与共享。

4. 测评要求

（1）需要有共享文档库的数据量展示界面，最好可以有各类文档的分类统计，应有统计口径的说明（包括哪些类型的文档和多久产生的数据）。

（2）共享文档库数据量应至少大于自该系统建立到现在医院门诊患者就诊数量和出院患者数量之和的 3 倍。

（3）共享文档库的数据延迟应小于 1 天，频次应与实际业务情况相当。

5. 查验方式

（1）在区域信息平台查看医院已上传的文档信息。

（2）上传的文档应覆盖医院全部的患者。

（3）医院通过应用嵌套或数据接口方式调阅区域平台的健康档案。

（五）平台接入外部机构

1. **指标原文** 指标原文见表5-30。

表5-30 平台接入外部机构指标原文

评审内容	编号	评审指标	分值	等级要求	评分说明
5.2.2 基于平台的外部连通业务	5.2.2.5	平台是否接入外部机构,如是,已联通的外部机构包括: □银行 □医保及新农合 □保险 □公安 □急救中心 □CDC(疾控中心) □血液中心 □第三方挂号平台 □非银行支付机构 □外部数据上报平台或监管平台 □第三方药品配送机构 □其他_____	1.5	三级≥2个; 四级乙等≥3个; 四级甲等≥5个; 五级乙等≥7个; 五级甲等≥9个	三级得1分; 四级乙等得1.2分; 四级甲等得1.35分; 五级乙等得1.45分; 五级甲等得1.5分; 其他可填写多个,只算1项分值

2. **指标解读**

（1）银行：门诊或住院患者在医院就诊时，能在医院应用系统中直接使用银行卡进行门诊预交金充值、住院预交金缴纳、门诊费用结算或住院费用结算等操作，医院应用系统和银行系统进行接口对接。

（2）医保及新农合：门诊或住院患者在医院就诊时，参保患者可以使用医保卡在医院应用系统中进行在线医保报销，医院应用系统和医保局系统进行接口对接。

（3）保险：门诊或住院患者在医院就诊结束后，参加商业保险的患者，在医院应用系统中的就诊数据可以按照保险公司合理要求进行上传，并按照商业保险公司在线理赔流程进行在线理赔，不需要打印纸质单据。

（4）公安：门诊或住院患者在医院进行就诊时，医院应用系统和公安系统进行数据对接，医院应用系统可以根据公安系统的数据反馈对患者进行实名制建档、实名制认证等操作。

（5）急救中心：医院应用系统和急救中心系统对接，急救患者在急救中心系统中产生的相关医疗记录可以实时传送至医院应用系统，为医院急救提供更多的数据参考。

（6）CDC（疾控中心）：医院应用系统和国家疾控中心系统进行数据对接，可以按照CDC要求进行数据自动上传。

（7）血液中心：医院输血系统和血液中心系统对接，可以提取医院内用血量进行血液申领，或血液入库时输血系统可以扫码获取血液中心系统中该血袋的相关信息，提高用血安全。

（8）外部数据上报平台或监管平台：医院应用系统中产生的数据，可以按照上报平台或监管平台的数据格式要求进行自动上传。

（9）第三方药品配送机构：医院应用系统和配送机构信息系统对接，医院内部产生的处方信息或出院带药信息在保护患者隐私保证用药安全的前提下提供给第三方药品配送机构实现药品配送。

（10）医院信息平台联通的外部机构：指用于患者诊疗活动的业务应用。

（11）医院信息平台与银行联通可通过直接对接或平台等模式，对接银联系统通过与医院信息平台对接，实现实时联网结算，方便患者使用银联卡就医，实现医院退费、对账、账务报表等管理。

（12）医院信息平台对接医保及新农合系统，实现实时联网结算，方便医保及新农合患者就医。

（13）与商业保险公司合作，为保险公司提供参保报销患者就诊数据，实现实时联网查询。

3. **实现方式**　医院信息平台与外部机构通过 MQ、Webservice、XML 等接口方式或应用嵌套整合方式进行对接。

4. **测评要求**

（1）平台可视化界面对已接入外部机构，要求能查看到应用或平台交互日志记录。

（2）通过检查医院信息平台与外部机构的联通业务交互接口和数据。

（3）医院信息平台与外部机构联通，根据联通机构的数量核定对应的等级。

5. **查验方式**　随机抽取三个外部机构的联通业务，通过平台监控交互接口和数据的查验。

第六章

医院评审准备

医院信息互联互通标准化成熟度测评包括申请、专家文件审查、标准符合性测试、现场查验四大步骤，申请机构根据医院测评要求，进行自评估和必要的标准化及应用成熟度改造，并针对文件审查、标准符合性测试、现场查验做好文档、接口、环境等准备。本章针对每一步骤，重点介绍申请机构如何进行相关评审工作的准备。

第一节　测评的申请

医院信息互联互通标准化成熟度测评（以下简称"医院测评"）申请采用线上申请的方式进行，医院测评申请阶段是指由申请机构按照《国家医疗健康信息互联互通标准化成熟度测评申请材料》准备相关材料，并登录"测评管理系统"向管理机构提交互联互通测评的申请，管理机构对申请机构进行审核和管理，审核通知发送申请机构。

一、互联互通预评价

医院测评分为七个等级，由低到高依次为一级、二级、三级、四级乙等、四级甲等、五级乙等、五级甲等。申请机构在准备开展测评前，需要结合医院信息化发展现状，按照"医院信息互联互通标准化成熟度分级方案"对医院互联互通标准化成熟度水平进行自评估，帮助医院准确确定申请测评的等级。自评估可使用"测评管理系统"完成。

（一）医院信息化建设情况自评

医院测评可对医院信息化水平进行全面地评价、监督，同时也对医院管理和信息化建设的标准化、规范化及科学化具有重要的指导意义，主要对各医疗机构组织建设的以电子病历和医院信息平台为核心的医院信息化项目进行标准符合性测试以及互联互通实际应用效果评价。因此，为了更准确地开展医院测评，首先要对医院的信息化建设情况进行自评工作。

根据"医院信息互联互通标准化成熟度分级方案"，一至三级主要是对医院信息管理系统的要求，特别是电子病历数据规范的要求；从四级开始，要求建设医院信息集成平台，对医院基础设施及安全建设有明确的具体要求，并对平台接入应用系统的范围有了具体要求；五级在四级的基础上增加了与上级平台的互联互通与业务协同服务，增加了对业务闭环、临床知识库、临床辅助智能诊断、大数据决策支持等较高的要求。因此，申请机构要从数据资源标准化建设情况、互联互通标准化建设情况、基础设施建设情况、互联互通应用效果等多个维度评价医院的信息化建设情况。

（二）平台信息化建设标准符合性自评

医院测评分标准符合性测试和应用效果评价两个部分，针对以电子病历和医院信息平台为核心的医疗机构信息化项目，分别进行信息标准符合性测试和互联互通实际应用效果评价。标准符合性测试指在实际生产环境中对各医疗机构组织建设的医疗机构信息化项目，分别从数据集、共享文档、交互服务等方面验证与国家卫生健康行业标准的符合性。为了准确开展医院测评，申请机构还要对医院的平台信息化建设标准符合性进行自评工作。自评内容包括电子病历数据集标准符合性、电子病历共享文档标准符合性、互联互通交互服务标准符合性。

（三）确定申请测评等级

在前两项工作的基础上，也有申请机构邀请相关领域专家或第三方机构进行定性指标评审和定量指标测试，以帮助准确把握医院的互联互通标准化成熟度水平，并结合医院的信息化发展能力和情况，制定申请的目标测评等级。目标确定后，针对相应标准化成熟度测评的要求，制定测评计划及改造方案，对被测系统进行标准化和功能改造，以适用于标准化成熟度定量指标测试和定性指标评审的要求。

二、准备申报材料

确定测评目标后，申请机构在线下载相关申请文件的模板，填写完整并盖章后扫描上传，文件为 PDF 格式，主要包括医院信息互联互通标准化成熟度测评申请单、医院信息互联互通标准化成熟度测评自评估问卷、医院信息互联互通标准化成熟度测评证明材料，所有文件按照模板要求进行准备和填写。

（一）申请单准备

医院测评申请单主要包含申请机构信息、平台信息、申请信息三类信息。申请机构信息主要包括医院名称、地址和联系人相关信息。平台信息包括平台名称、建设时间、企业名称等信息。《医院信息互联互通标准化成熟度测评方案》规定作为测试对象的医院信息平台（或系统）必须具备软件著作权证书，运行一年以上并通过初验。因此，申请机构须确认医院信息平台的建设情况和建设时间是否满足测评要求。申请信息主要包括申请等级、申报材料列表。医院测评申请单需要申请机构和主管部门审核并签字盖章。

（二）证件资料

证件材料包括申请机构法人证书副本（复印件加盖公章）、申请机构统一社会信用代码／组织机构代码验证（复印件加盖公章）、承建单位工商营业执照副本（复印件加盖公章）。

（三）知识产权证明

知识产权证明包括医院信息平台软件著作权以及平台相关业务软件著作权，材料均需要复印件并加盖公章。

（四）测评自评估问卷

测评自评估问卷是申请机构对"医院信息互联互通标准化成熟度测评指标体系"全部指标根据医院情况进行自评的结果，是申请机构确定申请等级的主要依据，也是专家进行审核的重要参考。自评估卷不需书面提交，在测评管理系统自评估模块中填写即可。

（五）测评证明材料

在准备《医院信息互联互通标准化成熟度测评证明材料》时，须梳理院内各大系统，准备与硬件、安全及软件相关配置及资料，充分证明和展示申请机构已具备测评要求，达到相应等级标准。梳理全院各大系统可按照临床服务、医疗管理、运营管理三大类进行收集，主要包括系统功能介绍、系统供应商、是否与平台对接、与平台对接业务、方式等内容。通过对指标实现情况的详细介绍并配合截图辅助，充分翔实地证明系统的应用满足临床、科研、教学、管理等方面的使用，说明信息的共享协同及系统间的有效互通和可持续发展。

三、上传申请材料

（一）账号申请

申请者可直接在 IE 浏览器的地址栏中输入 http://www.chiss.org.cn 进入中国卫生信息标准网首页，新用户进入网站后需要先进行注册，如图 6-1 所示，首先选择用户类型即"申请测评机构"，并按照基本信息提示及填写格式要求对基本信息进行完善填写，然后点击最下方的"提交"按钮提交申请，待管理部门审核，审核结果通过用户注册时的邮箱进行发送，申请用户只需要等待接收邮件，待审核通过后才能进行登录及相关操作。

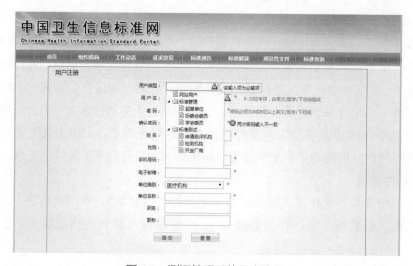

图 6-1　测评管理系统用户注册

（二）完善机构信息

通过管理部门审核后，新注册的用户即可进入中国卫生信息标准网首页，点击页面右侧的"标准测评系统"进入界面，选择完善机构信息，进入机构注册界面，如图6-2所示。在完善机构信息时，注意单位级别，若为地市级则由省级机构进行审核，若为省级或国家级则由国家级进行审核。完善机构信息后提交至国家进行审核（部级审核），待审核通过后，申请用户就可以登录系统进入页面进行申请部门的相关操作，通过查收邮件了解审核结果。

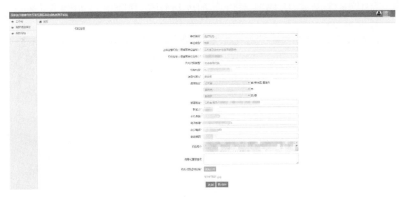

图6-2　测评管理系统完善机构信息

（三）在线自评估

申请机构信息经管理机构审核通过后，可进行在线自评估。系统将最后一次自评结果作为申请参考。用户可通过"在线自评"功能模块完善机构信息，点击"保存"即可进行在线自评，通过左侧目录树或右上方的"下一步"按钮，查看不同目录的测评指标，如图6-3所示。测评指标全部选择完成之后，会显示申请机构的所得分数和当前符合的等级。申请机构自评完成后，可通过"自评历史"进行查看，可选择自评的历史记录和查看自评详细，点击医院成熟度自评显示其自评记录，点击每个自评记录即可显示自评中各个指标选择的详细情况。

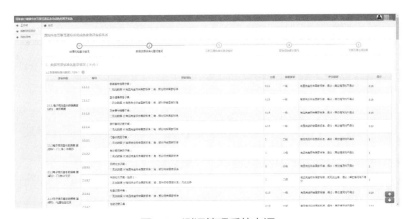

图6-3　测评管理系统自评

自评阶段需要申请机构至少完成一次自评，根据自评结果选择互联互通成熟度申请测评等级，在线评估时要根据指标和医院实际情况填写相应内容，并选择相应选项。通过自评，了解本单位信息化建设实际情况。同时慎重选择申请等级，测评未达到申请等级，即为测评不通过，不存在降级通过的情况。且第一年申报等级不可超过四级甲等，通过四级测评后，隔年方可申报五级乙等。

（四）上传申请材料

申请机构文件审查材料准备齐全后，首先通过菜单的"测评申请"模块填写并提交测评申请单，填写内容包括医疗机构基本信息和项目评价申请单，如图6-4所示。

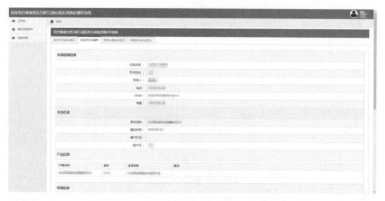

图6-4　测评管理系统填写申请单

项目评价申请单中须上传申请材料，包括医疗健康信息互联互通标准化成熟度测评申请单、申请机构法人证书副本（复印件加盖公章）、申请机构统一社会信用代码／组织机构代码验证（复印件加盖公章）、承建单位工商营业执照副本（复印件加盖公章）、知识产权证明（可多选，复印件加盖公章）以及医疗健康信息互联互通标准化成熟度测评证明材料，如图6-5所示。其中医疗健康信息互联互通标准化成熟度测评证明材料针对指标体系中的每项指标，以小标题的形式对应，并可随着医院信息系统改造的进行不断完善，重新上传。

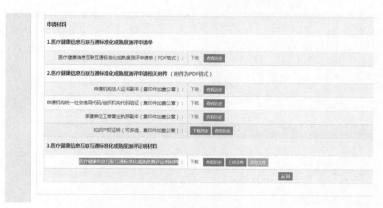

图6-5　测评管理系统上传测评证明材料

申请用户提交审核之后，就可以等待审核结果了。申请用户提交的申请将根据机构的级别分别提交到国家级或省级进行审批。申请用户可以通过邮件查看结果，若审核不通过，申请用户可以重新提交审核。此外，可通过系统"查看文审打分表"界面查看文件审查打分详情，如图6-6所示。

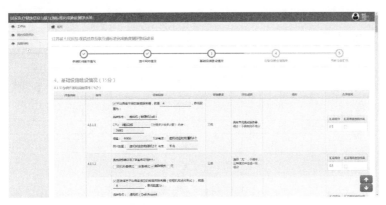

图6-6 测评管理系统查看审核状态

第二节 专家文审准备

医院信息互联互通应用效果评价专家文审阶段由分级管理机构组建测评专家组团队（3～5人），根据医院信息互联互通标准化成熟度测评中的定性指标，通过审核相关技术文档、会议讲解答疑等形式，从技术架构、基础设施建设、互联互通应用效果等方面对定性测评指标进行评价。申请机构顺利通过专家文审阶段后，才可申请进入专家现场查验阶段。

一、专家文审阶段的工作流程

专家文审阶段的工作流程如图6-7所示，主要分为专家文审准备、专家文审会议、专家文审总结三个阶段。

1. 申请机构按照测评要求进行医院信息平台及相关应用系统改造，完成自评估问卷，准备互联互通汇报PPT、互联互通指标证明材料；

2. 分级管理机构从定性评价专家库中选择专家组建文审专家组，并组织专家文审会议；

3. 文审专家听取申请机构的互联互通PPT汇报、审阅医疗机构提交的相关证明材料；

4. 文审专家完成在线打分，进行结果汇总；

5. 分级管理机构填写《文审结果汇总表》；

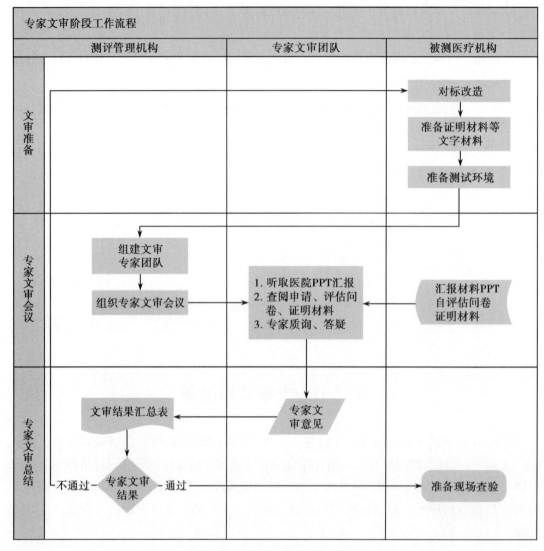

图 6-7　专家文审阶段工作流程

6. 通过专家文审查验后，申请机构按照专家文审意见进行相关系统改造和优化，并进一步完善评估问卷相关证明材料。

二、专家文审阶段的准备内容

专家文审阶段是由互联互通测评分级管理机构从互联互通专家库中选择专家成立文审专家组（3～5 名专家），并组织召开专家文审会议。测评专家组在文审阶段主要通过听取申请机构 PPT 汇报、审阅医院互联互通证明材料、质询答疑等方式，根据申请机构的汇报及提供的技术证明材料进行评审，并提出专家文审意见。

本阶段旨在了解申请机构对标整改工作进展和难点，对证明材料充分的指标给出初步评测评分，并梳理指标证明材料不足或专家质疑的指标，提出整改意见和建议，指导申请机构进一步落实标准实施，为组织下一阶段专家现场查验奠定基础。未达到基本要求的申请机构将不予进行现场查验。因此，相关汇报和证明材料的准备是专家文审阶段的关键。

（一）专家文审材料的准备

申请机构按照互联互通测评格式要求准备证明材料是申请测评通过的重要保障。专家文审的证明材料主要分为专家文审答辩汇报 PPT 和评估问卷相关证明材料两大类，包括：①医院信息互联互通标准化成熟度测评申请材料（申请表及附件、申请材料、指标体系）；②医院信息互联互通标准化成熟度测评自评估问卷；③医院信息互联互通标准化成熟度测评评估问卷相关证明材料；④国家初审反馈意见及补充材料；⑤专家文审答辩汇报 PPT。申请机构须在专家文审会评审前将最新版本的自评估问卷和证明材料上传至国家互联互通测评管理系统（www.chiss.org.cn）。

1. **评估问卷相关证明材料准备**

医院信息互联互通标准化成熟度测评评估问卷及相关证明材料是专家进行评审打分的重要材料。申请机构在准备证明材料时，须按照《医院信息互联互通标准化成熟度测评指标体系》重点梳理互联互通标准化改造、医院信息平台建设、基础设施和信息安全建设、互联互通联通和应用效果等内容，对平台建设和系统的详细介绍并配合截图辅助，以充分翔实地证明和展示申请机构已具备测评要求。

编制《医院信息互联互通标准化成熟度测评评估问卷相关证明材料》须严格按照标准模板（www.chiss.org.cn 网站下载）节点进行对标证明（没有勾选的指标项对应的节点直接填写"无"），表述方式可以文字和截图相结合，具体要求如下：

（1）证明材料文字描述要求：测评医院须按照业务实际情况进行详细对标描述。数据资源标准化建设情况应重点描述医院数据集、共享文档标准化现状和详细改造措施（标准映射、术语体系建立、应用系统改造、历史数据处理、共享文档生成等），证明标准在医院的应用落地情况；互联互通标准化建设情况按照指标要求进行对标证明，其中平台技术架构、应用架构、平台功能和平台可视化是重点内容，须详尽描述证明；基础设施建设情况应重点描述平台基础设施和信息网络安全建设情况，使用图文方式进行阐述证明，并提供核心应用系统和信息平台通过安全等级保护测试证明；互联互通应用效果部分须详细描述互联互通应用场景和流程。

（2）证明材料截图要求：截图使用的账户信息和患者应为真实数据，不可截取包含测试环境、测试账号、测试患者的系统截图，并且须直接全屏清晰截图（去除患者隐私），按照章节规范图片编号和名称；应用系统截图须体现测评医疗机构名称，不得使用其他机构或厂商演示产品的系统截图；互联互通应用效果截图须与实际业务场景和流程相关，信息符合业务逻辑，证明实际应用效果。

2. **专家文审答辩汇报 PPT 准备** 专家文审答辩汇报 PPT 内容应对标测评要求。主要内容包括申请机构基本情况（简介）、医院信息化建设情况、信息平台建设情况（如平台建成年份、平台架构、运行情况等）、定性指标证明材料讲解（如总体自评估情况、针对指标列举证明材料等）。时长一般为 20 分钟。

（二）专家文审会答辩的准备

专家文审以会议形式针对数据集和共享文档标准化改造情况、信息平台技术架构、互联互通服务、平台基础设施建设、信息网络安全建设以及互联互通应用效果等方面内容，评审申请机构的信息平台标准化建设及互联互通应用效果综合情况。本阶段，文审专家组将重点听取申请机构 PPT 汇报情况，参阅评估问卷证明材料，进行质询评测。申请机构须对文审专家的提问进行现场解答，并记录专家提出的建议意见，对有理解错误、改造不到位、证明材料不明晰等问题，及时标注，以便后续完善。

第三节　医院标准符合性测试准备

标准符合性测试指由经过统一培训的测试专家使用统一的测试工具，对申请机构建设使用的实际业务生成环境进行自动化数据和服务的提取、校验并得到测试结果。分别从数据集、共享文档、交互服务等方面进行严格的、定量的测试，其目的是验证医院信息平台及相关应用系统与国家卫生健康行业团体、标准技术规范和交互规范的符合性。

标准符合性测试对象主要包括申请机构信息化建设项目中使用的基于电子病历的医院信息平台及应用系统，或医院管理信息系统。根据测评要求，测试对象（医院信息平台或系统）必须具备软件著作权证书，正常运行一年以上，并且通过初验。

一、标准符合性测试的工作流程

标准符合性定量测试采用统一的测试工具，以自动化测试为主，辅以人工核查。主要从准确性、完整性和真实性三个维度进行定量测试：①准确性：数据集、共享文档和交互服务内容符合标准；②完整性：患者临床业务数据完整归集并能生成相应的共享文档；③真实性：共享文档、交互服务内容与真实应用系统中的数据保持一致。标准符合性定量测试的工作流程如图 6-8 所示，主要分为测试准备、测试执行、测试总结 3 个阶段。

1. 申请机构按照测评要求进行医院信息平台及相关应用系统改造，准备定量测评环境（生产环境、技术人员等），等待测评管理机构组织定量测试。

2. 管理机构从定量测试专家库中选择专家组建测试专家工作组。

3. 测试专家工作组到申请机构现场，在申请机构工作人员配合下进行测试数据抽取，测试专家利用统一测试工具，对抽取的数据进行标准符合性测试，并填写数据抽取记录。

4. 测试专家归档数据，编制并提交测试报告。

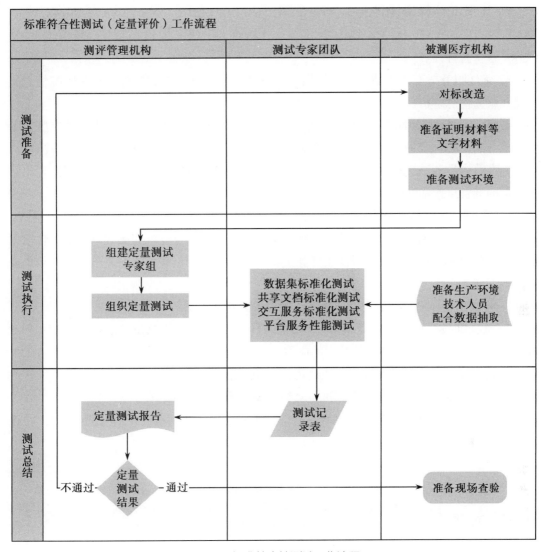

图 6-8　标准符合性测试工作流程

二、标准符合性测试的准备内容

标准符合性测试主要采用定量测试的方式,分别从数据集、共享文档、交互服务、平台性能等方面验证与国家卫生健康行业标准的符合性。因此,申请机构在进行标准符合性测试前应按照电子病历基本数据集、电子病历共享文档规范、基于电子病历的医院信息平台技术规范等国家卫生行业标准进行平台数据标准化改造、共享文档改造、交互服务标准改造。

1. **数据集标准化改造**　主要依据 WS 445—2014、WS 375.9—2012、WS 376.1—2013标准要求,核对医院信息平台采集的电子病历数据的数据类型、表示格式、数据元值及代码、数据值域等数据元属性是否符合标准。

2. **共享文档标准化改造**　主要依据 WS/T 500—2016、WS/T 483.2—2016、WS/T 483.11—2016、WS/T 483.16—2016 标准要求，核对电子病历共享文档的文档结构和文档内容是否符合标准。

3. **交互服务标准化改造**　主要根据医院信息平台交互规范的要求，核对医院信息平台交互服务消息解析、处理和响应是否符合标准。

4. **平台运行性能测试**　根据医院信息平台运行日志记录消息，重点测试基础服务平台、电子病历整合服务、电子病历档案服务的铺底数据量、平均响应时间等性能指标。

标准符合性测试过程主要分为测试准备、测试执行、测试总结三个阶段，下面列出每个阶段的准备工作和注意事项。

（一）测试环境和人员的准备

在标准符合性测试阶段，申请机构须在 2 小时内配合测评专家完成共享文档（含数据集）的抽测和系统截图工作，时间紧任务重，因此在定量测试开始之前，申请机构须提前做好如下准备工作，详细工作清单见表 6-1。

1. 测试工作环境，确认工作环境能连接互联网和业务网络。

2. 至少准备一台接入实际生产环境的计算机，安装 HIS、EMR、LIS、PACS、手术麻醉、护理等涉及所有共享文档数据的应用系统。

3. 准备实际生产环境交互服务的调用接口和地址。

4. 安排相关技术人员配合专家进行文档准备、系统截图等事宜。

5. 填写《国家医疗健康信息互联互通标准化成熟度测评标准符合性测试声明》，并提供医院公章。

表 6-1　测试环境准备清单

序号	工作准备清单（医疗机构）
1	测试工作环境，支持连接互联网和业务网络
2	准备 1～2 台接入生产环境的计算机，安装 HIS、EMR、LIS、PACS、手术麻醉、护理等涉及所有共享文档数据的应用系统
3	准备实际生产环境交互服务的调用接口
4	安排技术人员配合文档准备、系统截图等事宜
5	填写《国家医疗健康信息互联互通标准化成熟度测评标准符合性测试声明》并加盖公章

（二）测试执行材料的准备

在定量测试执行阶段，测试专家将使用统一测试工具，对数据集标准化情况、共享文档标准化情况、互联互通交互服务、平台运行性能进行测试，并形成测试记录表。本阶段，申请机构的主要任务是配合测试专家在实际生产环境中完成共享文档（含数据集）、平台交互服务和性能测试，并按照要求提供相应应用系统和日志记录截图。

1. **共享文档（数据集）测试的准备**　配合测试专家在实际生产环境中随机抽取测试

患者，生成对应共享文档和数据集，并按照要求提供相应应用系统截图。

（1）配合完成测试患者的抽取：申请机构须配合测试专家在实际生产应用系统中从不同科室、不同日期范围（近一年时间段内）随机抽取至少 10 名患者（如有中医与妇产科业务，抽取范围包括中医科、产科、儿科）。

（2）配合完成测试共享文档生成：申请机构须在 2 小时内生成所有抽取患者本次就诊的全部应测种类的电子病历共享文档，每个患者的共享文档放置在以患者姓名命名的文件夹目录下。电子病历共享文档共 53 类，其中 5 类为选测文档（中药处方、待产记录、阴道分娩记录、剖宫产记录、中医住院病案首页），如医院无对应实际业务，选测共享文档可免测。

（3）配合完成共享文档标准化测试：申请机构须配合测试专家利用测试工具从准确性、完整性和真实性三个维度对共享文档（含数据集）标准化程度进行定量测试，并在 2 小时内提供患者列表、360 视图、病案首页等应用系统截图，材料具体要求见表 6-2。

表 6-2　共享文档测试材料准备要求

测评维度	测试要求	申请机构准备	材料要求
共享文档完整性	测试专家对比 360 视图与病案首页（电子病历系统），核查申请机构提交的共享文档类别的完整性	2 小时内提供三类截图：①抽测时应用系统中的患者列表截图②该患者 360 视图中的界面截图（建议为病历文书列表页）③该患者病案首页截图	直接截屏（全屏截图且包含系统时间），并明确框选出被选患者及关键信息；截图命名方式为"患者 360 视图 -x"的格式，x 为 1、2、3…，表示本类截图的第 x 个样本，每个患者的截图放置在以患者姓名命名的文件夹目录下
共享文档准确性	测试专家从应测共享文档种类的每一类中随机抽取一份文档作为生产数据自动化测试对象，使用测试工具检测共享文档结构的规范性和数据的准确性	配合测评专家进行自动化检测	无
共享文档真实性	测试专家从已抽取的 53 份共享文档测试数据中随机抽取 15 份（其中门急诊病历、住院病案首页、麻醉记录、高值耗材使用记录、输血记录为必选项）作为业务数据比对测试对象，对照应用系统截图确定共享文档数据的真实性	2 小时内提供 15 份文档相应的应用系统截图	直接截屏（全屏截图且包含系统时间），并明确框选出被选患者及关键信息；截图命名方式为"EMR-SD-01-病历概要 - 截图 -x"的格式，x 为 1、2、3…，表示本类文档的第 x 个截图，所有截图放置在以"共享文档业务数据比对测试截图"命名的文件夹目录下

2. 交互服务测试的准备 交互服务测试阶段，测试专家将在相应应用系统或医院信息平台的相关功能里抽取非注入类交互服务、注入类交互服务、区域类交互服务的数据样例。测试专家根据抽取的数据样例准备相应的交互服务用例，通过测试工具检测交互服务返回消息的准确性。本阶段，申请机构须按照要求提供 ESB 服务总线交互日志、实际应用系统和信息平台功能截图等材料，测试专家将通过对照应用系统截图确定返回消息中数据的真实性。本阶段需申请机构准备的材料具体要求见表 6-3。

表 6-3 交互服务测试阶段材料准备要求

测评维度	测试要求	申请机构准备	材料要求
交互服务消息准确性	测试专家根据抽取的数据样例信息准备相应的交互服务用例并通过测试工具测试交互服务	提供相应交互服务的执行日志截图（ESB 服务总线下的交互日志）	要求直接截屏（全屏截图且包含系统时间），并明确框选出关键信息；所有交互服务日志和功能截图均放置在以"交互服务比对截图"命名的文件夹目录下
交互服务数据真实性	测试专家通过对照应用系统截图确定返回消息中数据的真实性	提供交互服务执行结果体现在应用系统或平台上的功能截图	要求直接截屏（全屏截图且包含系统时间），并明确框选出关键信息；所有交互服务日志和功能截图均放置在以"交互服务比对截图"命名的文件夹目录下

3. 平台运行性能测试的准备 本阶段，申请机构相关技术人员负责操作平台功能，测试专家监督操作过程并根据平台日志记录消息执行的响应时间，记录测试对象内的"铺底数据量"及最后测试结果。

（三）测试常见问题

1. 共享文档

（1）验证格式正确，缺少必填内容：实例文档结构符合标准，但缺少共享文档规范要求的必填内容。需根据业务情况判断该实例文档是否正确。

（2）验证格式正确，包含全部必填项，但数据元内容不符：实例文档结构符合标准，并包含共享文档规范要求的必填内容，但有部分或全部数据项不符合数据元定义。基本可判定该实例文档错误。

（3）验证格式错误：实例文档结构不符合标准，可判定该实例文档错误。

（4）XML 无法解析或文档类别与测试用例不一致：无法与测试的用例匹配，或提供的测试数据格式有问题。在排除操作人员无操作失误的情况下，可判定该实例文档错误。

2. 交互服务

（1）验证格式正确，缺少必填内容：消息实例结构符合标准，但缺少交互服务规范要求的必填内容。需根据业务情况判断该消息实例是否正确。

（2）验证格式正确，包含全部必填项，但数据元内容不符：消息实例结构符合标准，并包含交互服务规范要求的必填内容，但有部分或全部数据项不符合数据元定义。基本可判定该消息实例错误。

（3）验证格式错误：消息实例结构不符合标准，可判定该消息实例错误。

3. **其他**

（1）无法访问交互服务调用地址：出现测试工具无法访问申请机构提供测试对象交互服务地址或测试对象无法调用测试工具的被调用地址，应首先排查网络原因。

（2）无法在规定时间内提交相关文档和截图：平台生成共享文档数据速度较慢，准备工作不充分，人员安排不合理，导致无法在规定时间内提交相关文档和截图。

第四节　现场查验的准备

互联互通现场查验是整个测评的最后查验环节，是在申请机构通过专家文审后需要重点准备的，以定性指标的评审为主。现场查验阶段管理机构从专家库中选择专家组建现场查验专家组，现场查验专家组到申请机构现场，根据互联互通的测评方案要求及专家文审意见，对定性指标特别是文审中专家质疑的指标进行现场评估，对平台实现的互联互通和创新服务应用效果进行现场核实，采取听取汇报、查阅材料、访谈、现场演示等多种查验形式，现场查验专家根据现场查验情况，结合定量指标测试、专家文审结果，对申请机构的建设成效进行综合评价，完成在线打分，汇总结果，给出评价意见，并录入测评管理系统。因为现场测评内容较多、形式多样化，所以医院的准备工作也要更加全面。

一、专家现场查验的工作流程

专家现场查验阶段的工作流程如图 6-9 所示，主要分为专家现场评审准备、专家现场评审、专家总结三个阶段。

1. 通过标准符合性测试和专家文审，方可开展现场查验。

2. 管理机构从定性评价专家库中选择专家组建现场查验专家组。

3. 现场查验专家组到申请机构现场，对定性指标进行现场查验。

4. 现场查验专家完成在线打分，进行结果汇总。

5. 管理机构填写《现场查验结果汇总表》。

（一）首次会

现场查验工作组介绍查验工作组成员、工作内容、纪律要求、任务分工等。申请机构介绍医院基本情况以及针对本次现场查验指标的证明性论述内容。

（二）现场查验

专家组负责查验定性指标，采取听取汇报、查阅材料、访谈、现场演示等多种查验形式。检测机构测试人员负责抽测共享文档、平台交互服务、平台运行性能。

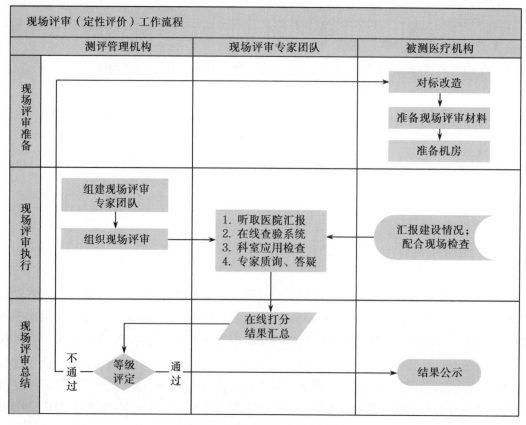

图 6-9 专家文审阶段工作流程

（三）专家现场合议

专家组及检测机构测试人员合议、汇总现场查验情况，填写并签署《医院信息互联互通标准化成熟度测评评分汇总表》。

（四）专家现场查验总结反馈会议

现场查验工作组向申请机构反馈现场查验结果及答疑。

二、现场查验的准备内容

现场查验是测评的重要环节，主要由测评专家组针对医院的信息平台、临床数据汇总、硬件设备等关键环节进行现场查看。定性评审指标主要包括互联互通标准化建设中的技术架构、基础设施建设以及互联互通和创新服务应用效果三部分。本阶段采用文件审查、现场验证、现场确认和演示答疑等方式进行查验。因为定性测评内容较多、形式多样化，所以医院的准备工作也要更加全面。

接到现场查验通知时，医院应尽快启动对现场查验的准备工作，做好充足应对准备，以备出现突发情况或临时事故影响现场的展现效果，主要包括材料准备、现场准备和答疑准备。此外，在现场查验前几天须安排全流程的测试、演练，模拟现场查验的整个流程以及仍存在风险的或测评中可能出现的各类问题，并提前制定应对方案，查漏补缺，做到万无一失。

（一）材料准备

申请机构准备现场查验材料主要包括会议日程和专家汇报类材料，其中专家汇报类材料包括：①专家评审答辩汇报PPT；②医院信息互联互通标准化成熟度测评证明材料；③专家文审整改报告。

1. **会议日程**　查验工作的日程由申请机构针对测评内容、重点提前安排，进行专题会议对接评审前项目组工作安排和会议当天的日程。测评前工作需要细化至准备工作项目梳理、各项工作人员分工、任务时间安排等。测评当天申请机构提前确定参会领导、业务科室人员、信息化技术人员安排，确定首次会和末次会会议地点，确认当天测评流程、查验路线等，以确保整个准备工作没有缺漏，有序进行。表6-4是现场查验当天会议日程安排示例，根据以下内容进行日常设计安排：

（1）首次会：现场查验工作组介绍查验工作组成员、工作内容、纪律要求、任务分工等。申请机构PPT介绍区域（医院）基本情况以及针对本次现场查验指标的证明性论述内容。

（2）现场查验：专家组负责查验定性指标，采取听取汇报、查阅材料、访谈、现场演示等多种查验形式。

（3）现场查验总结：专家组及检测机构测试人员合议、汇总现场查验情况，填写并签署《医院信息互联互通标准化成熟度测评评分汇总表》，并向申请机构反馈现场查验结果及答疑。

表6-4　现场评审的基本流程安排

序号	流程	工作内容
1	集合	前往医院具体地点
2	签到	地点
3	首次会	1. 主持人介绍查验会参会领导、专家及参会人员 2. 领导讲话 3. 申请机构讲话,宣读声明 4. 推选专家组组长,宣读工作要求及声明;组长介绍查验工作内容、纪律要求、任务分工等内容 5. 申请机构介绍医院基本情况以及针对本次现场评审指标的证明性论述内容
4	查验工作(1)　专家组	现场评审工作组结合现场评审指标查验门(急)诊诊间、住院病房、药房、检查科室、数据中心、机房等
5	查验工作(2)　专家组	会场演示系统,在线评审定性指标
6	现场评审总结会	1. 专家组汇总现场评审情况,填写并签署《现场查验结果汇总表》 2. 现场评审工作组向申请机构反馈现场评审结果及答疑

2. **汇报PPT**　测评综合汇报是测评当天医院对其基本情况以及本次现场查验指标的证明性、概括性论述，重点是定性指标的达标说明。但现场查验应与文审汇报PPT有所区分，文审汇报应严格对标，现场查验汇报可根据文审情况适当偏向有疑问指标，并加强对基于平台的互联互通创新服务应用、医院互联互通信息化建设亮点等进行梳理与总结。

测评汇报一般由医院的基本情况、医院信息化建设情况、互联互通标准化建设和改造情况以及标准化建设和应用成果四个部分组成。其中，三、四部分应进行重点汇报。

3. **证明材料**　现场测评当天的文书材料准备也是测评准备中的重点。主要需准备以下几类材料：

（1）证明材料：医院在文审阶段结束后，应及时针对文审专家意见列出的材料不足和专家质疑的指标，进行系统改造和完善，同时对实证材料进行修订完善。有必要的可在修订证明材料的基础上，单独准备一份针对文审意见的补充说明材料。此外，还需要进一步对测评材料进行润色，进一步针对说明和截图的展示。

在测评当日之前，应根据现场专家人数打印、装订《医院信息互联互通标准化成熟度测评自评估表》《医院信息互联互通标准化成熟度测评评估问卷证明材料》，用以测评当天专家查阅。

（2）平台项目设计方案或实施方案：互联互通标准化建设主要针对基于电子病历的医院信息平台或信息管理系统在互联互通标准化方面的测评，其中重点考察平台技术架构情况和互联互通服务功能。测评当天须准备集成平台的项目设计方案，包括平台建设目标、平台架构设计、建设内容等，以及集成平台建设的实施方案，包括平台建设内容、平台相关服务、实施方案、需求管理等。

（3）相关制度文档：针对测评中对相关管理制度的要求，准备医院最新的制度文档进行打印盖章，以及针对各项制度的记录，如机房巡检记录、平台接入申请记录、等保报告等，应打印作为证明补充材料。

（4）流程性文档：主要包括测评当日现场需使用文档，主要有测评专家工作要求及声明，当日须分别交申请机构和各查验专家、测试人员签字，并在现场查验开始、医院领导讲话中宣读申请机构声明，选完专家组组长、组长主持查验过程时代表专家组宣读参加个人声明；测评现场流程安排表以供专家了解当日流程安排。定量测评准备文档主要包括平台标准应用情况调查表、平台联通业务、医院基础信息调查表以及现场环境拓扑及配置表等。

4. **文审整改报告**　在文审阶段，专家提出进一步整改要求，申请机构在文审结束后需要针对涉及的内容进行整改，提供文审整改报告，在现场查验阶段答复需要整改的指标和专家质疑的指标，除了向专家展示系统改造后的证明材料，还应给出详细的整改报告。针对不同改造内容从改造依据、改造内容、改造方案方式、改造难点、改造效果等方面给出详细的文审整改报告。

（二）环境准备

现场查验主要由测评专家组针对医院的信息平台、临床数据汇总、硬件设备等关键环节进行现场考查，申请机构应按照标准等级准备系统环境和机房环境。

1. **系统环境**　医院测评在应用效果评价阶段会对应用系统（生产系统）建设情况、基于平台的应用建设情况、医院信息互联互通情况进行评价。其中，应用系统（生产系统）包括医院临床服务系统、医疗管理系统以及运营管理系统；平台相关系统包括基于平台的公众服务应用系统、基于平台的医疗服务应用系统和基于平台的卫生管理应用系统。现场查验专家根据医院信息互联互通标准化成熟度测评中的定性指标，通过文件审查、现场验证、现场确认和演示答疑等形式对测评对象在实际生产环境中的运行情况进行验证测评和打分。进行准备工作时，需要确保信息平台、各应用系统功能满足评测要求、网络连接顺畅，能够正常使用。

2. **机房环境**　互联互通中基础设施建设主要是对信息平台数据中心的基础设施建设进行测评，测评指标包括四个方面：硬件基础设施情况、网络及网络安全情况、信息安全情况和应用系统（生产系统）建设情况。其中，硬件基础设施情况主要对平台的服务器设备、存储设备以及网络设备等的配置、实现技术等定性指标进行测评。网络及网络安全情况主要对平台或相关应用系统的网络带宽情况、接入域建设、网络安全等定性指标进行测评。信息安全情况中环境安全主要对机房建设规范进行测评。

现场测评环节对医院的数据中心机房查验也是重点考察内容之一，机房考察指标主要包括服务器设备、存储设备、网络设备、机房安全设置等。除了指标项目的考察，一些细节问题也不可忽略，包括机房是否保持整洁无杂物堆放、机房温度控制、是否有出入登记以及巡检记录等，都需要在测评前认真检查。

（三）现场查验准备

专家组现场查验时，需要在一天甚至半天内对申请机构的建设成效进行综合评价，因此需要申请机构足够重视现场准备工作，保证人员分工明确、硬件运行正常、展示全面高效。

1. **会场准备**

（1）会场场地准备：明确参加人员和参加人数，结合迎评路线选择合适的现场查验会场。

（2）会场布置准备：投影仪、投影幕、电脑、接线板、横幅、台签、纸笔、打印机（打印纸）、演示用内外网电脑。

（3）会议流程准备：会议议程、测评证明材料及相关材料。

（4）后勤准备：水、摄像、交通等。

2. **参会人员**　医院信息平台的建设必然会涉及信息系统的使用者，信息标准也随着业务标准而改变。业务部门的需求、配合影响平台实施的效果以及互联互通建设的深度和广度。定性查验是在医疗场景中进行，不仅需要信息工程师、厂商进行保障，更需要各职能科室、临床的共同参与。参与人数众多导致不可控因素较多，容易出现突发状况，所以须提前针对测评标准进行展示流程梳理，制定迎评脚本，紧扣考察标准重点，迎检人员要进行多次培训、演练，确保能将医院的实际建设情况展示出来。

3. **现场查验路线**　专家团队通过查验医院实际业务场景进行验证，包括在医疗场景中听取医护人员的介绍，查看实际的操作流程，或直接在现场进行流程操作。所以测评小组需要提前做好准备，仔细设计现场查验路线，既要包含测评要求中的考察点，同时要能体现医院针对自身业务需求，在信息化互联互通建设的重点、亮点和特点。一般查验路线中包含挂号收费、门诊、住院、药房、检验检查科室、机房等关键业务场景。对查验路线多次全流程测试，积极应对测试中出现的问题并采取针对性解决方案，不断优化，避免失控风险发生。同时测评路线中专家应安排随行人员，确保查验中的疑问有人解答，最终保障路线查验的顺利进行。各申请机构须自行设计查验路线，从会议室开始到返回会议室。原则上不要相距太远，或通过监控、大屏等方式展示。表 6-5 为某医院检查路线示例，供参考。

表 6-5　医院信息互联互通标准化成熟度测评现场查验路线表示例

序号	检查点	位置
1	汇报会议室	门诊八楼
2	信息处机房	门诊六楼 5 区
3	胸外科诊间	门诊四楼 2 区
4	检验学部	门诊四楼 5 区
5	患者自助服务区域	门诊二楼大厅
6	门诊挂号收费处	门诊二楼大厅
7	门诊药房	门诊二楼
8	放射科	门诊一楼
9	急诊	门诊地下一层楼
10	心内科一病区	住院部十一楼
11	住院药房	住院部九楼
12	PIVAS	住院部八楼
13	智慧病房示范病区	住院部二十三楼

（四）常见问题

1. **证明材料问题**　现场查验提供的佐证材料与实际情况不相符，产生原因为提供佐证材料版本不是上线版本，截图出现张冠李戴。

2. **平台服务器监控日志不足**　平台服务器监控日志展现不全面，只展现了服务器 CPU 的利用率，没有展现内存、硬盘、网络等硬件使用情况，没有展示服务订阅、消息监控情况。

3. **平台日志用户审计不完善**　平台日志审计无法查看用户查看临床数据中心的日志记录，也无法按照条件进行内容检索和条件过滤，日志详细内容不够丰富。

4. **平台业务协同性不足**　在现场查验中发现不同的信息系统无法及时协同，比如医嘱退费不能及时推送到医技系统，无法及时掌握医嘱状态。

5. **平台外部互联的安全问题**　互联互通外联服务要加强安全防护和监管措施，加强信息安全管控。

6. **主索引问题**　在集成平台中，主索引功能不完善，缺少拆分、合并功能，后端缺少主索引的建立、拆分、合并的可视化功能，以及主索引规则不完整和有效性不高。

7. **数据标准管理**　在集成平台中的数据标准管理与应用系统标准没有关联，应用系统不能实现与平台的数据标准同步。

8. **数据质量控制不严格**　应用系统交换到平台数据进行质控后发现问题，不能及时反馈给应用系统进行修正。

第七章

专家现场测评

专家现场测评是医院信息互联互通标准化成熟度测评的核心环节之一。专家组通过现场的定量评价和定性评价完成现场查验工作。《国家医疗健康信息医院信息互联互通标准化成熟度测评方案（2020 年版）》中现场测评总体要求如下：

1. 通过标准符合性测试和专家文审，方可开展现场查验。
2. 管理机构从定性评价专家库中选择专家组建现场查验专家组。
3. 现场查验专家组到申请机构现场，对定性指标进行现场查验。
4. 现场查验专家完成在线打分，进行结果汇总。
5. 管理机构填写《现场查验结果汇总表》。

专家现场查验应根据上述流程要求进行评价工作。专家现场查验坚持客观、公正、严谨、规范、透明、科学的原则。

第一节　评审人员职责与行为管理

一、管理机制

测评工作采用分级管理机制，按国家 - 省两级管理机制运行，有测评基础的省份可按照测评分级管理机构及职责要求，独立开展测评工作，并对所评定测评等级负责。国家级管理机构负责统一管理、监督实施互联互通测评工作，负责组建并管理互联互通测评专家库。

测评分级管理机构由国家级管理机构授权后负责授权范围测评管理工作，负责遴选、推荐国家医疗信息互联互通标准化成熟度测评地方专家，并报送国家级管理机构审核、培训，纳入专家库。

二、测评专家遴选

根据全国范围互联互通测评工作的需要，国家级管理机构遴选适当数量的专家，经过培训并成绩合格后纳入互联互通测评专家库，分定量测试和定性评价两支专家队伍，参与测评工作。定量测试专家要求具有中级及以上专业技术职称，具有卫生健康信息化建设实践经验，熟悉相关信息标准，获得计算机软件或信息化相关专业学位。定性评价专家要求具有副高级及以上职称或副处级及以上行政职务，并熟悉卫生健康信息化建设相关工作与技术。

三、专家行为管理

测评专家应本着科学、客观、中立的原则，自愿参加国家医疗健康信息互联互通标准化成熟度测评工作，保证测评工作的公开性、公平性、科学性、严谨性，对测评结果负责，为测评管理机构定级提供依据。

测评专家应具有较高的业务素质和良好的职业道德，公正诚信，廉洁自律，履行以下义务：

1. 严格遵守国家相关法律法规及八项规定相关要求。

2. 严格遵守职业道德，客观、公正地履行专家职责。

3. 严格遵守工作纪律和保密规定，未经许可不对外透露测评工作过程中获知的相关信息。

4. 测评工作组成员与申请机构或与测评工作有直接利害关系的应主动回避。

5. 测评工作采取民主集中原则，对有争议的事项或内容由测评工作组集体讨论并表决。

6. 不收受申请机构的礼物、礼金。

第二节　现场测评安排

一、专家现场测评工作内容

专家现场测评工作主要包括以下内容：

1. 审核医院总体行程安排是否合理，包括会议安排、参会人员、查验路线等。

2. 审阅医院准备的 PPT、证明材料、打分表（自评估问卷）。

3. 现场查验医院各科室信息化建设情况、互联互通应用效果。

4. 根据医院基本情况、信息化建设基本情况、互联互通建设情况、平台建设情况、互联互通应用效果进行提问、查验和记录。

5. 对需要定量评价的内容按规范进行抽测。

二、现场测评日程安排示例

现场测评日程应根据查验流程和查验要点进行安排，以保证现场测评要点的全覆盖和测评工作的严密、严谨。通常包括现场定量查验、首次会、现场定性查验、现场反馈会四个核心环节。定量测评一般采用前置测评方式，在现场定性评价之前完成测评工作，并作为进入现场定性评价的前置条件。现场定性查验日程安排示例见表7-1。

表 7-1　医院信息互联互通标准化成熟度测评现场查验工作日程

示例时间	工作事项	工作内容
**** 年 ** 月 ** 日(星期 X)		
9:00—9:10	现场查验工作签到	现场查验工作组、申请机构参与查验工作的人员进行签到,签到地点为申请机构准备的会议室 会议室:XXXX 会议室
9:10—10:00	查验工作首次会	主持人介绍查验会与会专家、领导 申请机构领导介绍查验会参会人员 申请机构领导致辞(10 分钟) 国家及省卫健委相关领导讲话(10 分钟) 现场查验工作组领队介绍查验工作组成员、工作内容,评选专家组长(4 分钟) 医院代表、专家组长宣读工作声明(1 分钟) 专家组长介绍查验工作内容、纪律要求、任务分工等 医院介绍医院基本情况以及针对本次现场查验指标的证明性论述内容(25 分钟)
10:00—12:00	现场查验	现场查验工作组结合现场查验指标查验数据中心、机房、门诊、急诊、医技部门、药学部门、住院病房等
13:00—15:30	专家组定性指标查验	专家组回到会议室,申请机构进行系统演示,专家组通过听取汇报、验看系统、查阅材料、访谈答疑等形式在会议室进行现场定性相关指标的查验工作 申请机构需要准备好项目建设方案和平台技术方案等台账资料,摆放在测评现场,供专家查阅
前置或同步	定量测试组定量指标抽测	测试组测试共享文档、平台交互服务等 测试平台运行性能(上午 11:00)
15:30—16:30	现场查验合议总结	会议室:XXXX 会议室 专家组、测试组合议,汇总现场查验情况,专家完成定性指标在线结果填写,填写并签署《现场查验结果汇总表》
16:30—17:00	现场查验反馈会	现场查验组向申请机构反馈现场查验结果,提出建议,答疑

三、现场测评资料准备

(一)测评资料和台账资料的准备

医院须提供的测评资料和台账资料包括但不限于以下内容:

1. 医院信息互联互通标准化成熟度测评现场查验工作日程。

2. 测评工作要求及声明——参加个人(专家)。

3. 测评工作要求及声明——申请机构。

4. 医院信息互联互通标准化成熟度测评证明材料。

5. 文审专家要求补充的证明材料。

6. 医院信息互联互通标准化成熟度测评评分汇总表。

7. 医院信息平台技术方案与实施方案（或技术实施方案）。

8. 医院信息平台建设阶段性验收报告。

9. 各系统与平台互联的接口文档。

10. 三级等保相关证明材料。

11. 医院信息相关工作制度。

12. 其他证明材料。

（二）现场测评证明材料准备

证明材料应严格按照医院信息互联互通标准化成熟度测评指标体系规定的文档格式编写，图文要一一对应各项指标，重要指标应有简短的文字说明，证明每一个指标项的落地情况。其中，系统截图应反映该医院的系统截图和操作员身份截图，例如系统界面有医院抬头，否则无法证明是本机构系统截图还是其他机构。关于平台建设和系统标准化改造的说明应具有针对性，体现医院实际情况，避免同一公司不同医院之间的同质化。

对文审阶段评审专家提出的意见要有针对性的修改、补充和说明。

（三）汇报 PPT 准备

现场查验 PPT 由医院信息分管院长或信息中心负责人汇报，时间约 20 分钟，基本内容一般包括如下要素：

1. 医院基本情况介绍。

2. 信息化建设基本情况介绍。

3. 互联互通建设情况介绍，包括数据资源标准化建设情况、互联互通标准化建设情况和基础设施建设情况等。

4. 互联互通应用效果介绍，包括应用的亮点。

5. 总结与体会。现场查验 PPT 与文审 PPT 的不同在于，既要全面还要精炼；既要反映机构情况、信息化建设基本情况、信息化特色亮点，还要针对关键条款的标准化改造和建设情况进行介绍，对文审阶段专家提出的疑问、补充的证明材料和需要现场验证的条款进行必要地回应。现场查验也是为专家、领导、本单位科室同仁展示信息化成效亮点和思路理念的重要机会，应给予重视。

（四）测评工作要求及声明材料准备

1. **参加专家及测试人员声明和承诺**　测评之前专家组每个成员都需要签署声明承诺书，并由专家组组长代表专家组宣读《国家医疗健康信息互联互通标准化成熟度测评工作要求及声明》。

2. **申请机构声明和承诺**　国家测评方案要求，申请机构也需要签署声明承诺书，并由申请机构代表宣读《国家医疗健康信息互联互通标准化成熟度测评工作要求及声明》。

四、查验现场的准备

（一）查验会场准备

查验会场包括首次会、反馈会、系统查验演示、专家合议四个不同环节，申请机构应确定四个不同环节的会场安排，在同一个还是不同会场。其中首次会、专家合议和反馈会需要给专家组成员准备记录纸、笔；系统演示查验需要搭建医院内外网资源和环境；专家合议需要搭建外网 WIFI 环境；台账资料应方便专家在系统演示查验和专家合议时查阅。

（二）查验线路与现场准备

查验线路应便于专家组查验定性评价指标、了解医院，申报不同等级的医院需要查验的线路有所差异，示例见图 7-1。

医院信息互联互通标准化成熟度测评
现场查验工作查验线路安排

线路安排：会议室→自助区、大屏幕区、影像区（门诊医技楼一层）→儿科诊区、检验科（门诊医技楼三层）、输血科→骨科病区（住院楼十七层）→中心药房（住院楼四层）→信息中心机房（住院楼三层）→七楼会议室（门诊医技楼七层 —— 专家现场会议室）。

1. 自助区、大屏幕区（门诊医技楼一层）：方便快捷的自助及自动化服务功能，自助缴费预约挂号、自助取片报告、自动化发药等；以患者为中心的智能服务性网站、患者门户、互联网服务、互联网医院介绍。

2. 影像区（门诊医技楼一层）：影像分诊排队系统、预约情况PACS情况、CDR 调用情况。

3. 儿科诊区（门诊医技楼三层）：通过信息化改造门诊的服务流程，分诊叫号流程；单点登录，门诊医生站功能，CDR 浏览，医联体信息共享，诊间结算等。

4. 检验科、输血科（门诊医技楼三层）：检验自助排队叫号、自助报告、标本追溯、危急值管理，输血闭环管理。

5. 骨科病区（住院楼十七层）：信息集成平台相关应用（Portal、单点登录、BI），临床知识库、临床路径、互联互通应用、字典映射、CDR 浏览；无线网络的应用包括无线护理、无线查房、无线收费、无线心电、无线点餐的应用；物流传输系统及静脉配液中心业务流程；闭环管理情况。

6. 中心药房（住院楼四层）：药学系统建设情况，合理用药监测，静配中心信息化，闭环管理情况。

7. 信息中心机房（住院楼三层）：机房设施、网络设施、网络安全、机房安全、机房环境管理、服务器存储设备、虚拟化管理、一体化数据中心运维管理平台等。

8. 七楼专家现场会议室（门诊医技楼七层）：信息平台及其他查验指标，台账资料。

图 7-1 查验线路安排示例

第三节　现场评审要点

一、现场查验路线及评审要点

专家现场查验阶段需要医院提前规划路线，专家组可调整路线，现场查验过程中随时询问各软件系统的技术及应用问题，查看医生和护士对软件的使用情况和熟练程度。查验路线一般分为机房、门诊、住院、医技等，评审要点如下：

1. 中心机房需要关注信息安全、平台硬件架构以及运维管理是否规范。比如安全管理规范及制度上墙（运维管理、权限管理等），完善的安全巡查记录，进出记录及值班表。

2. 门诊自助系统以及相关公众门户（微信、支付宝、门户网站等）应用情况，门诊路线建议以此为起点。

3. 门诊医生站、护士站，查看 HIS 等相关系统应用情况。

4. 检验科室，查验危急值管理、检验业务流程等。

5. 检查科室，查验申请单及各状态流转情况。

6. 药学部门，包含静脉配液中心、中心药房等，查验药品闭环管理情况、药学知识库使用情况。

7. 病房，外科病房可查验手术麻醉系统以及与手术相关的闭环管理，闭环流程尽量在临床科室展示、讲解。慢性病相关的内科病房，患者一般为多次且长期住院，患者信息较多，可在此处查看患者全息视图的使用情况。

8. 电子签名，查看 CA 签名在临床医护人员中使用的普及率，能否做到一人一 KEY，是否存在 KEY 借用、混用的情况。

9. 无线网络，查看各病房无线网络覆盖情况，查看与无线网络应用相关系统的使用、普及情况，如移动护理系统、移动查房系统等。

现场查验阶段重点是了解医院各科室的信息化建设情况及各类软件在医院临床科室的实际使用情况，而不仅限于平台。专家也可根据医院自身情况增加突出医院信息化特点的系统查验。

二、系统演示及现场评价反馈会

1. **医院信息平台各项功能演示**　重点是平台可视化功能，服务总线的服务注册、发布，消息订阅、分发以及消息日程查询等功能，主数据中各类主数据维护、修改、订阅等功能，以及相似患者查看、合并功能，重点查验数据中心共享文档数据量及匿名化功能，以及患者全息视图展示。

2. **除医院信息平台相关功能以外，关注核心应用系统演示**　比如 HIS、电子病历、护理、手麻等应用系统，以及机房运行环境、硬件监控、网络安全等相关系统。

3. **专家提问**　抽查现场查验时在临床科室获取的临床信息，在平台上验证，包含患者基本信息、医嘱信息、检查检验申请单信息、检查检验状态信息等。

4. 专家闭门会议及测评总结、反馈。

第四节　个案追踪方法学评审应用

一、追踪方法学概念

追踪方法学是国内外医院评审常用的方法，评审专家通过跟踪患者就医过程或考察某一系统运行轨迹，感受医院服务品质、质量安全水平，关注制度执行客观情况和系统闭环完整性，评价医院管理系统是否健全、配套、周密或疏漏以及执行力，考核医院整体服务与管理水平。追踪方法学主要形式有个案追踪和系统追踪。追踪方法学是2004年美国医疗机构评审联合委员会（The Joint Commission on the Accreditation of Healthcare Organizations，JCAHO）全新设计的现场调查方法之一。从2006年开始，该方法被广泛应用于美国JCI医院评审过程。2011年起在国内等级医院评审中作为核心评审方法。

追踪方法学是一种过程管理的方法学，在医院评审中其基本步骤包括三个方面：首先是评价者以面谈及查验相关系统的方式了解医院是否开展和如何开展系统性风险管理；其次以患者个体和个案追踪方式，实地访查一线工作人员以及医院各业务部门的执行状况，了解各类闭环的落实程度；最后，在访查过程中，各评价委员会以会议形式讨论和交换评价结果，再深入追查有疑问的部分。个案追踪指通过选定某特定患者，追查该患者从第一服务现场到服务全部结束所接受的所有医疗服务活动。系统追踪指通过选择医疗机构中风险相对较高的流程或项目进行追查，在个案追踪基础上，关注机构内围绕一个共同目标的部门间的协同情况。

医院信息系统真实完整记录医疗服务过程和运行管理模式，在医院等级评审中是追踪方法学应用的重要途径。同样，在医院信息互联互通标准化成熟度测评中，追踪方法学也是实际查验应用的重要手段。

个案追踪方法学，测评人员跟踪单个患者的就诊经历，以相关评价标准为准则评价医院的表现。对患者从就诊到出院期间所得到的照护、治疗和服务过程所产生的数据进行连续追踪。在个案追踪案例中，评审专家将做以下工作：尽可能使用医院当前医疗信息记录跟踪医院所提供的治疗、照护和服务程序；评价各专科、部门、各应用系统之间的相互关系，各应用系统交互所产生的消息能够在平台追溯、查询；特别关注相对独立的应用系统在运行过程中的整合与协调；通过消息追踪识别相关业务流程的潜在问题。

评审专家通过现场实际考察、观察、询问、与工作人员交流、成员座谈、查阅系统记录、查询系统数据等方式进行追踪调查评审。个案追踪通过某一患者数据流转的个案了解系统的功能、数据的完整性、业务执行性、业务持续性。灵活性是应用追踪方法学评审的关键。在实际评审中，评审专家深入一线应用场景，基于评审要点，随机选取患者或事件个案，对本地系统应用环境和全院系统链路进行追踪调查，缜密验证，系统评价。例如评审专家通过手机、自助终端、窗口多个平台以及健康卡、身份证等多种身份认证介质进行多种方式挂号，后续在平台中验证评审专家本人的个案信息在 EMPI 中的表达；再如在影像科选取一名患者的基本信息，后续在信息平台验证该个案各类服务的流转、CDA 的生成和 CDR 的构成等。在评审现场，个案追踪是各类闭环管理最常采用的方式。

二、各类闭环管理个案追踪

闭环管理查验采用个案追踪评审，是互联互通测评的重要手段。闭环管理业务的核心是规则管理库，规则管理库是以《三级综合医院评审标准实施细则》为依据，根据闭环管理业务流程进行整合，建立在数据中心基础上的规则管理库。基于信息平台实现梳理医院闭环业务流程、打通流程中的监控节点、全面展示闭环链路、提高监控节点的质控要求等功能。

规则管理库在数据中心内部，供医院各业务子系统进行调用。实现在各闭环管理业务中的全流程监控，实现对各类医疗事件的事前、事中和事后综合管理，建立医院从临床到管理乃至后勤服务的全院各部门参与的服务和管理体系，形成院内 PDCA 持续改进机制，促进医院管理工作的规范化、专业化、标准化、精细化，最终提高医院基于医疗质量评估与持续改善的能力。

医院信息平台的建设一改各系统孤立的体系架构，所有子系统通过平台进行对接，所有系统中的临床数据都能归集到 CDR 之中，并通过一个界面进行整体展现；而且，所有系统都扁平化，实现快速流程管理。这样，当患者去医院看病时，医生就能实时获得该患者全生命周期的医疗信息，包括全程的门诊、住院、急诊、体检等所有数据。其次是全面的质量管理，也就是患者在医院的每个步骤，都在信息系统中得到完整、正确的记录和跟踪。从治疗视角，就是通过这样一个闭环管理，做到正确的患者、正确的药品、正确的剂量、正确的时间和正确的给药途径五个正确。移动医疗日渐普及便于医护人员随时随地获得任何信息的同时，也可以实现信息无缝连接、无缝覆盖、即时记录。

闭环管理既能体现医院信息系统对业务的支撑能力，体现跨系统的数据集成和服务流转，也能体现基于信息系统的业务管理、医疗服务的落地情况。医院信息互联互通标准化成熟度测评五级现场查验的重要内容之一就是闭环管理的实现方式和实际应用情况。

闭环管理涉及诸多业务场景，不同医院申报的闭环管理数量和内容差距较大，根据申报的闭环管理内容，评审专家进行应用场景各节点的现场查验。被测评机构在生产环境中对提交评审的业务闭环信息管理的业务相关功能点和实际使用效果进行演示。要求闭环管理能够在业务应用现场全流程展示，例如电子病历医嘱界面、护理医嘱执行界面、护理质控分析界面、检验过程界面、质控管理界面等，并能在信息平台 CDR 中展现。查验中容易发现的问题包括系统节点设置不合理、实际使用未采用信息系统支持、可视化展现不到位、可视化展现只能在平台展现、闭环业务过程部分节点缺失、节点执行人员不正确、节点时间错乱等。

查验内容中主要的闭环场景包括以下方面：

（一）医嘱闭环管理

1. **口服用药闭环管理**　住院口服药闭环是基于医院信息平台的信息化手段实现住院患者口服用药的完整业务流程闭环管理及追踪，主要流程节点包括：医嘱开具、医嘱审核、医嘱复核、药房摆药、药师核对、药师发放、药品转运、护士核收、护士发药等，部分医院会进一步节点细化涉及计费、打印摆药单、配送装箱、物流输送系统运送、停止医嘱、停止审核等多个环节，有所差异。评审中容易发现药师摆药过程和配送过程的节点缺失。患者自备口服药、出院带药等口服药闭环节点有所不同。

2. **临床用血闭环管理**　从临床用血的阶段划分来看，包含用血申请、取血、输血及血袋回收四个阶段；在这四个阶段中间还有一些与输血相关的专项工作。临床用血闭环管理是通过基于医院信息平台的信息化手段实现住院患者临床用血的完整业务流程闭环管理，实现血库内部、外部流程的融合闭环。主要流程节点包括：用血医嘱开具、输血申请、医嘱复核、护士采血、配血标本运送、配血标本接收、用血审核、配血、取血通知、血液出库、取血、输血前核对、输血开始、输血巡视、输血结束、血袋回收等。在输血各级审核过程、配血过程、护士上报输血不良反应等均可进一步扩展节点。

3. **静脉药物闭环管理**　静脉药物闭环管理是基于医院信息平台的信息化手段实现住院患者静脉用药的完整业务流程闭环管理，设置有静配中心的医院主要流程节点通常包括：静脉用药医嘱开具、药师前置审核、医嘱复核、药品摆药、摆药核对、药品配置、药品出舱、药师核发、药品运送、护士核收、输液执行、输液巡回、输液结束等。部分医院在节点展示中还包括计费、静配中心的打签、排签、贴签、舱内配液后的自动分拣复核、交接单打印、药品装箱、药品配送、输液后出现不良反应的处置等环节节点。不采用静配中心配置的药品则流程节点不同。

4. **其他用药闭环管理**　其他用药闭环管理是基于医院信息平台的信息化手段实现住院患者其他用药的完整业务流程闭环管理，主要流程节点通常包括：其他用药医嘱开具、医嘱审核、医嘱复核、药房摆药、药师核对、药师发放、药品运送、护士核收、护士发药等。其他用药种类较多，需要护士床边使用或按次指导使用的药品，可进一步实现使用节点体现。

5. **医学会诊闭环管理**　医学会诊闭环是基于医院信息平台的信息化手段实现住院患者会诊的完整业务流程闭环管理，主要业务流程节点通常包括：会诊申请、会诊开始、会诊记录。急会诊、特殊级抗菌药物会诊、多学科会诊等不同机构有更丰富的流程节点。

（二）重点业务闭环管理

1. **消毒供应闭环管理**　消毒供应室追溯信息系统针对医院消毒供应中心的灭菌物品流程进行管理，对全院所有灭菌器械包在重复循环使用过程中进行动态监控。消毒供应闭环管理是基于医院信息平台的信息化手段实现消毒供应中心的完整业务流程闭环管理，包括的主要节点通常为：清洗、配包、灭菌、存储、申请、发放、接收使用、回收等。

2. **手术器械包全流程闭环管理**　手术器械包闭环全流程管理是基于医院信息平台的信息化手段实现手术器械包流转和使用的完整业务流程闭环管理，包括的主要节点为：清洗、配包、灭菌、存储、申请、发放、接收、使用、回收等。

3. **手术麻醉闭环管理** 手术麻醉闭环管理是基于医院信息平台的信息化手段实现手术和麻醉的完整业务流程闭环管理。手术麻醉闭环涉及节点较多，医院间与患者间存在差异，核心节点为进出手术室、麻醉与手术开始与结束的重点时间、核查环节。其中术前管理可包括术前访视、评估，进行手术安排，制订麻醉计划等；术前交接可包括送出病房、到达手术室、相关信息核对等；术中管理记录麻醉和手术开始时间，记录患者看护情况、手术和麻醉结束时间；术后交接包括记录患者转出时间、进出复苏室时间和回到病房时间。

4. **检验标本闭环管理** 检验标本闭环管理是基于医院信息平台的信息化手段实现检验标本流转的闭环管理，住院患者检验标本流转的主要节点为：检验医嘱和申请开具、医嘱复核、标本采集、标本运送、标本核收、标本检测、报告审核等。门诊、急诊常规检验标本闭环节点有所差异。

5. **生物样本闭环管理** 生物样本闭环管理多见于病理科生物样本管理，是基于医院信息平台的信息化手段实现生物样本的完整业务流程闭环管理。住院患者生物样本闭环管理主要节点为：医嘱和申请开具、标本采集、标本运送、标本核收、标本检测、报告审签等。门诊、住院以及不同科室因标本类型不同流程差异较大，例如冰冻切片、体液标本和常规病理标本检查之间的闭环节点差异较大。

6. **营养膳食闭环管理** 营养膳食闭环管理是基于医院信息平台的信息化手段实现营养膳食的闭环管理，主要业务节点通常为：营养膳食医嘱开具、医嘱复核、营养膳食配置、营养膳食配送、营养膳食核收、营养膳食医嘱执行等。

7. **危急值闭环管理** 危急值闭环管理是基于医院信息平台的信息化手段实现危急值产出、流转和处置的闭环管理，业务流程的主要节点为：危急值报告、危急值接收、危急值处理与反馈。门诊患者危急值与住院患者危急值业务节点有所差异。

第五节 系统追踪评审应用

2011 年 1 月生效的 JCI 医院评审标准（第 4 版）中，系统追踪被重新分为以下四类：药品管理、感染控制、改进患者安全与医疗质量、设施管理和安全系统。评审专家应用系统追踪评价有关环节的表现，评价医疗机构各单元提供的治疗、护理或服务等相关环节的表现，特别强调不同又相互关联的各环节间的配合和协调，找出各环节间的潜在问题。

医院信息互联互通标准化成熟度测评中，通过系统追踪考察方法，考察信息化工作的系统性、完整性、层次性、落地性。通常用于考察信息安全的系统性、信息平台的功能性和关联性等。

一、信息安全管理

信息安全是医院信息管理的核心内容，也是医院信息互联互通标准化成熟度测评中重点关注的内容。国际标准化组织（ISO）对信息安全的定义为：为数据处理系统建立和采用的技术、管理上的安全保护，目的是保护计算机硬件、软件、数据不因偶然和恶意原因而遭到破坏、更改和泄露。

医院信息互联互通标准化成熟度测评现场查验，依据《医院信息互联互通标准化成熟度测评方案》和《信息安全技术　网络安全等级保护基本要求》（GB/T 22239—2019）等国家有关信息安全技术标准和准则，从网络安全风险管理角度和基于医院信息系统安全建设现状，对医院网络安全技术体系和管理体系两方面系统性地进行现场检查和分析。根据测评指标体系，需要系统化考察的指标要点包括数据容灾方式与灾备能力、网络安全、环境安全、应用安全、数据安全、隐私保护、管理安全等方面。

在查验过程中，评审专家通过观察现场、询问人员、查询资料、检查记录、检查配置、技术测试等方式对系统各项安全指标进行符合性评估和检查，根据测评指标的内涵要求，重点关注安全物理环境、安全通信网络、安全区域边界、安全计算环境、安全管理中心、安全管理制度、安全管理机构、安全管理人员、安全建设管理、安全运维管理等方面内容。

1. **安全物理环境**　从物理位置的选择、物理访问控制、防盗窃和防破坏、防雷击、防火、防水和防潮、防静电、温湿度控制、电力供应电磁防护等安全维度进行考察，主要依据国家《数据中心设计规范》（GB 50174—2017）技术标准。现场考察数据中心、灾备中心等空间建设情况、设备设施情况、制度执行情况、环境和资源管理系统建设情况等。

2. **安全通信网络**　从网络架构、通信传输等安全维度进行考察，如：

（1）内外网之间是否采用了网闸或防火墙进行安全隔离。

（2）重要网段和其他网段之间是否采用了防火墙隔离措施。

（3）网络设备的业务处理能力是否能够满足业务高峰期需要。

（4）通信线路、关键网络设备和关键计算设备是否实现了硬件双机或集群冗余等。

（5）第三方云服务的链路安全机制等。

3. **安全区域边界**　从边界防护、访问控制、入侵防范、恶意代码和垃圾邮件防范、安全审计等安全维度进行考察，如：

（1）终端与服务器的网络边界是否具有防火墙等访问控制措施，并合理设置访问控制策略（端口级、非全通策略）。

（2）在关键网络节点是否部署了入侵防御、WAF等对可攻击行为进行检测、阻断或限制的设备，具备已知威胁发现能力。

（3）终端和服务器、网络边界处是否具有病毒防护软件等恶意代码防范措施、网络流量恶意代码防范措施，并保持病毒库最新。

（4）移动存储介质管理和终端准入管理情况。

（5）是否具有全流量分析系统或态势感知等新型和未知威胁发现能力。

（6）是否具有集中安全审计系统，用于监视并记录网络中的各类操作，安全审计覆盖每个用户，对应用系统的重要事件进行审计，分析网络中发生的安全事件；是否按照《网络安全法》要求"采取监测、记录网络运行状态、网络安全事件的技术措施，并按照规定留存相关网络日志不少于六个月"等。

4. **安全计算环境**　从访问控制、安全审计、入侵防范、恶意代码防范、数据完整性、数据保密性、数据备份恢复、个人信息保护等安全维度进行考察，如：

（1）是否采用密码技术保证重要数据在传输过程和存储过程中的保密性，如采用VPN 加密通道、数据静态加密存储等技术手段。

（2）是否具有重要数据的本地数据备份与恢复功能，并有备份记录文档，主要网络设备、通信线路、安全设备、服务器和数据库系统、存储系统是否有硬件冗余，保证系统的高可用性。

（3）是否仅采集和保存业务必需的用户个人病历信息，并应禁止未授权访问和非法使用用户个人信息。

（4）数据故障与灾难恢复机制、数据质量保证机制情况。

（5）关键信息保密措施、防查询统计泄密措施、个人隐私保护措施等是否按照测评指标进行规范落实。

（6）第三方云端部署的数据安全措施情况等。

5. **安全管理中心**　从系统管理、审计管理、安全管理、集中管控等安全维度进行考察，如：

（1）是否存在弱口令，采用口令进行鉴别的系统，口令由数字、大小写字母、符号混排，无规律的方式，用户口令的长度至少为 8 位，口令定期更换，更新的口令至少 5 次内不能重复。

（2）是否具有日志审计、网络审计、数据库审计等审计类设备，能够对审计记录进行统计、查询等分析，并按照时间要求进行存储。

（3）是否使用安全管理中心对网络链路、安全设备、网络设备和服务器等的运行状况进行集中监测等。

6. **安全管理制度**　关注是否建立了较健全的安全管理制度体系，从岗位职责、人员安全、系统建设和系统运维等方面建立完整的信息安全管理制度体系，用于有效指导信息安全管理行为。如《网络安全工作总体方针和安全策略》《安全管理规范》《设备操作规程》《制度制定、发布、评审和修订管理制度》等。

7. **安全管理机构**　是否具有对应相关安全管理机构，组织架构如何，是否设立《安全岗位职责》《信息安全审计条例》等。

8. **安全管理人员**　是否制定相关安全条例，如《人员入职细则》《信息安全培训规划》《代维人员管理规定》等。

9. **安全建设管理**　是否制定相关安全条例，如《软件开发规范》《验收规范》等。

10. **安全运维管理**　是否加强系统安全运维人员的技能和意识，聘请第三方有经验的安全服务人员协助安全运维工作，重要事件的应急预案包括应急处理流程、系统恢复流程等，如《机房安全管理制度》《信息资产和设备管理制度》《介质管理制度》《信息资产和设备管理制度》《数据备份与恢复管理制度》《信息安全应急预案》《信息安全外包运维管理制度》等。应急预案编制是否科学合理，是否定期演练，演练是否规范。各类运维记录、值班记录台账、培训记录情况。

评审专家还将重点关注等保测评情况、等保测评报告及整改情况。除在信息中心现场查验外，在实际应用场景，结合测评条款的相关安全管理要求，随机进行考察。

二、平台信息资源管理

信息平台信息资料管理与信息平台功能的完整性和成熟度也需要进行系统性查验。

平台信息资源管理包括两个方面内容，一是卫生信息数据相关标准体系管理，卫生信息资源相关标准包括信息资源元数据标准、信息资源分类标准、信息资源标识符标准；卫生信息数据集相关标准包括综合卫生信息模型、数据集标准、数据元标准、代码标准、指标标准，此外还包括数据交换格式标准，用于不同信息系统间进行数据交换。二是院内数据资源目录管理，资源目录记录数据中心各类资源的目录分类和所有信息元数据及访问地址，所有数据资源都在采集交换过程注册到信息资源目录库中。信息资源目录管理主要包括信息资源的资源编目、目录审核、目录维护、目录展示、目录检索、目录导航、目录发布、目录交换、交换管理、资源申请、数据生成、数据提供等。通过数据资源目录管理实现院内数据在数据中心端的统一管理、统一发布、统一共享。

平台功能主要包括主数据管理、主索引管理、交互服务管理、门户管理和平台应用等一系列功能。

在互联互通测评现场定性评价中，对平台数据资源管理通常主要考察数据标准构成（术语、字典、数据元、数据集等）、EMPI 主索引方式、数据资源的主要构成与主题数据资源库、CAD 共享文档生成配置及 CDA 构成、CDR 主要构成与展现、数据资源同步方式及数据利用、数据脱敏与数据安全等。

平台功能的定性评价，主要结合测评指标，重点对平台的主数据管理、服务管理、门户管理、对内对外互联互通、平台的可视化等各项功能进行查验。例如平台服务管理，通常关注交互服务的构成与类别、服务运行状况监控管理、24 小时服务的数量与峰值位置、交互服务的配置与业务流程管理、服务报错与反馈处理方式、统一通信配置、服务管理的可视化情况等。

测评过程中常见的问题包括：医学术语内涵理解偏差、未按规范要求设置，EMPI 主索引的合并机制与应用在业务流程与管理中的方式不合理，CDA 共享文档生成方式不合理，CDA 共享文档不完整，CDR 不完整，CDR 生成未基于患者主索引，CDR 数据更新不及时，数据脱敏不规范，单独登录仅限于主要的软件系统接入，消息或服务报错缺乏及时的反馈处理机制，个案消息和服务未见应用体现，统一通信配置实现方式不正确等。

第八章

标准符合性测试系统介绍

国家医疗健康信息标准化成熟度符合性测试重点测试医疗信息系统底层数据质量的标准化，其中对数据集标准化、共享文档标准化及互联互通交互服务标准化等定量内容测试占整体测试分值的 60%。由于测评要求的数据种类多，数据量庞大，涉及的数据元、数据集、值域代码等映射关系复杂，人工核查难以完成，需要一套专业的定量测试工具支撑。国家卫生健康委统计信息中心基于黑盒原理，开发了具有独立知识产权的互联互通标准符合性测试系统，用于评价医疗机构的电子病历数据、电子病历共享文档、医院信息平台与《电子病历基本数据集》（WS 445—2014）、《电子病历共享文档规范》（WS/T 500—2016）、《基于电子病历的医院信息平台技术规范》（WS/T 447—2014）、《医院信息平台基本交互规范》等标准的符合性，以及医疗机构内部、医疗机构与区域卫生信息平台之间互联互通的成熟度等情况。标准符合性测试系统由平台管理和项目管理两大模块组成。

第一节　平台管理

平台管理由基础数据管理、数据模板管理、用例模板管理、测评等级管理等 4 个功能模块组成。

一、基础数据管理

基础数据管理包括数据集管理、共享文档数据集管理、平台消息数据集管理、对象标识符管理、数据源值域管理、测试结果类型管理和交换模板管理七个部分组成。

（一）数据集管理

根据国家颁布的《电子病历基本数据集》（WS 445—2014）标准规范，包含 17 个数据集合 58 个子集，将其中每一个数据元从内部标识符、数据元名称、数据元标识符、数据类型、表示格式、允许值、所属数据子集和所属数据集八个维度著录到系统中，构建数据集校验库，作为对数据元测试的基础数据（图 8-1）。

数据集

	内部标识符	数据元标识符	数据集中文名	数据类型	表示格式	数据元值域范围
1	HDSD00.11.131	DE07.00.010.00	治疗类-手术治疗费	N	N..10,2	
2	HDSD00.11.132	DE07.00.010.00	治疗类-手术治疗费-麻醉费	N	N..10,2	
3	HDSD00.11.082	DE05.10.147.00	切口愈合等级代码	S3	N1	
4	HDSD00.11.073	DE06.00.073.00	麻醉方式代码	S3	N..2	
5	HDSD00.11.074	DE02.01.039.00	麻醉医师姓名	S1	A..50	
6	HDSD00.11.057	DE06.00.223.00	离院方式代码	S3	N1	
7	HDSD00.11.078	DE08.10.013.00	拟接收医疗机构名称	S1	AN..70	
8	HDSD00.11.015	DE06.00.194.00	出院31d内再住院标志	L	T/F	
9	HDSD00.11.016	DE06.00.195.00	出院31d内再住院目的	S1	AN..100	
10	HDSD00.11.070	DE05.10.138.01	颅脑损伤患者入院前昏迷时…	N	N..5	
11	HDSD00.11.071	DE05.10.138.02	颅脑损伤患者入院前昏迷时…	N	N..2	
12	HDSD00.11.072	DE05.10.138.03	颅脑损伤患者入院前昏迷时…	N	N..2	
13	HDSD00.11.067	DE05.10.138.01	颅脑损伤患者入院后昏迷时…	N	N..5	
14	HDSD00.11.068	DE05.10.138.02	颅脑损伤患者入院后昏迷时…	N	N..2	
15	HDSD00.11.069	DE05.10.138.03	颅脑损伤患者入院后昏迷时…	N	N..2	
16	HDSD00.11.142	DE07.00.010.00	住院总费用	N	N..10,2	
17	HDSD00.11.143	DE07.00.001.00	住院总费用-自付金额	N	N..10,2	
18	HDSD00.11.147	DE07.00.010.00	综合医疗服务类-一般医疗服…	N	N..10,2	

图 8-1　数据集管理系统截图

（二）共享文档数据集管理

根据国家颁布的《电子病历共享文档规范》（WS/T 500—2016）标准规范，包含 53 个部分，将其中每一部分的数据元从内部标识符、数据元名称、数据元标识符、数据类型、表示格式、允许值、所属共享文档七个维度著录到系统中，构建共享文档数据集校验库，作为对共享文档数据元测试的基础数据（图 8-2）。

共享文档数据集

	内部标识符	数据元标识符	数据集中文名	数据…	表示…	数据元值域范围
1	HDSD00.11.061	DE02.01.009.02	联系人地址-市（…	S1	AN..70	
2	HDSD00.11.062	DE02.01.009.03	联系人地址-县（…	S1	AN..70	
3	HDSD00.11.063	DE02.01.009.04	联系人地址-乡（…	S1	AN..70	
4	HDSD00.11.058	DE02.01.009.05	联系人地址-村（…	S1	AN..70	
5	HDSD00.11.059	DE02.01.009.06	联系人地址-门牌…	S1	AN..70	
6	HDSD00.11.064	DE02.01.010.00	联系人电话号码	S1	AN..20	
7	HDSD00.11.086	DE06.00.339.00	入院途径代码	S3	N1	
8	HDSD00.11.085	DE06.00.092.00	入院日期时间	DT	DT15	
9	HDSD00.11.084	DE08.10.026.00	入院科别	S1	AN..50	
10	HDSD00.11.083	DE01.00.019.00	入院病房	S1	AN..10	
11	HDSD00.11.144	DE08.10.026.00	转科科别	S1	AN..50	
12	HDSD00.11.019	DE06.00.017.00	出院日期时间	DT	DT15	
13	HDSD00.11.018	DE08.10.026.00	出院科别	S1	AN..50	
14	HDSD00.11.017	DE01.00.019.00	出院病房	S1	AN..10	
15	HDSD00.11.087	DE06.00.310.00	实际住院天数	N	N..4	
16	HDSD00.11.076	DE05.01.025.00	门（急）诊诊断名称	S1	AN..50	
17	HDSD00.11.075	DE05.01.024.00	门（急）诊诊断疾…	S3	AN..30	
18	HDSD00.11.024	DE05.01.025.00	出院诊断-主要诊…	S1	AN..50	

图 8-2　共享文档数据集管理系统截图

（三）平台消息数据集管理

根据国家颁布的《医院信息平台基本交互规范》标准规范，将每一个交互服务消息体

（包含正向用例和反向用例）涉及的数据元从内部标识符、数据元名称、数据元标识符、数据类型、表示格式、允许值、所属消息名称七个维度著录到系统中，构建平台消息数据集校验库，作为对平台消息数据元测试的基础数据（图8-3）。

（四）对象标识符管理

根据国家颁布的《卫生信息标识体系　对象标识符注册管理规程》（WS/T 681—2020）、《卫生信息标识体系　对象标识符编号结构与基本规则》（WS/T 682—2020）等标准规范，将其中每一个OID对象从OID编码和OID名称两个维度著录到系统中，构建对象标识符校验库，作为对共享文档及平台消息数据元OID标识测试的基础数据（图8-4）。

平台消息数据集

	内部标识符	数据元标识符	数据集中文名	数据类型	表示格式	数据元值域范围
1	EMPL00.02.003	DE06.00.218.00	创建时间	DT	DT15	
2	EMPL00.02.004	-	处理结果标识	S1	AN2	
3	EMPL00.02.005	-	处理结果说明	S1	AN..200	
4	EMPL00.02.006	-	请求消息ID	S1	AN..50	
5	EMPL00.02.007	-	请求消息ID标识	S1	AN..50	
6	EMPL04.02.001	-	状态代码	S1	AN..50	
7	EMPL04.02.002	-	患者ID	S1	AN..50	
8	EMPL04.02.003	-	患者ID标识	S1	AN..50	
9	EMPL04.02.004	-	状态代码	S1	AN..50	
10	EMPL04.02.005	-	患者登记时间	DT	DT15	
11	EMPL04.02.006	DE02.01.030.00	患者身份证件号	S1	AN..18	
12	EMPL04.02.007	-	患者身份证件号标识	S1	AN..100	
13	EMPL04.02.008	DE02.01.031.00	患者身份证件类别	S3	N2	
14	EMPL04.02.009	DE02.01.039.00	患者姓名	S1	A..50	
15	EMPL04.02.010	DE02.01.010.00	患者联系电话	S1	AN..20	
16	EMPL04.02.011	DE02.01.040.00	患者性别	S3	N1	
17	EMPL04.02.012	DE02.01.005.01	出生时间	D	D8	
18	EMPL04.02.013		非结构化地址（完整	S1	AN..100	

图8-3　平台消息数据集管理系统截图

对象标识

	OID名称	OID代码
1	呼吸类型代码表	2.16.156.10011.2.3.2.1
2	乙肝病毒定性检测结果分类代码表	2.16.156.10011.2.3.2.10
3	中医体质分类判定结果代码表	2.16.156.10011.2.3.2.11
4	服药依从性代码表	2.16.156.10011.2.3.2.12
5	健康指导代码表	2.16.156.10011.2.3.2.13
6	新生儿听力筛查情况代码表	2.16.156.10011.2.3.2.14
7	新生儿听力筛查结果代码表	2.16.156.10011.2.3.2.15
8	喂养方式类别代码表	2.16.156.10011.2.3.2.16
9	家族疾病史类别代码表	2.16.156.10011.2.3.2.17
10	梅毒血清学试验结果代码表	2.16.156.10011.2.3.2.18
11	HIV抗体检测结果代码表	2.16.156.10011.2.3.2.19
12	家庭禽畜栏类别表	2.16.156.10011.2.3.2.2
13	报卡类别代码表	2.16.156.10011.2.3.2.20
14	传染病发病类别代码表	2.16.156.10011.2.3.2.21
15	传染病类别代码表	2.16.156.10011.2.3.2.22
16	受照类型代码表	2.16.156.10011.2.3.2.23
17	尘肺期别代码表	2.16.156.10011.2.3.2.24
18	据盐量分级代码表	2.16.156.10011.2.3.2.25

图8-4　对象标识符管理系统截图

（五）数据元值域管理

根据国家相关值域代码标准，将每一个数据元允许值涉及的值域代码从代码值和代码名称 2 个维度著录到系统中，构建值域代码库，作为对数据集、共享文档及平台消息数据元允许值测试的基础数据（图 8-5）。

值域代码		
	代码值	代码名称
1	B50B0ZZZ	右侧X线下肢静脉造影
2	B50C0ZZZ	左侧X线下肢静脉造影
3	B50D0ZZZ	两侧X线下肢静脉造影
4	B52T1WZZZ	门静脉和脾静脉CT血管造影
5	B531Z	大脑和小脑静脉MRI成像(SWI)
6	B532ZWZZZ	脑内静脉窦MRI成像
7	B533ZWZZZ	右侧颈静脉MRI造影
8	B534ZWZZZ	左侧颈静脉MRI造影
9	B535ZWZZZ	两侧颈静脉MRI造影
10	B536ZWZZZ	右侧锁骨下静脉MRI造影
11	B5375WZZZ	门静脉和脾静脉MRI血管造影
12	B537ZWZZZ	左侧锁骨下静脉MRI造影
13	B538ZWZZZ	上腔静脉MRI造影
14	B539ZWZZZ	下腔静脉MRI造影
15	B53HZWZZZ	两侧盆(髂)静脉MRI造影
16	B8020ZZZZ	X线泪管造影
17	B83550ZZZ	右眼部MRI平扫加增强扫描
18	B835ZYZZZ	右眼部MRI普通扫描

图 8-5　数据元值域管理系统截图

（六）测试结果类型管理

通过总结测试工具对数据集、共享文档及平台消息自动化测试可能出现的测试结果，从测试类型、测试结果代码、定义、说明四个方面进行著录，以便于工具在自动化测试后提示相应测试结果（如图 8-6）。不同类型的测试用例测试结果如下：

1. **数据集（2类）** 验证内容正确、验证内容错误。

2. **共享文档（5类）** 验证格式正确，内容正确；验证格式错误；验证格式正确，缺少必填项；验证格式正确，包含全部必填项，但数据元内容不符；XML 无法解析，或文档类别与测试用例不一致。

3. **平台消息（6类）** 验证格式正确，内容正确；验证格式错误；验证格式正确，缺少必填项；验证格式正确，包含全部必填项，但数据元内容不符；内容重复注册；查询内容不存在。

测试类型	测试结果代码	定义	说明
数据集	DE.1	数据集内容验证正确	验证内容正确
数据集	DE.2	数据集内容验证错误	验证内容错误
平台服务	PL.1	平台消息验证正确	验证格式正确，内容正确
平台服务	PL.2	平台消息格式验证错误	验证格式错误
平台服务	PL.3	平台消息内容缺少必填项	验证格式正确，缺少必填内容
平台服务	PL.4	平台消息内容验证错误	验证格式正确，包含全部必填项，但数据元内容不符
平台服务	PL.5	内容重复注册	内容重复注册
平台服务	PL.6	查询内容不存在	查询内容不存在
共享文档	SD.1	共享文档验证正确	验证内容正确，内容正确
共享文档	SD.2	共享文档格式验证错误	验证格式错误
共享文档	SD.3	共享文档内容缺少必填项	验证格式正确，缺少必填内容
共享文档	SD.4	共享文档内容验证错误	验证格式正确，包含全部必填项，但数据元内容不符
共享文档	SD.5	共享文档类别未知或不一致	XML无法解析，或文档类别与测试用例不一致

图 8-6　测试结果类型管理系统截图

（七）交换模板管理

根据国家颁布的《电子病历共享文档规范》（WS/T 500—2016）和《健康档案共享文档规范》（WS/T 483—2016）标准规范，针对每一类共享文档类型的文档头和文档体中每一个章节条目，维护其一致性、强制性、基数等信息，建立共享文档引擎，用于解析共享文档，验证共享文档格式的正确性及共享文档内容的必填性（如图 8-7）。

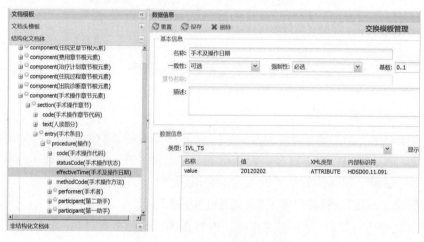

图 8-7　交换模板管理系统截图

二、数据模板管理

数据模板管理包括数据集模板管理、共享文档模板管理及平台消息模板管理 3 个模块。

（一）数据集模板管理

展示数据集校验的表单数据格式，用于用例模板的操作过程，在用例执行过程中匹配数据集业务种类（图 8-8）。如匹配不上，提前终止用例。

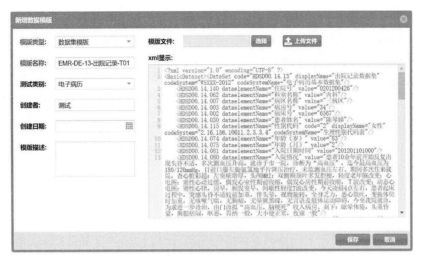

图 8-8　数据集模板管理系统截图

（二）共享文档模板管理

展示共享文档的业务数据格式，用于用例模板的操作过程，在用例执行过程中匹配共享文档业务种类（图 8-9）。如匹配不上，提前终止用例。

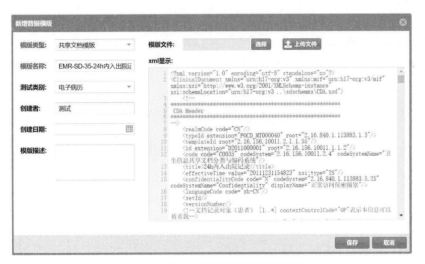

图 8-9　共享文档模板管理系统截图

（三）平台消息模板管理

展示平台消息相关业务的消息格式，用于用例模板的操作过程，在用例执行过程中匹配平台消息的业务模型（图 8-10）。如匹配不上，提前终止用例。

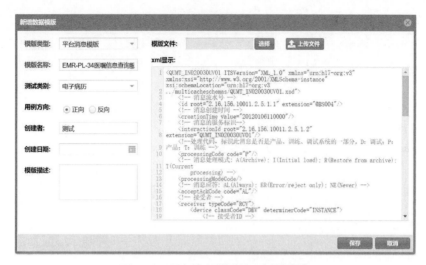

图 8-10　平台消息模板管理系统截图

三、用例模板管理

用例模板管理包括数据集用例模板管理、共享文档用例模板管理及平台消息用例模板管理 3 个模块。

（一）数据集用例模板管理

定义了数据集用例的说明、用例方向、测试的要求及测试的操作过程等信息，并关联数据集数据模板，在创建项目时用于实例化用例（图 8-11）。

图 8-11　数据集用例模板管理系统截图

（二）共享文档用例模板管理

定义了共享文档用例的说明、用例方向、测试的要求及测试的操作过程等信息，并关联共享文档数据模板，在创建项目时用于实例化用例（图 8-12）。

（三）平台消息用例模板管理

定义了平台消息用例的说明、用例方向、测试的要求及测试的操作过程等信息，并关联平台消息数据模板，在创建项目时用于实例化用例（图 8-13）。

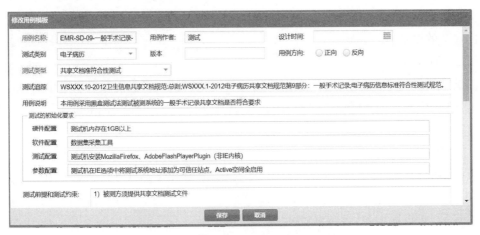

图 8-12　共享文档用例模板管理系统截图

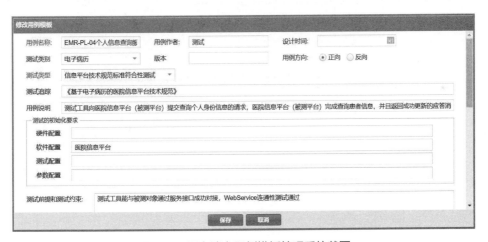

图 8-13　平台消息用例模板管理系统截图

第二节　项目管理

国家医疗健康信息标准化成熟度符合性测试采用项目管理模式，对每一家申请机构于测试系统中单独建立一个测试项目，测试内容包括数据集测试、共享文档测试及交互服务测试 3 个部分。

一、数据集测试

（一）测试原理

将数据集用例导入测试工具后，工具对 XML 文档进行解析，验证其数据元是否正确，具体包括：①文档章节、条目中要求的数据元项是否完整，必填项是否齐备；②每一个数据元的数据元名称、数据元标识符、表示格式、数据类型、允许值范围是否符合数据集标准规范的要求。

（二）测试内容

测试工具支持 58 个电子病历数据子集的自动化测试，但在实际现场定量测试中，由于共享文档的测试已经包含了数据集的测试内容，故仅进行共享文档测试，而不再单独要求申请机构提供数据集测试用例。

（三）操作流程

数据集自动测试具体操作流程如下：第一步新建数据集测试项目，填写项目名称、测评时间、测试人员、测试类别及测评等级等信息，同时勾选需要测试的数据集类别（图8-14）；第二步数据准备，针对勾选的每一类数据集，导入测试用例（图 8-15）；第三步执行项目，测试工具对上传的测试用例进行自动化测试（图 8-16）；第四步查看测试结果，测试工具展示测试结果的概要信息和详细信息，测试人员须人工核查测试结果中每一个数据元项的真实性，错误结果反馈给申请机构予以改进（图 8-17）。

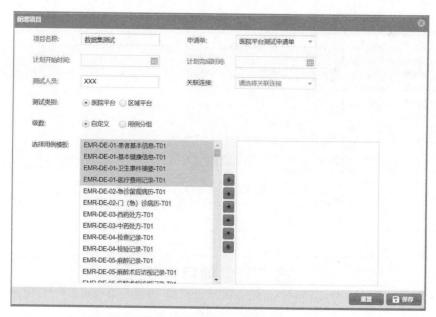

图 8-14　新建数据集测试项目

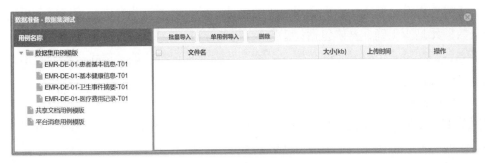

图 8-15　导入测试用例

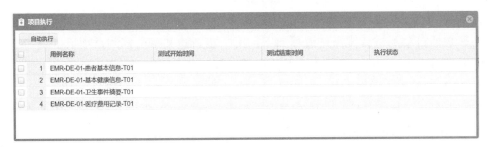

图 8-16　执行项目

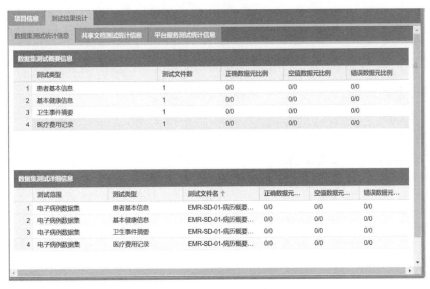

图 8-17　查看测试结果

二、共享文档测试

（一）测试原理

将共享文档用例导入测试工具后，工具对 XML 文档进行解析，首先验证其文档格式正确性，具体包括：①判断共享文档的文档头、文档体格式是否符合标准要求；②文档的章节、条目是否符合共享文档标准规范中的基数、约束要求。验证格式无误后，再进一步验证其数据元是否正确，具体包括：①文档章节、条目中要求的数据元项是否完整，必填项是否齐备；②每一个数据元的数据元名称、数据元标识符、表示格式、数据类型、允许值范围是否符合数据集标准规范的要求。

（二）测试内容

测试工具支持 53 类电子病历共享文档自动化测试，系统根据 2020 版测评方案中不同测评等级的划分，预先配置了三级、四级乙等、四级甲等、五级乙等四个级别所需测试的共享文档种类，每一类共享文档可同时上传多份测试用例。同时，考虑到因实际业务情况测试文档类别需调整，工具支持自定勾选测试文档类别。

（三）操作流程

共享文档自动测试具体操作流程如下：第一步新建共享文档测试项目，填写项目名称、测评时间、测试人员、测试类别及测评等级等信息，同时勾选需要测试的共享文档类别（图 8-18）；第二步数据准备，针对勾选的每一类共享文档，导入测试用例（图 8-19）；第三步执行项目，测试工具对上传的测试用例进行自动化测试（图 8-20）；第四步查看测试结果，测试工具展示测试结果的概要信息和详细信息，测试人员须人工核查测试结果中每一个数据元项的真实性，错误结果反馈给申请机构予以改进（图 8-21）。

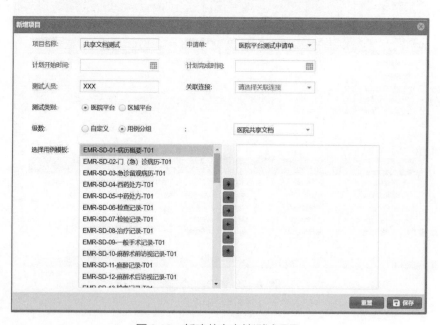

图 8-18　新建共享文档测试项目

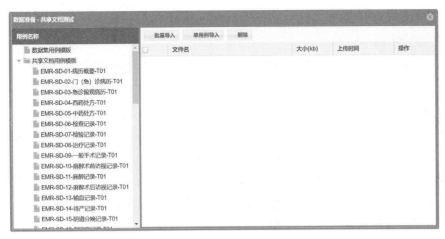

图 8-19　导入测试用例

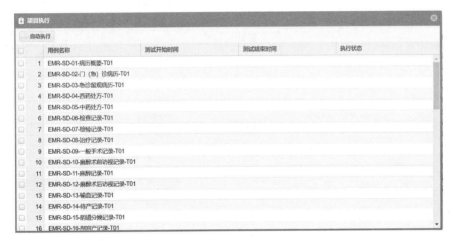

图 8-20　执行项目

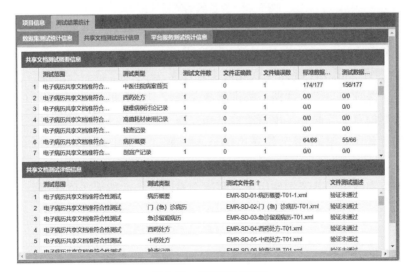

图 8-21　查看测试结果

三、交互服务测试

（一）测试原理

针对医院内各应用系统进行医院信息平台交互的标准符合性测试，测试工具将模拟医院第三方系统，向医院信息平台发送正向/反向测试消息，调用平台的服务，平台解析请求消息后返回给测试工具相应的响应消息，测试工具接收到返回的平台消息后进行解析。首先验证消息格式的正确性，具体包括：①消息体中元素路径、属性是否符合医院信息平台交互规范要求；②业务约束是否符合医院信息平台交互规范要求。验证格式无误后，进一步验证消息体中包含的数据元是否正确，具体包括：①数据元项是否完整，必填项是否齐备；②每一个数据元的数据元名称、数据元标识符、表示格式、数据类型、允许值范围是否符合数据集标准规范的要求（图8-22）。

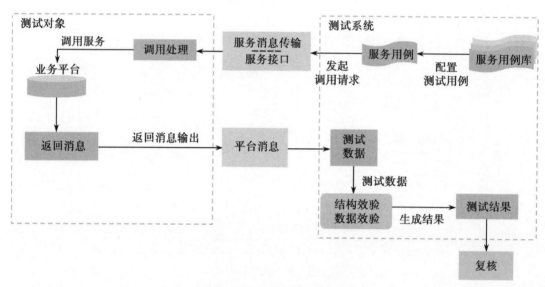

图 8-22　交互服务测试原理

（一）测试内容

2020年版测评方案中医院内互联互通交互服务分文档注册、查询服务，个人信息注册、查询服务，医疗卫生机构注册、查询服务，医疗卫生人员注册、查询服务，就诊信息交互服务，医嘱信息交互服务，申请单信息交互服务，状态信息交互服务，术语注册、查询服务，预约信息交互服务10个部分共69个交互服务。其中，非注入类交互服务24个，注入类交互服务45个（表8-1）。测试工具支持69类交互服务的自动化测试，对注入类交互服务，若在实际生产系统中使用工具测试会对医院生产数据造成变更，实际测评中须谨慎。

表 8-1　交互服务明细表

注入类交互服务(45 个)	非注入类交互服务(24 个)
电子病历文档注册服务	电子病历文档调阅服务
电子病历文档检索服务	个人信息查询服务
个人信息注册服务	医疗卫生机构(科室)信息查询服务
个人信息更新服务	医疗卫生人员信息查询服务
个人信息合并服务	就诊卡信息查询服务
医疗卫生机构(科室)信息注册服务	门诊挂号信息查询服务
医疗卫生机构(科室)信息更新服务	住院就诊信息查询服务
医疗卫生人员信息注册服务	住院转科信息查询服务
医疗卫生人员信息更新服务	出院登记信息查询服务
就诊卡信息新增服务	医嘱信息查询服务
就诊卡信息更新服务	检验申请信息查询服务
门诊挂号信息新增服务	检查申请信息查询服务
门诊挂号信息更新服务	病理申请信息查询服务
住院就诊信息新增服务	输血申请信息查询服务
住院就诊信息更新服务	手术申请信息查询服务
住院转科信息新增服务	医嘱执行状态信息查询服务
住院转科信息更新服务	检查状态信息查询服务
出院登记信息新增服务	检验状态信息查询服务
出院登记信息更新服务	手术排班信息查询服务
医嘱信息新增服务	手术状态信息查询服务
医嘱信息更新服务	术语查询服务
检验申请信息新增服务	号源排班信息查询服务
检验申请信息更新服务	门诊预约状态信息查询服务
检查申请信息新增服务	检查预约状态信息查询服务
检查申请信息更新服务	
病理申请信息新增服务	
病理申请信息更新服务	
输血申请信息新增服务	
输血申请信息更新服务	
手术申请信息新增服务	
手术申请信息更新服务	
医嘱执行状态信息更新服务	
检查状态信息更新服务	
检验状态信息更新服务	
手术排班信息新增服务	
手术排班信息更新服务	
手术状态信息更新服务	
术语注册服务	
术语更新服务	
号源排班信息新增服务	

注入类交互服务（45 个）	非注入类交互服务（24 个）
号源排班信息更新服务	
门诊预约状态信息新增服务	
门诊预约状态信息更新服务	
检查预约状态信息新增服务	
检查预约状态信息更新服务	

（三）操作流程

医院内交互服务自动测试具体操作流程如下：第一步配置测试环境，需给测试电脑配置网络环境，使其能够访问医院信息平台，由申请机构提供平台地址，测试人员配置到测试工具服务地址栏中（图 8-23）；第二步新建院内交互服务测试项目，填写项目名称、测评时间、测试人员、测试类别及测评等级等信息，同时勾选需要测试的交互服务类别（图 8-24）；第三步数据准备，针对勾选的每一类交互服务，导入测试用例（图 8-25）；第四步执行项目，测试工具对医院信息平台发送请求消息，并验证其响应消息的正确性（图 8-26）；第五步查看测试结果，测试工具展示测试结果的概要信息和详细信息，测试人员须人工核查测试结果中每一个数据元项的真实性，错误结果反馈给申请机构予以改进（图 8-27）。

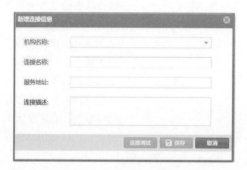

图 8-23　配置测试环境

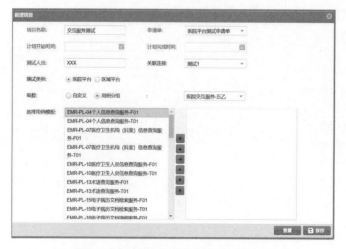

图 8-24　新建院内交互服务测试项目

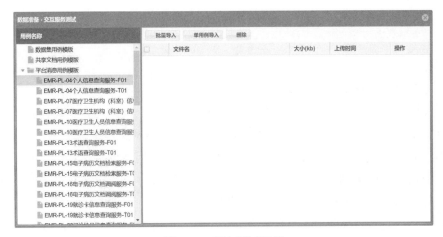

图 8-25　导入测试用例

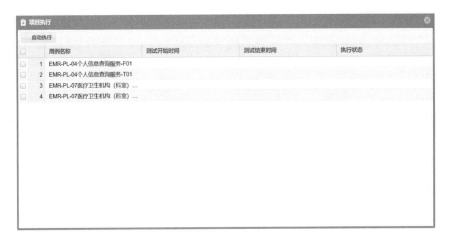

图 8-26　执行项目

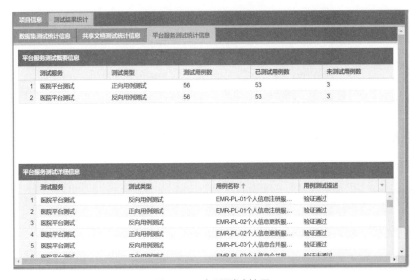

图 8-27　查看测试结果

第三节　测试结果说明

一、共享文档测试结果分类说明

　　共享文档测试结果总共分4类，分别为：①验证格式正确，内容正确，表示实例文档结构符合标准，内容的数据项全部符合标准，可判定该实例文档正确（图8-28）；②验证格式正确，缺少必填内容，表示实例文档结构符合标准，但缺少共享文档规范要求的必填内容，须根据业务情况判断该实例文档是否正确（图8-29）；③验证格式正确，包含全部必填项，但数据元内容不符，表示实例文档结构符合标准并包含共享文档规范要求的必填内容，但有部分或全部数据项不符合数据元定义，基本可判定该实例文档错误（图8-30）；④验证格式错误，表示实例文档结构不符合标准，可判定该实例文档错误（图8-31）。

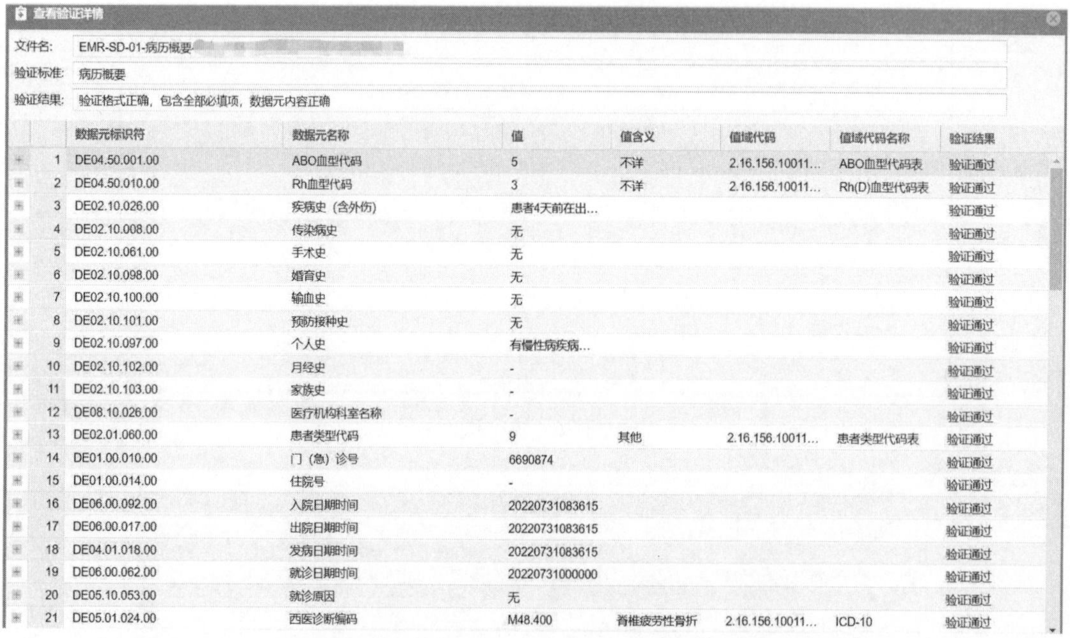

图 8-28　测试结果截图——验证格式正确，内容正确

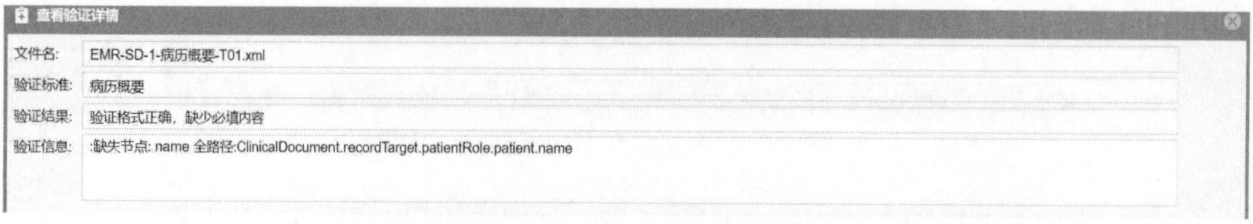

图 8-29　测试结果截图——验证格式正确，缺少必填内容

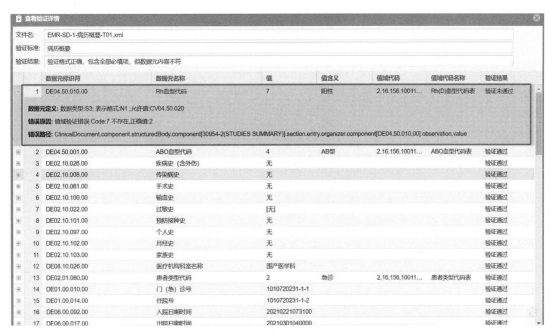

图 8-30　测试结果截图——验证格式正确，包含全部必填项，但数据元内容不符

查看验证详情	
文件名：	EMR-SD-1-病历概要-T01.xml
验证标准：	EMR-SD-1-病历概要-T01.xml
验证结果：	XML无法解析
验证信息：	null:XML合法性验证出错：Error on line 2 of document file:///D:/wscts/apache-tomcat-9.0.46/webapps/wsctsFilesDir/testdatafiles/testdatafile/admin/医院平台被测机构/医院平台测试申请单/共享文档测试/EMR-SD-01-病历概要-T01/EMR-SD-1-病历概要-T01.xml：前言中不允许有内容。Nested exception：前言中不允许有内容。

图 8-31　测试结果截图——验证格式错误

二、交互服务测试结果分类说明

交互服务测试结果总共分4类，分别为：①验证格式正确，内容正确，表示消息实例结构符合标准，内容的数据项全部符合标准，可判定该消息实例正确（图8-32）；②验证格式正确，缺少必填内容，表示消息实例结构符合标准，但缺少交互服务规范要求的必填内容，须根据业务情况判断该消息实例是否正确（图8-33）；③验证格式正确，包含全部必填项，但数据元内容不符，表示消息实例结构符合标准并包含交互服务规范要求的必填内容，但有部分或全部数据项不符合数据元定义，基本可判定该消息实例错误（图8-34）；④验证格式错误，表示消息实例结构不符合标准，可判定该消息实例错误（图8-35）。

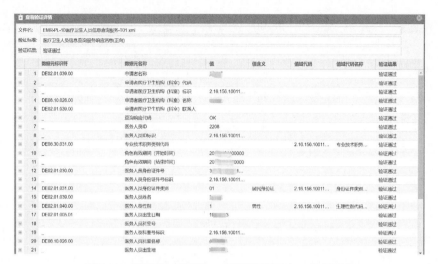

图 8-32　测试结果截图——验证格式正确，内容正确

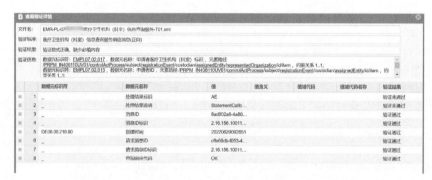

图 8-33　测试结果截图——验证格式正确，缺少必填内容

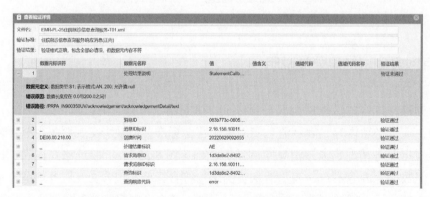

图 8-34　测试结果截图——验证格式正确，包含全部必填项，但数据元内容不符

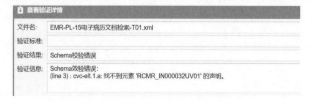

图 8-35　测试结果截图——验证格式错误

第九章

医院案例分享

第一节　北京大学第三医院案例（五级乙等）

一、医院简介

北京大学第三医院（以下简称"北医三院"），国家卫生健康委委管医院，是一所集医疗、教学、科研、预防、康复与保健于一体的现代化综合性三级甲等医院。医院设有37个临床科室，10个医技科室。现有中国科学院院士1人、中国工程院院士2人。拥有国内最强的脊柱外科，治疗方法最全面、规模最大的生殖医学中心，以及国内成立最早、国内唯一的中国奥委会指定运动员伤病防治中心的运动医学研究所。十多年来，北医三院门（急）诊量始终居于北京市前列。2019年，医院平均开放床位2 024张；服务门诊患者422万余人次，急诊患者30万余人次，出院患者近14万人次，完成手术7.6万例次；平均住院日为4.96天/人次。在北京市DRGs（疾病诊断相关组）综合评价中，北医三院各项主要管理指标达先进水平。如此高的服务量和快速的服务效率，信息化在支撑医疗和管理全流程中起着举足轻重的作用。

二、医院信息化发展

北医三院信息化建设起步于20世纪90年代，历经20余年、4个阶段的系统建设，从以财务为核心的HIS主体建设到以医嘱为驱动的CIS建设，2015年进入以平台做业务协同、以数据为导向的共享互联的平台化建设阶段。在此基础上依托集成平台和大数据中心，以区域互联互通为核心迈向了区域信息共享利用和以大数据分析、智能辅助决策为核心的大数据智能辅助应用建设阶段，也使北医三院信息化建设从传统的基础建设、业务应用迈入标准集成、互联共享的平台化、一体化、智能化新阶段。2017年北医三院启动医疗健康信息互联互通标准化成熟度测评申报工作，经过实验室测评、专家文审、现场查验等定性定量的考核评估，2018年顺利通过了互联互通五级乙等测评，成为国内首批北京市首家通过互联互通五级评审的医院。近年来在互联互通的基础上，不断完善信息系统建设，持续提升医院信息系统智能化应用水平。

三、互联互通建设与改造要点

依据《国家医疗健康信息医院信息互联互通标准化成熟度测评方案》《信息安全技术网络安全等级保护基本要求》等相关主要文件，对医院信息化建设的整体架构进行调整。夯实网络、安全、服务器等基础设施建设，完成统一身份认证、单点登录、CA 可信认证体系以及存储、传输、隐私保护等在内的数据安全保障体系建设。依托标准规范体系，构建了基于 ESB 总线交互技术及 MQ 消息的医院信息系统集成平台，并在此基础上打造全量实时数据中心，形成了平台做业务协同交互，数据中心作为数据归集与存储的系统集成新架构。在集成平台数据中心基础上，面向公众、临床、管理、资源四大类应用服务，支持临床、管理、科研、教学、外联五大数据利用领域。新的集成架构体系打破了传统点对点系统建设的困局，实现了院内信息共享、对外信息交互，大大提高了信息化整体架构的先进性、科学性及可扩展性（图 9-1）。

加强标准化体系建设，遵循《卫生信息数据元目录》《卫生信息文档共享规范》《IHE 医疗信息集成规范》等相关国际、国内及行业标准，在医院临床应用系统创建了响应的数据集、利用规范的数据元制作了电子病历共享文档模板，并创建管理医院应用系统通用字典及术语的主数据管理系统，实现院内术语字典的统一、规范共享。加强系统闭环，强化单病种质量监测，提升临床辅助决策支持水平，优化拓展医疗、服务、管理业务协同数据共享应用，促进院内外数据互联互通。

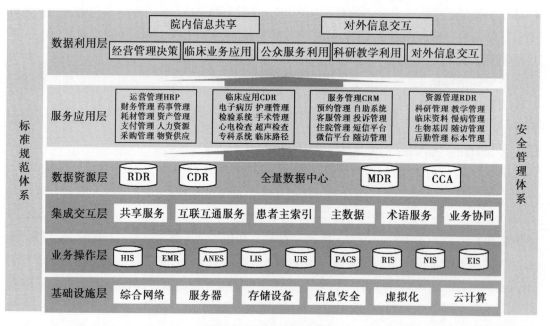

图 9-1　信息化整体架构

四、互联互通建设成效与亮点

（一）打造基于消息集成平台，促进业务协同交互

基于 ESB 总线交互技术和 SOA 架构体系打造医院信息系统集成平台，采用 IBM Integration Bus 和 WebSphere MQ 总线中间件技术，构建高服务量下系统交互高可用、高可靠的信息传输平台。充分利用 ESB 服务总线吞吐量强大的技术特性，消息平均处理时间毫秒级，满足北医三院高服务量下的信息交互实时性要求。基于 HL7 V3 消息标准模型和 CDA 标准规范，实现信息集成交互共享。将原有的点对点互联方式，转化为服务提供系统 / 集成平台 / 服务消费系统三点连接方式，降低系统互联复杂度的同时，使服务（接口）通过集成平台更易于管理、监控和复用。构建集成平台综合保障机制，通过消息路由负载均衡组建消息处理集群，确保消息分发可靠性。灵活配置消息队列，提升消息交互吞吐量，保证不同业务数据处理独立性。通过事务控制方式保障消息与业务数据的一致性。建立消息补发及应急保障机制，确保集成平台信息交互的高可靠性（图 9-2）。

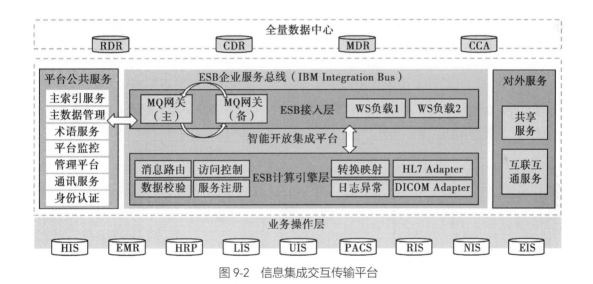

图 9-2　信息集成交互传输平台

基于集成平台构建患者主索引管理、主数据管理系统、统一通讯服务，实现患者统一身份管理，术语及字典的标准化、规范化以及通讯配置的统一化管理。实现院内、外信息的全面集成共享，提升医院整体信息交互水平。目前已接入异构应用系统 65 个，患者主索引量近 1 080 万，主术语 73 个。综合消息复用性及业务粒度，设计各类消息 127 个，日均交互量 180 万次，高峰突破 200 万次。将业务应用、协同交互、数据归集进行科学划分，边界更加清晰。通过集成平台建设有效降低原有 HIS 的压力，HIS 故障率较上平台前降低了 214%，有效提升了信息系统业务连续性保障能力。

（二）打造全量实时数据中心，支撑数据高效利用

在集成平台基础上，采用 Hadoop 大数据技术架构体系打造全量实时数据中心。集成 HDFS 分布式文件系统、HBase 列式数据库、Hive 数据仓库、Mahout 机器学习等，可方

便地进行数据存储和分析计算。通过 Spark 并行内存计算，大大提高了计算效率。建立业务数据模型，支持医院各个时期历史备份数据及集成平台实时消息的存储。通过对数据进行提炼和重新组织，建设以患者就诊访问为基线的临床数据中心、以运营主题维度为基线的运营数据中心和以科研数据为中心的资源数据中心。充分利用大数据分布式计算能力，为临床、运营、服务、科研、外联等提供实时、动态、高效的数据分析与利用。

参考 HL7 RIM 模型，遵循国内外医疗信息化规范，进行数据元标化处理，构建独立的共享文档数据库，在数据中心进行统一存储。目前，数据中心数据量超过 28.87 亿条，净数据存储量达到 11.93TB。数据中心七日平均数据增量约 250 万条，高峰突破 300 万条。

（三）打造基于数据中心的线上服务，改善患者就医体验

以患者为中心打造线上服务，提供微信、APP、企业公众号等多方式结合的互联网应用。利用全量数据中心数据服务的优势，支持门诊、住院线上全流程便捷服务，对患者提供便捷精准的数据访问，既支持历史数据的即查即得，也支持实时数据的立即访问。建立电子票据管理平台，支持自助机、微信服务号、APP 等多渠道电子票据共享查看及获取，日均开具电子票据近 9 000 张。通过数据中心实时推送，数据融合展示，支持公众快速线上查询，同时支持扩展线上病案复印、线上咨询及互联网诊疗服务等线上业务。实现与北医三院顶级专家的在线问询，对有续方需求的患者，医生可在线开具互联网电子处方，经过药师在线审核通过后，由患者自行选择来院自取或物流配送到家（图 9-3）。通过联通从家庭到医院线上线下，从窗口到床旁的全方位线上服务，简化线下就诊流程，增强医患互动，改善就医体验，真正做到"信息多跑路，患者少跑腿"。

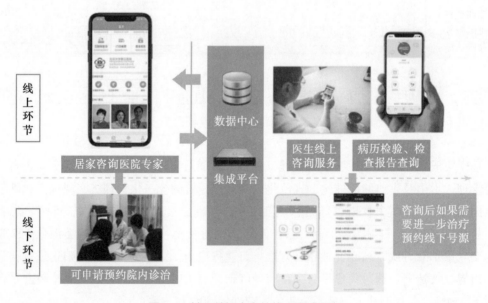

图 9-3　基于数据中心的线上医疗服务

（四）打造基于大数据及人工智能的智慧临床建设

利用北医三院 10 年来积累的近 3 000 万份病历，通过人工智能手段建立决策模型，融合

BMJ 循证医学知识库中要点式、精准化的诊断、治疗参考，通过双引擎驱动实现智能化诊疗决策支持。通过直接诊断推荐和间接多渠道验证机制，辅助临床确定诊断。联合循证医学知识库及历史病历方案聚集推荐，辅助快速精准制定治疗方案，保障医疗安全。通过信息优化临床行为监控管理，对临床路径、质控、DRGs 等临床应用多维技术支持（图 9-4）。

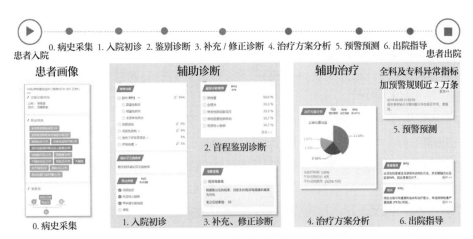

图 9-4　基于人工智能的临床辅助决策支持

　　提升医护业务闭环管理，强化对医疗过程的信息化控制，使医护业务过程中的每个节点变得准确、方便和易于掌控。基于数据中心进行数据整合展现及应用，对患者医疗质量与安全指标、单病种统计、重症指标、合理用药等进行监测。协助医院及时了解全院患者医疗质量与安全指标状况，监控和管理关键指标，及时了解重症患者的收治、周转情况，及时了解临床药品使用情况。针对单个病种关键指标进行多角度、多方位地分析、监控和管理，促进单病种医疗质量持续改进（图 9-5）。从多角度、多方位、多层次监控医疗质量。通过数据集成交互，数据融合，在界面集成、业务集成之上实现信息系统智能化应用，全面推动智慧临床建设。

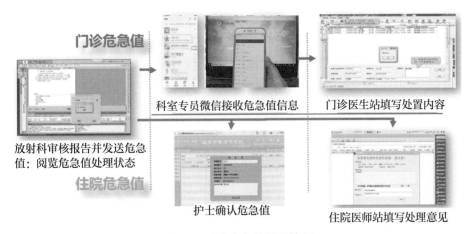

图 9-5　强化危急值闭环管理

（五）打造基于数据中心的多维数据，支持医院管理决策

基于医院数据中心建立决策支持系统，涵盖 KPI、主题分析和大数据三大方面 63 个指标实时展现。在移动端为医院各级管理者提供及时、有效、可追溯的数据指标，全面掌握门诊、住院、医技、药品和耗材等情况，帮助管理者准确把握医院运行状况，辅助管理决策。在新冠肺炎疫情期间增加疫情防控等指标 15 个，累计检测指标达到 78 个。同时，针对多部门统计数据需求不一，建立医院统计平台，统一病案、财务、医务、经营管理等对医院指标内涵的理解，形成内涵共识规范统计口径，对统计结果和病例明细进行封存，结合数据填报和审核，对医院统计工作进行全面支持，解决数据要求多样性、来源多样性、数据口径多样性难题。

（六）基于集成平台实现跨机构业务联动数据共享

依托集成平台、数据中心实现了与国家卫生健康委、北京市卫生健康委、CDC、公安机关、社区卫生服务中心等 9 大类 49 个外部机构的数据交互利用。通过集成平台和数据中心建立数据统一上报平台，接入国家卫生健康委医院信息服务与监管平台、中国疾病预防控制信息系统，实现医疗、服务及传染病等数据上报。对接北京市电子病历信息采集医院应用系统及海淀医联体平台，实现北京市试点单位间电子病历共享及海淀区医联体间的信息共享。联动公安系统，实现警医联动。

（七）夯实基础设施建设，提升网络安全防护能力

加强网络、服务器、存储等基础设施建设，部署路由器、交换机、防火墙、VPN 网关、IDS、IPS、WAF、堡垒机、防病毒系统等网络及安全设备。各楼宇间采用多条三层 IP 链路，实现网络架构的冗余、可靠、高可用。服务器采用虚拟化、存储双活容灾系统、F5 的应用负载均衡及 Hadoop 分布式高性能计算等高可用技术基于不同楼宇实时双活灾备存储构建的服务器虚拟化集群，通过底层虚拟化架构保证服务器运行的高可用性（图 9-6）。同时采用云计算技术，通过网络隔离、双线传输及防火墙访问策略部署，保障云端到北医三院内部网络数据交互的安全。数据存储在基于 HAM 双活技术的 HDS VSP 高端容灾存储中，核心存储采用高端多控制器架构，实现资源之间隔离、资源在线调整。同时采用连续数据保护（CDP）技术和离线磁带备份技术等存储灾备，实现业务快速恢复和保障数据安全性。

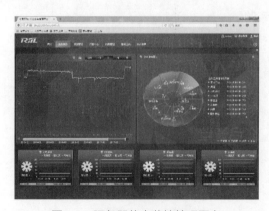

图 9-6　服务器状态监控管理平台

针对APP、微信服务号等线上应用带来的医院内网向互联网延伸的安全隐患，在内外网边界逐层划分数据缓冲隔离交互区域，严格规范应用部署和内外网数据交互模式，综合运用防火墙、网闸、IPS、WAF等，在互联网与医院内网间构筑四层网络纵深防线。针对手持移动终端PDA等院内无线应用带来的医院内网通过无线扩展的安全隐患，采用网络安全准入、访问通道加密、安全沙箱技术，确保网络延伸和无线应用安全。同时，严格按照等级保护三级系统防护要求加固核心应用、线上应用安全防护体系，重点加强身份认证、加密传输、加密存储、APP加固、隐私保护等安全建设，结合重点安全事件情报常态开展渗透测试和漏洞修复，持续提升全系统安全防护能力。另外，还构建了基于全流量分析、响应的主动安全防御体系，部署网络威胁追溯系统、网络安全态势感知平台等，形成对未知威胁侵入、病毒横向扩散的实时发现和快速响应处置能力。

（八）完善组织架构，推动项目高效实施

北医三院信息管理中心2018年正式更名为信息管理与大数据中心。院领导高度重视信息化建设，建立项目组机制，院长和党委书记任项目组组长，各部门团结协作。信息管理与大数据中心设有技术应用科、数据资源科、项目管理科，下设5大组，现有在职职工45人，其中正高级职称1人，副高级职称3人，硕士及以上人员30人。运用管理方法结合新技术，采用科学手段使信息项目数字化管理，加强信息项目的可溯源、高质量推进，保障医院各项业务在高服务下安全、稳定、有序运行，为患者、社会、医院及职工提供高效支撑平台。

五、主要体会

（一）建设体会

互联互通评价指标从数据集标准化、互联互通标准化、基础设施建设、互联互通应用效果等不同维度、全方位地对医院信息化成果进行评价，客观反映了医院信息化整体建设水平。对医院信息化的顶层设计、整体规划、技术实施等各方面都提出了更高的要求。通过互联互通测评以评促建，使医院信息化走向标准化建设之路，有标准可依，有了明确的目标；院内联通，通过集成平台业务协同，通过数据中心的集成调阅，方便医务人员，提高工作效率，提升医疗质量；院外联通，公众通过互联网、手机、微信这些随处可得的信息条件，使原本院外无法获得的医院服务，能够方便快捷有效的利用，增加百姓的获得感；上级机构联通，上级部门的数据报送、信息共享与利用，互联互通，业务协同，推进管理决策、临床决策的步伐。

（二）迎评体会

互联互通信息化建设是全院工作协同响应的一次检验，从临床到行政部门有效沟通，通力配合才能有序推动。有力推进了卫生信息标准在医院的应用落地，推动了医疗卫生机构与区域平台、外联机构的信息共享和业务协同。同时，通过对业务闭环、知识库、临床决策支持的考核进一步推进医院信息化向智能化方向发展。互联互通测评既是对医院信息化水平的监督和评价，也是对医院信息化建设水平的促进和指导，在医院信息化整体规划

建设中，遵照互联互通相关指标，不断推动医院信息标准化和互联互通能力建设，提升医院信息化整体应用水平。

六、专家评价

北京大学第三医院的信息化建设符合国家医院信息互联互通标准化成熟度五级乙等建设标准，充分体现了北医三院在国内标杆示范价值和领导力，以及信息部门付出的努力和智慧。信息系统建设有开创性、有理念、集成程度高，应用全面，在临床、教学、科研等方面整体支持好，在改善患者就医体验、提升医疗救治能力、提高工作效率、加强管理精细化等多方面取得突出成效。

第二节　华中科技大学同济医学院附属同济医院案例（五级乙等）

一、医院简介

华中科技大学同济医学院附属同济医院（以下简称"同济医院"），于1900年由德国医师埃里希·宝隆始创于上海，1955年迁至武汉。经过120余年的建设与发展，同济医院如今已成为学科门类齐全、英才名医荟萃、师资力量雄厚、医疗技术精湛、诊疗设备先进、科研实力强大、管理方法科学的集医疗、教学、科研于一体的创新型现代化大型综合性三级甲等医院，其综合实力居国内医院前列。同济医院现有主院区、光谷院区和中法新城院区，设有62个临床和医技科室，拥有国家医学中心1个、国家重点学科11个、国家临床重点专科30个（全国第二）。同济医院现有编制床位8 660张，2020年服务门诊患者388万余人次，急诊患者25万余人次，出院患者近18万余人次，完成手术5.4万余台次。近年来，同济医院连续16年获得"全国文明单位"称号，先后被授予"全国五一劳动奖状""全国职工职业道德建设十佳单位""全国卫生系统先进集体"等光荣称号，并被评为"中国十大名牌医院"。

二、医院信息化发展

同济医院是一所集医疗、教学、科研为一体的创新型现代化医院，主要医疗工作量不断刷新荆楚医疗历史，年门（急）诊量连续10多年保持湖北省第一。随着同济医院的不断发展，医院规模也在不断扩大，为了给武汉三镇居民提供就医便利，同济医院遵循"同品质医疗、一体化管理"的战略，同时在光谷地区和蔡甸地区开建分院区，将同济医疗服务扩展到武汉三镇。按照同济医院本部院区、光谷院区和中法新城院区实现一体化管理的需求，紧紧围绕医院发展战略，充分利用现有资源，着力打造一个先进的、实用的、可持续发展的、智慧医院的信息化支撑体系，实现医院资源整合共享，优化业务流程，降低营运成本，提高诊疗质量、服务能力、工作效率和管理水平。

同济医院的信息化建设始于 20 世纪 90 年代，通过自主研发和技术引入相结合策略，历经 20 余年、三个阶段的系统建设，从以财务为中心的医院信息系统建设到以患者为中心的临床信息系统建设，2017 年开始探索"互联网＋"时代数字化医院建设。目前同济医院已建成"同济云"医院信息平台，包括集团化 HIS、电子病历系统、LIS 以及 PACS 应用系统，完成了以电子病历为核心的临床业务体系构建，集成患者的临床信息包括诊断、手术、就诊、检查、检验、病理、用药以及电子病历中的入院记录、手术记录、病程记录、出院小结等，初步完成以电子病历为核心的临床业务平台构建。基于临床业务平台，可以对外提供数据接口和访问服务，如服务临床、科研、教学、管理、患者等。2021 年同济医院信息系统通过了国家医疗健康信息互联互通标准化成熟度测评五级乙等认证。

三、互联互通建设与改造要点

同济医院深入研究国内外医疗信息化行业标准，依据国家卫生健康行业标准和团体标准，以及《国家医疗健康信息医院信息互联互通标准化成熟度测评方案》《信息安全技术 网络安全等级保护基本要求》等相关主要文件，结合国内医院信息化领域建设经验，形成医院信息化建设的总体思路，对医院信息化建设的整体架构进行调整（图 9-7）。

利用混合云和异构系统集成技术构建云平台实现了业务互通、数据共享和服务共享，实现多院区共用一套系统，支撑医院人、财、物、医、护、技、药的一体化管理，提升多院区管理效率，降低信息系统运维的难度和成本。

采用面向服务的体系架构，构建互联网访问门户，互联网医院和院内系统共用同一套系统，实现门诊、住院和互联网医院线上线下业务一体化，优化患者就诊服务流程，为患者提供连续性诊疗服务和健康管理服务，实现与线下同质的诊疗业务闭环和医疗质控措施。

医技科室线上线下双通道数据采集，建立医技全覆盖的共享服务中心，实现多院区之间的临床检验、放射诊断、心电诊断、病理诊断等诊断资源共享，同时覆盖下级医疗机构，实现优质医疗资源下沉，增强机构之间的联动和资源共享。

四、互联互通建设主要成效与亮点

同济医院目前建设有汉口主院区、光谷院区、中法新城院区，通过基于混合云的一体化云平台，实行"一体化管理，同品质医疗"模式，解决医院管理难题和患者看病难题，增强优质医疗资源的可及性。

（一）建设主要成效

1. 构建多院区一体化云平台，患者能在多个院区内享受同品质医疗，合理流转到不同院区，提高患者满意度。①一体化云平台日均已为 2.5 万例门诊患者、5 500 例住院患者和 10 余家下级医疗机构提供高效的信息服务；②支持患者跨院区医技共享服务，降低人力成本，提高资源利用率，推动学科建设，参照同等规模医院开展人员招聘情况，新招聘员工数降低了约 50%，相关检验设备利用率提高了 14%；③整合现有医院后勤管理资源，为物资高效集中采购与配送提供技术支撑；④统一财务管控制度流程，控制财务风

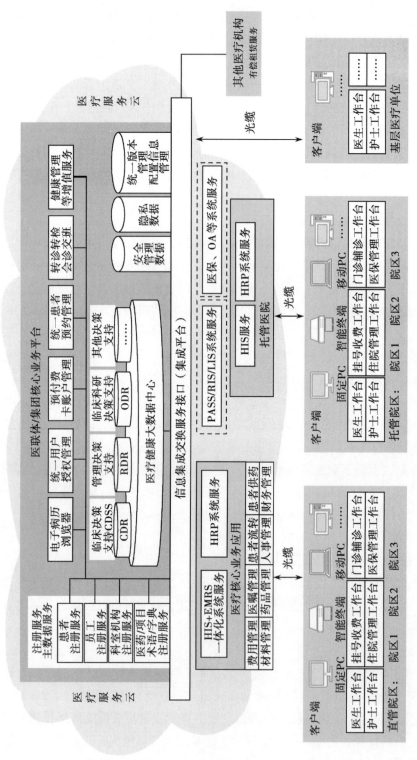

图 9-7　云架构高扩展性的同济云平台

险，系统自动化控制使业务数据共享时的财务风险降低；⑤支持多个院区医疗质量管理实践活动的同质化，减少人为差错。

2. 构建多院区一体化云平台，为医联体内所有医疗机构提供服务，促进医联体内医疗机构协同发展。基于"同济云"建立了区域临床共享服务中心，将检验、检查、病理等优质医疗资源辐射至省内联盟单位。2019 年度，"同济云"累计接收外院标本 19 400 个，完成同济放射联盟远程影像会诊 13 677 例，完成远程心电会诊 8 001 例。

3. 新冠肺炎疫情期间，充分利用一体化云平台优势，在 10 小时内快速构建起支撑"光谷方舱医院"正常运转的"智慧方舱"系统，充分发挥了云、互联网、物联网等高新技术在疫情防控中的支撑作用，同时也为方舱医院"医护零感染、患者零死亡"的目标奠定了坚实基础。

4. 大力发展线上线下一体化应用，为患者提供了覆盖"体检 - 门诊 - 住院 - 随访"全流程的线上就医服务。新冠肺炎疫情期间在国内率先开通"发热门诊"免费在线问诊，在省内率先开通视频问诊和药品邮寄服务，成为湖北省首家互联网医院，复工复产后互联网医院日均接诊约 2 000 人次，累计服务患者 60 万人次，互联网医疗已成为医院常态业务，实现了复诊患者"最多跑一次"甚至"一次都不用跑"，门诊就诊时间缩短，实名制就医比例提升至 97%。

5. 近 5 年，主要研究成果在国内 30 家医院应用推广，280 余家大型公立医院及医疗机构来同济医院进行交流，学习如何完善和推广一体化云平台管理理念。

6. 在《中华医院管理杂志》等中文核心期刊和 SCI 收录期刊发表论文 117 篇，被他人引用 700 余次；参编《现代医院信息系统》等 10 余部专著；制定《健康档案共享文档规范》等国家卫生行业标准 3 项；获得软件著作权 5 项；获得信息系统安全等级保护（三级）证明 8 项；主持国家重点研发计划子课题、湖北省重大专项子课题和国家卫健委研究项目等 10 项；获得湖北省第八届长江质量奖等集体荣誉 29 次。

7. 受邀在世界大健康博览会、中国医院协会信息网络大会等相关会议上，就多院区一体化云平台管理改革与创新进行交流与发言，累计会议交流 70 余次。

（二）亮点 1：基于混合云和信息集成技术的多院区一体化信息共享模式

项目采用混合云技术构建创新型医院云平台，支持分院区的快速接入和虚拟计算资源的动态调整，实现多院区一体化信息共享模式。3 个院区的信息系统互通，实行同一套集团专网、同一套信息系统、同一套数据中心。混合云平台支撑医院人、财、物、医、护、技的一体化管理，分院区仅需派驻终端业务人员，主院区进行业务集中处理，提升多院区管理效率，实现多院区同品质医疗（图 9-8）。

1. **信息整合方式** 同济医院以数据交换适配器方式实现各类应用系统的集成接入。通过 Ensemble 平台软件对各种服务资源进行整合。通过定义临床信息模型及信息共享接口标准、系统集成的信息交换标准及其相应的接口规范标准，建立全院级的集成规范，并作为标准贯彻到各应用系统的集成对接中。目前已完成 LIS、PACS、手术麻醉系统、病理系统等 80 余个系统的接入，共发布服务 200 多个，各应用系统间通过实时或异步消息

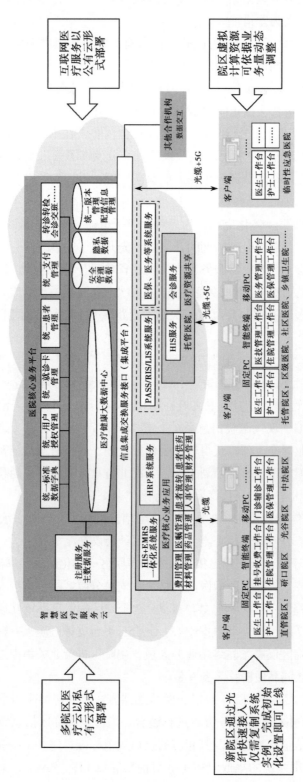

图9-8 混合云架构建立多院区一体化信息平台

进行数据交换。

2. **信息整合技术**　同济医院采用总线技术，通过 Ensemble 对服务进行发布，对注册在平台上的所有服务进行统一管理调配，通过简单的标准适配器接口，完成应用服务之间的互操作。Ensemble 集成平台多对一的接口模式，从根本上消除了信息孤岛，降低全院应用系统集成复杂度，从而降低业务应用的维护成本，减少应用系统开发的工作量，同时降低应用系统选择的局限性。

3. **信息资源库**　同济医院采用 FastDFS 分布式文件系统，支持文件存储、文件同步、文件访问（文件上传、文件下载）等功能，解决了大容量存储和负载均衡的问题。平台抽取电子病历基本数据集中的数据，按照共享文档规范，生成共享文档，供院内、院外信息共享所用，现已生成共享文档约 3 000 万个。建设报告中心和大数据中心作为临床信息数据库，其中报告中心提供报告注册和存储服务，将医院内各种 PDF 格式的报告，包括电子病历文书、护理文书、检查检验报告等统一管理和调阅，大数据中心是院内临床的数据归集，提供对院内临床数据的统计、分析、查询等功能。

（三）亮点 2：基于面向服务架构（SOA）的线上线下一体化互联网医疗服务模式

同济医院基于面向服务架构（SOA）的线上线下一体化互联网医疗服务模式，为患者、医生、医技科室、财务科室、药房、管理部门、物流服务提供商等多个角色提供系统服务，分为三个层次进行建设（图 9-9）。

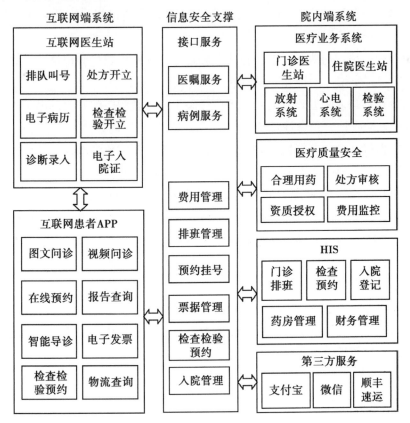

图 9-9　同济互联网医院云平台架构图

1. **互联网端系统** 掌上同济 APP 为患者提供互联网医院的服务入口，开放图文问诊及视频问诊渠道，提供检查预约、药品邮寄和电子发票服务，并融合传统的预约挂号、在线交费、报告查询等功能，使患者避免不必要的实体医院往返；互联网医生站，为医生提供互联网图文和视频问诊平台，设计与院内门诊医生站无差别的医嘱开立、电子病历、电子入院证等功能服务，使医生充分利用碎片化时间为患者提供诊疗服务。

2. **院内端系统** 院内 HIS 升级，实施对互联网门诊排班和挂号的统一管理，适配患者的互联网自助服务而开发自助检查检验预约、基于电子入院证的入院登记、电子发票和药品邮寄等功能；院内医疗应用系统升级，诸如门诊及住院医生站、放射等医技系统等，接入互联网医院端患者的就诊数据，实现线上问诊开单，院内业务科室执行；医疗质控系统对接，将合理用药、处方审核、费用监管等系统与互联网医院业务对接；顺丰快递等第三方服务系统对接，由其他机构为患者提供药品邮寄以及其他增值服务。

3. 建设信息安全支撑体系，开发互联网环境与医院内部网络环境之间互联互通的接口支撑平台，将院内医嘱服务和电子病历服务向互联网医生站开放，将传统院内终端访问的检查预约、就诊费用结算等服务，向互联网端患者开放。

（1）医生工作模板互通：互联网医生站与院内门诊医生站共享同一套医嘱项目字典、医嘱套餐和电子病历模板等，提升医生的工作效率。

（2）患者就诊档案互通：互联网端系统与院内系统的数据共同构成一套患者档案，医生在互联网医生站和院内医生站中，患者在 APP 和院内自助机中，均可查看历次就诊的医嘱、病历、检查检验报告。

（3）检查检验预约与执行互通：在线上和院内开立的检查检验申请单，患者均可在手机端预约，医技科室统一安排并完成检查。

（4）床位预约与入院办理互通：患者可凭医生在互联网医院开立的电子入院证进行床位预约，办理入院登记，预缴住院金。

（5）医疗监管互通：互联网医院与实体医院实行无差别化的医疗质控标准，实施统一的病历电子签名、合理用药审核、线上处方审核、医疗费用监控等。

（四）亮点 3：基于双通道数据采集技术的临床共享服务模式

同济医院首次提出基于双通道数据采集技术的临床共享服务模式，基于线上、线下双通道数据采集技术，通过专网将数据传输至医技共享服务中心，打破联盟医院成员间的时间和地域制约，实现检验标本、病理标本、放射影像、心电数据等集中诊断和统一质控，推动优质医疗资源下沉（图 9-10）。

同济医院率先实现了放射、心电、病理、检验全医技服务对外共享，提出院间"共享医疗服务"的理念，建设资源调度共享服务中心、医疗业务共享服务中心、运营共享服务中心三大核心，打通了为患者服务的全链条（图 9-11）。

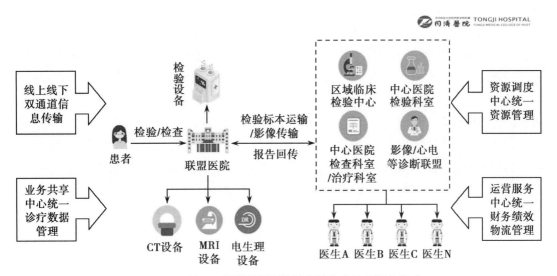

图 9-10 基于双通道数据采集技术的临床共享服务模式

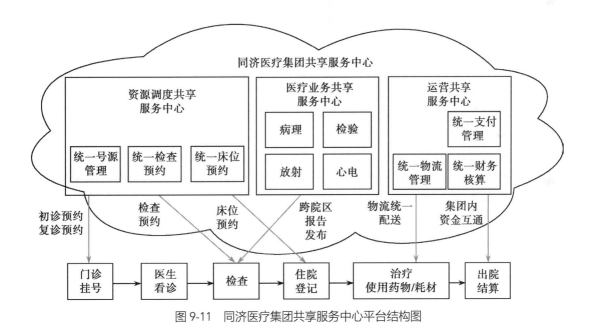

图 9-11 同济医疗集团共享服务中心平台结构图

1. **资源调度共享服务中心设计** 统一资源调度的目的在于为患者提供一体化的就诊接入服务,使患者能够在一个地点同时使用同济医院多个院区的资源,拥有类似于在一家医院就诊的便捷体验。

（1）统一号源管理:建立三个院区统一的号源管理系统,将集团医院内所有专家信息和排班信息整合在一起,系统综合考虑患者流量、地域位置等因素,统一排班。患者在同济医院 APP、微信公众服务号预约诊疗服务时,无须分别登录每个院区医院的预约挂号系统查看号源,在三个院区的任一挂号自助机上可一次性完成任意院区的挂号,患者根据自身需要选择特定时间段、特定院区预约就诊。

（2）统一检查预约：为避免出现有些院区检查人满为患，患者需要等待很长时间，而有些院区的大型检查设备空闲、利用率不高的情况，共享服务中心信息平台将医疗集团内所有检查设备统一管理，建立检查预约服务中心系统，统一为患者安排、预约。患者可以根据各检查设备的排队情况、自己的时间安排以及地理位置等因素预约，选择最方便的时间和医院进行检查。

（3）统一床位预约：系统通过整合集团医院多个院区的床位资源，结合预计出院人数，为门诊预约、急诊留观、绿色通道多种渠道提供床位资源的查询、床位预约，为医院提供资源计划管理，实现对一个专科分布在多个院区的床位动态掌握和跨区域调度，提高利用率。

2. **医疗业务共享服务中心**　同济医疗集团于 2015 年起开始探索建立医疗业务共享服务中心，为医院各个院区和医联体内的托管医院解决方案，真正实现跨医院的流程闭环，达成"患者不动，标本动，信息动"的目标。

（1）检验共享服务中心：检验共享服务中心信息平台设计支持按区域将标本集中，标本的跨机构流转追溯，集中化验、统一网上发布报告，检验报告在所有集团所有分支机构中都可以方便查看，从而节省医院的设备投资，优化学科建设。

（2）放射共享服务中心：放射共享服务中心信息平台设计支持集团下辖的各院区及下级医院只需配置检查设备和操作技师，患者拍片后，检查影像自动传输到集团本部院区，由专业的诊断医师集中阅片并发布报告，报告在整个共享服务中心共享，患者可在医疗集团内任一院区获取胶片及报告，从而优化放射学科建设和人才培养，实现了同质化管理。

（3）心电诊断共享服务中心：平台设计支持集团在各分院区病床旁配置便携移动式心电图机，快速响应给患者做心电检查，波形数据通过网络传输到心电诊断共享服务中心，由诊断医师组成的专业团队进行集中诊断，并将报告远程发放至患者就诊机构。集团分院区和下级医院只需配置相应的设备即可获得专业诊断。

（4）病理诊断共享服务中心：平台设计支持病理检查专家的远程浏览、分析、诊断；支持病理标本在集团医院中跨机构流转，利用集团本部的电子设备扫描切片，诊断疑难病例，从而重点解决高级病理医生缺乏的困境。

3. **运营共享服务中心**

（1）患者支付：在集团层面设计研发统一的患者支付平台，支持患者在任一院区充值，资金存储在集团内部唯一的支付中心，患者在集团内各个医院都可以消费支付就诊费用、退账户余额、查询账户交易明细。支付中心既提升了患者就医体验，也方便了医院的财务管理。

（2）财务核算：财务共享服务中心将财务管理的范围扩大，落实大财务管理理念，支持同法人机构和不同法人机构的统一管控，满足多法人、多院区的财务数据整合。系统设计支持集团式的财务核算，通过财务集中核算，统一流程，为患者跨机构充值、消费、退卡、退费，医师跨机构就诊，院间共享物资、合作科研项目等提供途径，降低财务核算人力和物力投入。尤其是分管院区和一些下属医疗机构，仅需配置财务前台收费人员，无须额外投入财务核算后端人员。

（3）物流管理：建立集中采购模式，集团内所有分支机构的订购行为都在招标与采购平台上进行，各医疗机构按照自身需求提交订单，再由供货商统一安排配送，提高采购和送货效率。建立一体化库存管理机制和结构化的多层级库存组织架构，规范入库、出库操作流程，实时记录入出库操作，并实现跨组织收货和转入转出。药品、耗材等物资的使用通过与临床信息系统的对接实现，临床使用物资后系统自动扣除库存，一切使用有迹可循。

五、主要体会

（一）建设体会

根据国家卫生健康委、国家中医药管理局《关于加快推进人口健康信息化建设的指导意见》精神，以及电子健康档案与区域卫生信息平台、电子病历与医院信息平台等行业标准规范要求，为加强国家卫生信息标准的应用推广与管理，国家卫生健康委统计信息中心于2012年启动医院信息互联互通标准化成熟度测评工作，强力推动医院信息化建设、医院信息标准化建设，促进各地区各医疗机构信息化水平提高和跨机构跨地域的互联互通与信息共享，最终实现优质医疗资源下沉，共享医疗服务。

为了更好地打通信息孤岛，在国家卫生健康委指导下，同济医院以测促建、以测促改、以测促用，全面提升医院信息化建设的顶层设计，对信息化建设的各个层面确定长期建设目标与制定发展规划，分部制定实现目标的路径和战略战术。

同济医院历时7年，采用混合云、异构信息系统集成和大数据等技术，建设了大型医院多院区一体化云平台体系，将多院区的人、财、物、医、护、药、技纳入统一管理，建设线上线下一体化患者服务平台和共享服务中心，提出智慧医院建设新模式，提升多院区一体化管理水平，增强优质医疗资源的可及性。

（二）迎评体会

互联互通标准化成熟度测评是促进医院发展的契机，是确保以医疗质量为重点的医院管理的长效机制，是挑战，是考验，也是机遇。从临床到行政部门都应积极参与测评准备工作，努力达到以测促建、以测促改、以测促用，推动医院互联互通与信息共享工作迈向新的台阶。

准备医院的测评工作首先应该了解新一轮测评的特点，其次要制订相应的测评实施计划，然后是准备测评资料，最后制定相应的迎评策略。

领导重视是测评成功的关键，院长担任迎评领导小组的第一责任人，指定执行负责人（副院长）并成立测评办公室，提出测评实施计划，明确全院测评工作指挥体系与成员，负责医院测评工作的整体推进、疑难问题的协调、组织督导等。测评组织确认后，院长召开全院测评动员大会，陈述测评对医院的重要性，表达测评达标通过的决心，激励全院人员参与荣誉感，并逐级签订责任状。

互联互通测评既是对医院信息化水平的监督和评价，也是对医院信息化建设水平的促进和指导，在医院信息化整体规划建设中，遵照互联互通相关指标，不断推动医院信息标准化和互联互通能力建设，提升医院信息化整体应用水平。

六、专家评价

同济医院信息化建设符合国家医院信息互联互通标准化成熟度五级乙等建设标准，充分体现了同济医院在国内的标杆示范价值和领导力，以及信息部门付出的努力和智慧。

同济医院信息化起步早，信息化应用水平较高，各类业务系统完善，在区域集团化统一管理、临床一体化管理、药品审方、自助服务体系以及 HRP 等方面取得了较好的应用效果，特别是一体化云平台整合，在结合医院集中管理的要求下，实现跨院区统一管理，结合国家新冠肺炎疫情防控要求能够实现系统快速部署和统一数据，医院信息平台架构符合要求，基于平台的应用丰富有效，尤其基于平台实现了院内信息互联互通。

第三节　中南大学湘雅医院案例（五级乙等）

一、医院简介

中南大学湘雅医院（以下简称"湘雅医院"）由国家卫生健康委员会直管，是教育部直属全国重点大学中南大学附属的大型综合性三级甲等医院。医院始建于 1906 年，由美国雅礼协会创办，是我国早期的西医医院之一。湘雅医院为我国集医疗、教学、科研为一体的重要医学中心之一，医院学科设置齐全，医疗技术力量雄厚，拥有临床重点专科 25 个、国家重点学科 7 个。医院编制床位 3 500 张，2019 年医院门（急）诊总量达 308.5 万余人次，出院患者 15.2 万余人次，手术 8.6 万余台次。

二、医院信息化发展

湘雅医院信息化遵循国内外医疗信息化行业标准和国家卫生健康委医疗信息标准，以数据集成、业务集成和界面集成为手段，遵循"总体规划、分步实施、稳步推进"原则，自 1990 年开始建设以来，不断创新、优化、整合，目前已建成以"一中心三应用四门户"为核心，集临床服务、运营管理、对外服务于一体的医院信息化体系。"一中心"即医院数据中心，实现医院基本信息、专业数据的管理和存储应用，为医院信息化的数据核心枢纽；"三应用"即以电子病历系统为核心的临床信息服务体系、以 HRP 为核心的管理运营体系和基于互联网的患者服务体系；"四门户"即面向公众、临床、科研、管理四大不同服务对象提供不同的门户。同时，通过医院服务总线实现医院内部现有应用系统间的信息交换与共享，以及在横向上与医疗联合体、集团医院等多个医疗机构之间的信息共享与交换，纵向上与国家卫生信息平台、省级卫生信息平台以及其他外部协作机构的信息交换与共享。近年来，湘雅医院全面应用互联网、物联网、大数据、人工智能等技术，积极构建涵盖智慧医疗、智慧服务、智慧管理的"智慧湘雅"，不断提升医院现代化管理水平，优化医疗资源配置，创新服务模式，提高服务效率。2018年湘雅医院信息系统通过国家医疗健康信息互联互通标准化成熟度测评五级乙等认证。

三、互联互通建设与改造要点

湘雅医院深入研究国内外医疗信息化行业标准，结合国内医院信息化领域建设经验，形成医院信息化建设的总体思路（图9-12），即填"信息孤岛"鸿沟、破"信息蛛网"藩篱、创"信息资产"价值。以数据集成、业务集成和界面集成为手段，减少重复建设，使分布在不同部门的不同信息系统由分散到整合再到融合，逐步解决信息孤岛、信息蛛网问题。挖掘数据资产价值，让医院的数据资产"动"起来，发挥数据的催化作用，为医院的发展提供决策支持。

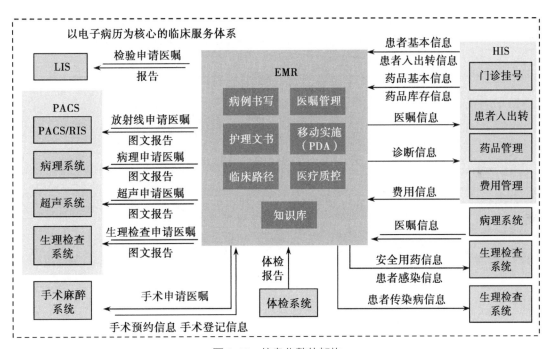

图 9-12　信息化整体架构

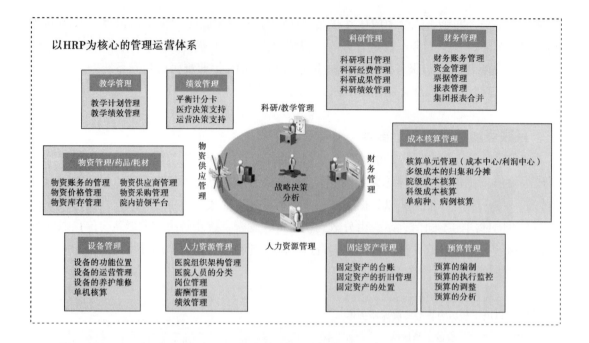

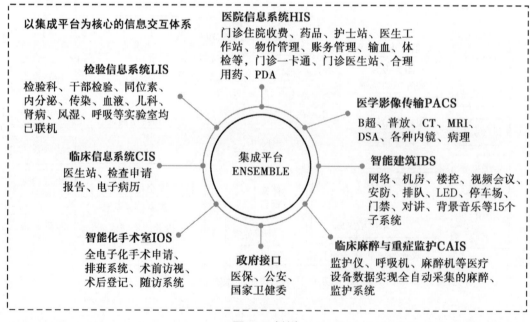

图 9-12（续）

1. **主数据统一管理** 通过编码、字典库等统一管理和调用同步，基于主索引实现将患者在多个不同时间、多个不同信息系统的诊疗信息串联起来，保证医院内主数据具有一致性、完整性和时效性。

2. **异构系统数据交互** 建立异构系统之间的数据交换中枢，通过消息在多种通信协议和多种格式之间进行转换，实现医院内部各异构应用系统之间的数据、流程、业务串联。定义医院各信息系统的标准化接口，为后续信息化建设和应用系统升级提供数据交互标准。

3. **数据中心**　建设医院数据中心，通过医院各应用系统数据的统一采集、多维存储、整合分析、统一展现，解决面向医院综合管理因为基础信息数据不一致、统计口径不统一等原因出现的管理指标不统一问题，支撑医院与其他领域信息的开放共享和数据统一上报国家、省、市各级平台的要求。

4. **过程监控与闭环管理**　实现基于数据驱动的医院业务全流程闭环管理，同时在闭环过程中以完整性、时效性、规则性等质控点，建立对时间、人物、角色、流程、权限等的监控，实现针对监控目标的主动反馈和提醒，最终达到医院精细化管理目标。

5. **内外互联互通**　一是内部互联互通，即实现多系统间信息交换与共享，包括临床、管理、科研信息等。二是横向扩展衔接，即实现与医院所在医疗联合体、集团医院内部多个医疗机构之间的信息共享与交换。三是纵向扩展衔接，即实现与国家卫生信息平台、省级卫生信息平台、其他外部协作机构的信息交换与共享。

四、互联互通建设主要成效与亮点

（一）数据资源一体化

1. **服务总线**　湘雅医院目前服务总线分为 4 个总线平台。医院信息平台采用企业服务器总线 ESB 实现服务注册、服务发布和服务的适配。目前服务总线分为 3 类总线平台，实现了 194 个消息服务，其中 184 个采用同步消息机制，10 个采用异步消息机制。

服务注册用于医院信息平台各种共享服务资源的注册，通过服务资源的注册 - 发布 - 访问机制，实现服务资源共享。服务发布对注册在平台上的所有服务进行统一管理调配，通过简单的标准适配器和接口，完成粗粒度应用服务之间的互操作。当第三方系统发生改变时，现有的标准服务可以在不改变基础结构的情况实现复用，能够有效消除应用系统集成的复杂性，实现各类服务资源的高效利用，提升医院的业务服务能力。

2. **主数据管理**　①统一的患者数据管理。湘雅医院建立了全院级统一的患者基本信息库，实现患者数据的完整性、准确性和一致性。能够统一管理患者基本信息，保证各系统患者信息的一致性、保证患者信息的完整性、保证同一患者信息的逻辑唯一性。②统一的组织和人员管理。整合 HIS、HRP、OA 等所有系统人员信息，实现全院统一的人员数据管理，能够汇聚和管理所有人员数据，并使各系统的人员和组织数据保持一致。③统一身份认证。各系统的人员数据与平台上的人员数据能够实现自动对照，基于令牌与票据的交互验证，保证在登录过程中，客户端和服务器的认证通过传输的是一次性密码完成，支撑部分临床诊疗业务与后勤管理业务的单点登录。④统一组织架构。人事部门能够创建全院级行政组织架构，包括医院、分院和各类职能科室、临床科室、医技科室、后勤科室等，并将人员分配到各行政科室下面，明确人员人事归属。

（二）交互服务一体化

医院集成平台实现信息数据采集、存储、发布、应用的全流程整合，加快医院临床信息系统与管理信息系统的深度融合，避免医院数据多头采集、多头管理的问题，减轻生产系统数据库的压力。

1. 院内数据交互 湘雅医院信息平台接口服务采用 Webservice 技术，遵循《基于电子病历的医院信息平台技术规范》（WS/T 447—2014），交互的数据要求符合《卫生信息数据元目录》（WS 363—2011）、《卫生信息数据元值域代码》（WS 364—2011）、《电子病历基本架构与数据标准（试行）》等要求，院内各信息系统数据按照标准规范通过集成平台实现交互。

2. 外联数据交互 外联数据交互主要有共享文档方式和 Webservice 方式。通过医院信息平台系统改造，按医疗健康信息互联互通标准的要求，医院全面完成了 17 大类数据集、58 个数据子集、53 类共享文档规范，医院信息平台、门（急）诊电子病历系统、输血系统、孕产系统、手术麻醉系统、住院电子病历等完成了数据源的补充，电子病历通过共享文档方式上传至区域卫生信息平台，数据上传数量达到 50 类，日均量 7 657 人次。Webservice 方式包含通过统一支付平台，多途径完成银行外部机构接入与信息交互；通过传染病报告管理系统，与 CDC 对接实现信息交互；以及与国家监管平台对接，实现国家监测指标数据的交互。

（三）临床医护一体化

湘雅医院打造了全国首批基于 B/S 架构的医护一体化电子病历系统，全面取消原来的 HIS 护士站，实现 EMR 向下 HIS 向上的无缝融合。系统集成医护电子病历系统、医嘱录入、移动医护、临床路径、质控管理、病案管理，以及检验、检查、手术麻醉等其他临床信息系统，涵盖了医生和护士目前所有的医疗文书工作内容，建立推动式诊疗的智能导引模式，基于系统内置的任务驱动机制，可以自动将病历书写规范驱动、临床医嘱驱动、病情驱动等源头产生的临床任务直观地在诊疗计划中展示出来，实现医护病历信息的整合、医嘱全流程的闭环管理以及患者诊疗过程全数据的整合与展示、诊疗全过程的精细化质控，最终建立完整的临床诊疗数据库，从真正意义上实现以电子病历为核心的整个医院信息系统从面向收费到面向临床过程的转变，为全院临床医护人员和相关医技科室工作人员提供流程化、标准化、结构化、智能化的临床业务综合处理平台，全面提高临床医护人员的工作效率，提升整个医院的医疗质量。

（四）数据应用一体化

1. 患者集成视图 湘雅医院患者集成视图以直观的方式显示患者当前各生命体征、检查检验、医嘱等重要的观察指标，并能以时间方式查询此前任意上述指标的情况、相互关系和趋势。在集成视图中，各种电子病历数据的前后、因果关系一目了然，医护人员不仅可以观察患者的各类指标，从整体上把握其病情发展情况，还可以直观查阅在病情不断变化的情况下对患者所进行的各种处置护理情况，诊疗计划的制定、执行情况及其临床效果等，同时也可以轻松翻阅患者的历史病历数据，为下一阶段的诊疗工作提供丰富的参考信息。这样的集成视图真正体现了"以患者为中心"的观点，很大程度上改善了传统形式病历固有的缺陷与不足。

2. 业务闭环管理

（1）药品医嘱闭环：实时采集和全面管理药品医嘱开立、交费、发药、配液、执行、执行完毕等信息，进行过程质量控制并让医生及时了解药品医嘱的执行状态、执行时间和执行结果。

（2）消毒供应闭环：供应室从科室回收无菌包（污物），经过清点后清洗、配包、灭菌；灭菌审核后送到无菌间存放；科室领用后即可给患者使用；用完后供应室再次回收。周而复始，循环上述流程。

（3）检验闭环：实时采集和全面管理检验申请的开立、采血、送检、危急值、报告等信息，进行过程质量控制并让医生及时了解检验申请的执行状态、执行时间和执行结果，并查阅报告。

（4）手术麻醉闭环：临床科室经过手术干预及术前评估等步骤后，提交手术申请；手术室进行术前登记及安排；手术开始，如需要麻醉则先进入麻醉评估及麻醉安排；手术完毕，如果需要麻醉复苏进入 PACU；术后登记，信息返回临床工作站。

（5）危急值闭环：检验科完成标本检验，检验系统判断危急值情况；如有危急值提示，通过消息反馈临床护士 / 医生工作站；触发短信平台发送危急值短消息给主管医生 / 患者。

3. 临床辅助决策 湘雅医院构建了过程控制规则配置知识库、疾病知识库、药学知识库、医学资料文献知识库，基于这些知识库形成知识图谱，形成的知识图谱、诊疗决策路径和规则、疾病模型可以应用于医院端的知识推荐、风险评价、用药推荐、医保控费、医疗质量控制、相似病例推荐等。

（1）相似病历：在医生临床诊疗的过程中，根据其当前所诊治的患者，自动匹配既往的相似病例供医生进行诊治参考。相似病例的提取除了常规的诊断组相似以外，通过引入机器学习和诊疗决策路径的方法，将整个诊疗过程相似的病例提取出来供医生参考，使相似病例更精准。

（2）诊疗决策路径：基于临床诊疗指南，形成疾病的诊疗决策路径图，再将单个患者数据代入到诊疗决策路径图中，根据诊疗决策路径的指引，形成规范化、智能化的诊疗路径，以提升医务人员的水平、医疗质量的同质化。

（3）检查检验治疗提醒：基于临床诊疗指南，形成疾病的诊疗决策路径图，自动根据患者当前的阳性症状、体征、检查结果、检验结果等数据，自动向医生推荐当前患者需要进行的检查、检验和治疗方案供参考。

（4）用药提醒：基于临床诊疗指南，形成疾病的诊疗决策路径图，自动根据患者当前的阳性症状、体征、检查结果、检验结果等数据，自动向医生推荐当前患者合适的治疗用药，并在用药的过程中根据不同药物治疗效果和不良反应监测指标情况，自动对用药的疗效和不良反应进行监控。

（5）临床路径：临床路径系统功能包括入径管理、出径管理、临床路径医嘱开立、临床路径维护、变异管理等，还包括国家标准临床路径在本院临床实践效果的分析与评估。

（五）基础设施与安全

湘雅医院一直以来非常重视基础设施及安全的建设，构建了安全可靠的网络安全防护体系，完整覆盖资产安全管理、网络安全管理、数据安全管理、行为安全管理、服务安全管理的全方位、多层次、立体化网络空间。在数据业务层面采用生产中心和容灾中心"双活"模式的容灾方案，实现主机应用级无停机容灾和业务数据的实时同步，确保两中心数据的一致性，实现安全"禁入、禁出"和安全"进入、进出"双向管理。

随着医院应用系统复杂度的提升，访问规模与应用区域的进一步加大，湘雅医院在不断完善修正管理制度，健全安全管理体系的同时，从软硬件层面也运用了一大批高性能设备和先进技术来保障系统、网络、数据的切实安全。①应用下一代智能防火墙，合理划分安全区域，使各数据边界均有强制的访问控制手段，阻断入侵、过滤病毒；②应用新一代漏洞扫描与数据库审计硬件，定期对网络设备、操作系统、数据库进行多维度扫描，利用有效的内控与安全审计模式，做到事前监测、事后追溯，将潜在的安全隐患降到最低；③全面部署态势感知系统，并联动各安全终端、防火墙防毒墙设备，及时防范病毒感染、更新系统补丁，保系统安全和患者个人隐私安全。

五、主要体会

（一）建设体会

1. 健全组织架构　以互联互通测评为契机，湘雅医院成立了专门的项目组，从医院层面统筹协调各相关科室和部门参与测评准备工作。根据不同的需求和任务，进行了相关业务分组，既确保了责任任务落实到人，也能有效提高项目组的工作效率。

2. 完善管理制度　湘雅医院一直以来都非常重视信息化管理制度的制定与落实，经历了多次三甲评审复评，又经历 JCI 评审，建立了规范的制度，有效保障各项任务的有序开展。实践表明，医院信息化只有依靠制度才能将管理从经验推向科学，从定性推向定量，从粗放推向精细，最终形成决策、控制、优化的统一。

3. 强化人员培训　医院信息化系统的建设相当复杂，既是对传统操作的变革与颠覆，也是对流程与组织的优化与重构。只有不断学习，加强业务交流，打造一支素质优良的管理队伍与技术队伍，才能使数据结构、业务流程的设计更加严谨、合理。各临床医务工作者，只有不断培训，建立良好的计算机知识，才能更熟悉各应用软件及功能模块，更好地将信息化转化为提升效率规避差错的助力。

4. 制定整改方案　湘雅医院对互联互通指标进行了反复论证及相关资讯，形成一套完整的指标对照表。按照分组落实的原则，各分项项目组对照相关整改任务逐条分解并落实，既制定了相应的整改方案也明确了相关计划与进度。全部的整改计划在兼顾可行性和合理性同时，必须评估周期，以时间和质量为首要保证。

（二）迎评体会

开展医院信息化互联互通工作，既要对医院进行统筹管理又要调动积极性。首先，提升医院管理者对信息化的重视程度，将信息化工作纳入重要议事日程和重点工作计划，统筹医院信息化建设。推动信息化建设特别是医疗信息互联互通，在公立医疗机构施行信息系统备案制度，纳入卫生健康部门及医疗机构考核体系，形成长效激励约束。其次，通过提供标准解读材料、举办标准培训班和交流会等形式，加强对标准应用的技术指导，解决标准的不知晓问题。扩大互联互通标准化成熟度测评覆盖面，增加测评分级管理单位数量，提升测评影响力和公信力，夯实各级各类医疗卫生机构信息互通共享的基础。第三，保障个人隐私和数据安全，促进医疗信息互联互通和数据共享开放。借鉴国际相关法律的经验，对相关主体的权利与义务、个体受保护信息、保护手段、监管与惩处措施等给予具体、全面的规定，建立隐私风险评估机制，合理权衡隐私风险与数据共享与应用价值，同时兼顾社会伦理和文化观念的影响，探索适合我国国情的个人隐私保护措施。最后，加快综合性人才培养，医院信息化建设与管理离不开既懂信息化技术又了解医疗知识的复合型人才。医学院校要针对信息化人才的需求，适当调整医学专业的课程设置，对现有从业人员也要做好信息化继续教育，增强医疗从业人员对信息化的认识和能力。让信息部门参与到医院的管理工作中来，培养既懂技术又懂管理的信息化管理人员。

六、专家评价

专家组对湘雅医院的信息化互联互通工作给予了高度评价，认为湘雅医院信息化整体应用水平高，信息化建设规划超前、落实有力，网络信息中心人才梯队建设好，是信息化取得巨大成绩的基础和保障，对医院信息交互、运营管理、临床业务等方面起到了很好的支撑作用。通过构建以集成平台为核心的信息传输交互体系、以电子病历为核心的临床业务体系和以 HRP 为核心的运营管理体系，实现院内异构信息系统数据标准统一和业务运转流程的畅通。全病程管理、远程医疗、移动应用等便民惠民服务为广大患者带来了很好的就医体验。在基于 CDR 的预警控制、知识库、科研等数据应用方面进行了有益的探索且初见成效。尤其院内信息互联互通和区域的互联互通，在国内医疗信息化领域具有示范标杆作用。

第四节　中国中医科学院广安门医院案例（五级乙等）

一、医院简介

中国中医科学院广安门医院（暨中国中医科学院第二临床医药研究所，以下简称"广安门医院"）建于 1955 年，是国家中医药管理局在京直属医院之一，是一所承担医疗、科研、教学任务，具有专科特色的三级甲等中医医院。作为一所大型综合性中医医院，从20 世纪 90 年代启动医院信息系统建设以来，医院在提高管理水平，保障医疗、教学和科研，提高患者满意率，增加医院信誉度等方面，取得了较大的成绩，给医院带来良好的经济和社会效益，医院信息化建设一直处在行业的前列。广安门医院门诊量 228 万人次，编制床位 625 张，出院患者人数 16 907 人次，住院均次费用 24 934.51 元。

二、医院信息化发展

广安门医院信息化建设主要得益于院领导重视，从 20 世纪 90 年代起步以来，按照整体规划、分步实施的原则，稳步发展、步步深入，较早地实现了患者的费用管理，将医院的网络工程进行了三期规划。截至 2020 年，基本形成了以 HIS、PACS、LIS、OA、HRP、电子病历、集成平台、远程会诊、掌上医院、Internet、无线网络、物联网和条形码等为主的中医特色医院信息化应用系统，极大地促进了医院业务的发展和医疗服务质量的提高（图 9-13）。医院信息化步伐已走在国内医院前列，被许多媒体誉为"数字化示范医院"，在国家中医药管理局信息化示范单位评比中获得总成绩第一名，荣获"全国中医医院信息化示范单位"。2011 年和 2012 年连续两年被中国医药信息学会评为"中国医院信息化先进单位"，2012 年荣获中国卫生信息学会颁发的"卫生信息化推进优秀奖"和北京市卫健委"信息安全先进单位"。2015 年 5 月被评为医疗健康物联网感知设备信息集成技术标准规范"验证示范单位"。2019 年通过国家医疗健康信息互联互通标准化成熟度五级乙等测评，通过电子病历系统功能应用水平四级标准测评。2020 年获得"中国中医科学院科技创新奖"。

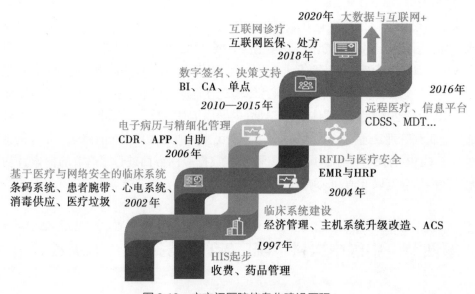

图 9-13　广安门医院信息化建设历程

三、互联互通建设与改造要点

围绕互联互通五级乙等测评指标体系，对电子病历基本数据集、电子病历共享文档规范、医院信息平台的交互服务等进行标准化改造，在标准改造基础上，进行单点登录、临床决策支持、闭环管理、病历后结构化以及大数据管理系统的建设，最终满足国家医疗健康信息互联互通成熟度分级评价体系五级乙等评级要求。

通过比对国家医疗健康信息互联互通五级乙等测评指标改造后，广安门医院信息系统打造了以电子病历为核心的信息集成平台，形成以国际体系为参考的标准化数据平台，建立了中医特色服务护理方案与效果评价体系，构建以中医代码为参照的中医特色标准化术语库，完成以个人信息为主体的患者主索引记录，建立以字典信息为索引的统一数据管理平台，创设以数据源为中枢的医院数据中心，实现以展现患者数据为中心的 360 患者全息视图，创建以大数据分析为焦点的 BI 运营决策支持系统，建设以业务应用为贯穿的一体化医生工作站（图 9-14）。

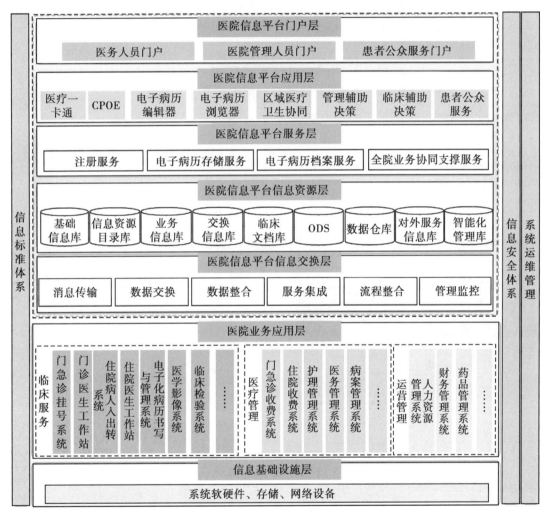

图 9-14　广安门医院信息化整体架构

在此基础上，广安门医院实现了九大核心闭环，具体包括：临床口服用药、静脉用药、临床用血、医学会诊、消毒供应追溯、中药代煎、手术麻醉、检验标本和检验危急值，通过业务流程梳理，发现业务管理和执行过程中各环节的问题，进行归纳、梳理和设计，从而实现对流程的优化。

四、互联互通建设成效与亮点

（一）互联互通建设成效

基于互联互通的集成平台，充分利用集成数据，在便民服务、医疗服务、基于大数据的运营决策和物联网应用方面，不断提升医院的医疗服务水平。

1. 万物互联互通，打造智慧公众服务

在公众服务应用方面，已建设的基于平台的应用系统包括：患者公众门户、患者自助终端（自助挂号缴费、自助取单）、多途径预约（114 预约、工商银行预约、手机 APP 预约）、手机无线应用系统（微信、支付宝），为患者咨询、就诊提供便利服务。

（1）医院门户网站：作为医院的公众信息发布平台，集成医院实时、全面的信息，方便用户查询。2019 年医院门户网站访问总量达到 50 万人次，月平均访问量 42 000 次，并在门户网站上集成健康管理系统，为患者提供健康档案、健康监测评估、健康咨询宣教、亚健康干预调理等多位一体的健康管理服务。

（2）移动应用：2015 年 6 月上线医院 APP，2019 年 4 月上线微信小程序。目前掌上医院的注册量已有 50 万，月预约量在 3.3 万左右。院内支持电子健康卡的就诊，医院与西城区卫健委系统对接，在微信公共号开通电子健康卡注册及管理功能，在院内挂号、交费实现了电子健康卡的全流程（图 9-15）。

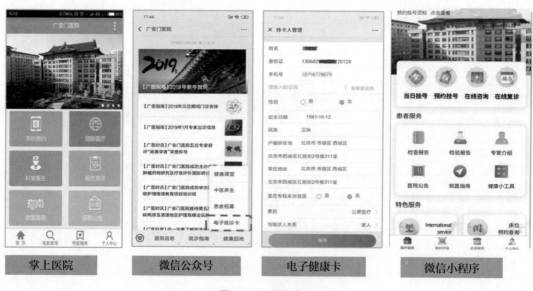

| 掌上医院 | 微信公众号 | 电子健康卡 | 微信小程序 |

图 9-15 移动应用

（3）自助服务：目前医院提供的自助终端设备有 130 余台，自助机类型有自助办卡、自助挂号收费、自助检验取单、病历自助售卖、检查自助胶片打印、分诊自助签到、院内导航等设备。

（4）健康随访：随访系统对曾在医院就诊的患者以通讯或其他方式，定期了解患者病情变化和指导患者康复，实现患者从离院到家庭到再入院的闭环管理，包含随访提醒、随

访问卷、健康宣教等功能（图9-16）。

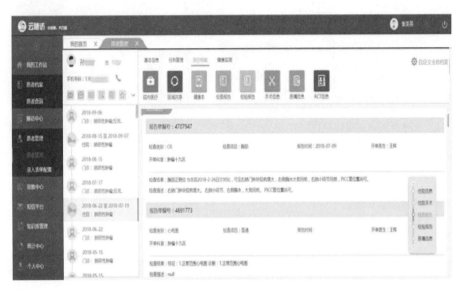

图9-16　云随访系统

2. 数据实时互动，提升医疗质量服务

（1）医疗质量与安全监测：通过院内决策支持系统，为医疗管理提供PC端和移动端相关的管理指标，如临床医疗指标、合理用药监测、单病种监测以及实时运营情况的监测，为医院管理层提供医疗质量与安全监测数据支持。

（2）病历访问控制：在院病历严格执行三级书写控制，上级医师修改后的病历，下级医师不能修改；病历修改有痕迹记录；归档病历审核制度，归档后的病历需要医务处、纠纷办、病案室审批才能找回。

（3）临床路径管理：住院医生站集成临床路径管理系统，以电子病历诊断为依据判断是否纳入路径，以诊疗过程环节为节点，体现临床思维，由医生控制进度，执行过程医嘱模板信息变化实时提醒，并记录路径的变异，从而提高路径的管理和诊疗质量。

（4）实现9大核心闭环：包括临床口服用药、静脉用药、临床用血、医学会诊、消毒供应追溯、中药代煎、手术麻醉、检验标本和检验危急值，通过业务流程梳理，发现业务管理和执行过程中各环节的问题，进行归纳、梳理和设计，从而实现对流程的优化。

中药代煎特色闭环管理，从收到药方到把汤剂发送给患者经过多个环节，浸泡时间、煎煮时间、煎煮方法等因素决定汤剂质量，直接影响中药临床疗效。医院参照原卫生部、国家中医药管理局发布的《医疗机构中药煎药室管理规范》，通过采用二维码和无线网络技术，控制、监测煎药各环节，实现中药代煎从医生开代煎处方、药师审方、处方单配送、草药调剂、草药核对、药师泡药、药师煎药、代煎药上架和药师发药等环节的闭环管理和追溯（图9-17）。

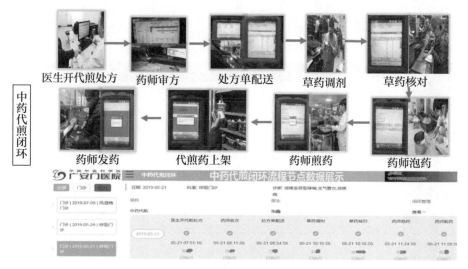

图 9-17　中药代煎闭环管理

（5）临床辅助决策支持：临床决策支持系统按照临床对知识库的需求不同，建立以中医病症、中药、中成药知识库为代表的 9 大类知识库，方便临床在诊疗工作流程中随时使用，同时依托前面描述的标准术语建设，形成疾病知识图谱。按临床数据来源及临床数据类共归集病历文书类型 22 大类，归集病例数 407 万（包含住院和门诊），为后续的机器学习及病种分析提供数据支持。该系统支持当前共有预警规则 19 523 条，知识库涵盖诊断、药品、检验、检查、护理 5 大类，涉及 34 个预警点和 4 个预警等级（图 9-18）。

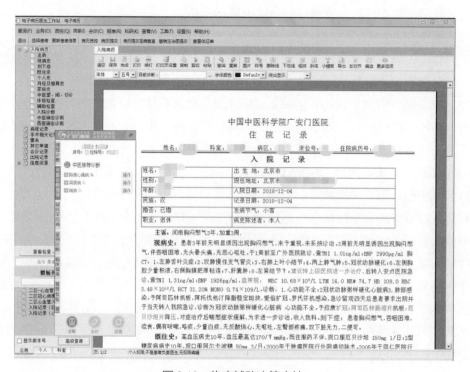

图 9-18　临床辅助决策支持

3. 软硬件共同建设，助力医疗管理　医院深化物联网应用，在病区部署智能药柜，实现输液智能监控，医疗废弃物的回收和追溯。

（1）病区智能输液系统：采用传感技术、无线射频技术，通过智能检测终端、管理机、无线物联网，显示大屏，实现输液集中监控，智能判断剩余余量，监视输液滴速、堵针、漏针、滴停等事件（图9-19）。系统大屏能显示全部床位的输液情况。护士PDA端也同步部署智能输液APP应用，可以随时进行报警、提醒。病区智能输液系统的应用，对避免患者输液过程中人工监护的缺陷，降低患者家属紧张程度和实现患者输液更可靠等方面具有显著作用。

（2）智能药品柜：采用条码技术、无线物联网技术，通过与HIS处方发药、医嘱摆药、药品库存管理以及移动护理口服药执行模块的全面对接，实现指纹登录，支持自动和手动生成药品申领单，实现药师配送和药师护士双核对入库；支持临期药品调拨，根据效期自动生成临期药品清单；自动生成药品清点记录、领用记录，取代护士以往手工记录单，实现医嘱摆药、处方发药、药品入库、药品盘点、临期调拨、条码打印、扫描执行等药品全流程的智能化闭环管理，减轻了临床工作压力，提高了用药安全性，减少了药品损耗（图9-20）。

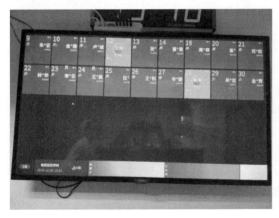
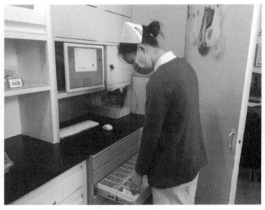

图9-19　输液监控　　　　　　　　　　图9-20　病区智能药柜

（二）互联互通建设亮点

1. 打造以电子病历为核心的信息集成平台　医院的信息集成平台紧紧围绕医疗业务、保障、服务、运营管理、系统集成及区域协同等方面进行建设。平台采用IBM的MB/MQ作为数据总线，利用CDC/ETL技术实现数据的采集和标准转换，在平台基础上形成了众多应用，如临床辅助决策支持、患者360全息视图、各类闭环管理展示、数据统一上报等。

2. 形成以国际体系为参考的标准化数据平台　平台建设依托国际疾病分类的3大标准，国际疾病分类ICD-10扩展、国际疾病分类ICD-10、手术与操作字典ICD9-CM，以及6类国内标准、7类行业标准，对院内人员字典、检查项目字典、检验项目字典、医嘱类型、麻醉方法、手术切口愈合等级等 20 多类字典进行标准化校对，打造了医院集成平台的标准化架构。

3. **建立中医特色服务护理方案与效果评价体系**　为贯彻落实国家中医药管理局颁布的 52 个中医优势护理病种方案，医院自主开发了适合中医医院实际情况的《中医护理方案与效果评价系统》。系统通过对患者四诊评估、阳性病症评分、护理评分、护理技术实施记录和依从性记录等基础数据的采集，结合相关规则自动生成中医护理效果评价表、护理依从性评价表、护理技术实施记录、阳性病症评分趋势分析图等报表、图表和护理文书，对护理人员实施中医护理方案和护理方案评价工作进行一体化、精细化管理。通过该系统的实施，进一步规范临床中医护理服务，提高病种护理质量、中医护理效果和患者满意度；对相关技术和辨证施护方法进行有效性分析，验证优化病种方案，帮助形成临床诊疗方案、临床路径。另外，对于 52 个方案以外的病种护理方案，系统根据同种阳性病症关联的辨证施护方法和中医护理技术进行推荐，通过应用效果分析，逐步审核、完善其他病症护理方案，使中医特色护理技术在常见症状施护中得到切实应用，有助于护理知识形成、积累和传播。

4. **构建以中医代码为参照的中医特色标准化术语库**　以《中医病症分类与代码》（GB/T 15657—2021）为基础对中医类的病症术语进行标准化，对中医病名和中医症候进行归一，涉及中医疾病 674 种，同义词 763 对，标准中医症候名 1 385 种；以《中华人民共和国药典（2015 年版）》为基础，建立中药术语标准库，包含 940 种中药材及饮片，中成药 7 028 种。

5. **完成以个人信息为主体的患者主索引记录**　建立全院患者主索引，主要以姓名、性别、出生日期、身份证号等字段作为判断依据，针对不同属性设置不同的权重值，对患者主索引进行合并，患者总记录 420 余万条，合并后生成主记录 320 余万条，为临床系统和临床数据中心提供支持（图 9-21）。

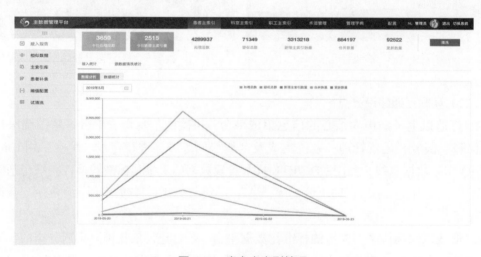

图 9-21　患者主索引管理

6. **建立以字典信息为索引的统一数据管理平台** 主数据管理系统主要对数据资源进行管理，解决现有字典分散在各应用系统当中，字典类数据存在大量非标准的数据值无法与国标值进行有效串联的问题。主数据管理系统将患者主索引、科室主索引、职工主索引和术语等数据资源进行统一管理。

7. **创设以数据源为中枢的医院数据中心** 医院于2015年年底启动数据中心建设，从临床、管理、科研等多角度进行切入，完成医疗数据表167张、管理数据表72张、标准数据集表58张，合计397张，数据量约为8T。

各应用系统作为数据源，通过CDC、ETL技术生成到ODS库，ODS库数据经过清洗、转换、加工处理，分别生成临床数据库CDR和运营管理数据库MDR。广安门医院针对历史病历，经过后结构化处理，统一存储到CDR中，通过CDA标准化生成到独立的CDA库中（图9-22）。

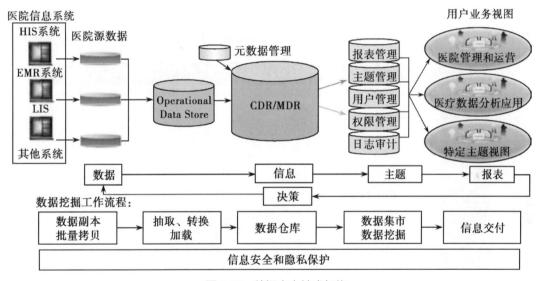

图 9-22　数据中心技术架构

8. **实现以展现患者数据为中心的360患者全息视图** 基于集成平台和CDR构建360患者全息视图，以患者就诊记录为主线，以诊疗过程数据为核心，向临床医护人员全面展示患者门诊及住院的诊断、处方、检查、检验、医嘱、病程、手术、护理等记录，方便了解患者当前及历史病情。并将360患者全息视图集成到门诊医生站、住院医生站、护士站、处方发药、住院摆药、检验工作站、输血工作站等系统，为医、护、技提供数据支持（图9-23）。

9. **创建以大数据分析为焦点的BI运营决策支持系统** 基于平台和CDR基础，构建历史和实时的运营决策数据分析系统。共实现6个维度的管理板块，涉及140个运营指标，包含实时运营指标6个，月关键指标19个，财务指标21个，医保质量管理指标45个，科室关键指标27个，其他指标22个，为医院管理和临床提供数据支持（图9-24）。

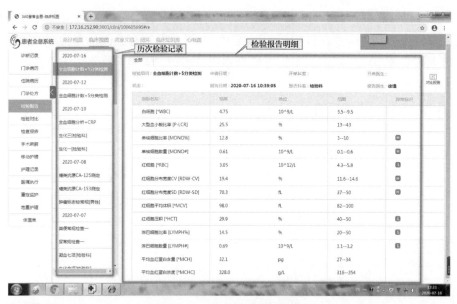

图 9-23　360 患者全息视图

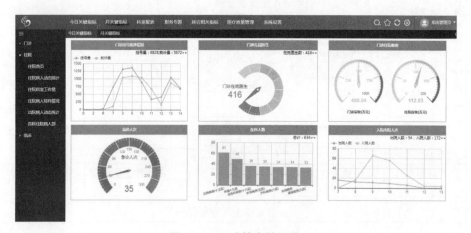

图 9-24　BI 决策支持系统

五、主要体会

（一）建设体会

通过比对国家医疗健康信息互联互通五级乙等测评指标建设和完善医院信息系统过程中，从各位专家和示范医院获得了医院信息系统信息化建设的先进理念和经验教训。通过互联互通测评并不是医院信息化建设的终点，在测评指标指导下建设的信息系统不仅具备互联互通一体化的便捷性，而且更有效地利用了医疗大数据，为医院主体业务和患者提供了高效、完善的服务，这才是互联互通测评的目标。

广安门医院是一家中西结合的中医院，根据中医院的特点对于医院信息管理存在弱点，手工或自动化不强的且有必要的系统，强力推进系统自动化、信息化，提升业务效率和信息管理，如 ICU 重症监护系统、输血系统。

借互联互通评测这样一个契机，医院梳理了 9 大重点业务流程，包括临床口服用药、静脉用药、临床用血、医学会诊、消毒供应追溯、中药代煎、手术麻醉、检验标本和检验危急值，通过业务流程梳理，发现业务管理和执行过程中各环节的问题，进行归纳、梳理和设计，从而实现对流程的优化。

为真正实现院内信息互通，医院新建了大量信息系统，将各系统之间进行了数据的打通，实现数据的一致性，进一步有效和充分利用数据，如打造患者一码流程，通过患者唯一识别码，实现患者信息在院内流转。

（二）迎评体会

国家医疗健康信息互联互通五级乙等测评分为实验室测评、专家文审和现场测评三个阶段，测评过程公开透明，流程清晰严谨，其中专家们的要求和建议对医院信息化系统建设工作有很强的指导意义，医院将持续按照"以评促建、以建促改、以测促用"的工作主旨，不断提高医院信息化水平，打造医院数据一体化、区域数据共享化，打破信息孤岛，实现数据全面利用。

针对实验室测评，要严格按照《医院信息互联互通标准化成熟度测评指标体系》中的定量指标准备相关数据、互联互通服务功能和平台运行相关功能。针对专家文审，须详细准备技术架构、基础设施建设和互联互通应用效果等方面的技术文档。针对现场测评的各环节，须全面准备相关技术文件、实际生产环境和现场答疑的相关材料。

六、专家评价

广安门医院的信息系统符合国家医院信息互联互通标准化成熟度五级乙等建设标准，信息平台实现院内术语和字典的统一及上级平台共享文档形式的交互，满足院内业务协同和管理决策支持，医院信息平台的性能满足接入上级信息平台的要求，初步实现与上级信息平台的互联互通。

第五节　江苏省人民医院案例（五级乙等）

一、医院简介

江苏省人民医院，暨南京医科大学第一附属医院、江苏省临床医学研究院、江苏省红十字医院，其前身是 1936 年成立的江苏省立医政学院附设诊疗所，至今已有 80 余年的历史。医院目前是江苏省综合实力最强的三级甲等医院，担负全省医疗、教学、科研、公益四项中心任务，占地面积约 16.33 万平方米，现有建筑面积 41 万平方米，固定资产总额 26.69 亿元，实际开放床位 5 015 张。在复旦大学发布的中国最佳医院排行榜中，江苏省人民医院综合实力位居全国第 21 位，稳居江苏第一，科研学术排名位列全国第 8 位，其中4个专科跻身全国综合实力排行榜前10名。在中国医学科学院中国医院科技量值（STEM）综合榜中，医院科技影响力综合排名位列全国第16位，有7个专科进入全国排名前10位，18个专科进入全国排名前20位，其中普外科位列专科榜单全国第3位。2019年医院门（急）诊人次525.26万，出院人次19.31万，手术人次12.04万，平均住院日7.4天，四级手术率达到50.01%。医院现有中国工程院院士1名，美国医学科学院外籍院士1名，特聘院士9人；国家级突出贡献中青年专家6名，2人入选国家百千万人才工程，2人获国家自然科学基金优秀青年科学基金项目资助，有中华医学会专科分会副主委及以上5人，江苏省医学会各专科分会主委、副主委74人。

二、医院信息化发展

江苏省人民医院信息处成立于1994年，经过二十多年的信息化建设探索与发展，医院信息化建设成效显著，同时培养了一支50多人的专业人才队伍，涵盖高级职称9人，硕士及以上学历39人，国家级学会任职4人，省级学会任职13人，南京市学会任职10人。2013年，新大楼智能化建设启动，面积2 400m^2，其中600m^{2}为信息机房。2014年，集成平台和临床科研数据中心项目开始实施，提供面向患者的全程诊疗服务，迈向信息化发展的新时代，通过企业服务总线实现了就诊、医嘱、报告、护理、手术、用血、病案首页、病历文书、入院记录集成等类型的CDA服务交互，项目建设依照标准规范体系和安全保障体系，分别从业务应用、业务服务、数据存储、数据交换和基础架构层面逐一建立。2016年，通过国家卫生健康委医院信息互联互通标准化成熟度四级甲等测评。2019年，通过国家卫生健康委医院信息互联互通标准化成熟度五级乙等测评和电子病历应用水平分级评价5级，成为全国同时通过两项高等级测评的医院之一，标志着医院信息化建设进入科学、规范、标准化的新阶段。

三、互联互通建设与改造要点

江苏省人民医院院于2016年通过互联互通四级甲等测评后，具备较为扎实的测评基础，新版测评方案较旧版有较多更新，主要突出在"智慧医疗"及"互联网＋医疗健康"建设要求，项目组根据测评指标进行自评，总结医院信息化建设改造重点关注领域，包括医疗大数据、人工智能等先进技术应用及全流程闭环管理。江苏省人民医院整体信息化架构如图9-25所示，根据该架构和互联互通测评要求，医院围绕数据集标准化、互联互通标准化、基础设施建设、互联互通应用效果展现改造。

1. **数据资源标准化建设改造** 数据资源标准化建设改造包括数据集标准化建设改造和共享文档标准化建设改造，不仅涉及系统改造，还面临业务流程的优化，由业务主管部门完成相关业务流程的优化完善，制定业务流程图，确保最终生成的共享文档各元素符合规范要求，符合测评指标。

2. **互联互通标准化建设改造** 在原有集成平台基础上，构建IBM IIB为基础的数据集成交互平台集群，将临床数据中心的数据库及文件系统升级为分布式部署模式，并丰富监控的可视化展现，夯实筑牢医院信息平台，提升数据平台及临床数据中心的可靠性、可及性及可用性，为医院各类应用提供高效、快捷的信息服务。

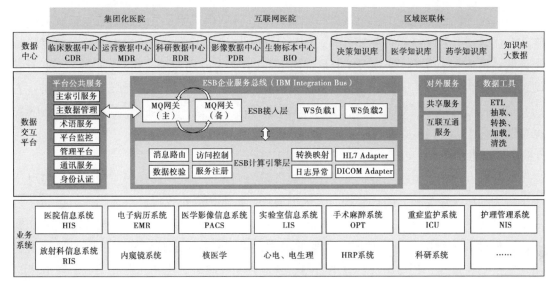

图 9-25　信息化整体架构

3. **基础设施建设改造**　夯实"两地三中心"的数据中心机房建设，全面升级虚拟化，实现硬件的全面超融合架构，并加强安全管理，在进一步满足医院快速增长的信息化需求的同时，提升对硬件基础设施管理的可靠性、先进性与便捷性。

4. **互联互通应用效果改造**　重点体现信息平台等先进技术联合支撑引领业务发展的成效，包括在江苏省率先开展基于居民电子健康卡的应用，积极开展全方位混合模式临床决策支持（CDSS）的应用，优化业务全流程闭环管理，利用大数据统计分析，实现对医疗服务、运营管理、科研的有效支撑。

江苏省人民医院在五级乙等测评改造前已经满足四级甲等及以下各项指标，主要不足在于尚不满足部分五级乙等及以上指标、部分新版测评方案新增的指标，相较于 2016 年以"补差"为主要内容的四级甲等测评改造方案，本次整改方案更加突出"提优"，即在现有四级甲等测评基础上，增加大数据、临床决策支持、闭环管理等高等级应用。

四、互联互通建设成效与亮点

通过此次测评，医院信息化建设和医疗服务质量等多方面都取得显著成绩，进一步提升医院在全国医疗信息行业中的地位。2019 年共有 8 个省市共 22 家兄弟医院来江苏省人民医院就医院信息平台建设和互联互通测评经验进行讨论交流。医院信息化建设水平无论在"硬件"基础设施建设方面，还是"软件"建设理念与思路方面都有显著提升，特别是全院树立正确的信息化建设观念，严格遵循测评要求开展信息化建设，突出标准性与规范性，近年来一直保持较高的信息化建设水平。同时，医院积极开展"云大物移智"在临床、管理、科研方面的应用，不断探索先进技术改善医疗服务质量、提升患者就医获得感和体验感，并取得一定成绩。

（一）平台建设成效

通过以评促建，医院的信息基础设施质量、软件架构功能及系统数据质量都较项目实施前有显著提升：系统运行更加可靠，网络环境更加稳定，数据交互更加便捷。截至现场测评时，医院信息平台共接入 30 个系统供应商的 52 个应用系统、146 个服务、481 个订阅关系，平台数据交互量超过 220 万条/天，基础服务、电子病历整合服务、档案服务平均响应时间小于 1 秒。CDR 存储 724 多万条患者基本信息、10.1 亿条临床记录，临床数据存储量达 1.9TB。影像中心存储的 DICOM 图像约 180T。

（二）建设亮点

以互联互通测评五级乙等标准要求的提供较为完善的互联网诊疗服务为指导，实现基于平台的临床决策支持、闭环管理、大数据应用。数据中心不仅仅局限在临床信息的存储展示上，更深入挖掘临床数据中心的应用，将对其关注度和突破口放在数据深度挖掘分析方面，包括在临床决策支持和闭环管理的应用，进一步推动医疗健康大数据的智能化应用，包括临床诊疗、药物研发、卫生监测、公众健康、政策制定和执行等领域。规范化的数据与大数据分析、人工智能等技术的结合为医院创新管理带来新思路，促使医院信息化建设回归医疗本质，向深度和精度发展，进而真正推动基于平台的数据中心建设与应用。得益于此次测评取得的良好成效，数据交互进一步规范、数据质量进一步提升，医院数据治理工作得到有效落实，数据应用能力显著提升。医院承担国家卫生健康委 2019 年度卫生健康标准项目计划"分级诊疗信息系统基本功能规范标准"制定工作，"慢性病大数据创新应用与智慧服务平台建设示范项目"入选国家工信部"2020 年大数据产业发展试点示范项目"等一系列的成功案例都是此次测评成果的突出展现。

1. **优化公众服务应用系统建设** 医院基于信息平台构建了包括患者公众门户、患者自助终端、手机无线应用系统三项公众服务。患者可通过网站预约、微信公众号预约、支付宝生活号预约、手机 APP 预约、自助机预约等 9 种方式进行预约挂号，并可通过微信公众号、支付宝生活号、手机 APP 等多种方式实现建卡、挂号、交费、充值、就诊卡管理、体检预约、报告查询、就诊记录查询、住院预交金充值、病员订餐等服务。

2. **优化医疗服务应用系统建设** 医院在医疗服务应用方面，已建设 3 个基于平台的应用系统，分别为医疗一卡通项目、电子病历浏览器（即患者统一视图服务）、对外数据服务平台，目前各应用系统运行平稳良好。基于信息平台的医疗服务应用系统的建立，通过优化诊疗流程，有效解决了临床医疗服务问题。医嘱闭环管理指通过信息技术对整个医疗过程进行实时监控和反馈。通过信息化控制对医嘱从下达、转抄、核对，再到执行、确立执行结果的整个流程进行监控，使医嘱管理过程形成闭环。通过改造共形成医嘱闭环管理 5 类和重点业务闭环管理 6 类。

3. **优化卫生管理应用系统建设** 在实现基于平台的临床决策支持和大数据应用方面，医院共完善了 5 大知识库，为临床提供 50 类临床预警提示，涉及 6 种临床辅助诊疗决策支持手段，并开发了 3 种基于大数据的决策分析系统。

4. **实现与上级信息平台的互联互通** 医院信息平台已与江苏省全民健康信息平台、南京市卫生信息平台完成对接。通过共享文档、患者基本信息交互、双向转诊以及区域医疗公众服务等多种形式完成了医院信息平台与上级平台的信息交互和业务协同，医生在接诊过程中可方便调用区域共享电子病历和健康档案，为患者就诊与医师诊疗提供全方位的数据支撑，进一步提升诊疗效率与准确度。

五、主要体会

（一）建设体会

互联互通标准化成熟度测评强调在信息化建设中的重要性、必要性与迫切性。医院以测评为契机，结合标准化、规范化要求，完整梳理并系统评估了所有在用各系统模块，同步开展"查缺补漏"工作，从整体上完善应用系统，并在建设过程中充分发挥测评标准的规范性作用，数据集和共享文档的标准化为具体应用提供了高质量的数据基础，有效促进医院内部以及医院与区域信息平台之间信息交互的规范化、标准化，切实提高信息互联互通的实施与应用效果，为今后区域医疗协同共享奠定了坚实的基础。同时通过以评促建，数据交互进一步规范、数据质量进一步提升，医院数据治理工作得到有效落实，数据应用能力显著提升。

通过参加测评，对医院信息化建设进行了有力整改提升，特别是基于"云大物移智"先进技术构建以医疗服务便捷化、健康管理智能化为主要内容的智慧医疗体系，初步实现智慧医院构建，全面践行国家卫生健康委《进一步改善医疗服务行动计划（2018—2020年）》。一系列智慧化便民惠民服务落地开花，不断深化应用，线下诊疗服务迁移线上，在指尖滑动中瞬间完成挂号、交费、检查预约、报告查询等服务，深受患者好评，患者满意度不断提升，全面提升患者就医体验感与获得感，同时也减轻一线工作人员压力，显著提升工作效率，深受一线工作人员青睐。

（二）迎评体会

通过参与评审，在项目管理实践中建立了一套管理的长效机制——标准化的项目管理体系，该套体系由多个制度与规范组成，如项目组日常管理制度、项目管理规范、系统接入标准规范、数据质量保障制度等。该套体系从管理、技术、质量多维度多层面对项目管理进行管控，确保项目顺利实施，所有项目组成员和项目涉及方都必须严格遵循，为评审成功提供坚实保障。医院参与评审建设的成员在项目中发挥主观能动性，积极开展项目实践，分析解读测评指标，学习掌握相关卫生健康标准、临床管理规范等多领域多学科知识，锻炼成长为信息、临床与管理三位一体、理论与实践并重的复合型人才，积极总结项目实施经验并发表相关文章，这也是参与评审取得的另一个显著成果。

六、专家评价

经查验，互联互通专家组认为江苏省人民医院高度重视信息化建设工作，平台架构合理，提供了较丰富的 CDR 文档注册与检索等服务，符合测评要求，充分利用信息化技术手段改善患者就医体验，提高了工作效率，节省了医管理成本，有效缩短患者在院就诊时间；医院信息化应用丰富，在医生 CA 实名认证、自助服务、专科科研库、质控管理平台、智慧病房、智慧 HRP、DRGs、闭环管理、智慧随访、区域远程医疗、智慧物流系统、互联网医院、5G+MR 技术远程手术以及 AI 在放射诊断应用等方面，信息化手段有大量创新呈现，与市级平台业务协同服务方面有较好应用。同时建议进一步加大平台应用的推广，完善数据共享，提高临床知识库的管理和配置，加大基于平台应用系统的交互接入，优化平台共享文档配置管理以及消息流转机制，细化输血、手术麻醉等闭环管理的节点控制，完善机房内各类设备标识标签工作，加强信息和安全管理。

第六节　上海市胸科医院案例（五级乙等）

一、医院简介

上海市胸科医院（暨上海交通大学附属胸科医院）创建于 1957 年，为我国最早建立的集医疗、教学、科研于一体的，以诊治心脏、肺脏、食管、气管、纵隔疾病为主的三级甲等专科医院，被卫生健康委指定为全国心胸外科进修基地。医院设有 10 个临床科室、13 个临床亚专科和 10 个医技科室。核定床位 580 张，开放床位 964 张，病区 22 个，另设 ICU 和 CCU。附设上海市胸部肿瘤研究所、中心实验室、心血管研究室、生物样本库和国家药物临床试验机构，并建有高新技术转化园区。现有在职职工 1 342 人，其中副主任医师及以上 184 名，医生队伍中博士生 121 名、硕士生 136 名，博士生导师、硕士生导师 58 名，享受国务院特殊津贴 32 人，拥有国家卫生健康委有突出贡献中青年专家、上海领军人才等各类人才。

医院面向全国收治门（急）诊和住院患者超过 70 万人次/年，年心胸手术数已超 15 000 例，其中三、四级手术占比超 90%，居全市最高。胸外手术量保持全市第一，胸外科机器人手术量及个人手术量居全国第一。医院拥有国家重点学科 1 个，国家临床重点专科 3 个，其中，心血管专病学被列为教育部重点学科，心血管内科、胸外科、心脏大血管外科先后被列为国家临床重点专科，中西医结合肿瘤专业是国家中医药管理局"十二五"重点专科。胸外科是上海市医学重点学科，胸心外科学、肺部肿瘤学是上海市首批医学领先专业。

二、医院信息化发展

医院信息中心作为医院信息化建设部门，负责全院信息化建设的规划、设计和实施。信息中心现有团队 12 人，曾参与上海市卫健委"上海市电子病历应用功能规范实施细则"等多项信息管理规范的制定与编写工作，获得上海市科技进步三等奖以及中国医院协会科技创新三等奖等荣誉。近5年来，在国内外期刊共发表信息化论文50余篇，获得专利10余项，承担及参与校局级以上课题12项，建设的信息化项目3次被评为"医联工程优秀应用奖"。

在信息系统建设方面，截至2020年已经完成包括HIS、LIS、RIS、EMR、CIS、PACS影像、电子医嘱、电子病历、移动查房、患者自助操作系统等数十种信息系统，并在此基础上构建医院信息集成平台，实现院内业务数据的互联互通，并于2018年5月通过国家卫建委国家医疗健康互联互通成熟度四级甲等测评。在此基础上，继续深化完善信息标准化建设，于2020年8月通过国家卫建委国家医疗健康互联互通成熟度五级乙等测评。在网络部署方面，按照国家卫健委《医院信息系统基本功能规范》和《国家信息系统安全等级保护》要求，通过在内外网之间部署网闸实现物理安全隔离，堡垒机和端点准入保证内网的接入安全，使用防火墙、WAF、入侵检测等网络安全设备保证外网访问的安全，构建了一个高带宽、安全可靠、多业务承载、易扩展、易管理的网络基础平台。医院获得"2018年上海市卫生健康行业网络安全工作先进单位"。

三、互联互通建设与改造要点

2015年，医院"十三五"规划中明确将信息化建设作为医院发展的关键点。尤其是依据互联互通能力成熟度标准作为建设指引，构建新一代医院信息化新体系是医院信息化发展中的头等大事。为此，信息中心结合院内各科室、外部专家，经过多次探讨和调研，确定医院新一轮建设目标和建设计划。首先，鉴于医院当时的信息化结构比较陈旧，部分供应商建设意愿不强烈，无法与医院建设思路形成共鸣。经广泛论证，院领导果断决策更换部分核心应用系统，信息供应商必须按照医院的建设思路与互联互通标准为医院提供信息服务。这一决策有力保障了后续工作的顺利推进。其次，医院根据互联互通标准的思路，规划医院整体信息化架构，确定以基础服务平台、集成平台、数据中心为核心的医院信息架构体系。应用系统间、对外对接上级平台的交互均以互联互通标准数据集和共享服务为参考，构建医院院内外交互标准和服务体系。项目建设过程依据标准和安全规范分别从硬件结构、基础架构、数据存储、数据交换、业务服务、业务应用层面逐一展开（图9-26）。

在网络与安全方面，医院以国家信息安全三级等保标准为准则，建立由360安域→网闸→防毒墙→入侵检测→防火墙构建的共5层信息安全防护体系，并配置相应的安全审计软硬件对信息行为进行全方位监控和审计。从2017年至今，医院均以高分通过了内外网安全等保测评。同时，制定了专人、专用设备的容灾备份机制，尤其是实现了核心业务的数据连续保护机制。整个容灾架构在医院发生的多次供电、搬迁等非正常状态中经受住了考验，达到了预期目标。

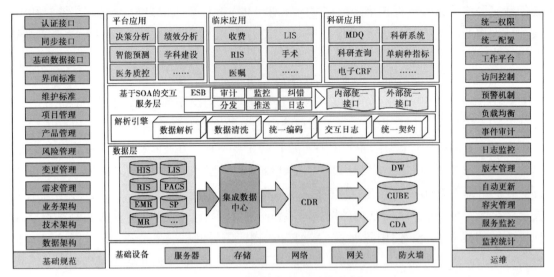

图 9-26　上海市胸科医院信息化架构

四、互联互通建设成效与亮点

（一）医院信息化建设成效

医院互联互通标准化成熟度测评不仅是医疗卫生信息标准推广和应用的监督机制，还是指导医院进行信息规划的标准和指南。通过对医院信息化体系的重新整理和改造，实现了以基础服务平台、集成平台、数据中心为核心的信息基础架构，建立了全院信息体系标准化规范。

1. **基础服务平台**　基础服务平台为各业务信息系统提供公共的通用信息服务，如登录认证、工作平台、消息通知、主数据管理、患者主索引等。其中，统一登录认证涵盖密码认证、CA 扫码认证等多种认证方式，整合不同架构的应用系统 47 个。主数据管理提供了院内外字典、医学术语及字典间的字典映射维护，系统包括 78 套院内数据字典，形成 4 万余条数据映射关系。患者主索引系统实现 EMPI 的管理界面、数据监控、患者检索、人工合并、操作日志等功能，覆盖医院十年内全部患者约 87 万余人。通过将这些基础功能的剥离与整合，使应用系统在实施过程中不必再重复建设，系统易于升级、易于维护，能够灵活扩展，同时统一的服务管理使维护科室可以实现一处维护、处处同步，避免了大量的重复性劳动和可能的人为性差错。

2. **集成平台**　集成平台承担了医院应用系统交互的核心路由与管理职责，在互联互通标准 32 个标准服务的基础上，医院根据院内业务的特点和信息系统的实际情况定义了覆盖临床核心业务的 100 余个标准接口服务作为院内标准服务集为应用系统提供信息与数据服务。通过院内标准服务的广泛使用，有效解决了信息交互标准化问题，目前集成平台整合 54 个院内外应用系统，提供 150 余个业务服务，业务量达到了 60 万次 / 天，实现了院内系统的解耦和融合利用的目标，大幅提升了信息系统的弹性、鲁棒性和监管能力，提高了运维效率并显著减低了医院的系统升级成本。

3. **数据中心** 数据中心集成院内全部应用系统,实现了临床数据中心 CDR、运营数据中心 ODR、科研数据中心 RDR 及不同层次的数据集市,为应用系统、管理系统和上报系统提供不同时效、不同安全层级的数据服务。从运营的方向来看,数据中心提供了 12 类、292 个医院运营指标,并可按照院级 / 科级 / 医疗组 / 个人层次组织进行实时钻取;从质控方向来看,数据中心涵盖了三级医院七大类质量要求、上级医政医管要求与院内质控要求的质量指标体系。同时,为院内临床和科研业务提供了患者 360 视图,科研多维度、科研单病种数据库,并通过 NLP 技术对非结构化临床文本数据进行后结构化处理以满足科研业务的信息颗粒度需求。截至 2020 年 6 月,CDR 汇集了 13 年的临床数据,存储数据约 13.5 亿条,并通过引入 NLP、知识图谱等 AI 技术,对医疗数据进行深度治理。纳入肺癌、食管癌等 5 个病种 2.1 万例患者的后结构化数据,完成 17 个 CRF 模版,加入随访患者 4.1 万例。

通过建设三大平台,奠定了医院信息体系的新基础,实现了应用系统建设的新模式。以医院后期建设的"临床药学工作站"为例,系统整合集成统一登录、MDM、EMPI 等基础功能,使用 CDR 作为临床数据来源,使用 ESB 与 HIS、病历、不良事件、药学知识库、审方系统对接。系统厂商的历史平均实施周期为 6 个月,而医院 3 个月即完成系统上线,整个建设周期对比缩短 45%。同时,基础数据和服务的较高质量也使系统上线后几乎未发生数据和业务流程的系统异常,系统的实施效果远超出了临床药学科室的预期,业务科室对系统的快速上线和较高的质量给予了高度评价。

(二)信息应用建设成效

医院信息服务建设的核心价值是为了更好地服务患者、临床医务人员、医院管理者、后勤科室,因此如何更好地为信息系统的最终用户服务,使用户更加便捷、更加高效借助信息系统完成业务是信息化建设的最终目标。为此,借助互联互通指导标准,医院规划与建设了一系列信息应用系统。

1. **面向患者** 依托集成平台中已整合的临床业务服务,医院搭建了互联网医院平台,为广大患者提供互联网诊疗服务。2020 年,医院提前布局互联网应用服务,建立包括诊前咨询、网上挂号、远程视频看诊、复诊续方、手机交费、药品物流配送、用药咨询等各类患者移动应用服务,并成为上海市第一批 13 家互联网医院牌照获得单位之一。新冠肺炎疫情期间,医院推出了防疫举措,患者来院受限,互联网医院服务有力保障了慢性病患者、复诊患者的定期就诊需求,使患者的就诊计划未受影响,药物未出现断供,获得了患者的广泛好评。同时,借助集成平台的服务版本管理与重构能力,快速实现"上海市医疗付费一件事",即院内系统完成与上海市医保中心第五版系统对接;患者可线上开通、使用电子医保凭证脱卡就诊;诊间就诊时,自付部分支持信用无感支付,使患者在挂号 / 收费、就诊、支付、检查、检验、预约、取药等医疗流程中获得良好的就诊体验。

2. **面向临床** 在集成平台的建设过程中,全面实现"无纸化"是对提升临床效率及提高平台数据质量的一个巨大改变。在医院原有业务流转体系中,仍有部分业务流转依赖于纸质单据,使医院的信息体系存在盲点。2019 年,由院领导牵头,推进院内临床业务的全面无纸化。根据摸排，医院 20 个临床、医技科室在数十个业务流程中依然保留了 36 种手工表单、病史中的 94 种纸质文书。为此，信息中心和业务管理群策群议，确定了覆盖 15 个核心应用软件系统、涉及近千名医护人员的业务流程数字化改造方案。在实现的过程中，引入上海市电子认证中心的 CA 签名架构和手机手信签 APP、签字版认证技术，实现院内人员、来院患者的数字认证保障。最终，医院在全院范围内达到了安全可信的临床"无纸化"，大大提高了临床工作效率，显著降低了医院运营成本。

3. **面向科研**　集成平台 ESB 实现了广泛的外部互联，包括上级医政医管单位、医联体、兄弟医疗机构，实现基础数据、临床数据、业务流程的信息互联互通。2019 年，徐汇区肺癌早期筛查 2.0 项目覆盖全部 13 家社区卫生服务中心，引入肺部影像 AI 辅助诊断，实现了居民"高危评估 - 检查初筛 - 专病诊治 - 后续随访"的健康防治闭环，即高危评估量表的收集、社区预约医院的 CT 检查、来院当日检查和诊疗随访结果实时交互，居民由以前需 4 次往返医院减少为 2 次，就医环节更便捷和精准。实现了医院平台与区健康档案的对接，设计身份注册、预约信息和诊疗随访等双向接口规范，构建数据交互模型和实体表结构，指导研发电子指挥屏软件以地图与热力图方式实时显示运行情况，建立可复制、可推广的技术标准。截至 2020 年 10 月，共配合完成 16 万人的高危评估，筛查出 260 余人。数据中心为临床科研提供数据与算法服务，平台实现了根据临床用药数据拟合患者个体化药物的临床精准给药应用。系统根据患者临床参数（体重、年龄、肌酐值）使用贝叶斯反馈法生成患者个体最佳给药剂量的个体化给药系统，实现高风险高副作用抗生素的剂量临床用法、用量计算。系统采用开放的云计算架构，上线后合作医院 92 家，覆盖患者人数达到 5 000 余人。

4. **面向管理**　数据中心汇总全院的运营汇总与明细数据，医院管理者可依赖实时、可靠的数据进行精细化管理。如为院领导提供全院运营、质控实时指标的院长指挥舱应用。由于不同分管院长的关注方向不一致，且院领导的关注重点会不断变化，系统实现了指标的展示定制化和不同的可自定视角以满足院领导的数据需求。同时，由于院领导工作时间极为碎片化，系统在 PC、大屏、手机上均可使用，有效提升了系统的应用率。再如，为医院门诊办公室提供展示其关注指标的门诊实时管理平台，平台采用数据快速处理通道，可实时展示五十余种门诊实时数据汇总指标并可进行预测推演，使门诊办公室可根据数据动态调控门诊资源、实时响应异常情况，获得了业务科室的极大好评。另外，基于数据中心对全院临床、运营、科研数据的全面覆盖，实现了院内临床学科的数字化学科建设分析体系。该体系根据内科、外科、医技科室等不同临床分组，建立各学科不同的综合能力评估标准，覆盖医疗指标、团队建设、科研能力、临床教学、学科声誉五大领域。最终由信息化系统进行自动化的院内应用系统的各项数据采集，并进行数据清洗、处理与计算，形成多维度的全数字展示与对比平台，为医院的精细化管理和临床学科的发展提供了有效的、客观的数据保障和数据依据。

（三）信息安全建设成效

医院将信息安全作为信息建设的头等大事，确定了一系列安全管理制度，制定了长期的信息安全发展计划。在建设的过程中注重两点，首先大力提升医院的信息网络安全防护能力，规避可能的网络安全事故。为此，医院在原有网络与安全架构之上，经过不断升级改造，最终实现了由360安域→网闸→防毒墙→入侵检测→防火墙构成的5层安全防护体系，并配置相应的安全审计软硬件对内网行为进行全方位监控。其次，注重意外发生后的信息系统恢复能力，医院引入CDP连续备份硬件对核心应用系统进行数据连续备份，同时为非核心应用系统制定了专项备份策略，使医院在大规模信息意外发生后，可在30分钟内恢复到可用状态，并制定长期演练计划，定期定时进行不同角度、不同场景的灾难模拟演练以保持团队的技能。通过国家信息安全等级保护三级测评，并以较高的分数获得内网、外网的三级证书，在历次非正常意外中经受住了考验，达到了预期目标。

五、主要体会

（一）建设体会

医院互联互通建设贯穿了医院整个"十三五"建设周期，涵盖了大多数医院科室，覆盖全部的信息供应商，对信息中心提出了巨大挑战。回顾五年的建设历程，有三个方面的核心点保障了整个建设周期内的平稳。

1. **全院参与** 互联互通测评虽然是对医院信息化能力的一次考试，但互联互通测评绝不仅仅是信息业务部门的任务，而是整个医院范围内的一件大事。从测评准备工作开始，医院就应确定以院领导为推手、各业务科室积极参与的专项组织结构和工作制度。在整个规划、建设、测评环节做到统一认识、统一步调、统一推进。

2 引入外部资源 在建设的过程中，尤其是早期设计阶段，要引入其他信息化先进医院的资源作为外部专家协助对医院进行现状评估、方案评审，保障整个建设结果符合互联互通的标准。

3. **总体项目管理** 整个互联互通建设到落实阶段，涉及医院全部的信息、后勤供应商，确保全部供应商保质保量的按时完成任务是信息中心最重要的任务。信息中心首先要成为全部合同的责任项目经理，由主任到科员形成一个完整的项目管理小组，管理各厂商的协调、沟通、实现，保障整个互联互通建设的进度与质量。

（二）迎评体会

在测评阶段，信息中心要发挥主观能动性，认真准备现场查验的项目并确保现场系统、流程与数据的可靠性，避免在测评过程中出现意外。对于核心条款展示场景或医院的特色业务场景，需要业务科室充分参与，由系统真正的使用者表述系统建设前后的变化，以及对医院和患者带来的好处，从而使现场测评专家可以更好地理解医院的信息化建设思路。

六、专家评价

经过文件审查、定量测评、现场测评等一系列测评流程，各测评专家一致认可上海市胸科医院的信息标准化成熟度和合规性达到了互联互通五级乙等的标准要求。同时，在测评过程中也对医院后续的信息化发展提出了一系列宝贵建议，如后续可将大数据的利用和对临床辅助决策支持作为今后信息化工作的重点，尤其是医院一些重点、优势专科可以形成临床、科研、信息的三结合团队，以信息为手段更好地支持医院临床专科建设。这些宝贵意见将在医院后续的发展中作为重要的参考依据，使医院更好更快捷地走上发展的康庄大道。

第七节　广州市妇女儿童医疗中心案例（五级乙等）

一、医院简介

广州市妇女儿童医疗中心（以下简称"市妇儿医疗中心"）是华南地区规模最大的一所集预防、医疗、保健、科研、教学为一体的公立三级甲等妇女儿童专科医院。市妇儿医疗中心由原广州市儿童医院、广州市妇幼保健院（广州市妇婴医院）、广州市人口和计划生育技术服务指导所整合而成，为市副局级事业单位。2017年8月，经广州市政府批准，接管增城区妇幼保健院；同时规划在妇幼医疗资源相对短缺的南沙、增城区建设新院区。在复旦最佳医院综合排名中连续八年进入全国百强，儿外科、儿内科在复旦专科排名位列全国第5名和第9名。2019年，门（急）诊患者489.55万人次，出院患者14.47万人次，手术量9.53万例，分娩量3.32万例，平均住院日4.5天。2020年9月2日，市妇儿医疗中心获批国家儿童区域医疗中心（中南区域），同时也是国家建立健全现代医院管理制度试点医院及广东省高水平医院第二批重点建设医院。市妇儿医疗中心目前拥有国家卫生部临床重点专科3个（小儿外科、小儿呼吸、小儿消化），广东省临床重点专科7个，获批成立广东省儿童健康与疾病临床医学研究中心、广东省儿童早期发展应用工程技术研究中心和广东省结构性出生缺陷疾病研究重点实验室。市妇儿医疗中心是中山大学附属医院（非直属）、广州医科大学附属医院（非直属）、南方医科大学教学实践基地、暨南大学研究生培养基地，设立了广州医科大学儿科学院。

二、医院信息化发展

市妇儿医疗中心充分利用信息化、人工智能等技术大力推动智慧医院建设，积极发展"互联网＋医疗"。2017年9月，通过国家电子病历系统功能分级应用评价六级，成为全省首家国家电子病历系统测评六级的医院。2018年5月，市妇儿医疗中心成为全国首批通过国家医院互联互通标准化成熟度测评五级乙等医院，医院信息化建设达到国内领先水平。2018年6月，市妇儿医疗中心发出全国首张出生医学证明电子证照，同年8月，蝉联广东医院"互联网＋医疗健康"服务便民榜榜首。2020年6月，通过国家电子病历系统功能分级应用评价七级。2020年10月23日，国家卫生健康委办公厅通报表扬"互联网＋医疗健康"服务典型案例，市妇儿医疗中心《构建院内院外一体化的智慧医院》获得全国通报表扬。

三、互联互通建设与改造要点

（一）共享文档标准化

医院首先搭建主索引系统和共享文档系统，其次企业服务总线（ESB）生成共享文档代码开发，在企业服务总线生成 53 类共享文档后，医院开始对共享文档进行测试。医院信息中心与平台服务商对 53 类共享文档与服务每 2 周生成一次并进行测试，对其中发现的问题及时统计与分析。

（二）服务接口改造及系统接入

医院根据互联互通标准梳理相关服务接口，统计应接入平台而未接入平台的系统数量。对信息系统未接入医院集成平台的情况尽快制订工作计划并实现接入，对已接入集成平台系统则进一步按照标准要求实现标准化接入改造；同时，按照定性测评相关的系统改造要求，对智能门户系统、患者全息视图等系统模块进行建设。

（三）信息安全体系建立

医院依据互联互通标准及国家标准，对现有的信息安全管理措施进行梳理，结合单位实际与等保要求，建立信息安全管理体系。通过制定信息安全方针、信息安全管理目标，明确信息安全职责，设立专岗专责，并对人员进行系统的信息安全知识及管理体系培训。经过信息安全技术、管理、运维的前期建设，最终建设信息安全管理统一平台，将全院的信息安全通过平台进行管理，及时准确地获知安全体系的效果和现状，加强态势感知、数据分析、预警分析等技术提供辅助决策分析。通过对照差距分析进行全面的信息安全管理体系完善，建立以体系管理文件为基础的信息安全管理流程，制定信息安全策略，以分级信息资产为基础，建立风险评估机制，共覆盖信息安全 14 个控制节点，制定涵盖一级纲领文件 2 份、二级程序文件 5 份以及相应记录文件的安全管理体系（图 9-27）。

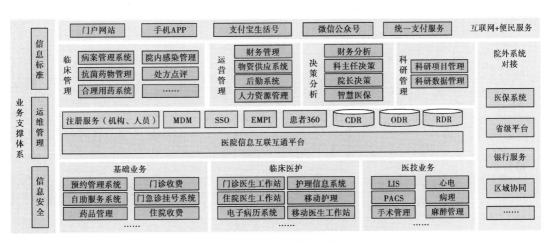

图 9-27　信息化整体架构

四、互联互通建设主要成效与亮点

（一）构建院内院外统一交互的医院信息集成平台

通过医院集成平台建设，院内 68 个业务子系统、院外 6 个业务子系统全部基于信息平台的标准服务实现互联互通、信息共享，构建了基于"互联网 +"的患者服务平台（患者）、基于物联网的移动护理系统（护士）、智能结构化电子病历系统（医生）的一体化联动体系，而且所有的业务交互都能实现可视化的统一管理和监控。目前，医院信息集成平台已发布标准服务 179 个，每日数据交互量超 400 万次。

（二）以全流程信息闭环管理为重点，保障患者安全

基于医院信息集成平台的结构化电子病历和移动护理建设，实现了患者从门诊到住院的全流程闭环管理。在单病种质量管理、抗生素分级和手术授权分级的基础上，实行临床路径信息化管理，设置电子病历危急值提醒与临床辅助决策，完成 20 个主要医疗流程的闭环管理（闭环清单见表 9-1），做到对医疗全过程的事前预防、事中监控与事后追溯（图 9-28）。

表 9-1　闭环管理清单

门诊处方发药闭环	门急诊输液闭环	药物医嘱闭环	皮试医嘱闭环	特殊级抗生素会诊闭环
输血闭环	病理标本闭环	检验标本闭环	母乳喂养闭环	手术患者交接闭环
传染病上报闭环	药品采购闭环	药房申领药库出库闭环	科室基数药闭环	患者自备药闭环
毒麻精药品全过程闭环	造影剂闭环	消毒包闭环	高值耗材闭环	会诊闭环

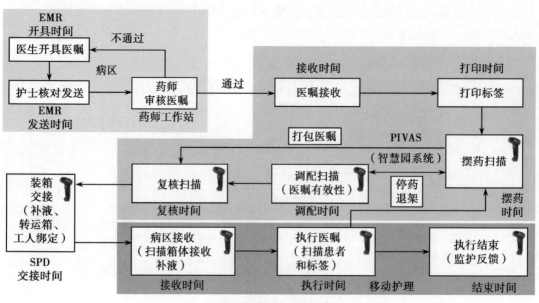

图 9-28　住院患者静脉配置信息闭环展示图

打通患者院前、院中与院后的闭环监测与患者健康管理，如产科门诊实行了信息自动采集，孕妇通过扫描诊疗卡条码识别身份后，系统会将其自行测量的关键生理指标自动推送至医生工作站和孕妇手机端；孕妇还通过可穿戴设备自动采集胎儿监护仪数据，与医院信息系统实时连接，便于医生随时了解病情发展，及时采取干预措施与手段，确保患者安全。

（三）以信息的全面互联共享为抓手，实现医院无纸化运行

医疗信息互联互通是一切闭环管理、互联共享的基础和关键。因此，市妇儿医疗中心通过信息集成平台的建设，全面取消原来各系统间的接口互联模式，实现各应用系统间数据及服务的标准化交互。通过以医院信息集成平台为基础，统一建设临床业务数据中心和医院运营管理数据中心，从临床诊疗、运营管理、患者服务等不同维度重新构建覆盖医院全业务应用的信息化服务体系，实现全人全程可及连贯的医疗服务。通过移动互联网（5G、WIFI）、物联网等技术手段实现业务流程各环节的移动应用、全部信息的收集和无纸化。患者监护信息实时采集，并自动生成到相关记录表单中，减少护士手工记录，提高工作质量和效率。通过患者电子签名技术实现患者知情同意书类的电子签署和存储，以及电子医疗文书类医护工作人员的电子签名，从而为医院无纸化建设打下坚实的基础。

（四）以大数据挖掘助力新技术开发

市妇儿医疗中心实现了电子病历、移动医疗设备、居民健康档案的对接，建立一体化、集成化的临床数据平台，并在此基础上建立临床数据中心；通过临床运营管理系统（BI）对医疗质量、医院运营等关键医疗指标进行实时监控，实现日、周、月、季、年同比、环比及数据分析，为医院管理决策的制定提供参考依据；借助广东省妇幼健康医疗数据智能化应用工程技术研究中心的平台，在大数据与5G技术基础上实现了全国首家医用物流机器人和"咪姆熊"人工智能家族等"互联网＋"创新技术开发（图9-29）。

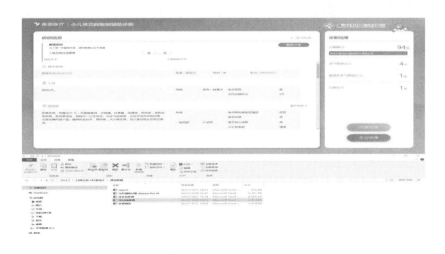

图 9-29　诊断产品在门（急）诊临床场景的应用

（五）以互联网手段解决"三长"顽疾，提升患者就医体验

市妇儿医疗中心在国内较早推行移动挂号，实施非急诊挂号全面预约，预约挂号率达到93.3%以上；实施"先诊疗后付费"和医保个账移动支付，实现患者看病"去现金化"；推行"医药分开"，实现药事信息互联互通。医院建立"广州妇儿中心"公众服务平台，实现了线上建卡、预约和现场挂号、诊间预约、排队候诊、门诊交费、检查检验报告查询、住院清单查看、住院押金补交、电子病历查询和满意度调查等一站式就医服务全覆盖，为解决医院普遍存在的"三长"（挂号、交费、取药时间长）困境开辟了新路径，改善患者的就医体验。2020年9月，医院实现生育保险线上支付，成为广州市首家实现线上生育保险结算的医院。

（六）以信息互联互通为基础，推进专科联盟与区域医疗深度合作

基于5G、互联网等技术，市妇儿医疗中心搭建了MDT多学科协作远程医疗服务平台（图9-30），实现跨省异地专家之间语音、文字和视频一体化会诊协作沟通。市妇儿医疗中心基于MDT多学科协作远程医疗服务平台牵头联合广东省内16家大型医院成立广东儿科联盟，与20个省份70家医院建立了医疗联合体或技术协作医院合作模式。市妇儿医疗中心疑难病例转运网络覆盖广东省及周边省份243家医院，最远路程达900公里，2019年转运重症儿童超过3000人次，其中重症新生儿约1200人次。2020年8月，市妇儿医疗中心通过MDT多学科协作远程医疗服务平台成功与西藏林芝人民医院实现远程会诊，通过信息技术打破区域限制，为援藏带来新技术新应用。

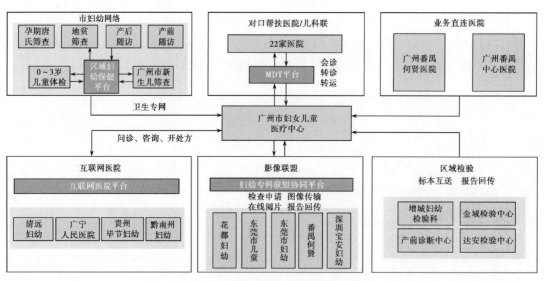

图9-30 医院远程医疗网络体系架构

（七）互联网医院发展迅猛，为患者就医带来新选择

市妇儿医疗中心互联网医院作为广东省首批妇女儿童专科互联网医院，以实体医院为依托，融合云计算、大数据、物联网、移动5G等先进技术，同时利用人工智能技术打通

院前、院中、院后诊疗流程，旨在构建由内而外的"互联网＋"妇幼医疗服务体系。在该体系中，能够实现医疗、医药、医保的"三医联动"，并提供医疗服务、公共卫生服务、家庭医生签约服务、药品供应保障服务、医保结算服务、医学教育和科普服务以及人工智能应用服务。与此同时，整合国内、国际医院优质的妇产儿科医生资源，并联合一、二级医疗机构，使患者足不出户就可以完成预约就诊、线上就诊、结果返诊、电子处方、送药服务、健康宣教等线上医疗全过程（图 9-31）。

市妇儿医疗中心互联网医院自 2019 年 5 月开业至今，总接诊数量超过 5 万例，在线完成医师申请与审批达 1 200 多人次，患者在线建档超过 20 万例。在新冠肺炎疫情期间，市妇儿医疗中心互联网医院高峰期一天接诊量超过 1 200 例，为疫情防控、减少患者聚集及满足患者就医等方面做出重要贡献。

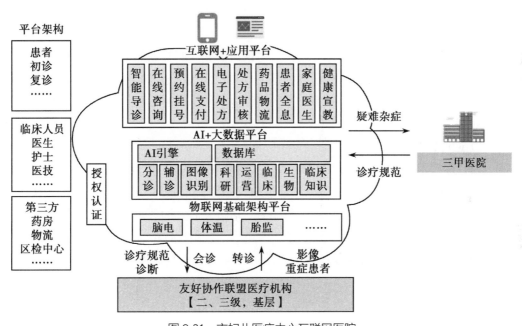

图 9-31　市妇儿医疗中心互联网医院

五、主要体会

（一）建设体会

1. **领导重视，全程投入**　在国家医院信息互联互通标准化成熟度评审准备过程中，市妇儿医疗中心成立互联互通评审领导小组，以院长和书记作为领导小组组长，全面负责整体评审工作；各业务副院长作为副组长，具体负责各自所管辖业务部门的信息化项目推进工作；主管信息系统建设的业务副院长兼任评审小组秘书，负责居中联络统筹协调。评审领导小组定期开会讨论各信息项目推进情况，及时掌握最新动态，最终使医院整体评审工作能够按时按质顺利完成。

2. **全员参与，任务落实** 除成立互联互通评审领导小组外，医院同时成立互联互通评审工作小组，成为各部门日常信息化项目推进、项目间协同沟通的重要平台。工作组按照各自工作内容又细分为药品闭环管理小组、影像与病理系统小组、检验与血库系统小组、重症与手术麻醉系统小组、临床辅助决策小组、电子病历小组、移动闭环小组、无纸化小组、基础设施工作小组等20多个工作小组，每个小组均由临床业务骨干担任组长，同时配备医务部联络员、护理部联络员、临床科室联络员、信息科工程师、业务厂商工程师等作为小组成员，通过临床科室联络员带动各科室积极参与相关业务需求讨论、流程优化、培训考核等一系列活动，确保各小组目标一致，高效运作。

3. **持续督导，确保效果** 在正确领会评审标准及明确建设目标的基础上，互联互通各工作小组每周召开全体会议，及时反馈各小组在建设过程中所遇到的困难及需要医院协调事宜。对进度缓慢或超过预期时间的项目进行重点讨论与督导落实，采取每日一报等形式确保整体项目进度受控。对于已完成的项目，则进入临床培训、使用意见反馈及优化阶段，确保临床工作人员均能熟练使用信息系统，同时信息中心不间断收集临床反馈的系统改进与优化需求，经互联互通工作小组共同讨论后提交互联互通领导小组审核通过后再进行相关升级，提高临床一线对信息系统满意度。同时，医院还成立了若干督导小组，主要负责督导临床各部门工作人员及时参与医院培训以及熟练掌握信息系统使用，收集临床对信息系统的意见与建议。

（二）迎评体会

1. **做好全院培训工作，以评促用** 在正式评审前，医院进行全面的信息化培训，医生、护士、医技等员工全部参加培训。通过培训一方面增强对互联互通成熟度标准的理解，另一方面提高信息化实际操作水平与能力。通过互联互通评审，促进医院信息化系统在临床的实际应用。

2. **开展院内模拟评审，查缺补漏** 医院邀请多名富有互联互通测评经验的专家前往医院进行指导，开展模拟测评，通过模拟测评，一方面让临床从思想上更加重视，锻炼临床的"实战"能力，另一方面通过模拟评审发现在迎检准备过程中的诸多不足之处，进行查缺补漏，提高迎检质量。

六、专家评价

广州市妇女儿童医疗中心信息系统符合国家医院信息互联互通标准化成熟度五级乙等建设标准，医院信息平台实现信息系统间的数据实时交互，平台性能达到规定，共享文档符合要求，实现医院临床辅助决策及闭环管理，并按要求接入上级全民卫生健康信息平台，实现与上级平台间数据互联互通。

附 录

国家医疗健康信息
医院信息互联互通标准化成熟度

测评方案

（2020 年版）

国家卫生健康标准委员会卫生健康信息标准专业委员会
国 家 卫 生 健 康 委 统 计 信 息 中 心

目录

一、概述

依据《中华人民共和国基本医疗卫生与健康促进法》、《中华人民共和国标准化法》、国务院《关于实施健康中国行动的意见》（国发〔2019〕13 号）、国务院办公厅《关于促进"互联网＋医疗健康"发展的意见》（国办发〔2018〕26 号）、国务院办公厅《关于促进和规范健康医疗大数据应用发展的指导意见》（国办发〔2016〕47 号）等相关政策文件，为落实新医改相关工作任务，加强并持续推进卫生健康信息标准的制定和实施，提高跨机构、跨地域健康诊疗信息交互共享和医疗服务协同水平及信息惠民成效，国家卫生健康委统计信息中心开展国家医疗健康信息互联互通标准化成熟度测评（以下简称"互联互通测评"）工作。

医院信息互联互通标准化成熟度测评（以下简称"医院测评"）是互联互通测评的重要组成部分，通过对各医疗机构组织建设的以电子病历和医院信息平台为核心的医院信息化项目进行标准符合性测试以及互联互通实际应用效果的评价，构建了一套科学的、系统的医院信息互联互通标准化成熟度分级评价技术体系、方法和工具。医院信息互联互通测评旨在促进卫生健康信息标准的采纳、实施和应用，推进医疗卫生服务与管理系统的标准化建设，促进业务协同，为医疗卫生机构之间标准化互联互通和信息共享提供技术保障。

医院信息互联互通标准化成熟度测评方案（以下简称"医院测评方案"）是医院测评工作的指导性文件。医院测评依据电子病历基本数据集、电子病历共享文档规范、基于电子病历的医院信息平台技术规范等标准建立了多维度的测评指标体系，从数据资源标准化建设情况、互联互通标准化建设情况、基础设施建设和互联互通应用效果等方面进行综合测评，评定医院信息互联互通标准化成熟度。

本测评方案明确了医院测评工作的原则、依据、方法、测评管理及流程，明确了测评内容、等级评定及指标体系，特别是结合近几年医院信息化建设新需求、新技术应用情况，在 2017 年版的基础上，强化了分级管理机构职责，明确建立定量测试和定性评价两支专家队伍，修订了测评流程，补充完善了测评指标，提升了测评方案的科学性和指导性，以更好地服务于医院信息化建设。

二、名词解释

> **标准符合性测试**

是指依据标准，对测评对象进行严格的、定量的测试，以确认测评对象是否符合标准，或在多大程度上符合标准。

> **测试用例**

为某个特殊目标而设计开发的一组测试输入、执行条件和预期结果，以测试某个程序路径或核实是否满足某个特定需求。

> **测试报告**

描述测评产生的行为及结果的文件。

> 实际生产环境

项目建设完成后实际交付使用的、对外提供服务的整套包括计算机硬件、软件、网络设备等总称。

三、测评原则

> 公开、公平、公正

公开原则指公开测评工作相关的标准、规范、测评方法、评级标准，以及测评结果等信息，使测评工作具有较高的透明度。公平、公正原则指所有参测参评者均遵守相同平等的申报、测评、管理等规则，并享有平等的权利和义务。

> 多维度综合测评

多维度综合测评原则是从数据资源标准化建设情况、互联互通标准化建设情况、基础设施建设情况、互联互通应用效果等多个维度的测评内容以及从定量测试到定性评价多个维度的测评方法对测评对象进行测试和评价，确保测评内容全面，测评结果客观、真实、可靠。

> 可重复性和可再现性

可重复性原则指测评的方法和流程对不同的管理机构和被测机构均可重复实施，确保测评方法、流程和测试用例的可重复性。

可再现性原则指使用相同的方法多次测试相同的内容，所得的测试结果应该是相同的，确保测试结果的可再现性。

> 定量与定性相结合

定量和定性相结合原则是指对于不同的测试内容，或采用测试工具自动测试，再根据测试结果进行定量评分，或由测评专家进行人工定性评价。定性与定量是统一的、相互补充的关系，二者相辅相成。

四、测评依据

医院测评依据包括（但不仅限于）以下国家政策性文件及标准规范性文件：

（一）国家政策性文件

1. 《中华人民共和国基本医疗卫生与健康促进法》（国家主席令第 38 号）

2. 《中华人民共和国标准化法》（国家主席令第 78 号）

3. 中共中央 国务院《关于深化医药卫生体制改革的意见》（中发〔2009〕6 号）

4. 中共中央 国务院《"健康中国 2030"规划纲要》

5. 国务院办公厅《全国医疗卫生服务体系规划纲要（2015—2020 年）》（国办发〔2015〕14 号）

6. 国务院《深化标准化工作改革方案》（国发〔2015〕13 号）

7. 国务院办公厅《关于促进和规范健康医疗大数据应用发展的指导意见》（国办发〔2016〕47 号）

8. 国务院办公厅《关于推进医疗联合体建设和发展的指导意见》（国办发〔2017〕32 号）

9. 国务院办公厅《关于促进"互联网 + 医疗健康"发展的意见》（国办发〔2018〕26 号）

10. 质检总局　国家标准委《企业产品和服务标准自我声明公开和监督制度建设工作方案》（国质检标联〔2015〕442 号）

11. 原国家卫生计生委《关于印发"十三五"全国人口健康信息化发展规划的通知》（国卫规划发〔2017〕6 号）

12. 国家卫生健康委办公厅《关于进一步推进以电子病历为核心的医疗机构信息化建设工作的通知》（国卫办医发〔2018〕20 号）

13. 国家卫生健康委办公厅《关于加快推进电子健康卡普及应用工作的意见》（国卫办规划发〔2018〕34 号）

14. 国家卫生健康委《卫生健康标准管理办法》（国卫法规发〔2019〕44 号）

（二）标准规范性文件

1. WS 445—2014（所有部分）《电子病历基本数据集》

2. WS 375.9—2012《疾病控制基本数据集　第 9 部分：死亡医学证明》

3. WS 376.1—2013《儿童保健基本数据集　第 1 部分：出生医学证明》

4. WS/T 447—2014《基于电子病历的医院信息平台技术规范》

5. GB/T 14396—2016《疾病分类与代码》

6. WS/T 482—2016《卫生信息共享文档编制规范》

7. WS/T 500—2016（所有部分）《电子病历共享文档规范》

8. WS/T 483.2—2016《健康档案共享文档规范　第 2 部分：出生医学证明》

9. WS/T 483.11—2016《健康档案共享文档规范　第 11 部分：死亡医学证明》

10. WS/T 483.16—2016《健康档案共享文档规范　第 16 部分：成人健康体检》

11. WS/T 537—2017《居民健康卡数据集》

12. WS/T 543—2017（所有部分）《居民健康卡技术规范》

13. T/CHIA 001—2017《手术、操作分类与代码》

14. 《医院信息平台基本交互规范》

15. 《医院信息平台应用功能指引》

16. 《全国医院信息化建设标准与规范（试行）》

17. 《药品采购使用管理分类代码与标识码》

18. 《医用耗材采购使用管理分类代码与标识码》

五、测评对象、内容及方法

医院测评分为标准符合性测试和应用效果评价两个部分，针对以电子病历和医院信息平台为核心的医疗机构信息化项目，分别进行信息标准的符合性测试和互联互通实际应用效果的评价。

标准符合性测试是指在实际生产环境中对各医疗机构组织建设的医疗机构信息化项目，分别从数据集、共享文档、交互服务等方面验证与国家卫生健康行业标准的符合性。

应用效果评价是指对各医疗机构组织建设的医疗机构信息化项目，分别从技术架构、基础设施建设、互联互通应用效果等方面进行评审，包括专家文审和现场查验两个阶段。

医院测评的申请机构为中华人民共和国境内、具有独立法人资格的医疗机构。

（一）标准符合性测试

1. 测试对象

标准符合性测试对象是被测评医院信息化建设项目中使用的基于电子病历的医院信息平台及应用系统或医院管理信息系统。

作为测试对象的医院信息平台（或系统）必须具备软件著作权证书，运行一年以上并通过初验。

2. 测试内容

标准符合性测试内容包括 3 部分，分别为：数据集标准符合性测试、共享文档标准符合性测试和交互服务标准符合性测试。数据集标准符合性测试依据标准 WS 445—2014、WS 375.9—2012、WS 376.1—2013 的要求，测试电子病历数据的数据类型、表示格式、数据元值及代码等数据元属性的标准化程度。共享文档标准符合性测试依据 WS/T 500—2016、WS/T 483.2—2016、WS/T 483.11—2016、WS/T 483.16—2016 的要求，测试电子病历共享文档的文档结构和文档内容的标准符合性。交互服务标准符合性测试依据医院信息平台交互规范的要求，测试对交互服务解析、处理和响应的标准符合性。

3. 测试方法

标准符合性测试主要采用定量测试的方式，定量指标主要包括以下 3 部分：

（1）电子病历数据集标准符合性

通过对电子病历共享文档中的数据元进行测试工具自动化提取、校验，得到测试结果。

（2）电子病历共享文档标准符合性

采用"黑盒测试"的方法，通过测试工具将测试数据或共享文档输入测试对象和接收测试对象生成共享文档的输出两个方向进行"双向验证"，验证测试对象的电子病历共享文档是否符合标准要求。具体方式为：①测试对象生成共享文档的输出测试：首先测试工具输入测试数据至测试对象，然后测试对象利用输入的测试数据生成一份电子病历共享文档，将该共享文档输出到测试工具中，测试工具接受该文档后，验证该共享文档是否符合标准要求。②测试对象共享文档输入测试：测试工具生成正确（或错误）的电子病历共享文档实例，并输入至测试对象，检测测试对象能否准确判断共享文档的正确性，做出正确响应，包括：解析、保存、注册到文档库等。

（3）互联互通交互服务标准符合性

采用"黑盒测试"方法，将信息平台视为"黑盒"，通过测试工具向测试对象发送服务请求；测试对象处理服务请求并返回处理结果给测试工具；测试工具分析校验返回的结果，判断测试对象是否符合医院信息平台技术规范和交互规范。

（二）应用效果评价

1. 评价对象

应用效果评价的评价对象是各医疗机构组织建设的、以电子病历和医院信息平台为核心的医疗机构信息化项目。

2. 评价内容

应用效果评价的评价内容包括但不限于以下内容：

（1）技术架构情况：主要对评价对象的信息整合方式、信息整合技术、信息资源库建设以及统一身份认证及门户服务等定性指标进行测评。

（2）硬件基础设施情况：主要对评价对象的服务器设备、存储设备以及网络设备等的配置、实现技术等定性指标进行测评。

（3）网络及网络安全情况：主要对评价对象的网络带宽情况、接入域建设、网络安全等定性指标进行测评。

（4）信息安全情况：主要对评价对象的环境安全、应用安全、数据安全、隐私保护、管理安全等定性指标进行测评。

（5）业务应用系统（生产系统）建设情况：主要对医院临床服务系统建设情况、医疗管理系统建设情况以及运营管理系统建设情况等定性指标进行测评。

（6）基于平台的应用建设情况：主要对基于平台的公众服务应用系统、基于平台的医疗服务应用系统和基于平台的卫生管理应用系统的建设情况及利用情况等定性指标进行测评。

（7）医院信息互联互通情况：主要对平台内互联互通业务、平台外互联互通业务等定性指标进行测评。

3. 评价方法

定性评价主要根据医院信息互联互通标准化成熟度测评中的定性指标，通过文件审查、现场验证、现场确认和演示答疑等形式对测评对象在实际生产环境中的运行情况进行验证测评和打分，根据最终得分确定医院信息互联互通标准化成熟度级别。

定性指标主要包括以下 3 部分：

（1）技术架构评审：医院信息平台技术架构评审主要采用专家评审的方式进行评价，通过审核相关技术文档、现场讲解答疑等形式对测评指标进行评分。

（2）基础设施建设评审：基础设施建设评审主要采用专家评审的方式进行评价，通过审核相关技术文档、现场讲解答疑等形式对测评指标进行评分。

（3）互联互通应用效果评审：互联互通应用效果评审主要采用文件审查、现场验证、现场确认和演示答疑等定性审核方法，分别对申请机构提交的医院信息平台相关技术文档和实际生产环境，按照相关指标要求由测评专家组确认并打分。

六、测评管理

（一）参与机构的职责与要求

1. 国家级管理机构及职责

国家级管理机构负责统一管理、监督实施互联互通测评工作。具体职责如下：

➢ 负责互联互通测评的组织、协调、指导、培训和宣传等工作；

➢ 负责制定与国家卫生健康信息化建设政策相一致的互联互通测评方案、测试规范，组织研发、认证测试工具和测试用例；

➢ 负责对医疗卫生机构开展五级乙等及以上等级互联互通测评过程组织及结果评定；

➢ 负责对分级管理机构认定的测评结果进行抽查；

➢ 负责统一的测评管理信息系统建设与维护，负责测评结果的发布；

➢ 负责组建并管理互联互通测评专家库。

2. 测评分级管理机构及职责

测评分级管理机构由国家级管理机构授权后负责授权范围测评管理工作，具体职责如下：

➢ 负责依据国家级管理机构制定的测评方案制定本地医疗健康信息互联互通标准化成熟度测评工作具体实施方案，并报国家级管理机构审核；

➢ 负责依据国家级管理机构制定的测评方案、测试规范对授权范围内医疗卫生机构开展四级甲等及以下等级互联互通测评过程组织及结果评定；

➢ 负责互联互通测评的相关方案、制度等在授权地区的发布、建设指导以及培训工作；

➢ 负责遴选、推荐国家医疗信息互联互通标准化成熟度测评地方专家，并报送国家级管理机构审核、培训，纳入专家库。

（二）管理机制

1. 分级管理机制

测评工作按国家 - 省两级管理机制运行，有测评基础的省份可按照测评分级管理机构及职责要求，独立开展测评工作，并对所评定测评等级负责。

2. 测评专家管理

根据全国范围互联互通测评工作的需要，国家级管理机构遴选适当数量的专家，经培训并成绩合格后纳入互联互通测评专家库，分定量测试和定性评价两支专家队伍，参与测评工作。定量测试专家要求具有中级及以上专业技术职称，具有卫生健康信息化建设实践经验，熟悉相关信息标准，获得计算机软件或信息化相关专业学位。定性评价专家要求具有副高级及以上职称或副处级及以上行政职务，并熟悉卫生健康信息化建设相关工作与技术。

七、测评流程

医院测评工作包括信息标准符合性测试、信息化建设成熟度专家评审两个环节以及申请、准备、实施、评级四个阶段，如下图所示。

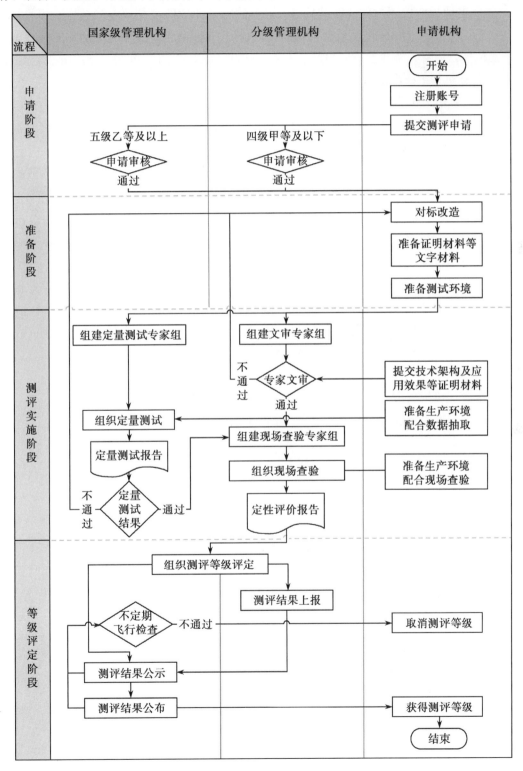

（一）申请阶段

1. 申请机构在"中国卫生信息标准网（http://www.chiss.org.cn/）——测评管理系统"注册用户账号。

2. 由申请机构按照附件《医院信息互联互通标准化成熟度测评申请材料》相关要求准备材料，并登录"测评管理系统"，向管理机构提交医院信息互联互通测评的申请（在线下载模板，填写完整并盖章后扫描上传），通过四级测评后下一年方可申报五级乙等。

3. 管理机构审核申请信息。

（二）准备阶段

1. 申请机构根据医院测评要求，对测评对象进行必要的标准化及应用成熟度改造，以适应定量和定性指标。

2. 申请机构做好信息标准符合性测试、信息化建设成熟度专家评审两个环节的文档、接口、环境等准备，并通报管理机构。

（三）测评实施阶段

1. 标准符合性测试

（1）管理机构从定量测试专家库中选择专家组建测试专家工作组；

（2）测试专家工作组到申请机构现场，在申请机构工作人员配合下进行测试数据抽取，填写数据抽取记录；

（3）测试专家利用统一测试工具，对抽取的数据进行标准符合性测试；

（4）测试专家归档数据，编制并提交测试报告。

2. 专家文审

（1）管理机构从定性评价专家库中选择专家组建文审专家组；

（2）文审专家听取申请机构的报告、审阅申请机构提交的相关证明材料；

（3）文审专家完成在线打分，进行结果汇总；

（4）管理机构填写《文审结果汇总表》。

3. 现场查验

（1）通过标准符合性测试和专家文审，方可开展现场查验；

（2）管理机构从定性评价专家库中选择专家组建现场查验专家组；

（3）现场查验专家到申请机构现场，对定性指标进行现场查验；

（4）现场查验专家完成在线打分，进行结果汇总；

（5）管理机构填写《现场查验结果汇总表》。

（四）等级评定阶段

1. 管理机构根据信息标准符合性测试和信息化建设成熟度专家评审情况，组织相关人员进行测评结果的评定，评定申请机构的标准化成熟度等级；

2. 分级管理机构向国家级管理机构上报评定结果；

3. 国家级管理机构组织飞行检查（抽查），从标准符合性和应用效果两个方面进行复核，未通过的申请机构取消评定资格；

4. 国家级管理机构对测评结果进行公示；

5. 国家级管理机构对测评结果进行发布。

八、评级方案

（一）分级要求

医院信息互联互通测评的应用效果评价分为 7 个等级，由低到高依次为一级、二级、三级、四级乙等、四级甲等、五级乙等、五级甲等（附表 1-1），每个等级的要求由低到高逐级覆盖累加，即较高等级包含较低等级的全部要求。

附表 1-1　医院信息互联互通标准化成熟度分级方案

等级	分级要求
一级	部署医院信息管理系统； 住院部分电子病历数据符合国家标准
二级	部署医院信息管理系统； 门(急)诊部分电子病历数据符合国家标准
三级	实现电子病历数据整合； 建成独立的电子病历共享文档库，住院部分电子病历共享文档符合国家标准； 实现符合标准要求的文档注册、查询服务； 公众服务应用功能数量不少于 3 个； 连通的外部机构数量不少于 3 个
四级乙等	门(急)诊部分电子病历共享文档符合国家标准； 实现符合标准要求的个人、医疗卫生人员、医疗卫生机构注册、查询服务； 在医院信息整合的基础上,实现公众服务应用功能数量不少于 11 个、医疗服务应用功能数量不少于 5 个、卫生管理应用功能数量不少于 10 个； 连通的业务系统数量不少于 15 个； 连通的外部机构数量不少于 3 个
四级甲等	建成较完善的基于电子病历的医院信息平台； 建成基于平台的独立临床信息数据库； 基于平台实现符合标准要求的交互服务,增加对就诊、医嘱、申请单和部分状态信息交互服务的支持； 基于医院信息平台,实现公众服务应用功能数量不少于 17 个、医疗服务应用功能数量不少于 14 个、卫生管理应用功能数量不少于 17 个； 提供互联网诊疗服务,开始临床知识库建设,在卫生管理方面提供较为丰富的辅助决策支持； 连通的业务系统数量不少于 31 个； 连通的外部机构数量不少于 5 个

等级	分级要求
五级乙等	法定医学报告及健康体检部分共享文档符合国家标准； 增加对预约、术语、状态信息交互服务的支持； 平台实现院内术语和字典的统一，实现与上级平台基于共享文档形式的交互； 实现公众服务应用功能数量不少于 27 个、医疗服务应用功能数量不少于 30 个； 提供较为完善的互联网诊疗服务，初步实现基于平台的临床决策支持、闭环管理、大数据应用； 平台初步实现与上级信息平台的互联互通； 连通的外部机构数量不少于 7 个
五级甲等	通过医院信息平台能够与上级平台进行丰富的交互，实现医院与上级术语和字典的统一； 基于平台提供较为完善的临床决策支持、闭环管理，实现丰富的人工智能和大数据应用。 平台实现丰富的跨机构的业务协同和互联互通应用； 连通的外部机构数量不少于 9 个

一级是对采纳、应用电子病历数据标准的基本要求，医疗机构的住院电子病历数据应符合标准中对数据元属性的要求。

二级在满足一级要求的基础上，增加对门（急）诊电子病历数据的要求，电子病历数据完全符合标准要求，为规范电子病历数据的传输和共享提供标准数据。

三级在满足二级要求的基础上，增加对住院电子病历共享文档、文档注册查询交互服务的符标要求，标准化要求从单纯的数据维度扩展到包括共享文档、交互规范、技术架构、基础设施、应用效果的多维度，是从数据采集到数据应用的进一步规范，并要求建成独立的电子病历共享文档库，实现电子病历数据整合。

四级乙等在满足三级要求的基础上，增加对门（急）诊电子病历共享文档和个人、医疗卫生人员、医疗卫生机构注册、查询服务的符标要求，初步实现全院信息整合并提供公众、医疗、管理等方面的应用功能，进一步规范了技术架构、基础设施、应用效果等内容。

四级甲等在满足四级乙等要求的基础上，建成较完善的基于电子病历的医院信息平台和基于平台的独立临床信息数据库，提供基础的互联网诊疗服务，开始临床知识库建设，在卫生管理方面提供较为丰富的辅助决策支持，业务系统建设较为丰富并实现基于平台的连通，公众、医疗、管理等方面的应用功能要求基于平台实现，并进一步规范了技术架构、基础设施、应用效果等内容。

五级乙等在满足四级甲等要求的基础上，法定医学报告及健康体检共享文档符合标准，平台实现院内术语和字典的统一，实现与上级平台基于共享文档形式的交互，提供较为完善的互联网诊疗服务，初步实现基于平台的临床决策支持、闭环管理、大数据应用，医院信息平台的性能满足接入上级信息平台的要求，初步实现与上级信息平台的互联互通。

五级甲等在满足五级乙等要求的基础上，医院信息平台实现与上级信息平台丰富的交互且医院信息平台的交互服务完全满足医疗机构内部标准化的要求，医院与上级平台实现术语和字典的统一，基于平台提供较为完善的临床决策支持、闭环管理，实现丰富的人工智能和大数据应用，实现丰富的跨机构业务协同和互联互通应用。

具体指标及分级情况见附件 1 医院信息互联互通标准化成熟度测评指标体系。

（二）等级评定

医院信息互联互通标准化成熟度的等级由等级分决定，总得分反映了医院信息互联互通的标准化成熟度，体现了等级差异。

医院信息互联互通标准化成熟度测评指标体系中每部分的等级分要求如附表 1-2 所示。

附表 1-2 测评内容的指标达标要求

测评指标	一级	二级	三级	四级乙等	四级甲等	五级乙等	五级甲等
2.1 数据集标准化情况	10	15	15	15	15	15	15
2.2 共享文档标准化情况	—	—	13	14	14	14	15
3.1 技术架构情况	—	—	6	7.4	8.1	9.8	10
3.2 互联互通交互服务情况	—	—	10.5	12.5	19.1	25	25
3.3 平台运行性能情况	—	—	—	—	—	—	—
4.1 硬件基础设施情况	—	—	3	3.9	4.3	4.6	6
4.2 网络及网络安全情况	—	—	4.5	5.3	5.48	5.49	5.5
4.3 信息安全情况	—	—	1.8	2.9	3.07	3.21	4.1
4.4 业务应用系统建设情况	—	—	1.2	1.5	1.8	2.1	2.4
5.1 应用建设情况及利用情况	—	—	4	5.1	6.2	7.2	7.7
5.2 平台联通业务范围	—	—	1	2.4	2.95	3.6	4.3
等级分	10 分	15 分	60 分	70 分	80 分	90 分	95 分

附件列表：

附件 1 医院信息互联互通标准化成熟度测评指标体系

附件 2 医院信息互联互通标准化成熟度测评申请材料

附件 1

医院信息互联互通标准化成熟度测评指标体系

国家卫生健康标准委员会卫生健康信息标准专业委员会

国 家 卫 生 健 康 委 统 计 信 息 中 心

1　医疗机构基本情况

医疗机构情况		
医疗机构名称		
日平均门诊量	床位数量	
信息部门名称	信息部门行政级别	

电子病历数据资源基本情况		
是否依照原卫生部《电子病历基本架构与数据标准》《电子病历基本数据集》（WS 445—2014）建立了基本内容架构规范的电子病历数据资源库 □是　□否		

医院信息平台基本情况		
是否依照原卫生部《基于电子病历的医院信息平台建设技术解决方案 (1.0 版) 》（卫办综发〔2011〕39 号）《基于电子病历的医院信息平台技术规范》（WS/T 447—2014）建立了医院信息平台 □是　□否		
平台产品名称及版本	平台软件著作权编号	
平台开发商名称	平台建成年月	
平台开发商联系人	联系电话	
医院信息平台使用什么服务或消息中间件		
医院信息平台实现了哪些业务集成		

注：该部分为统计指标，非测评指标。

403

2 数据资源标准化建设情况（30分）

2.1 数据集标准化情况（15分）

评审内容	编号	评审指标	分值	等级要求	评分说明	指标说明
2.1.1 电子病历基本数据集 第1部分：病历概要	2.1.1.1	患者基本信息子集： □无此数据 □有目完全符合国家标准 □有，部分符合国家标准	0.19	一级	有目完全符合国家标准，得分；其他情况均不得分	1. 测试平台或医院信息管理系统所采集的数据是否完全覆盖数据的数量，数据元数量，数据表类型式、数据类型、允许值等符合标准。 2. 使用自动化工具测试
	2.1.1.2	基本健康信息子集： □无此数据 □有目完全符合国家标准 □有，部分符合国家标准	0.19	一级	有目完全符合国家标准，得分；其他情况均不得分	
	2.1.1.3	卫生事件摘要子集： □无此数据 □有目完全符合国家标准 □有，部分符合国家标准	0.19	一级	有目完全符合国家标准，得分；其他情况均不得分	
	2.1.1.4	医疗费用记录子集： □无此数据 □有目完全符合国家标准 □有，部分符合国家标准	0.19	一级	有目完全符合国家标准，得分；其他情况均不得分	
2.1.2 电子病历基本数据集 第2部分：门（急）诊病历	2.1.2.1	门（急）诊病历子集： □无此数据 □有目完全符合国家标准 □有，部分符合国家标准	1	二级	有目完全符合国家标准，得分；其他情况均不得分	
	2.1.2.2	急诊留观病历子集： □无此数据 □有目完全符合国家标准 □有，部分符合国家标准	1	二级	有目完全符合国家标准，得分；其他情况均不得分	
2.1.3 电子病历基本数据集 第3部分：门（急）诊处方	2.1.3.1	西药处方子集： □无此数据 □有目完全符合国家标准 □有，部分符合国家标准	1	二级	有目完全符合国家标准，得分；其他情况均不得分	
	2.1.3.2	中药处方子集（选测）： □无此数据 □有目完全符合国家标准 □有，部分符合国家标准 □无此业务	1	二级	有目完全符合国家标准，得分；其他业务，得分；其他情况均不得分	
2.1.4 电子病历基本数据集 第4部分：检查检验记录	2.1.4.1	检查记录子集： □无此数据 □有目完全符合国家标准 □有，部分符合国家标准	0.19	一级	有目完全符合国家标准，得分；其他情况均不得分	
	2.1.4.2	检验记录子集： □无此数据 □有目完全符合国家标准 □有，部分符合国家标准	0.19	一级	有目完全符合国家标准，得分；其他情况均不得分	

评审内容	编号	评审指标		分值	等级要求	评分说明	指标说明
2.1.5 电子病历基本数据集 第 5 部分：治疗处置 - 一般治疗处置记录	2.1.5.1	治疗记录子集： □无此数据	□有日完全符合国家标准　□有，部分符合国家标准	0.19	一级	有日完全符合国家标准，得分；其他情况均不得分	
	2.1.5.2	一般手术记录子集： □无此数据	□有日完全符合国家标准　□有，部分符合国家标准	0.19	一级	有日完全符合国家标准，得分；其他情况均不得分	
	2.1.5.3	麻醉术前访视记录子集： □无此数据	□有日完全符合国家标准　□有，部分符合国家标准	0.19	一级	有日完全符合国家标准，得分；其他情况均不得分	
	2.1.5.4	麻醉记录子集： □无此数据	□有日完全符合国家标准　□有，部分符合国家标准	0.19	一级	有日完全符合国家标准，得分；其他情况均不得分	
	2.1.5.5	麻醉术后访视记录子集： □无此数据	□有日完全符合国家标准　□有，部分符合国家标准	0.19	一级	有日完全符合国家标准，得分；其他情况均不得分	
	2.1.5.6	输血记录子集： □无此数据	□有日完全符合国家标准　□有，部分符合国家标准	0.19	一级	有日完全符合国家标准，得分；其他情况均不得分	
2.1.6 电子病历基本数据集 第 6 部分：治疗处置 - 助产记录	2.1.6.1	待产记录子集（选测）： □无此数据　□无此业务	□有日完全符合国家标准　□有，部分符合国家标准	0.19	一级	有日完全符合国家标准，得分；其他此业务，或无此业务，得分；其他情况均不得分	
	2.1.6.2	阴道分娩记录子集（选测）： □无此数据　□无此业务	□有日完全符合国家标准　□有，部分符合国家标准	0.19	一级	有日完全符合国家标准，或无此业务，得分；其他情况均不得分	
	2.1.6.3	剖宫产手术记录子集（选测）： □无此数据　□无此业务	□有日完全符合国家标准　□有，部分符合国家标准	0.19	一级	有日完全符合国家标准，或无此业务，得分；其他情况均不得分	
2.1.7 电子病历基本数据集 第 7 部分：护理 - 护理操作记录	2.1.7.1	一般护理记录子集： □无此数据	□有日完全符合国家标准　□有，部分符合国家标准	0.19	一级	有日完全符合国家标准，得分；其他情况均不得分	
	2.1.7.2	病危（重）护理记录子集： □无此数据	□有日完全符合国家标准　□有，部分符合国家标准	0.19	一级	有日完全符合国家标准，得分；其他情况均不得分	

续表

评审内容	编号	评审指标	分值	等级要求	评分说明	指标说明
2.1.7 电子病历基本数据集 第 7 部分:护理-护理操作记录	2.1.7.3	手术护理记录子集: □有且完全符合国家标准 □有,部分符合国家标准 □无此数据	0.19	一级	有且完全符合国家标准得分;其他情况均不得分	
	2.1.7.4	生命体征测量记录子集: □有且完全符合国家标准 □有,部分符合国家标准 □无此数据	0.19	一级	有且完全符合国家标准得分;其他情况均不得分	
	2.1.7.5	出入量记录子集: □有且完全符合国家标准 □有,部分符合国家标准 □无此数据	0.19	一级	有且完全符合国家标准得分;其他情况均不得分	
	2.1.7.6	高值耗材使用记录子集: □有且完全符合国家标准 □有,部分符合国家标准 □无此数据	0.19	一级	有且完全符合国家标准得分;其他情况均不得分	
2.1.8 电子病历基本数据集 第 8 部分:护理-护理评估与计划	2.1.8.1	入院评估记录子集: □有且完全符合国家标准 □有,部分符合国家标准 □无此数据	0.19	一级	有且完全符合国家标准得分;其他情况均不得分	
	2.1.8.2	护理计划记录子集: □有且完全符合国家标准 □有,部分符合国家标准 □无此数据	0.19	一级	有且完全符合国家标准得分;其他情况均不得分	
	2.1.8.3	出院评估与指导记录子集: □有且完全符合国家标准 □有,部分符合国家标准 □无此数据	0.19	一级	有且完全符合国家标准得分;其他情况均不得分	
2.1.9 电子病历基本数据集 第 9 部分:知情告知信息	2.1.9.1	手术同意书子集: □有且完全符合国家标准 □有,部分符合国家标准 □无此数据	0.19	一级	有且完全符合国家标准得分;其他情况均不得分	
	2.1.9.2	麻醉知情同意书子集: □有且完全符合国家标准 □有,部分符合国家标准 □无此数据	0.19	一级	有且完全符合国家标准得分;其他情况均不得分	
	2.1.9.3	输血治疗同意书子集: □有且完全符合国家标准 □有,部分符合国家标准 □无此数据	0.19	一级	有且完全符合国家标准得分;其他情况均不得分	
	2.1.9.4	特殊检查及特殊治疗同意书子集: □有且完全符合国家标准 □有,部分符合国家标准 □无此数据	0.19	一级	有且完全符合国家标准得分;其他情况均不得分	
	2.1.9.5	病危(重)通知书子集: □有且完全符合国家标准 □有,部分符合国家标准 □无此数据	0.19	一级	有且完全符合国家标准得分;其他情况均不得分	
	2.1.9.6	其他知情同意书子集: □有且完全符合国家标准 □有,部分符合国家标准 □无此数据	0.19	一级	有且完全符合国家标准得分;其他情况均不得分	

续表

评审内容	编号	评审指标	分值	等级要求	评分说明	指标说明
2.1.10 电子病历基本数据集 第 10 部分：住院病案首页	2.1.10.1	住院病案首页子集： □无此数据　□有，部分符合国家标准　□有且完全符合国家标准	0.19	一级	有且完全符合国家标准，得分；其他情况均不得分	
2.1.11 电子病历基本数据集 第 11 部分：中医住院病案首页	2.1.11.1	中医住院病案首页子集（选测）： □无此数据　□无此业务　□有，部分符合国家标准　□有且完全符合国家标准	0.19	一级	有且完全符合国家标准或无此业务，得分；其他情况均不得分	
2.1.12 电子病历基本数据集 第 12 部分：入院记录	2.1.12.1	入院记录子集： □无此数据　□有，部分符合国家标准　□有且完全符合国家标准	0.19	一级	有且完全符合国家标准，得分；其他情况均不得分	
	2.1.12.2	24 小时内入出院记录子集： □无此数据　□有，部分符合国家标准　□有且完全符合国家标准	0.19	一级	有且完全符合国家标准，得分；其他情况均不得分	
	2.1.12.3	24 小时内入院死亡记录子集： □无此数据　□有，部分符合国家标准　□有且完全符合国家标准	0.19	一级	有且完全符合国家标准，得分；其他情况均不得分	
2.1.13 电子病历基本数据集 第 13 部分：住院病程记录	2.1.13.1	首次病程记录子集： □无此数据　□有，部分符合国家标准　□有且完全符合国家标准	0.19	一级	有且完全符合国家标准，得分；其他情况均不得分	
	2.1.13.2	日常病程记录子集： □无此数据　□有，部分符合国家标准　□有且完全符合国家标准	0.19	一级	有且完全符合国家标准，得分；其他情况均不得分	
	2.1.13.3	上级医师查房记录子集： □无此数据　□有，部分符合国家标准　□有且完全符合国家标准	0.19	一级	有且完全符合国家标准，得分；其他情况均不得分	
	2.1.13.4	疑难病例讨论子集： □无此数据　□有，部分符合国家标准　□有且完全符合国家标准	0.19	一级	有且完全符合国家标准，得分；其他情况均不得分	
	2.1.13.5	交接班记录子集： □无此数据　□有，部分符合国家标准　□有且完全符合国家标准	0.19	一级	有且完全符合国家标准，得分；其他情况均不得分	

评审内容	编号	评审指标	分值	等级要求	评分说明	指标说明
2.1.13 电子病历基本数据集 第 13 部分：住院病程记录	2.1.13.6	转科记录子集： □有且完全符合国家标准 □有，部分符合国家标准 □无此数据	0.19	一级	有且完全符合国家标准，得分；其他情况均不得分	
	2.1.13.7	阶段小结子集： □有且完全符合国家标准 □有，部分符合国家标准 □无此数据	0.19	一级	有且完全符合国家标准，得分；其他情况均不得分	
	2.1.13.8	抢救记录子集： □有且完全符合国家标准 □有，部分符合国家标准 □无此数据	0.19	一级	有且完全符合国家标准，得分；其他情况均不得分	
	2.1.13.9	会诊记录子集： □有且完全符合国家标准 □有，部分符合国家标准 □无此数据	0.19	一级	有且完全符合国家标准，得分；其他情况均不得分	
	2.1.13.10	术前小结子集： □有且完全符合国家标准 □有，部分符合国家标准 □无此数据	0.19	一级	有且完全符合国家标准，得分；其他情况均不得分	
	2.1.13.11	术前讨论子集： □有且完全符合国家标准 □有，部分符合国家标准 □无此数据	0.19	一级	有且完全符合国家标准，得分；其他情况均不得分	
	2.1.13.12	术后首次病程记录子集： □有且完全符合国家标准 □有，部分符合国家标准 □无此数据	0.19	一级	有且完全符合国家标准，得分；其他情况均不得分	
	2.1.13.13	出院记录子集： □有且完全符合国家标准 □有，部分符合国家标准 □无此数据	0.19	一级	有且完全符合国家标准，得分；其他情况均不得分	
	2.1.13.14	死亡记录子集： □有且完全符合国家标准 □有，部分符合国家标准 □无此数据	0.19	一级	有且完全符合国家标准，得分；其他情况均不得分	
	2.1.13.15	死亡病例讨论记录子集： □有且完全符合国家标准 □有，部分符合国家标准 □无此数据	0.19	一级	有且完全符合国家标准，得分；其他情况均不得分	
2.1.14 电子病历基本数据集 第 14 部分：住院医嘱	2.1.14.1	住院医嘱子集： □有且完全符合国家标准 □有，部分符合国家标准 □无此数据	0.19	一级	有且完全符合国家标准，得分；其他情况均不得分	

评审内容	编号	评审指标	分值	等级要求	评分说明	指标说明
2.1.15 电子病历基本数据集 第 15 部分：出院小结	2.1.15.1	出院小结子集： □无此数据 □有且完全符合国家标准 □有，部分符合国家标准	0.19	一级	有且完全符合国家标准，得分；其他情况均不得分	
2.1.16 电子病历基本数据集 第 16 部分：转诊（院）记录	2.1.16.1	转诊（院）记录子集： □无此数据 □有且完全符合国家标准 □有，部分符合国家标准	1	二级	有且完全符合国家标准，得分；其他情况均不得分	
2.1.17 电子病历基本数据集 第 17 部分：医疗机构信息	2.1.17.1	医疗机构信息子集： □无此数据 □有且完全符合国家标准 □有，部分符合国家标准	0.12	一级	有且完全符合国家标准，得分；其他情况均不得分	
统计			15			

2.2 共享文档标准化情况（15分）

评审内容	编号	评审指标	分值	等级要求	评分说明	备注
2.2.1 电子病历共享文档规范 第1部分：病历概要	2.2.1.1	病历概要： □无此文档　□有且完全符合国家标准 □有，部分符合国家标准	0.26	三级	有且完全符合国家标准，得分；其他情况不得分	1. 所有的临床活动所产生的信息记录都可能作为电子病历共享文档的数据来源，基于电子病历的医院信息平台将各个系统中产生的临床活动信息进行集成与共享。通过生成规定格式的电子病历共享文档进行归档、储存和共享 2. 患者在某一医疗机构内的所有共享文档应当在患者MPI（主索引）的指引下进行汇总归集，并通过MPI、电子病历浏览器实现电子病历共享文档浏览 3. 电子病历共享文档有两种生产方式：一是业务系统生成共享文档，通过消息注册到平台、平台对共享文档进行归集并支持向其他业务系统分发、实现共享文档共享（推荐）；二是平台利用CDR中的数据整合生成共享文档，并支持通过电子病历浏览器调阅展示
2.2.2 电子病历共享文档规范 第2部分：门（急）诊病历	2.2.2.1	门（急）诊病历： □无此文档　□有且完全符合国家标准 □有，部分符合国家标准	0.25	四级乙等	有且完全符合国家标准，得分；其他情况不得分	
2.2.3 电子病历共享文档规范 第3部分：急诊留观病历	2.2.3.1	急诊留观病历： □无此文档　□有且完全符合国家标准 □有，部分符合国家标准	0.25	四级乙等	有且完全符合国家标准，得分；其他情况不得分	
2.2.4 电子病历共享文档规范 第4部分：西药处方	2.2.4.1	西药处方： □无此文档　□有且完全符合国家标准 □有，部分符合国家标准	0.25	四级乙等	有且完全符合国家标准，得分；其他情况不得分	
2.2.5 电子病历共享文档规范 第5部分：中药处方	2.2.5.1	中药处方（选测）： □无此文档　□有且完全符合国家标准 □有，部分符合国家标准　□无此业务	0.25	四级乙等	有且完全符合国家标准，或无此业务，得分；其他情况均不得分	
2.2.6 电子病历共享文档规范 第6部分：检查记录	2.2.6.1	检查记录： □无此文档　□有且完全符合国家标准 □有，部分符合国家标准	0.26	三级	有且完全符合国家标准，得分；其他情况不得分	
2.2.7 电子病历共享文档规范 第7部分：检验记录	2.2.7.1	检验记录： □无此文档　□有且完全符合国家标准 □有，部分符合国家标准	0.26	三级	有且完全符合国家标准，得分；其他情况不得分	
2.2.8 电子病历共享文档规范 第8部分：治疗记录	2.2.8.1	治疗记录： □无此文档　□有且完全符合国家标准 □有，部分符合国家标准	0.26	三级	有且完全符合国家标准，得分；其他情况不得分	

评审内容	编号	评审指标	分值	等级要求	评分说明	备注
2.2.9 电子病历共享文档规范 第 9 部分：一般手术记录	2.2.9.1	一般手术记录： □无此文档 □有且完全符合国家标准 □有，部分符合国家标准	0.26	三级	有且完全符合国家标准，得分；其他情况不得分	
2.2.10 电子病历共享文档规范 第 10 部分：麻醉术前访视记录	2.2.10.1	麻醉术前访视记录： □无此文档 □有且完全符合国家标准 □有，部分符合国家标准	0.26	三级	有且完全符合国家标准，得分；其他情况不得分	
2.2.11 电子病历共享文档规范 第 11 部分：麻醉记录	2.2.11.1	麻醉记录： □无此文档 □有且完全符合国家标准 □有，部分符合国家标准	0.26	三级	有且完全符合国家标准，得分；其他情况不得分	
2.2.12 电子病历共享文档规范 第 12 部分：麻醉术后访视记录	2.2.12.1	麻醉术后访视记录： □无此文档 □有且完全符合国家标准 □有，部分符合国家标准	0.26	三级	有且完全符合国家标准，得分；其他情况不得分	
2.2.13 电子病历共享文档规范 第 13 部分：输血记录	2.2.13.1	输血记录： □无此文档 □有且完全符合国家标准 □有，部分符合国家标准	0.26	三级	有且完全符合国家标准，得分；其他情况不得分	
2.2.14 电子病历共享文档规范 第 14 部分：待产记录	2.2.14.1	待产记录（选测）： □无此文档 □有且完全符合国家标准 □有，部分符合国家标准 □无此业务	0.26	三级	有且完全符合国家标准，得分；无此业务，得分；其他情况不得分	
2.2.15 电子病历共享文档规范 第 15 部分：阴道分娩记录	2.2.15.1	阴道分娩记录（选测）： □无此文档 □有且完全符合国家标准 □有，部分符合国家标准 □无此业务	0.26	三级	有且完全符合国家标准，或无此业务，得分；其他情况不得分	
2.2.16 电子病历共享文档规范 第 16 部分：剖宫产记录	2.2.16.1	剖宫产记录（选测）： □无此文档 □有且完全符合国家标准 □有，部分符合国家标准 □无此业务	0.26	三级	有且完全符合国家标准，或无此业务，得分；其他情况不得分	

续表

评审内容	编号	评审指标	分值	等级要求	评分说明	备注
2.2.17 电子病历共享文档规范 第 17 部分：一般护理记录	2.2.17.1	一般护理记录： □无此文档 □有且完全符合国家标准 □有，部分符合国家标准	0.26	三级	有且完全符合国家标准，得分；其他情况不得分	
2.2.18 电子病历共享文档规范 第 18 部分：病重（危）护理记录	2.2.18.1	病重（危）护理记录： □无此文档 □有且完全符合国家标准 □有，部分符合国家标准	0.26	三级	有且完全符合国家标准，得分；其他情况不得分	
2.2.19 电子病历共享文档规范 第 19 部分：手术护理记录	2.2.19.1	手术护理记录： □无此文档 □有且完全符合国家标准 □有，部分符合国家标准	0.26	三级	有且完全符合国家标准，得分；其他情况不得分	
2.2.20 电子病历共享文档规范 第 20 部分：生命体征测量记录	2.2.20.1	生命体征测量记录： □无此文档 □有且完全符合国家标准 □有，部分符合国家标准	0.26	三级	有且完全符合国家标准，得分；其他情况不得分	
2.2.21 电子病历共享文档规范 第 21 部分：出入量记录	2.2.21.1	出入量记录： □无此文档 □有且完全符合国家标准 □有，部分符合国家标准	0.26	三级	有且完全符合国家标准，得分；其他情况不得分	
2.2.22 电子病历共享文档规范 第 22 部分：高值耗材使用记录	2.2.22.1	高值耗材使用记录： □无此文档 □有且完全符合国家标准 □有，部分符合国家标准	0.26	三级	有且完全符合国家标准，得分；其他情况不得分	
2.2.23 电子病历共享文档规范 第 23 部分：入院评估	2.2.23.1	入院评估： □无此文档 □有且完全符合国家标准 □有，部分符合国家标准	0.26	三级	有且完全符合国家标准，得分；其他情况不得分	
2.2.24 电子病历共享文档规范 第 24 部分：护理计划	2.2.24.1	护理计划： □无此文档 □有且完全符合国家标准 □有，部分符合国家标准	0.26	三级	有且完全符合国家标准，得分；其他情况不得分	

评审内容	编号	评审指标	分值	等级要求	评分说明	备注
2.2.25 电子病历共享文档规范 第25部分：出院评估与指导	2.2.25.1	出院评估与指导： □无此文档 □有且完全符合国家标准 □有，部分符合国家标准	0.26	三级	有且完全符合国家标准，得分；其他情况不得分	
2.2.26 电子病历共享文档规范 第26部分：手术知情同意书	2.2.26.1	手术知情同意书： □无此文档 □有且完全符合国家标准 □有，部分符合国家标准	0.26	三级	有且完全符合国家标准，得分；其他情况不得分	
2.2.27 电子病历共享文档规范 第27部分：麻醉知情同意书	2.2.27.1	麻醉知情同意书： □无此文档 □有且完全符合国家标准 □有，部分符合国家标准	0.26	三级	有且完全符合国家标准，得分；其他情况不得分	
2.2.28 电子病历共享文档规范 第28部分：输血治疗同意书	2.2.28.1	输血治疗同意书： □无此文档 □有且完全符合国家标准 □有，部分符合国家标准	0.27	三级	有且完全符合国家标准，得分；其他情况不得分	
2.2.29 电子病历共享文档规范 第29部分：特殊检查及特殊治疗同意书	2.2.29.1	特殊检查及特殊治疗同意书： □无此文档 □有且完全符合国家标准 □有，部分符合国家标准	0.27	三级	有且完全符合国家标准，得分；其他情况不得分	
2.2.30 电子病历共享文档规范 第30部分：病危（重）通知书	2.2.30.1	病危（重）通知书： □无此文档 □有且完全符合国家标准 □有，部分符合国家标准	0.27	三级	有且完全符合国家标准，得分；其他情况不得分	
2.2.31 电子病历共享文档规范 第31部分：其他知情告知同意书	2.2.31.1	其他知情告知同意书： □无此文档 □有且完全符合国家标准 □有，部分符合国家标准	0.27	三级	有且完全符合国家标准，得分；其他情况不得分	

评审内容	编号	评审指标	分值	等级要求	评分说明	备注
2.2.32 电子病历共享文档规范 第 32 部分:住院病案首页	2.2.32.1	住院病案首页: □无此文档 □有目完全符合国家标准 □有,部分符合国家标准	0.27	三级	有目完全符合国家标准,得分;其他情况不得分	
2.2.33 电子病历共享文档规范 第 33 部分:中医住院病案首页	2.2.33.1	中医住院病案首页(选测): □无此文档 □有目完全符合国家标准 □有,部分符合国家标准 □无此业务	0.27	三级	有目完全符合国家标准,或无此业务,得分;其他情况均不得分	
2.2.34 电子病历共享文档规范 第 34 部分:入院记录	2.2.34.1	入院记录: □无此文档 □有目完全符合国家标准 □有,部分符合国家标准	0.27	三级	有目完全符合国家标准,得分;其他情况不得分	
2.2.35 电子病历共享文档规范 第 35 部分:24 小时内入出院记录	2.2.35.1	24 小时内入出院记录: □无此文档 □有目完全符合国家标准 □有,部分符合国家标准	0.27	三级	有目完全符合国家标准,得分;其他情况不得分	
2.2.36 电子病历共享文档规范 第 36 部分:24 小时内入院死亡记录	2.2.36.1	24 小时内入院死亡记录: □无此文档 □有目完全符合国家标准 □有,部分符合国家标准	0.27	三级	有目完全符合国家标准,得分;其他情况不得分	
2.2.37 电子病历共享文档规范 第 37 部分:住院病程记录首次病程记录	2.2.37.1	首次病程记录: 住院病程记录: □无此文档 □有目完全符合国家标准 □有,部分符合国家标准	0.27	三级	有目完全符合国家标准,得分;其他情况不得分	
2.2.38 电子病历共享文档规范 第 38 部分:住院病程记录日常病程记录	2.2.38.1	日常病程记录: 住院病程记录: □无此文档 □有目完全符合国家标准 □有,部分符合国家标准	0.27	三级	有目完全符合国家标准,得分;其他情况不得分	

评审内容	编号	评审指标	分值	等级要求	评分说明	备注
2.2.39 电子病历共享文档规范 第 39 部分：住院病程记录 上级医师查房记	2.2.39.1	住院病程记录　上级医师查房记录： □无此文档 □有且完全符合国家标准 □有，部分符合国家标准	0.27	三级	有且完全符合国家标准，得分；其他情况不得分	
2.2.40 电子病历共享文档规范 第 40 部分：住院病程记录 疑难病例讨论记录	2.2.40.1	住院病程记录　疑难病例讨论记录： □无此文档 □有且完全符合国家标准 □有，部分符合国家标准	0.27	三级	有且完全符合国家标准，得分；其他情况不得分	
2.2.41 电子病历共享文档规范 第 41 部分：住院病程记录 交接班记录	2.2.41.1	住院病程记录　交接班记录： □无此文档 □有且完全符合国家标准 □有，部分符合国家标准	0.27	三级	有且完全符合国家标准，得分；其他情况不得分	
2.2.42 电子病历共享文档规范 第 42 部分：住院病程记录 转科记录	2.2.42.1	住院病程记录　转科记录： □无此文档 □有且完全符合国家标准 □有，部分符合国家标准	0.27	三级	有且完全符合国家标准，得分；其他情况不得分	
2.2.43 电子病历共享文档规范 第 43 部分：住院病程记录 阶段小结	2.2.43.1	住院病程记录　阶段小结： □无此文档 □有且完全符合国家标准 □有，部分符合国家标准	0.27	三级	有且完全符合国家标准，得分；其他情况不得分	
2.2.44 电子病历共享文档规范 第 44 部分：住院病程记录 抢救记录	2.2.44.1	住院病程记录　抢救记录： □无此文档 □有且完全符合国家标准 □有，部分符合国家标准	0.27	三级	有且完全符合国家标准，得分；其他情况不得分	
2.2.45 电子病历共享文档规范 第 45 部分：住院病程记录 会诊记录	2.2.45.1	住院病程记录　会诊记录： □无此文档 □有且完全符合国家标准 □有，部分符合国家标准	0.27	三级	有且完全符合国家标准，得分；其他情况不得分	

续表

评审内容	编号	评审指标	分值	等级要求	评分说明	备注
2.2.46 电子病历共享文档规范第 46 部分:住院病程记录术前小结	2.2.46.1	住院病程记录 术前小结:□无此文档 □有且完全符合国家标准□有,部分符合国家标准	0.27	三级	有且完全符合国家标准,得分;其他情况不得分	
2.2.47 电子病历共享文档规范第 47 部分:住院病程记录术前讨论	2.2.47.1	住院病程记录 术前讨论:□无此文档 □有且完全符合国家标准□有,部分符合国家标准	0.27	三级	有且完全符合国家标准,得分;其他情况不得分	
2.2.48 电子病历共享文档规范第 48 部分:住院病程记录术后首次病程记录	2.2.48.1	住院病程记录 术后首次病程记录:□无此文档 □有且完全符合国家标准□有,部分符合国家标准	0.27	三级	有且完全符合国家标准,得分;其他情况不得分	
2.2.49 电子病历共享文档规范第 49 部分:住院病程记录出院记录	2.2.49.1	住院病程记录 出院记录:□无此文档 □有且完全符合国家标准□有,部分符合国家标准	0.27	三级	有且完全符合国家标准,得分;其他情况不得分	
2.2.50 电子病历共享文档规范第 50 部分:住院病程记录死亡记录	2.2.50.1	住院病程记录 死亡记录:□无此文档 □有且完全符合国家标准□有,部分符合国家标准	0.27	三级	有且完全符合国家标准,得分;其他情况不得分	
2.2.51 电子病历共享文档规范第 51 部分:住院病程记录死亡病例讨论记录	2.2.51.1	住院病程记录 死亡病例讨论记录:□无此文档 □有且完全符合国家标准□有,部分符合国家标准	0.27	三级	有且完全符合国家标准,得分;其他情况不得分	
2.2.52 电子病历共享文档规范第 52 部分:住院医嘱	2.2.52.1	住院医嘱:□无此文档 □有且完全符合国家标准□有,部分符合国家标准	0.27	三级	有且完全符合国家标准,得分;其他情况不得分	

续表

评审内容	编号	评审指标	分值	等级要求	评分说明	备注
2.2.53 电子病历共享文档规范 第 53 部分：出院小结	2.2.53.1	出院小结： □无此文档　□有目完全符合国家标准 □有，部分符合国家标准	0.27	三级	有目完全符合国家标准，得分；其他情况不得分	
	2.2.54.1	是否具有 2009 年卫生部印发的《电子病历基本架构与数据标准》电子病历证明及报告； 本内容中的法定医学证明及报告： □有此文档　□无此文档	0.5	五级甲等	有此文档，得分； 无此文档，不得分	
2.2.54 法定医学报告及健康体检	2.2.55.1	是否具有 2009 年卫生部印发的《电子病历基本架构与数据标准》电子病历体检； 本内容中的健康体检： □有此文档　□无此文档	0.5	五级甲等	有此文档，得分； 无此文档，不得分	
统计			15			

3 互联互通标准化建设情况（35分）

3.1 技术架构情况（10分）

评审内容	编号	评审指标	分值	等级要求	评分说明	备注
3.1.1 信息整合方式	3.1.1.1	□数据层面整合：系统数据库之间的数据交换和共享，以及数据之间的映射和转换 □应用层面整合：系统之间实时或异步信息共享与业务协同	2.5	仅满足第一项要求，为三级；满足第二项要求，为四级乙等	三级得2分； 四级乙等得2.5分	数据层面整合是指业务系统与系统信息平台之间或业务系统之间通过存储过程或第三方工具实现信息的交互和整合； 应用层面整合是指业务系统与信息平台之间或业务系统之间通过消息交互方式实现信息的交互和整合
		□点对点连接 □混合技术：单体系统或单体系统为主体的混合技术（非点对点）				点对点连接是指业务系统之间通过点对点，多对多的重复，低效的对接方式进行信息整合； 单体系统是指整个业务系统有统一的数据模型和数据库（或分布式数据库），消除了各系统之间接口问题； 以单体系统为主体的混合技术（非点对点）指大部分业务系统构成单体系统，单体系统与其余少量异构业务系统之间采用非点对点的方式实现信息整合；
3.1.2 信息整合技术	3.1.2.1	□总线技术：基于信息平台架构实现，通过企业服务总线（ESB）或消息中间件实现服务注册、服务发布和服务适配	2.5	满足第一项要求，为三级；满足第二项要求，为四级乙等；满足第三项要求，为四级甲等	三级得2分； 四级乙等得2.3分； 四级甲等得2.5分	总线技术采用标准方式，提供消息传输机制，借助WebService、MQ等集成机制，建立服务的动态松耦合机制，实现各集成系统/应用之间的接口可透明可管理； 在总线技术基础上，可进一步探索基于微服务架构的环境搭建，实现服务注册、应用配置、服务监控、服务安全、资源调度等方面的系统化管理，实现院内外部分业务的微服务化互通

评审内容	编号	评审指标	分值	等级要求	评分说明	备注
3.1.3 信息资源库	3.1.3.1	□具备独立的电子病历共享文档	2	三级	满足要求得分,否则不得分	平台上具备存储电子病历共享文档的数据库,其共享文档应由平台注册或由平台生成
	3.1.3.2	独立临床信息数据库数据时效性: □数据传输时间 ≥ T+1 □数据传输时间 <T+1 □无独立临床信息数据库	0.5	时效性满足第一项要求,为四级乙等;满足第二项要求,为四级甲等	四级乙等得 0.3 分;四级甲等得 0.5 分	独立临床信息数据库即 CDR(Clinical Data Repository),电子病历数据存储中心
3.1.4 统一身份认证及门户服务	3.1.4.1	□采用开放的软件标准协议	0.5	五级乙等	满足要求得分,否则不得分	集成过程中采用如 Webservice、HTTP REST、OAuth 2.0、XML、JSON 等标准协议
	3.1.4.2	□支持代理认证方式	0.5	五级乙等	满足要求得分,否则不得分	登录代理
	3.1.4.3	□支持 SSO 单点登录	0.5	五级乙等	满足要求得分,否则不得分	用户一次登录后,就可以依算认证令牌在不同系统之间切换
3.1.5 平台功能	3.1.5.1	平台具有的可视化功能,包括: □共享文档配置与管理(四级乙等必选) □CDR 展现与管理(四级甲等必选) □数据脱敏配置管理(四级甲等必选) □患者主索引管理 □CPOE 展现 □交互服务配置管理 □交互服务订阅管理 □服务运行状况监控管理	1	四级乙等应满足第一项目≥3 个(等效对应);四级甲等应满足第 2、3 项目≥6 个;五级乙等≥8 个;五级甲等≥10 个	选择 1 项得 0.1 分;其他可填写多个,只算 1 项分值	平台功能可视化指平台具备的功能应用方为满足要求; 共享文档配置与管理指通过配置的方式生成、解析并浏览共享文档; 数据脱敏配置管指临床数据用于第三方使用或其他需要脱敏或匿名化使用时,能够实现可视化脱敏配置; CPOE 展现对医疗指令指具有配置展界面对进行电子录入、处理及跟踪的过程展现; 交互服务配置管理指具有配置界面对交互服务内容进行配置和维护; 交互服务订阅管理指根据集成场景对平台已发布服务的可视化订阅管理;

续表

评审内容	编号	评审指标	分值	等级要求	评分说明	备注
3.1.5 平台功能	3.1.5.1	□统一通讯配置 □基础字典管理 □医学术语字典配置管理 □其他____				服务运行状况监控管理指能够对服务数量、消息总数、出错消息统计、基于平台的接口服务的运行日志等进行直观统计、检索、展示; 统一通讯配置指融合计算机网络和传统通信网络在一个平台,实现电话、数据传输、音视频会议、呼叫中心、邮件、短信、微信、即时通信等服务; 基础字典管理指管理科室、卫生人员、用户等基础数据字典; 医学术语字典配置管理指对数据元、ICD、临床术语等医学术语的管理以及字典映射管理
	统计		10			

3.2　互联互通交互服务情况（25分）

评审内容		编号	评审指标	分值	等级要求	评分说明	备注
3.2.1 文档注册、查询服务		3.2.1.1	电子病历文档注册服务： □无此服务　□有且完全符合国家标准 □有,部分符合国家标准	3.5	三级	有且完全符合国家标准,得分;其他情况均不得分	每一类需要在临床文档仓库中进行存储的EMR文档都需要在CDR中进行注册
		3.2.1.2	电子病历文档检索服务： □无此服务　□有且完全符合国家标准 □有,部分符合国家标准	3.5	三级	有且完全符合国家标准,得分;其他情况均不得分	
		3.2.1.3	电子病历文档调阅服务： □无此服务　□有且完全符合国家标准 □有,部分符合国家标准	3.5	三级	有且完全符合国家标准,得分;其他情况均不得分	
3.2.2 个人信息注册、查询服务		3.2.2.1	个人信息注册服务： □无此服务　□有且完全符合国家标准 □有,部分符合国家标准	0.2	四级乙等	有且完全符合国家标准,得分;其他情况均不得分	个人注册服务在医院信息平台上,形成一个患者注册库,安全地保存和维护患者的诊疗标识号,基本信息,并可为医疗就诊及公共卫生相关的业务系统提供人员身份识别功能
		3.2.2.2	个人信息更新服务： □无此服务　□有且完全符合国家标准 □有,部分符合国家标准	0.2	四级乙等	有且完全符合国家标准,得分;其他情况均不得分	
		3.2.2.3	个人信息合并服务： □无此服务　□有且完全符合国家标准 □有,部分符合国家标准	0.2	四级乙等	有且完全符合国家标准,得分;其他情况均不得分	
		3.2.2.4	个人信息查询服务： □无此服务　□有且完全符合国家标准 □有,部分符合国家标准	0.2	四级乙等	有且完全符合国家标准,得分;其他情况均不得分	

续表

评审内容	编号	评审指标	分值	等级要求	评分说明	备注
3.2.3 医疗卫生机构注册、查询服务	3.2.3.1	医疗卫生机构(科室)信息注册服务： □无此服务 □有且完全符合国家标准 □有,部分符合国家标准	0.2	四级乙等	有且完全符合国家标准,得分；其他情况均不得分	
	3.2.3.2	医疗卫生机构(科室)信息更新服务： □无此服务 □有且完全符合国家标准 □有,部分符合国家标准	0.2	四级乙等	有且完全符合国家标准,得分；其他情况均不得分	针对医院内部,主要是科室服务；通过对医疗卫生科室基本信息的统一管理,可以向基于医疗信息平台建设的各应用系统、患者提供完整、统一的科室信息
	3.2.3.3	医疗卫生机构(科室)信息查询服务： □无此服务 □有且完全符合国家标准 □有,部分符合国家标准	0.2	四级乙等	有且完全符合国家标准,得分；其他情况均不得分	
3.2.4 医疗卫生人员注册、查询服务	3.2.4.1	医疗卫生人员信息注册服务： □无此服务 □有且完全符合国家标准 □有,部分符合国家标准	0.2	四级乙等	有且完全符合国家标准,得分；其他情况均不得分	医疗卫生人员注册用于对医疗单位内部所有医疗卫生服务人员的基本信息进行注册和管理；医疗卫生服务人员包括医生、护士、医技人员、药事人员等全部提供医疗卫生服务的医务人员,通过对医疗卫生服务人员基本信息、专业信息的记录,可以实现对医疗卫生服务人力资源的全面掌控、统一管理,合理配置
	3.2.4.2	医疗卫生人员信息更新服务： □无此服务 □有且完全符合国家标准 □有,部分符合国家标准	0.2	四级乙等	有且完全符合国家标准,得分；其他情况均不得分	
	3.2.4.3	医疗卫生人员信息查询服务： □无此服务 □有且完全符合国家标准 □有,部分符合国家标准	0.2	四级乙等	有且完全符合国家标准,得分；其他情况均不得分	
3.2.5 就诊信息交互服务	3.2.5.1	就诊卡信息新增服务： □无此服务 □有且完全符合国家标准 □有,部分符合国家标准	0.2	四级甲等	有且完全符合国家标准,得分；其他情况均不得分	
	3.2.5.2	就诊卡信息更新服务： □无此服务 □有且完全符合国家标准 □有,部分符合国家标准	0.2	四级甲等	有且完全符合国家标准,得分；其他情况均不得分	

续表

评审内容	编号	评审指标	分值	等级要求	评分说明	备注
	3.2.5.3	就诊卡信息查询服务： □无此服务　□有且完全符合国家标准 □有,部分符合国家标准	0.2	四级甲等	有且完全符合国家标准,得分;其他情况均不得分	
	3.2.5.4	门诊挂号信息新增服务： □无此服务　□有且完全符合国家标准 □有,部分符合国家标准	0.2	四级甲等	有且完全符合国家标准,得分;其他情况均不得分	
	3.2.5.5	门诊挂号信息更新服务： □无此服务　□有且完全符合国家标准 □有,部分符合国家标准	0.2	四级甲等	有且完全符合国家标准,得分;其他情况均不得分	
	3.2.5.6	门诊挂号信息查询服务： □无此服务　□有且完全符合国家标准 □有,部分符合国家标准	0.2	四级甲等	有且完全符合国家标准,得分;其他情况均不得分	
3.2.5 就诊信息交互服务	3.2.5.7	住院就诊信息新增服务： □无此服务　□有且完全符合国家标准 □有,部分符合国家标准	0.2	四级甲等	有且完全符合国家标准,得分;其他情况均不得分	
	3.2.5.8	住院就诊信息更新服务： □无此服务　□有且完全符合国家标准 □有,部分符合国家标准	0.2	四级甲等	有且完全符合国家标准,得分;其他情况均不得分	
	3.2.5.9	住院就诊信息查询服务： □无此服务　□有且完全符合国家标准 □有,部分符合国家标准	0.2	四级甲等	有且完全符合国家标准,得分;其他情况均不得分	
	3.2.5.10	住院转科信息新增服务： □无此服务　□有且完全符合国家标准 □有,部分符合国家标准	0.2	四级甲等	有且完全符合国家标准,得分;其他情况均不得分	

评审内容	编号	评审指标	分值	等级要求	评分说明	备注
	3.2.5.11	住院转科信息更新服务： □无此服务　□有且完全符合国家标准 □有,部分符合国家标准	0.2	四级甲等	有且完全符合国家标准,得分;其他情况均不得分	
	3.2.5.12	住院转科信息查询服务： □无此服务　□有且完全符合国家标准 □有,部分符合国家标准	0.2	四级甲等	有且完全符合国家标准,得分;其他情况均不得分	
3.2.5 就诊信息交互服务	3.2.5.13	出院登记信息新增服务： □无此服务　□有且完全符合国家标准 □有,部分符合国家标准	0.2	四级甲等	有且完全符合国家标准,得分;其他情况均不得分	
	3.2.5.14	出院登记信息更新服务： □无此服务　□有且完全符合国家标准 □有,部分符合国家标准	0.2	四级甲等	有且完全符合国家标准,得分;其他情况均不得分	
	3.2.5.15	出院登记信息查询服务： □无此服务　□有且完全符合国家标准 □有,部分符合国家标准	0.2	四级甲等	有且完全符合国家标准,得分;其他情况均不得分	
	3.2.6.1	医嘱信息新增服务： □无此服务　□有且完全符合国家标准 □有,部分符合国家标准	0.2	四级甲等	有且完全符合国家标准,得分;其他情况均不得分	
3.2.6 医嘱信息交互服务	3.2.6.2	医嘱信息更新服务： □无此服务　□有且完全符合国家标准 □有,部分符合国家标准	0.2	四级甲等	有且完全符合国家标准,得分;其他情况均不得分	
	3.2.6.3	医嘱信息查询服务： □无此服务　□有且完全符合国家标准 □有,部分符合国家标准	0.2	四级甲等	有且完全符合国家标准,得分;其他情况均不得分	

评审内容	编号	评审指标	分值	等级要求	评分说明	备注
3.2.7 申请单信息交互服务	3.2.7.1	检验申请信息新增服务： □无此服务 □有且完全符合国家标准 □有，部分符合国家标准	0.2	四级甲等	有且完全符合国家标准，得分；其他情况均不得分	
	3.2.7.2	检验申请信息更新服务： □无此服务 □有且完全符合国家标准 □有，部分符合国家标准	0.2	四级甲等	有且完全符合国家标准，得分；其他情况均不得分	
	3.2.7.3	检验申请信息查询服务： □无此服务 □有且完全符合国家标准 □有，部分符合国家标准	0.2	四级甲等	有且完全符合国家标准，得分；其他情况均不得分	
	3.2.7.4	检查申请信息新增服务： □无此服务 □有且完全符合国家标准 □有，部分符合国家标准	0.2	四级甲等	有且完全符合国家标准，得分；其他情况均不得分	
	3.2.7.5	检查申请信息更新服务： □无此服务 □有且完全符合国家标准 □有，部分符合国家标准	0.2	四级甲等	有且完全符合国家标准，得分；其他情况均不得分	
	3.2.7.6	检查申请信息查询服务： □无此服务 □有且完全符合国家标准 □有，部分符合国家标准	0.2	四级甲等	有且完全符合国家标准，得分；其他情况均不得分	
	3.2.7.7	病理申请信息新增服务： □无此服务 □有且完全符合国家标准 □有，部分符合国家标准	0.2	四级甲等	有且完全符合国家标准，得分；其他情况均不得分	
	3.2.7.8	病理申请信息更新服务： □无此服务 □有且完全符合国家标准 □有，部分符合国家标准	0.2	四级甲等	有且完全符合国家标准，得分；其他情况均不得分	
	3.2.7.9	病理申请信息查询服务： □无此服务 □有且完全符合国家标准 □有，部分符合国家标准	0.2	四级甲等	有且完全符合国家标准，得分；其他情况均不得分	

续表

评审内容	编号	评审指标	分值	等级要求	评分说明	备注
3.2.7 申请单信息交互服务	3.2.7.10	输血申请信息新增服务： □无此服务　□有且完全符合国家标准 □有，部分符合国家标准	0.2	四级甲等	有且完全符合国家标准，得分；其他情况均不得分	
	3.2.7.11	输血申请信息更新服务： □无此服务　□有且完全符合国家标准 □有，部分符合国家标准	0.2	四级甲等	有且完全符合国家标准，得分；其他情况均不得分	
	3.2.7.12	输血申请信息查询服务： □无此服务　□有且完全符合国家标准 □有，部分符合国家标准	0.2	四级甲等	有且完全符合国家标准，得分；其他情况均不得分	
	3.2.7.13	手术申请信息新增服务： □无此服务　□有且完全符合国家标准 □有，部分符合国家标准	0.2	四级甲等	有且完全符合国家标准，得分；其他情况均不得分	
	3.2.7.14	手术申请信息更新服务： □无此服务　□有且完全符合国家标准 □有，部分符合国家标准	0.2	四级甲等	有且完全符合国家标准，得分；其他情况均不得分	
	3.2.7.15	手术申请信息查询服务： □无此服务　□有且完全符合国家标准 □有，部分符合国家标准	0.2	四级甲等	有且完全符合国家标准，得分；其他情况均不得分	
3.2.8 状态信息交互服务	3.2.8.1	医嘱执行状态信息更新服务： □无此服务　□有且完全符合国家标准 □有，部分符合国家标准	0.2	五级乙等	有且完全符合国家标准，得分；其他情况均不得分	
	3.2.8.2	医嘱执行状态信息查询服务： □无此服务　□有且完全符合国家标准 □有，部分符合国家标准	0.2	五级乙等	有且完全符合国家标准，得分；其他情况均不得分	
	3.2.8.3	检查状态信息更新服务： □无此服务　□有且完全符合国家标准 □有，部分符合国家标准	0.2	五级乙等	有且完全符合国家标准，得分；其他情况均不得分	

续表

评审内容	编号	评审指标	分值	等级要求	评分说明	备注
	3.2.8.4	检查状态信息查询服务： □无此服务　□有且完全符合国家标准 □有,部分符合国家标准	0.2	五级乙等	有且完全符合国家标准,得分;其他情况均不得分	
	3.2.8.5	检验状态信息更新服务： □无此服务　□有且完全符合国家标准 □有,部分符合国家标准	0.2	五级乙等	有且完全符合国家标准,得分;其他情况均不得分	
	3.2.8.6	检验状态信息查询服务： □无此服务　□有且完全符合国家标准 □有,部分符合国家标准	0.2	五级乙等	有且完全符合国家标准,得分;其他情况均不得分	
	3.2.8.7	手术排班信息新增服务： □无此服务　□有且完全符合国家标准 □有,部分符合国家标准	0.2	五级乙等	有且完全符合国家标准,得分;其他情况均不得分	
3.2.8 状态信息交互服务	3.2.8.8	手术排班信息更新服务： □无此服务　□有且完全符合国家标准 □有,部分符合国家标准	0.2	五级乙等	有且完全符合国家标准,得分;其他情况均不得分	
	3.2.8.9	手术排班信息查询服务： □无此服务　□有且完全符合国家标准 □有,部分符合国家标准	0.2	五级乙等	有且完全符合国家标准,得分;其他情况均不得分	
	3.2.8.10	手术状态信息更新服务： □无此服务　□有且完全符合国家标准 □有,部分符合国家标准	0.2	五级乙等	有且完全符合国家标准,得分;其他情况均不得分	
	3.2.8.11	手术状态信息查询服务： □无此服务　□有且完全符合国家标准 □有,部分符合国家标准	0.3	五级乙等	有且完全符合国家标准,得分;其他情况均不得分	

续表

评审内容	编号	评审指标	分值	等级要求	评分说明	备注
3.2.9 术语注册、查询服务	3.2.9.1	术语注册服务： □无此服务 □有目完全符合国家标准 □有,部分符合国家标准	0.3	五级乙等	有目完全符合国家标准,得分;其他情况均不得分	术语注册用于从数据定义层次来解决各系统的互操作问题。术语活用的范围包括医疗卫生领域所涉及的各类专业词汇,以及所遵循的数据标准 各应用系统使用术语和字典库,根据术语和字典库的更新频率及其数据量级,可以通过在线、离线两种方式来获取服务。如果选择离线方式,需要考虑更新频率和更新策略的问题。对更新频率较多且数据量较大的术语和字典,应采用订阅发布机制来完成
	3.2.9.2	术语更新服务： □无此服务 □有目完全符合国家标准 □有,部分符合国家标准	0.3	五级乙等	有目完全符合国家标准,得分;其他情况均不得分	
	3.2.9.3	术语查询服务： □无此服务 □有目完全符合国家标准 □有,部分符合国家标准	0.3	五级乙等	有目完全符合国家标准,得分;其他情况均不得分	
3.2.10 预约信息交互服务	3.2.10.1	号源排班信息新增服务： □无此服务 □有目完全符合国家标准 □有,部分符合国家标准	0.3	五级乙等	有目完全符合国家标准,得分;其他情况均不得分	
	3.2.10.2	号源排班信息更新服务： □无此服务 □有目完全符合国家标准 □有,部分符合国家标准	0.3	五级乙等	有目完全符合国家标准,得分;其他情况均不得分	
	3.2.10.3	号源排班信息查询服务： □无此服务 □有目完全符合国家标准 □有,部分符合国家标准	0.3	五级乙等	有目完全符合国家标准,得分;其他情况均不得分	
	3.2.10.4	门诊预约状态信息新增服务： □无此服务 □有目完全符合国家标准 □有,部分符合国家标准	0.3	五级乙等	有目完全符合国家标准,得分;其他情况均不得分	
	3.2.10.5	门诊预约状态信息更新服务： □无此服务 □有目完全符合国家标准 □有,部分符合国家标准	0.3	五级乙等	有目完全符合国家标准,得分;其他情况均不得分	

续表

评审内容	编号	评审指标	分值	等级要求	评分说明	备注
3.2.10 预约信息交互服务	3.2.10.6	门诊预约状态信息查询服务： □无此服务 □有且完全符合国家标准 □有，部分符合国家标准	0.3	五级乙等	有且完全符合国家标准，得分；其他情况均不得分	
	3.2.10.7	检查预约状态信息新增服务： □无此服务 □有且完全符合国家标准 □有，部分符合国家标准	0.3	五级乙等	有且完全符合国家标准，得分；其他情况均不得分	
	3.2.10.8	检查预约状态信息更新服务： □无此服务 □有且完全符合国家标准 □有，部分符合国家标准	0.3	五级乙等	有且完全符合国家标准，得分；其他情况均不得分	
	3.2.10.9	检查预约状态信息查询服务： □无此服务 □有且完全符合国家标准 □有，部分符合国家标准	0.3	五级乙等	有且完全符合国家标准，得分；其他情况均不得分	
统计			25			

注：1. 以上服务均应有实际应用；2. 无实际医疗业务对应的服务，默认为满足要求。

3.3 平台运行性能情况

评审内容	编号	评审指标	分值	等级要求	评分说明	备注
3.3.1 基础服务平均响应时间	3.3.1.1	个人注册:从业务系统录入个人注册信息,在医院信息平台注册成功后返回给业务系统注册成功信息。查看从提交个人注册信息到返回注册成功信息的时间 □1秒以内 □1～3秒 □3～5秒 □5～10秒 □10秒以上	一	无		目前主要通过查看服务运行的后台日志,获取其起止时间的方式进行测试;单服务运行的时间,非并发用户执行时间
	3.3.1.2	个人信息查询:(总记录50万条以上)在业务系统输入查询条件,查看从提交查询信息到返回查询结果的时间 □1秒以内 □1～3秒 □3～5秒 □5～10秒 □10秒以上	一	无		
3.3.2 电子病历整合服务平均响应时间	3.3.2.1	患者完成门诊就诊交费,查看从提交就诊信息到门诊结算完成的时间 □1秒以内 □1～3秒 □3～5秒 □5～10秒 □10秒以上	一	无		
3.3.3 电子病历档案服务平均响应时间	3.3.3.1	电子病历文档注册服务:从业务系统提交电子病历信息,在医院信息平台生成共享文档,并进行注册,完成注册后返回注册成功信息返回业务系统。查看从生成单份共享文档到注册成功信息的时间 □1秒以内 □1～3秒 □3～5秒 □5～10秒 □10秒以上	一	无		
	3.3.3.2	电子病历文档调阅服务:打开一个已注册的电子病历文档的时间 □1秒以内 □1～3秒 □3～5秒 □5～10秒 □10秒以上	一	无		
统计			一			

4　基础设施建设情况（18 分）

4.1　硬件基础设施情况（6 分）

评审内容	编号	评审指标	分值	等级要求	评分说明	备注
4.1.1 服务器设备	4.1.1.1	□平台具备专用的集成服务器 数量____，最低配置情况： 品牌型号：____ CPU：____（注明型号和颗数）　内存：____（GB） 硬盘：____（TB）　冗余电源：____（个） 网卡数量：____（个）　带宽：____（Bit/s）	1	三级	具备专用集成服务器，得分；不具备则不得分	
	4.1.1.2	集成服务器采用了哪些高可用技术： □双机热备模式　□负载均衡模式 □分布式集群模式　□云端备份模式 □无	1	三级	选择"无"，不得分；四种模式中任选一项，得分	
	4.1.1.3	□医院信息平台具备独立的数据库服务器（物理机或虚拟 形式）____ 数量____，最低配置情况： 品牌型号：____ CPU：____（注明型号和颗数）　内存：____（GB） 硬盘：____（TB）　冗余电源：____（个） 网卡数量：____（个）　带宽：____（Bit/s） 采用云端部署模式的，资源配置情况：____	0.1	四级甲等	具备数据库服务器，得分；不具备则不得分	
	4.1.1.4	数据库服务器（独立或非独立）采用了哪些高可用技术： □双机热备模式　□负载均衡模式 □分布式集群模式　□云端备份模式 □无	0.2	四级乙等	选择"无"，不得分；四种模式中任选一项，得分	
	4.1.1.5	集成服务器、应用服务器、数据库服务器是否采用了虚拟 化、云计算技术： □是　□否	0.1	四级甲等	选择"是"，得分；选择"否"，不得分	

续表

评审内容	编号	评审指标	分值	等级要求	评分说明	备注
4.1.1 服务器设备	4.1.1.6	集成服务器、应用服务器、数据库服务器等系统是否提供标准化的接口以支持监控和管理功能： □是 □否	0.1	五级乙等	选择"是"，得分；选择"否"，不得分	
	4.1.1.7	是否使用了统一的服务器管理软件或平台： □是 □否	0.5	五级甲等	选择"是"，得分；选择"否"，不得分	对服务器资源、部署信息等统一管理及监控的系统
4.1.2 存储设备	4.1.2.1	存储设备最低配置： 数量：____（个） 品牌型号：____ 实配容量：____（GB） 最大容量：____（GB） RAID级别：____ 高速缓存：____ 其他形式：____ 采用云端存储的，配置情况：____	0.3	三级	具有RAID级别且有冗余机制，得分；无冗余，不得分；云端存储应对冗余机制进行说明	
	4.1.2.2	□平台使用专业存储设备，且存储控制器数量≥2 □平台采用分布式存储或多台存储同步写入架构 □云端存储网络架构	0.2	仅满足第一项要求，为三级；满足第二项或第三项要求，为四级乙等	三级得0.1分；四级乙等得0.2分	三级要求单台存储使用多控制器实现冗余；四级乙等要求使用分布式存储多台存储或存储同步写入，确保数据存在多个存储节点保存，或使用云端存储网络架构，实现冗余

评审内容	编号	评审指标	分值	等级要求	评分说明	备注
	4.1.2.3	医院信息平台具有哪些存储灾备能力： □本地数据备份／恢复 □异地数据备份／恢复 □数据快照 □云端备份 □其他 数据灾备恢复： □RTO（恢复时间目标）＿＿＿＿（h） □RPO（恢复点目标）＿＿＿＿（h）	0.4	RTO ≤ 24h, RPO ≤ 24h, 为四级乙等； RTO ≤ 4h, RPO ≤ 6h, 为四级甲等； RTO ≤ 0.25h, RPO ≤ 0.25h 为五级乙等	具有灾备能力且且满足等 级要求，得分。 四级乙等得 0.2 分； 四级甲等得 0.3 分； 五级乙等得 0.4 分	备份级存储，包括磁带、光盘（DVD/BD）、磁带库，或与生产环境隔离的存储设备等
	4.1.2.4	医院信息平台是否具有离线存储能力： □是　□否	0.2	四级乙等	选择"是"，得分；选择"否"，不得分	
4.1.2 存储设备	4.1.2.5	医院信息平台存储是否具有虚拟化能力： □是　□否	0.05	五级乙等	选择"是"，得分；选择"否"，不得分	将存储空间虚拟成一个资源池，对具体使用者而言不是具体的硬盘或存储，从而使存储系统具备冗余或容灾能力
	4.1.2.6	医院信息平台存储是否具有连续数据保护（CDP）能力： □是，采用的技术：＿＿＿＿ □否	0.5	五级甲等	选择"是"，得分；选择"否"，不得分	连续数据保护是一种持续捕获和保存数据变化，并将变化后的数据独立于初始数据进行保存的方法，且该方法可以实现过去任意一个时间点的数据恢复

433

续表

评审内容	编号	评审指标	分值	等级要求	评分说明	备注
4.1.3 网络设备	4.1.3.1	医院数据中心的网络设备包括: □三层交换机 □二层交换机 □VPN网关 □路由器 □防火墙 □IDS/IPS □其他	0.3	三级	至少选择5项,得分;选择少于5项,不得分;其他可填写多个,只算1项分值	
	4.1.3.2	网络设备是否满足稳定性要求,不因单设备或链路问题导致服务中断: □支持设备级的冗余备份 □支持链路级的冗余备份	0.3	三级	全部选择得分,否则不得分	
	4.1.3.3	□网络设备支持标准的SNMP协议并具有可管理性	0.2	四级乙等	满足要求得分,否则不得分	
	4.1.3.4	□在安全性方面、数据流量方面、性能方面均具有监控、告警和管控手段,可以进行远程管理和故障诊断	0.05	五级乙等	满足要求得分,否则不得分	
	4.1.3.5	医院数据中心的无线网络设备包括: □无线网络控制器 □无线终端设备 □无线认证和安全保障机制 □其他	0.1	四级甲等	至少选择2项,得分;选择少于2项,不得分;其他可填写多个,只算1项分值	
	4.1.3.6	无线网络是否具有物联网与5G部署接入能力 □是 □否	0.4	五级甲等	选择"是",得分;选择"否",不得分	
		统计	6			

4.2 网络及网络安全情况（5.5 分）

评审内容	编号	评审指标	分值	等级要求	评分说明	备注
4.2.1 网络带宽情况	4.2.1.1	平台服务器接入带宽为： □万兆及以上 □千兆 □百兆	1.5	三级	千兆及以上得分； 否则不得分	带宽要保证接入网络和核心网络满足业务高峰期需要
	4.2.1.2	医院临床业务系统网络带宽应满足大容量医学影像数据的传输，带宽： □万兆及以上 □千兆 □百兆	0.2	四级乙等	千兆及以上得分； 否则不得分	
4.2.2 接入域建设	4.2.2.1	□医院网络物理上采用有线接入域	1.5	三级	满足要求得分，否则不得分	核心临床医疗业务环境的全覆盖指住院、急诊和门诊医疗业务环境的无线应用覆盖；医疗业务和管理业务所有空间环境的全覆盖指全医疗业务和管理环境的无线应用全覆盖；管理区域，包括住院、急诊、门诊、医技和行政管理等型的无线接入院区全覆盖；多种类盖，包括临床业务、运营管理、后勤保障、教学科研等在内的 WIFI 全院环境覆盖，并实现院区内针对不同用途实现多种不同类型的无线应用全覆盖，包括 WIFI、RFID、蓝牙、ZIGBEE 等
	4.2.2.2	医院网络在物理上采用无线接入域，能够保证随时随地的无线业务终端的接入，接入覆盖达到以下水平： □核心临床医疗业务环境的全覆盖 □医疗业务和管理业务环境的全覆盖 □多种类型的无线接入院区全覆盖	0.05	满足第一项要求，为四级甲等；满足第二项要求，为四级乙等；满足第三项要求，为五级甲等	四级甲等得 0.03 分； 五级乙等得 0.04 分； 五级甲等得 0.05 分	
4.2.3 网络安全	4.2.3.1	内、外网之间采用的隔离方式： □防火墙 □下一代防火墙（NGFW） □网闸 □其他_____	0.3	三级	任选其中一项得分，否则不得分	
	4.2.3.2	□业务处理能力具备冗余空间 具体措施：_____	0.3	三级	满足要求得分，否则不得分	冗余空间满足业务高峰期需要
	4.2.3.3	□终端与服务器不处于相同的广播域 具体措施：_____	0.3	三级	满足要求得分，否则不得分	

续表

评审内容	编号	评审指标	分值	等级要求	评分说明	备注
	4.2.3.4	□重要网段和其他网段之间有隔离措施 具体措施：□采用云部署的，在云计算平台虚拟化网络边界部署访问控制机制，设置访问控制规则，并实现不同云服务客户虚拟网络隔离 具体措施：	0.3	三级	任选其中一项得分，否则不得分	根据各部门的工作职能、重要性和所涉及信息的重要程度等因素，划分不同的网段或采用VLAN；采用云部署的应满足云部署安全要求
	4.2.3.5	□具有集中安全审计系统，用于监视并记录网络中的各类操作，分析网络中发生的安全事件	0.05	四级甲等	满足要求得分，否则不得分	对审计数据进行收集汇总和集中分析，并对安全策略制定、恶意代码防护、补丁升级等事项进行集中管理，对网络中发生的各类安全事件进行识别、报警和分析
4.2.3 网络安全	4.2.3.6	□具有网络设备防护措施 具体措施：	0.2	四级乙等	满足要求得分，否则不得分	如对登录网络设备的用户进行身份鉴别，用户名必须唯一；对网络设备的管理员登录地址进行限制；口令设置需3种以上字符，长度不少于8位，并定期更换；具有登录失败处理功能，失败后采取结束会话、限制非法登录次数和当网络登录连接超时自动退出等措施；启用SSH等管理方式，加密管理数据，防止被网络窃听等需措施完善、手段有效
	4.2.3.7	具有恶意代码防范能力，包括：□具有终端和服务器恶意代码防范措施 □具有入侵防护/入侵检测系统，具备已知威胁发现能力 □具有网络流量恶意代码防范措施及新型未知威胁发现能力 具体措施：	0.5	满足第一项要求，为三级；满足第二项要求，为四级乙等；满足第三项要求，为四级甲等	三级得0.3分；四级乙等得0.4分；四级甲等得0.5分	恶意代码防范措施指在与平台相关的终端和服务器上分别部署网络防病毒系统和防病毒服务器，在网络边界通过防火墙、网闸等手段进行基于通信端口、带宽、连接数量的过滤控制

续表

评审内容	编号	评审指标	分值	等级要求	评分说明	备注
4.2.3 网络安全	4.2.3.8	□设有安全管理中心，具有可信验证能力，并对设备运行状态进行监测	0.3	四级乙等	满足要求得分，否则不得分	可信验证：可基于可信对通信设备的系统引导程序、系统程序、重要配置参数和通信应用程序等进行可信验证，并在应用程序的关键执行环节进行动态可信验证，在检测到可信性受到破坏后进行报警，并将验证结果形成审计记录送至安全管理中心。运行监测：对网络链路、安全设备、网络设备、服务器运行状况进行集中监测
		统计	5.5			

4.3 信息安全情况（4.1分）

评审内容	编号	评审指标	分值	等级要求	评分说明	备注
4.3.1 环境安全	4.3.1.1	□有专业机房，机房的防尘、防磁、防水、防火、防雷、防静电及温控性能符合国家标准要求（参考：GB 50174—2008）	0.2	三级	满足要求得分，否则不得分	应提供机房检测报告等相关证明
	4.3.1.2	□电源接地符合国家标准要求（参考：GB/T 2887—2011）	0.2	三级	满足要求得分，否则不得分	做到安全可靠，经济合理，技术先进，留有裕量
	4.3.2.1	□系统软件和应用软件具有规范的用户授权控制功能	0.3	三级	满足要求得分，否则不得分	用户授权粒度是否到位
	4.3.2.2	□定期进行完备备份并有记录文档	0.3	三级	满足要求得分，否则不得分	应用是否有备份
	4.3.2.3	□安全审计覆盖每个用户，对应用系统的重要事件进行审计	0.2	四级乙等	满足要求得分，否则不得分	应用层安全审计是对业务应用系统行为的审计。应用系统审计功能能记录系统重要安全事件的日期、时间、发起者信息、类型、描述和结果等，并保护好审计结果，阻止非法删除、修改或覆盖审计记录
4.3.2 应用安全	4.3.2.4	□具备软件容错能力	0.2	四级乙等	满足要求得分，否则不得分	平台及核心业务在部分节点发生软硬件故障后，其余节点和功能能否正常运行
	4.3.2.5	□有数据痕迹修改和访问控制功能	0.1	四级甲等	满足要求得分，否则不得分	访问控制主要是对应用系统的文件、数据库等资源的访问，避免越权非法使用
	4.3.2.6	□支持 CA 认证或其他第三方认证方式	0.3	五级甲等	满足要求得分，否则不得分	具有 CA 或其他第三方认证方式（国家认可）；重点电子病历相关记录（门诊、急诊、病房、检查检验）是否具有可靠电子签名，还须考察管理界面；第三方无证书认证方式应关注互联网端应用等方面
	4.3.2.7	□核心业务系统（含平台）完成等级保护三级定级备案与测评	0.2	四级乙等	满足要求得分，否则不得分	需完成等保定级和安全测评，要求提供备案证明及本年度或上一年度相关系统的安全测评报告

续表

评审内容	编号	评审指标	分值	等级要求	评分说明	备注
4.3.2 应用安全	4.3.2.8	□定期对应用系统进行安全检查与应急演练	0.02	四级甲等	满足要求得分，否则不得分	除安全等级测评外，定期（每年不少于一次）对信息平台和医疗业务核心系统进行渗透测试，漏洞扫描或安全整改和整改，要求提供本年度或上一年度的安全检查和整改报告，且且报告内不应存在未整改的高危漏洞。定期（每年不少于一次）开展应急演练，并提供演练报告
4.3.3 数据安全	4.3.3.1	□有安全、完善的数据库备份措施	0.3	三级	满足要求得分，否则不得分	数据库备份机制，应具备稳定性、全面性、自动化、高性能、操作简单、实时性等原则
	4.3.3.2	□具有数据完整性（数据故障恢复）措施	0.2	四级乙等	满足要求得分，否则不得分	医院信息平台中涉及医疗数据的传输、存储，可采用电子签名及时间戳等相关技术保证医疗数据的完整性以及可追溯性；可采用网络密码设备的加密、完整性验证、数据源验证、抗重置等技术实现信息在不可信网络上的安全传输
	4.3.3.3	□数据传输进行加密处理，关键数据可追溯	0.08	五级乙等	满足要求得分，否则不得分	
4.3.4 隐私保护	4.3.4.1	□提供数据访问警示服务	0.3	三级	满足要求得分，否则不得分	当医务人员因工作需要查看或访问非直接相关患者的电子病历资料时，应警示使用者依照规定使用患者电子病历资料
	4.3.4.2	□提供对电子病历进行患者匿名化处理	0.05	四级甲等	满足要求得分，否则不得分	基于信息平台实现对电子病历的脱敏处理。采用替换、重排、加密、截断或掩码等等脱敏技术对患者敏感信息进行匿名化，确保在信息平台中及提供正常医疗服务以外的（例如医疗保险等）传递中使用的资料不向非授权用户透露患者的身份及其他敏感信息
	4.3.4.3	□提供许可指令管理服务	0.06	五级乙等	满足要求得分，否则不得分	在提供访问或或传输患者电子病历等医疗数据前，该服务应用于电子病历确定患者或个人的许可指令是否允许或限制这些医疗数据的公开
	4.3.4.4	□提供数据保密等级服务	0.29	五级甲等	满足要求得分，否则不得分	对存储系统中的数据进行分类，应对不同类别的数据和不同的存储设备设置不同的安全等级

439

续表

评审内容	编号	评审指标	分值	等级要求	评分说明	备注
4.3.4 隐私保护	4.3.4.5	□支持对关键个人病历信息（字段级、记录级、文件级）进行加密存储保护	0.3	五级甲等	满足要求得分，否则不得分	进行数据存储加密，加解密文件和其他数据块，用于保护联机存储、备份或长期归档中的数据
4.3.5 管理安全	4.3.5.1	□有机房进出控制和监控系统	0.2	三级	满足要求得分，否则不得分	安全管理制度体系包括：①组织机构上要有明确的网络安全领导小组或委员会，设立网络安全工作主管职能部门，明确职责，设立系统管理员、审计管理员和安全管理员岗位；②人员管理上要求签署保密协议、关键岗位签署岗位责任协议，每年进行网络安全相关培训；③建设和运维方面要具有系统收测试验收报告和运维管理制度，操作手册、记录表单和应急保障（演练）方案等
	4.3.5.2	□建立了较健全的安全管理制度体系	0.3	四级乙等	满足要求得分，否则不得分	
		统计	4.1			

4.4 业务应用系统（生产系统）建设情况（2.4分）

评审内容	编号	评审指标	分值	等级要求	评分说明	备注
4.4.1 临床服务系统建设情况	4.4.1.1	医院已建成并投入使用的临床服务系统包括： □门诊挂号系统　□门诊医生工作站 □分诊管理系统　□住院患者入出转系统 □住院医生工作站　□住院护士工作站 □电子化病历书写与管理系统 □急诊临床信息系统　□消毒供应系统 □合理用药管理系统　□临床检验系统 □医学影像系统　□超声管理系统 □内镜管理系统　□核医学管理系统 □放射治疗管理系统　□临床药学管理系统 □手术麻醉管理系统　□临床路径管理系统 □输血管理系统　□重症监护系统 □心电管理系统　□体检管理系统 □其他功能检查管理系统　□预住院管理系统 □病理管理系统　□移动护理系统 □移动查房系统（移动医生站） □输液系统　□病历质控系统 □血透系统 □康复治疗系统 □专科电子病历系统（眼科,产科,口腔等） □其他_____ 注：勾选项不要求实际系统名称与所列系统名称完全一致，作用相近即可；不要求必须为独立系统，实现对应功能即可	0.8	三级≥14个 四级乙等≥18个 四级甲等≥22个 五级乙等≥26个 五级甲等≥30个	三级得0.4分； 四级乙等得0.5分； 四级甲等得0.6分； 五级乙等得0.7分； 五级甲等得0.8分； 其他可填写多个，只算1项分值	据实勾选，按照实际系统建设情况填写
	4.4.1.2	医院已建成并投入使用的临床服务系统承建商有_____家	—	—	—	—

续表

评审内容	编号	评审指标	分值	等级要求	评分说明	备注
4.4.2 医疗管理系统建设情况	4.4.2.1	医院已建成并投入使用的医疗管理系统包括： □门诊收费系统　□住院收费系统 □护理管理系统　□医务管理系统 □院感/传染病管理系统　□科研管理系统 □病案管理系统　□导诊管理系统 □危急值管理系统　□预约管理系统 □抗菌药物管理系统　□互联网医院管理系统 □静脉药物配置管理系统　□应急事件监测管理系统 □手术分级管理系统　□医联体管理系统 □GCP管理系统　□教学管理系统 □医保管理系统　□随访系统 □电子签章系统　□职业病管理系统接口 □传染病网上报告系统接口 □食源性疾病上报系统接口 □不良事件报告系统　□其他 注：勾选项不要求实际与所列系统名称完全一致,作用近似即可；不要求必须为独立系统,实现对应功能即可 ___家	0.8	三级≥8个 四级乙等≥12个 四级甲等≥14个 五级乙等≥18个 五级甲等≥20个	三级得0.4分； 四级乙等得0.5分； 四级甲等得0.6分； 五级乙等得0.7分； 五级甲等得0.8分； 其他可填写多个,只算1项分值	据实勾选,按照实际系统建设情况填写
	4.4.2.2	医院已建成并投入使用的医疗管理系统承建商有 ___家	—	—	—	
4.4.3 运营管理系统建设情况	4.4.3.1	医院已建成并投入使用的医疗的运营管理系统包括： □人力资源管理系统　□财务管理系统 □药品管理系统　□医疗设备管理系统 □固定资产管理系统　□卫生材料管理系统 □物资供应管理系统　□预算管理系统 □绩效管理系统　□DRG管理系统 □楼宇智能管理系统　□后勤信息管理系统 □OA办公系统　□投诉管理系统 □客户服务管理系统　□其他 注：勾选项不要求实际与所列系统名称完全一致,作用近似即可；不要求必须为独立系统,实现对应功能即可 ___家	0.8	三级≥3个 四级乙等≥6个 四级甲等≥8个 五级乙等≥12个 五级甲等≥14个	三级得0.4分； 四级乙等得0.5分； 四级甲等得0.6分； 五级乙等得0.7分； 五级甲等得0.8分； 其他可填写多个,只算1项分值	
	4.4.3.2	医院已建成并投入使用的运营管理系统承建商有 ___家	—	—	—	
统计			2.4			

5 互联互通应用效果（12分）

5.1 应用建设情况及利用情况（7.7分）

评审内容	编号	评审指标	分值	等级要求	评分说明	备注
5.1.1 公众服务应用系统建设情况及利用情况	5.1.1.1	实现的公众服务类型包括： □患者自助终端，应用情况____人次/日 □患者线上服务，应用情况____人次/日 □患者线上支付，应用情况____人次/日 □其他____，应用情况____人次/日 在公众服务应用方面，已建设的基于医院平台的应用系统共____个（请填写医院实际系统个数）	2.4	三级≥1个； 四级乙等≥1个且满足应用要求； 四级甲等≥2个且满足应用要求； 五级乙等≥3个且满足应用要求	实际应用达到门诊量的50%为满足应用要求； 三级得2分； 四级乙等得2.2分； 四级甲等得2.3分； 五级乙等得2.4分	
	5.1.1.2	患者自助终端，包括的功能： □自助挂号 □自助报到 □处方/费用自助查询 □医疗服务价格自助查询 □检验检查报告自助打印 □胶片自助打印 □电子病历自助打印 □单据自助打印 □自助检查预约 □自助交费 □其他____	2.4	三级≥3个； 四级乙等≥6个； 四级甲等≥8个； 五级乙等≥10个	三级得2分； 四级乙等得2.2分； 四级甲等得2.3分； 五级乙等得2.4分； 其他可填写多个，只算1项分值	四级乙等要求在医院信息整合的基础上实现； 四级甲等及以上要求基于医院信息平台实现
	5.1.1.3	患者线上服务，包括的功能（患者主动使用）： □身份认证 □预约挂号 □智能分诊导医 □在线交费 □就诊信息查看 □费用查看 □检验检查结果查看 □影像查看 □药品配送 □院内导航 □住院预交金 □满意度评价 □其他____	0.3	四级乙等≥5个； 四级甲等≥7个； 五级乙等≥10个	四级乙等得0.1分； 四级甲等得0.2分； 五级乙等得0.3分； 其他可填写多个，只算1项分值	四级乙等要求在医院信息整合的基础上实现； 四级甲等及以上要求基于医院信息平台实现； 患者身份认证：支持患者通过在线刷脸、拍照上传证件（居民身份证、户口簿、军官证、港澳台通行证、护照等）照片OCR识别、上传证件照片、医院工作人员后台人工审核等方式，进行患者的实名认证

续表

评审内容	编号	评审指标	分值	等级要求	评分说明	备注
	5.1.1.3					预约挂号：覆盖普通门诊、专家门诊、特需专病门诊类型的预约挂号，排班类型支持上下午、分时段等方式 智能分诊号医：根据自身病情及症状，系统依据知识库给出建议就诊的科室，患者可以根据建议选择相应普通号或根据医生进行预约
5.1.1 公众服务 应用系统 建设情况 及利用情况	5.1.1.4	患者线上服务，包括的功能（院端主动推送）： ☐诊疗情况告知（如：手术通知、入院提示、出院提示，取药，报告，危急值信息等） ☐等候状态告知（如：候诊、检查、治疗等） ☐药品说明书，用药指导 ☐检查注意事项 ☐医学知识宣教 ☐交费提醒 ☐其他_____	0.1	五级乙等≥ 3 个 五级甲等≥ 4 个	五级乙等得 0.05 分； 五级甲等得 0.1 分； 其他可填写多个，只算 1 项分值	
	5.1.1.5	☐支持使用居民健康卡或电子健康卡／码就诊 ☐支持全流程电子一卡（码）通应用就诊	0.1	满足一项要求，为 五级乙等； 满足两项要求，为 五级甲等	五级乙等得 0.05 分； 五级甲等得 0.1 分	要求基于医院信息平台实现

444

续表

评审内容	编号	评审指标	分值	等级要求	评分说明	备注
5.1.2 医疗服务应用系统建设情况及利用情况	5.1.2.1	实现的医疗服务应用包括： □医疗一卡通，应用情况＿＿＿ 人次/日， □电子病历浏览器，应用情况＿＿＿ 人次/日 □CDR 浏览器，应用情况＿＿＿ 人次/日 □基于数据中心的 BI 系统，应用情况＿＿＿ 人次/日 □其他＿＿＿ 在医疗服务应用方面，已建设的基于平台的应用系统共＿＿＿ 个（请填写医院实际系统个数）	0.3	四级乙等≥2 个且满足应用要求； 四级甲等≥3 个且满足应用要求； 五级乙等≥4 个且满足应用要求；	第一项实际应用达到门诊量的 90%为满足应用要求； 第二项实际应用达到门诊量的 70%为满足应用要求； 第三项实际应用达到临床和医技应用环境全支持，并达到门诊量的 30%为满足应用要求； 第四项实际应用需用数据验证明为非个案应用； 四级乙等得 0.1 分； 四级甲等得 0.2 分； 五级乙等得 0.3 分； 其他可填写多个，只算 1 项分值	
	5.1.2.2	提供医院运行，医疗质量与安全监测指标，具有： □患者医疗质量与安全指标 □单病种质量监测指标 □重症医学质量监测指标 □合理用药监测指标 □DRGs 医疗服务指标	0.2	四级乙等≥3 个 四级甲等≥4 个	四级乙等得 0.1 分； 四级甲等得 0.2 分	四级乙等要求在医院信息整合的基础上实现； 四级甲等及以上要求基于医院信息平台实现

续表

评审内容	编号	评审指标	分值	等级要求	评分说明	备注
5.1.2 医疗服务应用系统建设情况及利用情况	5.1.2.3	提供医嘱闭环管理： □口服用药闭环管理 □静脉药物闭环管理 □临床用血闭环管理 □其他用药闭环管理 □医学会诊闭环管理 □其他____	0.1	五级乙等≥3个 五级甲等≥4个	五级乙等得0.05分； 五级甲等得0.1分； 其他可填写多个， 只算1项分值	要求基于医院信息平台实现全业务流程的闭环管理
	5.1.2.4	提供重点业务闭环管理： □消毒供应闭环管理 □手术器械包全流程闭环管理 □手术麻醉闭环管理 □检验标本闭环管理 □生物样本闭环管理 □营养膳食闭环管理 □危急值闭环管理 □其他____	0.1	五级乙等≥3个 五级甲等≥5个	五级乙等得0.05分； 五级甲等得0.1分； 其他可填写多个， 只算1项分值	要求基于医院信息平台实现全业务流程的闭环管理
	5.1.2.5	提供互联网诊疗服务： □图文问诊 □视频问诊 □线上转诊 □记录病历 □开具处方 □线上随访 □电子签章认证 □线上线下一体化管理 □其他	0.2	四级甲等≥5个 五级乙等≥8个	四级甲等得0.1分； 五级乙等得0.2分； 其他可填写多个， 只算1项分值	
	5.1.2.6	临床知识库建设情况： □过程控制规则配置知识库 □疾病医学术语知识库 □药学知识库 □辅助检查知识库 □循证医学知识数据库 □医学资料文献数据库 □临床知识库统一管理平台 □其他____	0.2	四级甲等≥2个 五级乙等≥4个 五级甲等≥5个	四级甲等得0.1分； 五级乙等得0.15分； 五级甲等得0.2分； 其他可填写多个， 只算1项分值	

评审内容	编号	评审指标	分值	等级要求	评分说明	备注
5.1.2 医疗服务应用系统建设情况及利用情况	5.1.2.7	在基于知识库的医疗辅助方面提供临床决策支持：＿＿＿个 □临床预警提示，应用的预警节点 □临床辅助诊断决策支持 □辅助诊疗决策支持 □临床路径过程管理与效果监测 □其他	0.1	五级乙等≥2个，且不少于30个预警节点； 五级甲等≥3个，且不少于50个预警节点	五级乙等得0.05分； 五级甲等得0.1分； 其他可填写多个，只算1项分值	
	5.1.2.8	在基于大数据的决策分析方面提供临床决策支持： □临床用药预警 □诊疗效果预警 □VTE预警 □传染病预警 □血糖预警 □急性肾损伤预警 □慢性阻塞性肺疾病（COPD）预警 □其他应用大数据技术开展的病种预警	0.1	五级乙等≥3个； 五级甲等≥6个	五级乙等得0.05分； 五级甲等得0.1分	
	5.1.2.9	在基于大数据的临床科研应用方面，医院已建成并投入使用的临床科研系统有： □大数据搜索系统 □单中心科研系统 □多中心科研系统 □科研项目管理系统 □重点学科专病库＿＿＿ □其他＿＿＿	0.1	五级乙等≥3个； 五级甲等≥5个	五级乙等得0.05分； 五级甲等的能得0.1分； 其他可填写多个，只算1项分值	

续表

评审内容	编号	评审指标	分值	等级要求	评分说明	备注
5.1.3 卫生管理系统应用建设情况及利用情况	5.1.3.1	在门诊动态管理方面提供辅助决策支持： □实时候诊人次 □实时已就诊人次 □门诊患者平均预约诊疗率 □预约患者就诊等候时长 □其他	0.2	四级乙等≥3个 四级甲等≥4个	四级乙等得0.1分； 四级甲等得0.2分； 其他可填写多个， 只算1项分值	四级乙等要求在医院信息整合的 基础上实现； 四级甲等及以上要求基于医院信息平台实现
	5.1.3.2	在工作负荷管理方面提供辅助决策支持： □门急工作量趋势分析 □住院工作量趋势分析 □医生日均每位医师每日担负的住院床日数） □其他	0.2	四级乙等≥2个 四级甲等≥3个	四级乙等得0.1分； 四级甲等得0.2分； 其他可填写多个， 只算1项分值	四级乙等要求在医院信息整合的 基础上实现； 四级甲等及以上要求基于医院信息平台实现
	5.1.3.3	在患者负担管理方面提供辅助决策支持： □门诊人均费用的趋势分析 □门诊人均费用的占比分析 □住院人均费用的趋势分析 □住院人均费用的占比分析 □门诊次均药费 □住院次均药费 □其他	0.2	四级乙等≥5个 四级甲等≥6个	四级乙等得0.1分； 四级甲等得0.2分； 其他可填写多个， 只算1项分值	四级乙等要求在医院信息整合的 基础上实现； 四级甲等及以上要求基于医院信息平台实现
	5.1.3.4	在工作效率管理方面提供辅助决策支持： □床位使用情况 □床位周转次数 □平均床日 □平均住院日 □其他	0.2	四级乙等≥3个 四级甲等≥4个	四级乙等得0.1分； 四级甲等得0.2分； 其他可填写多个， 只算1项分值	四级乙等要求在医院信息整合的 基础上实现； 四级甲等及以上要求基于医院信息平台实现

续表

评审内容	编号	评审指标	分值	等级要求	评分说明	备注
5.1.4　新技术应用情况	5.1.4.1	大数据技术应用情况： □自然语言处理　□知识图谱　□数据建模 □机器学习　□深度学习　□大数据搜索 □其他	0.1	五级乙等≥3 个 五级甲等≥5 个	五级乙等得 0.05 分； 五级甲等得 0.1 分； 其他可填写多个， 只算 1 项分值	需列举具体应用实例，同一应用不能重复列举
	5.1.4.2	其他新技术应用情况： □5G　□影像 AI　□语音识别 □视觉识别　□区块链　□物联网 □机器人　□可穿戴设备　□其他____	0.1	五级乙等≥3 个 五级甲等≥5 个	五级乙等得 0.05 分； 五级甲等得 0.1 分； 其他可填写多个， 只算 1 项分值	
		统计	7.7			

5.2 平台联通业务范围（4.3 分）

评审内容	编号	评审指标	分值	等级要求	评分说明	备注
5.2.1 基于平台连的内部联通业务	5.2.1.1	接入平台的临床服务系统的接入情况，接入的系统包括： □门诊挂号系统　□门诊医生工作站 □分诊管理系统　□住院患者入出转系统 □住院医生工作站　□住院护士工作站 □电子化病历书写与管理系统 □急诊病历信息系统　□消毒供应系统 □合理用药管理系统　□临床检验系统 □医学影像系统　□超声管理系统 □内镜管理系统　□核医学管理系统 □放射治疗管理系统　□临床药学管理系统 □手术麻醉管理系统　□临床路径管理系统 □输血管理系统　□重症监护系统 □心电管理系统　□体检管理系统 □其他功能检查管理系统　□预住院管理系统 □病理管理系统　□移动护理系统 □移动查房系统（移动医生站） □输液系统　□病历质控系统 □血透系统 □康复治疗系统 □专科电子病历系统（眼科、产科、口腔等） □其他_____	0.7	四级乙等 ≥ 8 个 四级甲等 ≥ 15 个 五级乙等 ≥ 26 个 五级甲等 ≥ 30 个	四级乙等得 0.4 分； 四级甲等得 0.5 分； 五级乙等得 0.6 分； 五级甲等得 0.7 分； 其他可填写多个，只算 1 项分值	尽量勾选全，数量显大，但等级影响不太大；响到其他判别理想情况是每个业务系统均独立地与平台通过总线方式对接，至少异构系统通过平台进行集成

续表

评审内容	编号	评审指标	分值	等级要求	评分说明	备注
5.2.1 基于平台的内部连通业务	5.2.1.2	接入平台的医疗管理系统的接入情况，接入的系统包括： □门急诊收费系统　□住院收费系统 □护理管理系统　□医务管理系统　□科研管理系统 □院感/传染病管理系统　□导诊管理系统 □病案管理系统　□预约管理系统 □危急值管理系统　□互联网医院管理系统 □抗菌药物管理系统　□应急事件监测管理系统 □静脉药物配置管理系统　□医联体管理系统 □手术分级管理系统　□教学管理系统 □GCP 管理系统 □医保管理系统　□随访系统 □电子签章系统　□职业病管理系统接口 □食源性疾病上报系统接口　□不良事件报告系统 □其他_____	0.7	四级乙等≥ 5 个 四级甲等≥ 10 个 五级乙等≥ 18 个 五级甲等≥ 20 个	四级乙等得 0.4 分； 四级甲等得 0.5 分； 五级乙等得 0.6 分； 五级甲等得 0.7 分； 其他可填写多个，只算 1 项分值	
	5.2.1.3	接入医院信息平台的运营管理系统的接入情况，接入的系统包括： □人力资源管理系统　□财务管理系统 □药品管理系统　□医疗设备管理系统 □固定资产管理系统　□卫生材料管理系统 □物资供应管理系统　□预算管理系统 □绩效管理系统　□DRG 管理系统 □楼宇智能管理系统　□后勤信息管理系统 □OA 办公系统　□投诉管理系统 □客户服务管理系统　□其他_____	0.7	四级乙等≥ 2 个 四级甲等≥ 6 个 五级乙等≥ 10 个 五级甲等≥ 14 个	四级乙等得 0.4 分； 四级甲等得 0.5 分； 五级乙等得 0.6 分； 五级甲等得 0.7 分； 其他可填写多个，只算 1 项分值	

续表

评审内容	编号	评审指标	分值	等级要求	评分说明	备注
5.2.1 基于平台的内部连通业务	5.2.1.4	平台资源利用用情况： 共享文档数据量，_____ □数据量不足以支持平台应用 □数据量基本支持平台应用 □数据量足够支持平台应用	0.1	满足第二项要求，为四级甲等；满足第三项要求，为五级乙等	四级甲等得0.05分；五级乙等得0.1分	
	5.2.1.5	平台交互服务数量，_____；日均交互量，_____ □数据量不足以支持平台应用 □数据量基本支持平台应用 □数据量足够支持平台应用	0.1	满足第二项要求，为四级甲等；满足第三项要求，为五级乙等	四级甲等得0.05分；五级乙等得0.1分	
5.2.2 基于平台的外部连通业务	5.2.2.1	医院信息平台是否接入上级信息平台，如是，与上级已联通的业务包括： □上级和医院间的信息共享 □区域一卡通 □区域远程医疗 □区域医疗公众服务 □双向转诊 □区域病理共享 □区域检验共享 □区域影像共享 □其他，_____ □未接入上级信息平台	0.1	五级乙等：接入上级平台项目≥5个；五级甲等：接入上级平台项目≥8个	五级乙等得0.05分；五级甲等得0.1分；其他可填写多个，只算1项分值	

评审内容	编号	评审指标	分值	等级要求	评分说明	备注
	5.2.2.2	是否支持以电子病历共享文档或健康档案共享文档的形式与院外信息平台进行交互 □是 □否	0.05	五级乙等	选择"是"，得分；否则不得分	院外信息平台是指上级或本区域的区域信息平台、医联体信息平台等
	5.2.2.3	电子病历共享文档已与院外信息平台交互的种类： □文档种类的20%以下,具体数量____，频次____人次/日 □文档种类的20%及以上,具体数量____，频次____人次/日	0.05	五级乙等	选择第二项，得分；否则不得分	
		健康档案共享文档数据已上传至区域信息平台的数量： □成人健康体检,具体数量____，频次____人次/日 □传染病报告,具体数量____，频次____人次/日 □死亡医学证明,具体数量____，频次____人次/日	0.3	五级甲等≥4项	选择1项得0.075分	
5.2.2 基于平台的外部连通业务	5.2.2.4	□会诊记录,具体数量____，频次____人次/日 □转诊(院)记录,具体数量____，频次____人次/日 □门诊摘要,具体数量____，频次____人次/日 □住院摘要,具体数量____，频次____人次/日 □出生医学证明,具体数量____，频次____人次/日				
	5.2.2.5	平台是否接入外部机构,如是,已联通的外部机构包括： □银行 □医保及新农合 □保险 □公安 □急救中心 □CDC(疾控中心) □血液中心 □第三方挂号平台 □非银行支付机构 □外部数据上报平台或监管平台 □第三方药品配送机构 □其他____	1.5	三级≥2个 四级乙等≥3个 四级甲等≥5个 五级乙等≥7个 五级甲等≥9个	三级得1分； 四级乙等得1.2分； 四级甲等得1.35分； 五级乙等得1.45分； 五级甲等得1.5分； 其他可填写多个,只算1项分值	
		统计	4.3			

附件 2

医院信息互联互通标准化成熟度测评
申请材料

申请机构：（全称并加盖公章）＿＿＿＿＿＿＿

联 系 人：＿＿＿＿＿＿＿＿＿＿＿＿＿＿＿

联系电话：＿＿＿＿＿＿＿＿＿＿＿＿＿＿＿

XXXX 年 XX 月

申请材料清单

一、医院信息互联互通标准化成熟度测试申请单

附件 1：申请机构法人证书副本（复印件加盖公章）

附件 2：申请机构统一社会信用代码 / 组织机构代码证（复印件加盖公章）

附件 3：承建单位工商营业执照副本（复印件加盖公章）

附件 4：知识产权证明（可多项）

（1）XXX 医院信息平台软件著作权证书（复印件加盖公章）

（2）XXX 业务应用系统软件著作权证书（复印件加盖公章）

（3）……

二、医院信息互联互通标准化成熟度测评自评估问卷

三、医院信息互联互通标准化成熟度测评证明材料

医院信息互联互通标准化成熟度测评申请单

编号：_____

申请机构	名　称		
	地　址		
	联系人	电　话	
	Email	传　真	
平台信息	系统名称		
	建成时间	企业名称	
	著作权号	版 本 号	

申请等级　　□一级　□二级　□三级　□四乙　□四甲　□五乙　□五甲

申报材
料列表
□ 互联互通标准化成熟度测评自评估问卷
□ 互联互通标准化成熟度测评证明材料

申请机构盖章　　　　　　　　　　　　主管部门盖章

　　　　　　　　　　　年　　月　　日　　　　　　　　年　　月　　日

□ 同意测评　　　　□ 不同意测评, 原因：_____

经办人：　　　　　　审核人：　　　　　　批准人：

　　　年　　月　　日　　　　年　　月　　日　　　　年　　月　　日

医院信息互联互通标准化成熟度测评

定量测试记录表

被测机构	
测试人员	
测试时间	

一、基本信息

机构信息	名　称		
	地　址		
	法人代表	联 系 人	
	电　话	邮　箱	
测试人员信息	测试员所在机构名称		
	地　址		
	测 试 员	电　话	
平台信息	系统名称		
	建成时间	企业名称	
	著作权号	版 本 号	
中间件信息	产品名称		
	企业名称	版 本 号	
其他应用插件			

二、准备阶段

序号	工作内容／记录	是否完成
2.1	被测机构准备接入生产环境的计算机,安装 HIS、EMR、LIS、PACS、手术麻醉、护理等涉及所有共享文档数据的业务系统	□是 □否
2.2	被测机构准备实际生产环境交互服务的调用接口	□是 □否
2.3	被测机构安排技术人员配合文档准备、系统截图等事宜	□是 □否
2.4	确认测试环境是否为真实的生产环境	□是 □否
2.5	向被测机构下发《国家医疗健康信息互联互通标准化成熟度测评定量测试声明》	□是 □否

说明:全部为是,则进入测试阶段

测试人员签字:

三、测试阶段

3.1 共享文档测试

序号	工作内容／记录	是否完成
3.1.1	测试员在医院实际业务系统中从不同科室不同日期范围(近一年时间段内)抽取 10 名患者(尽量抽取有手术记录的患者,如有中医与妇产科业务,抽取范围应覆盖中医科、产科、儿科) 要求抽取患者所能生成的共享文档 100% 覆盖应测种类,若不能覆盖,则在 10 名患者之外补充抽取	□是 □否
记录抽样基数	应测种类数量:_____个,免测_____个	
	说明:电子病历共享文档共 53 类,其中 5 类为选测文档(5 中药处方、14 待产记录、15 阴道分娩记录、16 剖宫产记录、33 中医住院病案首页)	
记录免测类型	记录免测共享文档类型	
	说明:仅在医院无对应实际业务时,选测共享文档可免测	
抽取文档	被测机构在 2 个小时内生成抽取患者本次就诊的全部种类共享文档,确认文档类型并根据情况配合患者的补充抽取	□是 □否
	说明:共享文档数据样本命名方式为"EMR-SD-01- 病历概要 -x"的格式。x 为 1、2、3...,表示本类文档的第 x 个数据样本,每个患者的共享文档放置在以患者姓名命名的文件夹目录下	

	记录抽取的患者基本信息					
记录患者基本信息	序号	患者姓名	索引号	来源科室	来源业务系统	文档种类数量
	1					
	2					
	3					
	4					
	5					
	6					
	7					
	8					
	9					
	10					

说明:若需补充抽取,则顺序加行记录

3.1.2	被测机构在2小时内提供全部抽取患者的三类截图: (1)抽测时业务系统中的患者列表截图 (2)该患者360视图中的界面截图(建议为病历文书列表页) (3)该患者病案首页截图	□是 □否

说明:要求直接截屏(全屏截图且包含系统时间),并明确框选出被选患者及关键信息。截图命名方式为"患者列表 -x""患者360视图 -x""患者病案首页 -x"的格式,x 为1、2、3...,表示本类截图的第 x 个样本,每个患者的截图放置在以患者姓名命名的文件夹目录下

	测试员对比360视图与病案首页(电子病历系统),核查被测机构提交的共享文档类别的完整性				
记录患者共享文档提交完整情况	序号	科室名称	患者姓名	应生成共享文档数量	实际提交文档数量	是否完整
	1					□是 □否
	2					□是 □否
	3					□是 □否
	4					□是 □否
	5					□是 □否

	序号	科室名称	患者姓名	应生成共享文档数量	实际提交文档数量	是否完整
记录患者共享文档提交完整情况	6					□是 □否
	7					□是 □否
	8					□是 □否
	9					□是 □否
	10					□是 □否

说明:若需补充抽取,则顺序加行记录

3.1.3	测试员在所抽患者的共享文档集合中,根据被测机构应测种类从每一类中随机抽取一份文档作为生产数据自动化测试对象,使用测试工具检测共享文档结构的规范性和数据的准确性				
	种类编号	种类名称	患者姓名	抽样文档文件名	是否通过自动化测试
记录共享文档抽样及准确性	1	病历概要			□是 □否,(附图编号)
	2	门(急)诊病历			□是 □否,(附图编号)
	3	急诊留观病历			□是 □否,(附图编号)
	4	西药处方			□是 □否,(附图编号)
	5	中药处方			□是 □否,(附图编号)
	6	检查报告			□是 □否,(附图编号)
	7	检验报告			□是 □否,(附图编号)
	8	治疗记录			□是 □否,(附图编号)
	9	一般手术记录			□是 □否,(附图编号)
	10	麻醉术前访视记录			□是 □否,(附图编号)

	种类编号	种类名称	患者姓名	抽样文档文件名	是否通过自动化测试
记录共享文档抽样及准确性	11	麻醉记录			□是 □否，(附图编号)
	12	麻醉术后访视记录			□是 □否，(附图编号)
	13	输血记录			□是 □否，(附图编号)
	14	待产记录			□是 □否，(附图编号)
	15	阴道分娩记录			□是 □否，(附图编号)
	16	剖宫产记录			□是 □否，(附图编号)
	17	一般护理记录			□是 □否，(附图编号)
	18	病重(危)护理记录			□是 □否，(附图编号)
	19	手术护理记录			□是 □否，(附图编号)
	20	生命体征测量记录			□是 □否，(附图编号)
	21	出入量记录			□是 □否，(附图编号)
	22	高值耗材使用记录			□是 □否，(附图编号)
	23	入院评估			□是 □否，(附图编号)
	24	护理计划			□是 □否，(附图编号)
	25	出院评估与指导			□是 □否，(附图编号)
	26	手术知情同意书			□是 □否，(附图编号)
	27	麻醉知情同意书			□是 □否，(附图编号)

	种类编号	种类名称	患者姓名	抽样文档文件名	是否通过自动化测试
记录共享文档抽样及准确性	28	输血治疗同意书			□是 □否，(附图编号)
	29	特殊检查及治疗同意书			□是 □否，(附图编号)
	30	病危(重)通知书			□是 □否，(附图编号)
	31	其他知情同意书			□是 □否，(附图编号)
	32	住院病案首页			□是 □否，(附图编号)
	33	中医住院病案首页			□是 □否，(附图编号)
	34	入院记录			□是 □否，(附图编号)
	35	24 小时内入出院记录			□是 □否，(附图编号)
	36	24 小时内入院死亡记录			□是 □否，(附图编号)
	37	住院病程首次病程记录			□是 □否，(附图编号)
	38	住院病程日常病程记录			□是 □否，(附图编号)
	39	上级医师查房记录			□是 □否，(附图编号)
	40	疑难病例讨论记录			□是 □否，(附图编号)
	41	交接班记录			□是 □否，(附图编号)
	42	转科记录			□是 □否，(附图编号)
	43	阶段小结			□是 □否，(附图编号)
	44	抢救记录			□是 □否，(附图编号)
	45	会诊记录			□是 □否，(附图编号)

	种类编号	种类名称	患者姓名	抽样文档文件名	是否通过自动化测试
记录共享文档抽样及准确性	46	术前小结			☐是 ☐否,（附图编号）
	47	术前讨论			☐是 ☐否,（附图编号）
	48	术后首次病程记录			☐是 ☐否,（附图编号）
	49	出院记录			☐是 ☐否,（附图编号）
	50	死亡记录			☐是 ☐否,（附图编号）
	51	死亡病例讨论记录			☐是 ☐否,（附图编号）
	52	住院医嘱			☐是 ☐否,（附图编号）
	53	出院小结			☐是 ☐否,（附图编号）

说明：此处共享文档数量根据抽样基础调整；自动化测试结果截图需作为附图附后，未通过测试时须记录相应附图编号，以便检索查阅

3.1.4	测试员从已抽取的53份共享文档测试数据中随机抽取15份（其中门急诊病历、住院病案首页、麻醉记录、高值耗材使用记录、输血记录为必选项）作为业务数据比对测试对象，被测机构在2小时内提供15份文档相应的业务系统截图

	序号	文档类别	患者姓名	主索引号	系统截图张数
记录共享文档对应业务系统截图抽样情况	1				
	2				
	3				
	4				
	5				
	6				
	7				
	8				
	9				
	10				
	11				

记录共享文档对应业务系统截图抽样情况	序号	文档类别	患者姓名	主索引号	系统截图张数
	12				
	13				
	14				
	15				

说明:要求直接截屏(全屏截图且包含系统时间),并明确框选出被选患者及关键信息。截图命名方式为"EMR-SD-01-病历概要-截图-x"的格式,x 为 1、2、3…,表示本类文档的第 x 个截图,所有截图放置在以"共享文档业务数据比对测试截图"命名的文件夹目录下

3.1.5 测试员通过对照业务系统截图检测共享文档数据的真实性

文档测试结果核对	序号	文档类别	患者姓名	是否通过业务数据比对
	1			□是 □否,(附图编号)
	2			□是 □否,(附图编号)
	3			□是 □否,(附图编号)
	4			□是 □否,(附图编号)
	5			□是 □否,(附图编号)
	6			□是 □否,(附图编号)
	7			□是 □否,(附图编号)
	8			□是 □否,(附图编号)
	9			□是 □否,(附图编号)
	10			□是 □否,(附图编号)
	11			□是 □否,(附图编号)
	12			□是 □否,(附图编号)

续表

	序号	文档类别	患者姓名	是否通过 业务数据比对
文档测试结果核对	13			□是 □否，＿＿（附图编号）
	14			□是 □否，＿＿（附图编号）
	15			□是 □否，＿＿（附图编号）
	说明:不应出现部分章节为默认模板数据,不应存在业务系统有数据但共享文档中无对应数据的情况; 未通过业务数据对比的共享文档,须将对比情况截图作为附图附后,并记录相应附图编号,以便检索查阅			

测试人员签字:＿＿＿＿＿

3.2 交互服务测试

序号	工作内容 / 记录	是否完成
3.2.1	被测机构提供测试对象交互服务地址 测试员提供测试工具的被调用地址	□是 □否
记录调用地址	测试对象交互服务地址为	
	测试工具被调用地址为	
3.2.2	测试员在相应业务系统或平台上相关功能里抽非注入类交互服务数据样例(所有非注入类服务均要测试,包括 4、7、10、12、13、15、17、28、30、32)	□是 □否

	序号	类别编号	类别名称	样例信息		
交互服务数据抽样	1	4	EMR-PL-04 个人基本信息查询	变量名	变量值	样例描述
	2	7	EMR-PL-07 医护人员信息查询			
	3	10	EMR-PL-10 医疗卫生机构(科室)信息查询			
	4	12	EMR-PL-12 电子病历文档检索			
	5	13	EMR-PL-13 电子病历文档调阅			
	6	15	EMR-PL-15 医嘱查询			

	序号	类别编号	类别名称	样例信息		
交互服务数据抽样	7	17	EMR-PL-17 申请单查询			
	8	28	EMR-PL-28 门诊就诊查询			
	9	30	EMR-PL-30 住院就诊查询			
	10	32	EMR-PL-32 出院信息查询			

说明：患者相关的交互服务，可尽量从共享文档测试环节中选取的患者/文档中抽取

3.2.3	测试员根据抽取的数据样例信息准备相应的交互服务用例并通过测试工具测试交互服务	□是 □否

说明：交互服务用例命名方式为"EMR-PL-04-个人基本信息查询"的格式，所有交互服务测试用例放置在以"交互服务测试用例"命名的文件夹目录下

3.2.4	被测机构提供相应交互服务的执行日志截图（ESB 服务总线下的交互日志）和执行结果体现在业务系统或平台上的功能截图	□是 □否

说明：要求直接截屏（全屏截图且包含系统时间），并明确框选出关键信息
日志截图命名方式为"EMR-PL-04-个人基本信息查询-日志截图"
功能截图命名方式为"EMR-PL-04-个人基本信息查询-功能截图"
所有交互服务日志和功能截图均放置在以"交互服务比对截图"命名的文件夹目录下

3.2.5	测试员通过测试工具检测交互服务返回消息的准确性，通过对照业务系统截图确定返回消息中数据的真实性

	序号	交互服务类别	消息准确性测试是否通过	数据真实性测试是否通过
记录医院内交互服务测试结果	1	EMR-PL-04 个人基本信息查询	□是 □否，____（附图编号）	□是 □否，____（附图编号）
	2	EMR-PL-07 医护人员信息查询	□是 □否，____（附图编号）	□是 □否，____（附图编号）
	3	EMR-PL-10 医疗卫生机构(科室)信息查询	□是 □否，____（附图编号）	□是 □否，____（附图编号）
	4	EMR-PL-12 电子病历文档检索	□是 □否，____（附图编号）	□是 □否，____（附图编号）
	5	EMR-PL-13 电子病历文档调阅	□是 □否，____（附图编号）	□是 □否，____（附图编号）
	6	EMR-PL-15 医嘱查询	□是 □否，____（附图编号）	□是 □否，____（附图编号）
	7	EMR-PL-17 申请单查询	□是 □否，____（附图编号）	□是 □否，____（附图编号）
	8	EMR-PL-28 门诊就诊查询	□是 □否，____（附图编号）	□是 □否，____（附图编号）
	9	EMR-PL-30 住院就诊查询	□是 □否，____（附图编号）	□是 □否，____（附图编号）

续表

记录医院内交互服务测试结果	序号	交互服务类别	消息准确性测试 是否通过	数据真实性测试 是否通过
	10	EMR-PL-32 出院信息查询	□是 □否，（附图编号）	□是 □否，（附图编号）

说明：
准确性测试：相应截图需作为附图附后，未通过的交互规范，记录相应附图编号，以便检索查阅
真实性测试：未通过的交互规范，须记录相应附图编号，以便检索查阅

3.2.6	测试员通过测试工具检测被测机构调用区域平台交互服务准确性		

记录调用区域平台交互服务测试结果	序号	交互服务类别	消息准确性测试 是否通过
	1	EMR-PL-18 医疗卫生人员注册服务调用	□是 □否，（附图编号）
	2	EMR-PL-19 医疗卫生人员更新服务调用	□是 □否，（附图编号）
	3	EMR-PL-20 医疗卫生机构注册服务调用	□是 □否，（附图编号）
	4	EMR-PL-21 医疗卫生机构更新服务调用	□是 □否，（附图编号）
	5	EMR-PL-22 调用区域个人身份注册服务	□是 □否，（附图编号）
	6	EMR-PL-23 调用区域个人基本信息查询服务	□是 □否，（附图编号）
	7	EMR-PL-24 病历文档上传服务调用	□是 □否，（附图编号）
	8	EMR-PL-25 病历数据检索服务调用	□是 □否，（附图编号）
	9	EMR-PL-26 病历数据查询服务调用	□是 □否，（附图编号）

说明：
准确性测试：相应截图需作为附图附后，未通过的交互规范，记录相应附图编号，以便检索查阅

3.2.7	被测机构根据测试员要求提供注入类交互服务（类别编号为1、2、3、5、6、8、9、11、14、16、27、29、31）的调用日志（ESB服务总线下的交互日志）截图	□是 □否
记录未能提供情况	未能提供的情况说明： 说明：要求直接截屏（全屏截图且包含系统时间），并明确框选出关键信息；交互服务日志截图命名方式为"EMR-PL-01-新增个人身份注册-日志截图"的格式；所有交互服务日志截图放置在以"交互服务比对截图"命名的文件夹目录下	

测试人员签字：

续表

3.3 性能测试					
序号	工作内容 / 记录				是否完成
3.3.1	被测机构有关人员操作相关业务,测试员记录测试对象内的"铺底数据量"(该类型数据总条数)、截取相关证明界面并根据平台日志记录消息执行的响应时间				
记录性能测试结果	评审内容	编号	评审指标	铺底数据量	平均响应时间	是否截图
	1. 基础服务平均响应时间	1.1	新增个人注册服务: □ 1 秒以内　□ 1 ～ 3 秒 □ 3 ～ 5 秒　□ 5 ～ 10 秒 □ 10 秒以上			□是 □否
			说明:从业务系统录入个人注册信息,在医院信息平台注册成功后返回给业务系统注册成功信息,查看从提交个人注册信息到返回注册成功信息的时间			
		1.2	个人基本信息查询服务: □ 1 秒以内　□ 1 ～ 3 秒 □ 3 ～ 5 秒　□ 5 ～ 10 秒 □ 10 秒以上			□是 □否
			说明:(总记录 50 万条以上)在业务系统输入查询条件,查看从提交查询信息到返回查询结果的时间			
	2. 电子病历整合服务平均响应时间	2.1	门诊结算完成时间: □ 1 秒以内　□ 1 ～ 3 秒 □ 3 ～ 5 秒　□ 5 ～ 10 秒 □ 10 秒以上			□是 □否
			说明:患者完成门诊就诊后交费,查看从提交就诊信息到门诊结算完成的时间			
	3. 电子病历档案服务平均响应时间	3.1	电子病历文档注册服务: □ 1 秒以内　□ 1 ～ 3 秒 □ 3 ～ 5 秒　□ 5 ～ 10 秒 □ 10 秒以上			□是 □否
			说明:从业务系统提交电子病历信息,在医院信息平台生成共享文档并进行注册,完成注册后将注册成功信息返回给业务系统,查看从生成单份共享文档到返回注册成功信息的时间			
		3.2	电子病历文档调阅服务: □ 1 秒以内　□ 1 ～ 3 秒 □ 3 ～ 5 秒　□ 5 ～ 10 秒 □ 10 秒以上			□是 □否
			说明:打开一个已注册的电子病历文档的时间			

续表

记录性能测试结果	说明：要求直接截屏（全屏截图且包含系统时间），并明确框选出关键信息；性能测试日志截图命名方式为"1.1-新增个人注册服务-日志截图"的格式；所有性能测试日志截图放置在以"性能测试截图"命名的文件夹目录下

测试人员签字：

四、总结阶段

4.1	被测机构填写《国家医疗健康信息互联互通标准化成熟度测评定量测试声明》并盖章	□是	□否
4.2	测试员将被测机构提供的文档及截图打包并刻盘存档	□是	□否

	序号	存档文件名	光盘标签名	是否	刻盘
记录存档文件信息				□是	□否
				□是	□否
				□是	□否
				□是	□否
				□是	□否

4.3	测试员在5个工作日内完成测试报告编制	□是	□否

测试人员签字：

附件 1

国家医疗健康信息互联互通标准化成熟度测评
定量测试声明

机构 信息	名　称	
	地　址	
	法人代表	联系人
	电　话	邮　箱
测试 人员 信息	测试员所在机构名称	
	地　址	
	测试员	电　话

申请 机构 声明	本机构声明提供给测试人员的全部数据均为实际生产环境中的真实、有效数据,对测试过程无异议。

申请机构(盖章)

年　　月　　日

附件 2

1. 共享文档自动化测试附图

    1.1 标题名称 - 附图编号

    1.2 标题名称 - 附图编号

    1.3 标题名称 - 附图编号

    1.4 标题名称 - 附图编号

    1.5 ...

2. 共享文档业务数据对比未通过情况附图

    2.1 标题名称 - 附图编号

    2.2 标题名称 - 附图编号

    2.3 标题名称 - 附图编号

    2.4 标题名称 - 附图编号

    2.5 ...

3. 交互规范准确性测试附图

    3.1 标题名称 - 附图编号

    3.2 标题名称 - 附图编号

    3.3 标题名称 - 附图编号

    3.4 标题名称 - 附图编号

    3.5 ...

4. 交互规范真实性测试未通过情况附图

    4.1 标题名称 - 附图编号

    4.2 标题名称 - 附图编号

    4.3 标题名称 - 附图编号

    4.4 标题名称 - 附图编号

    4.5 ...